Mais lacht
noch auf dem Feuer

In Äthiopien lautet ein Sprichwort der Oromos:
»Otun kolfun gubada, djete akajin.«
Deutsch würde das etwa heißen:
»Ich werde geröstet, und dabei lache ich, sagte das Maiskorn.«

Der Puffmais zerplatzt während des Röstens und läßt knackend seinen weißen Inhalt herausquellen, als ob er beim Rösten lachen und dabei seine blitzenden Zähne zeigen würde.
Dieses Sprichwort drückt die Lebenseinstellung der Oromos aus.

Der alte Horsissa lag im Sterben.
Die Familie hockte um ihn herum. Sein Kopf ruhte im Schoß seiner Frau Mitike. Der Atem ging stoßweise.
»Attam djirtu?« – Wie geht es Ihnen? fragte Mitike leise und wischte ihrem Mann den Schweiß von der Stirn.
»Garida« – Es geht mir gut. Die Antwort des Todkranken war nur noch ein Hauchen.
Er hatte ein langes, schmerzhaftes Krankenlager hinter sich, und die Antwort auf diese Frage war immer die gleiche gewesen.
Die Nachbarn kamen und setzten sich schweigend zu dem Sterbenden.
»Attam?« – Wie geht es? fragte ein alter Freund und streichelte vorsichtig die Wange des Kranken.
»Garida«, sagte der alte Horsissa, jetzt kaum mehr vernehmbar. Er öffnete noch einmal die Augen, sah seine Familie, die Freunde, die Nachbarn. Dann löschte ein Hustenanfall sein Leben aus.

Mais lacht noch auf dem Feuer.

ELISABETH KNOCHE

Mais lacht noch auf dem Feuer

Als Ärztin 1954–1984 in Äthiopien notiert

VERLAG DER EV.-LUTH. MISSION ERLANGEN

ERLANGER TASCHENBÜCHER BAND 72

Der Verlag der Ev.-Luth. Mission
bildet mit dem Freimund-Verlag Neuendettelsau
die Verlagsgemeinschaft Weltmission

CIP-Kurztitelaufnahme der Deutschen Bibliothek

Knoche, Elisabeth:
Mais lacht noch auf dem Feuer:
als Ärztin 1954–1984 in Äthiopien notiert/Elisabeth Knoche. –
Erlangen: Verlag der Ev.-Luth. Mission, 1985
(Erlanger Taschenbücher; Bd. 72)
ISBN 3 87214 172 4
NE: GT

Umschlag: Helmut Herzog – Foto: Karl John/Archiv ELM
Das Foto zeigt einen Krankentransport in Äthiopien
Gesetzt aus der 11 Punkt Garamond
Gesamtherstellung: Missionshandlung Hermannsburg

Den Freunden
und Mitarbeitern
in Äthiopien
gewidmet.

Ein Wort des Dankes

Es freut mich, daß bald ein Buch von Dr. Elisabeth Knoche veröffentlicht werden soll, in dem sie über ihren Dienst für den Herrn und für die Menschen in Wollega, im Westen Äthiopiens, schreibt.

1928 begann die Hermannnsburger Mission (jetzt das Ev.-luth. Missionswerk in Niedersachsen) in Wollega mit evangelistischer, medizinischer und schulischer Arbeit. Das Hospital in Aira wurde von der Mission nach dem Zweiten Weltkrieg in abgelegener, ländlicher Umgebung aufgebaut, und fast 30 Jahre hat es nun schon den Menschen im Westen Äthiopiens einen unschätzbaren Dienst im Namen des Herrn erwiesen. Auch nach der 1969 vereinbarten Eingliederung des Hospitals und aller anderen Missionsarbeit in die Äthiopische Evangelische Kirche Mekane Yesus (EECMY) stellte die Mission weiterhin die meisten der Ärzte und Schwestern.

Dr. Elisabeth Knoche ist eine von ihnen, und sie ist wohl die ärztliche Mitarbeiterin, die am längsten in dieser Arbeit steht – schon über 30 Jahre! Die besten Jahre ihres Lebens hat sie in den Dienst an ihren Mitmenschen in Äthiopien gestellt, als Dienst für den Herrn.

Meine Dankbarkeit ist am besten in den Worten aus dem Hebräerbrief ausgedrückt: »Gott ist nicht ungerecht. Er vergißt nicht, was ihr getan habt. Ihr habt anderen Christen geholfen und tut es noch. Damit zeigt ihr eure Liebe zu ihm« (Hebr. 6, 10).

Unserem Gott und Vater sei Ehre in Ewigkeit!

Emmanuel Abraham
Präsident i. R., EECMY

November 1985

INHALT

1953

sandte die Hermannsburger Mission (seit 1977 »Ev.-luth. Missionswerk in Niedersachsen«) zum ersten Mal nach dem Krieg wieder spezialisierte Mitarbeiter für die Versorgung von Kranken nach Äthiopien. Die damaligen Vorstellungen über die missionsärztliche Arbeit und ihren Platz im Ganzen der Mission waren unklar. Man machte feine Unterschiede zwischen »eigentlicher« und »uneigentlicher« Missionsarbeit, und die letztere wurde manchmal nur als Mittel zum Zweck der eigentlichen Missionsarbeit angesehen. Man sprach vom Dienst der Liebe, durch den die Herzen der Menschen erschlossen werden sollten. Übersehen war dabei, daß die helfende Tat in gleicher Weise zum Missionsauftrag gehört wie die Wortverkündigung.

Nicht nur die Missionsgesellschaft, sondern auch diejenigen, die zum ärztlichen Dienst ausgesandt wurden, hatten nur ein sehr unbestimmtes Bild von der Situation, der sie sich stellen mußten.

Ich erinnere mich an einen praktischen Rat: »Nehmen Sie Instrumente aus V2A-Stahl mit; alles andere wird schnell verrosten.« Ein Rat, der befolgt wurde und der sich gut bewährte. Alle andere Vorbereitung blieb weitgehend dem oder der Einzelnen selbst überlassen.

So reisten wir aus. Gute Wünsche wie »Gehen Sie hin, und behalten Sie ein getrostes Herz!« begleiteten uns.

Ob wir das getroste Herz immer gehabt haben?

Kapitel 1: Mana Qoritscha Aira

Eiskälte/Flimmerhitze

Wie oft ich gefragt wurde »Warum sind Sie eigentlich in die Mission gegangen?« weiß ich nicht. Manch einer fragt sicher nur, um irgend etwas zu fragen. Für andere war Mission ein Verein mit nicht ganz realistischen Leuten. Andere wiederum erwarteten vermutlich großartige Antworten wie »Ich fühle mich berufen« oder »Ich bekam den Auftrag«.

Davon kann bei mir nicht die Rede sein. Ich ging als Missionsärztin nach Äthiopien, um als Christ und Arzt eine sinnvolle Arbeit zu tun. Ich wußte, was ich tat; aber ich wußte nicht, was mich erwartete.

Die Reise nach Äthiopien begann in Leer/Ostfriesland am 30. Januar 1954. Sie führte über vereiste Gleise und an verschneiten Bahnhöfen vorbei nach Straßburg. Zwischenstation legte ich im Graffenstadener Pfarrhaus ein, um mich aufzuwärmen. Heiße Ziegelsteine unterm dicken Federbett halfen der vor Kälte Erstarrten beim Einschlafen.

Tags darauf ging es weiter nach Marseille. Im Dunst des Januar grüßte die verschleierte »Notre dame de la garde«. Im Hafen schiffte ich mich auf dem französischen Passagierdampfer »Felix Roussel« ein. Zehn Tage war das Schiff meine Heimat, bis wir Djibouti erreichten. Auf dem offenen Mittelmeer genoß ich Naturschauspiele wie den Untergang der Sonne, die einmal hinter grauschwarzen Wolkenbergen verschwand. Auch die »Zeitlupenfahrt« durch den Suez-Kanal fand ich erholsam. Der flimmernden Hitze auf dem Roten Meer wich ich allerdings aus: als Labsal genehmigte ich mir immer wieder Daueraufenthalt im Schwimmbassin.

Am 13. Februar war ich endlich am Ziel, in Djibouti. Viel Zeit zum Verschnaufen blieb jedoch nicht, denn noch am gleichen Tag startete die EAL (Ethiopian Airlines) nach Addis Abeba. Dort kamen wir am Nachmittag nach einer Zwischenlandung in Aden wohlbehalten an.

Ich wurde am Flugplatz nicht abgeholt, da man mich einen Tag später erwartete, und ließ mich zur »deutschen Apotheke« des Herrn Hildebrand fahren. Die freundliche Frau Hildebrand gab mir eine ortskundige Begleitung mit, die mich bei »den Hermannsburgern« absetzte. »Die Hermannsburger« wohnten in der Nähe des Haile-Selassie-Hospitals in einer Seitengasse in einem sehr bescheidenen Mietshaus mit drei Räumen.

In dem größten und hellsten Raum fand der Sonntagsgottesdienst für die kleine deutsche Gemeinde statt. Im zweiten schliefen die männlichen Missionsangehörigen auf zwei Eisenbetten. An einem Küchentisch wurde gegessen. Der dritte Raum diente als Gästezimmer, möbliert mit einem Feldbett, einem aus Rohr geflochtenen Tisch und einem Stuhl. Damit war der Platz vergeben. Die »Örtlichkeiten«, nach italienischem Muster gebaut, befanden sich in einem dunklen, holperigen Gang, der das »Missionshaus« vom Nachbarhaus trennte, und dufteten nach Schule und Bahnhof. Sie konnten nur mit einer Stallaterne besucht werden. Um meine beiden Koffer aus dem Zoll zu holen, mußte ich 15 Büros durchlaufen. Man trommelte für die beiden noch nicht

einmal sehr großen Koffer acht Kulis zusammen und brauchte einen ganzen Tag. »Wir arbeiten zwar langsam, dafür aber genau«, sagten die Beamten.
Bei den verschiedenen Ministerien erledigte ich die Formalitäten. Das Gesundheitsministerium händigte mir eine große Urkunde aus, in der bescheinigt wurde, daß ich in Äthiopien als Arzt tätig sein kann. Ich mußte dafür 300 Äthiopische Dollar auf den Tisch legen.
Vor dem Aufbruch nach Aira besuchten wir das Grab von »Vater Wassmann«, dem ehemaligen Missionar und Feldleiter der Hermannsburger Mission in Äthiopien. Er war Anfang 1954 an Flecktyphus gestorben und in Addis Abeba beigesetzt worden.
Bei einem kahlköpfigen Armenier, dem Herrn Hadschek Assadorian, komplettierten wir unseren Proviant. In seinem Laden roch es nach Tabak, Nüssen, Bananen, Kaffee, Gewürzen und Seife. Wir saßen hinter dem Ladentisch und tranken Brause, einige nahmen Kaffee zu sich und kauten Erdnüsse. Zwischendurch betraten Jungen den Laden. Sie handelten mit Tomaten, Mandarinen, Bananen, Nivea-Creme oder auch mit lebendigen Hühnern.

Richtung West

Am 18. Februar 1954 war es dann soweit: Der kleine Mercedes-Lastwagen, der uns die 600 Kilometer lange Strecke nach Aira befördern sollte, wurde beladen. Verstaut wurden eine Holz- und Zementladung, aber auch unsere Medikamentenkisten, die wir im Oktober 1953 in Deutschland gepackt hatten. Sie waren rechtzeitig in Addis Abeba eingetroffen. Unser Reiseziel lag in westlicher Richtung, in der Provinz Wollega.
Dietrich Wassmann, der Sohn von »Vater Wassmann«, übernahm das Steuer. Mit von der Partie waren Gifti (gnädige Frau) Urge, eine große, stattliche Dame, Pastor Daffa und Ragassa, der Beifahrer. Gifti Urge war die Gattin des Häuptlings Balambaras Gamada von Tschallia. »Balambaras« ist ein militärischer Titel, den

das später untergegangene äthiopische Kaiserreich unter vielen anderen zu vergeben hatte. Nach der ersten Etappe erreichten wir Ambo, eine mittelgroße Stadt, etwa 120 Kilometer westlich von Addis Abeba gelegen. Die Sonne begann schon unterzugehen. Der Himmel verfärbte sich rot-violett. Ich genoß den Anblick der Palmen, Eukalyptusbäume, Schirmakazien und der friedlichen Rundhütten. Wir richteten bald das Lager für die Nacht her und schliefen mehr schlecht als recht im oder unterm Auto. Um auf der langen Strecke Zeit zu gewinnen, starteten wir gegen 4.30 Uhr, bei Dunkelheit und Mondschein.
Vor der Ortschaft Gedo stand am Wege hinter einer Brücke ein halbverfallener Bildstock mit einer Mutter Gottes. Bei seinem Anblick mußte ich urplötzlich an eine deutsche Szene denken, die ich bei einer Radtour in meiner Jugendzeit erlebt hatte. Deutlich stand vor meinen Augen ein vergleichbares Motiv an der »Eschelsbacher Brücke« in Bayern. Die heimatliche Erinnerung brachte mich spontan dazu, mitten in Äthiopien das Lied »Auf der Lüneburger Heide« anzustimmen.
Bald legten wir eine Rast ein, und dabei hatte Gifti Urge die Gelegenheit, uns in einer Holzschale Wott und Indjera, ein landesübliches Gericht, zu servieren. Indjera (aus der amharischen Sprache) sind Brotfladen aus Teff, einer Art Hirse, oder aus Maismehl, und dazu gibt es eine scharfe Pfeffersauce mit speziellen Zutaten, die Wott. Bei der Mahlzeit fiel mir ein seltsamer Vogel, mit einem langen, gelben Schnabel und krummen Beinen auf: Er soll Humo, Schlangenfresser, heißen. In der Provinzhauptstadt von Wollega, Nekamte, 330 Kilometer von Addis Abeba entfernt, besuchten wir den Provinzgouverneur, einen wohlgenährten Amharen mit aufgedunsenem Gesicht und dicken, fleischigen Lippen, der hinter einem unaufgeräumten Schreibtisch saß.
Gifti Urge hatte zu Ehren der Provinzhauptstadt ein neues Gewand aus gelber Seide angezogen. Ein roter Regenschirm sollte sie gegen die Sonne schützen. Ein kleiner Junge folgte ihr in gemessenem Abstand und trug die Handtasche: Sie hatte Verwandte besucht.

Der Chefarzt des schwedischen Missionshospitals in Nekamte trug uns viele Grüße für die Freunde in Aira auf und gab uns Medizin wie Vakzine gegen Flecktyphus, Pocken und Tollwut mit. »Wir impfen die Gefangenen im Provinzgefängnis halbjährlich gegen Flecktyphus. Es sterben sehr viele daran, und Chloramphenicol (Antibiotikum gegen Flecktyphus) ist sehr teuer«, sagte er uns. Dr. Traute Freiman, die schon im November 1953 nach Äthiopien gekommen war und mit mir zusammen die missionsärztliche Arbeit in Aira beginnen sollte, hatte zwei Monate im Hospital Nekamte hospitiert und stieg jetzt zu uns ins Auto. Wir hatten Post aus Addis Abeba mitgebracht, mit der sie einen ganzen Tag auf der Fahrt beschäftigt war. Aus der Straße war eine ausgefahrene Piste geworden. Man lag mehr auf der Autotür, als daß man daneben saß. Qes (Pastor) Daffa saß rechts auf der Kühlerhaube, seine Kugelflinte liebevoll im Arm, und links Ragassa. Auf der Schanqalahöhe übernachteten wir. Ragassa kochte Nudeln und Tomatensauce, Tee mit viel Zucker, den er sorgsam verrührte. Der Abend war wunderschön, die Luft warm, aber Buschbrände färbten den Himmel rot.
Am anderen Morgen noch vor Sonnenaufgang ging es weiter durch das Didessatal über die baufällige Didessabrücke, die inzwischen zur Ruine geworden ist, durch Bambuswälder und viele Flüsse. Die kühle Morgenluft tat dem Chauffeur, uns und dem Auto gut. In der Kreisstadt Gimbi, etwa 120 km von Aira entfernt, kauften wir Nudeln, Wolle, Nägel und einen Teekessel ein.
Danach verließen wir die Stadt und machten Mittagspause unter einem Qiltubaum. Zwei Stunden später fuhren wir weiter, fast im Schrittempo, und erreichten abends den kleinen Ort Bube. Wir stellten unsere Betten auf, nahmen noch eine Mahlzeit ein, und Dietrich Wassmann versprach, uns ausschlafen zu lassen. Daraus wurde nichts. Qes Daffa sorgte für einen zeitigen Aufbruch. »Die Kühe haben mich gestört. Wenn wir jetzt aufbrechen, werden wir heute noch zu Hause sein«, entschuldigte er sich. Wir krochen in die Fahrzeugkabine, und der Lastwagen quälte sich weiter auf einem roten, ausgewaschenen Weg, durch Flüsse, über Steine,

durch Löcher und über Baumwurzeln und rollte tatsächlich gegen 12 Uhr in Aira ein.
Das sollte Aira sein?

Quartier in der »Kaninchenburg«

Aira sah aus wie ein großer Bauernhof, auf einem Hügel zwischen anderen Hügeln gelegen, von zwei Flüssen umgeben, rechts vom Baqal und links vom Domi. Die Patienten gingen zu den Hakims (Ärzte) vom Baqal. Für diejenigen, die von der anderen Seite kamen, waren wir die Domi-Hakims.
Hinter einer hohen Eukalyptusreihe führte ein staubiger, roter Weg zum Missionshaus. Das mit Lehm verputzte Holzhaus, mit Gras gedeckt, lag in einem trockenen Garten hinter drei hohen Dracaenabäumen mit langen, zerwehten Blättern. Wir nannten die Bäume Schusterpalmen. Schweine grunzten unter Euphorbien, vor einer Rosenhecke, unter Guajavebäumen und Papayebäumen. Hühner gackerten, aufgescheucht vom Motorengeräusch des Lkw, einige Puten suchten sich Futter, Esel trotteten einer entfernten Wasserquelle entgegen, um sich für die Wasserversorgung kalte, nasse Wassersäcke aufladen zu lassen. »Der ständig nasse Rücken gibt ihnen nur eine kurze Lebenszeit«, wurde uns gesagt.
Das Missionshaus hatte fünf Räume im Erdgeschoß für Familien, drei Dachzimmer für die Junggesellinnen und einen Boden für Hunderte von Fledermäusen und Mäusen. Ein weiteres kleines Lehmhaus stand im Bau. Ich hatte das Vergnügen, in einer Dachkammer, die wir die Kaninchenburg nannten, zu wohnen. Mit einem Bett, einem Tisch, einem Stuhl und einem Kistenschrank, der im Laufe von drei Jahren gestrichen wurde (jedes Jahr eine Seite), war der Raum »ausgelastet«. Meine praktische Vorgängerin hatte mit dicken, langen Nägeln die Wand durchschlagen und hatte so von beiden Seiten Garderobenhalter. Wir schliefen unterm Moskitonetz, weil wir das Bett nicht mit Ratten, Mäusen

und Fledermäusen teilen wollten, und bei offenem Fenster, damit der Fledermausgestank abziehen konnte. Aus meinem Fenster sah ich über den Viehhof ins Domital. Das Mana Qoritscha (Medizinhaus) war eine kleine, 4 mal 4 Meter große Lehmhütte, außen und innen weiß gekalkt, und hatte drei kleine Fenster aus Fliegengaze. Das sollte unser Arbeitsplatz sein! Die Medikamente lagerten im allgemeinen Magazin, Vakzine und Äther in einer Ecke im Kartoffelkeller des Missionshauses. Einen Eisschrank gab es nicht. Der Lehmfußboden mußte einmal wöchentlich mit einer Schwemmung aus Wasser und Kuhmist »gebohnert« und nach Möglichkeit feucht gehalten werden. »Sandflöhe lieben keine Feuchtigkeit«, wurden wir belehrt. Das Inventar bestand aus Kisten. Eine Unterbringungsmöglichkeit für Schwerkranke gab es nicht. Die Kranken mieteten sich in den umliegenden Hütten ein und mußten täglich betreut werden. Auf was hatten wir uns nur eingelassen?

Wir waren zu viert: Dr. Freimann, Schwester Irmgard Grüner, Schwester Erika Rausch und ich. In den ersten drei Monaten waren wir mit Frau Hornbostel, einer Missionarsfrau, und ihrer kleinen Tochter Ruth allein und nannten uns großspurig »Die Frauen von Aira«. Die Männer waren in Addis Abeba, um auf den verschiedenen Ministerien vorzusprechen. Dietrich Wassmann, »Didi« genannt, kutschierte während der Trockenheit mindestens sechsmal nach Addis Abeba, um Bedarfsgüter für die Regenzeit, Medikamente und Baumaterial heranzuschaffen. Die Trockenzeit dauerte von November bis April/Mai, die Regenzeit von Mai bis Oktober.

Als wir in Aira ankamen, waren Schwester Irmgard und Schwester Erika gerade im Begriff, nach Tschallia zu reiten, einer drei Reitstunden von Aira entfernten Außenstation, die wöchentlich einmal besucht werden mußte, um dort Poliklinik abzuhalten.

Die beiden Schwestern hatten uns einen kranken Mann mit einer Lungenentzündung hinterlassen. Er lag in der Hütte der Hada Ragassa (Mutter des Ragassa) auf einer Grasmatte, mit einem dünnen Tuch zugedeckt. Über drei Steinen kochten Frauen Kaf-

fee. Die Hütte war dunkel und rauchig, Hühner gackerten, und Küken piepten um den Kranken herum. Zwei Kälber standen in einer selbst produzierten Pfütze. Ein Hund mußte mit einem Stock verjagt werden. Wir spritzten Penicillin und besuchten den Mann morgens und abends. Er wurde gesund.
28. 2. 1954 – Eine Woche nach unserer Ankunft starb eine zentnerschwere Sau. Sie wurde an einen Abhang geschleppt. Nach 6 Stunden war nichts mehr da. Köter mit Schakalgesichtern und eine Kompanie Aasgeier rissen sich um den Kadaver. Den Rest holten sich die Hyänen.
»Es könnten noch mehr Schweine sterben«, meinte Frau Hornbostel. »Wir müssen notschlachten«. Im Schein von Petroleumlampen nähten wir Därme, stopften Würste und sangen dabei Advents- und Weihnachtslieder.

Die ersten Helfer

2. 3. 1954 – Unser Klinikgehilfe hieß Galate. Er wohnte neben dem Mana Qoritscha, hatte eine stolze, hübsche, etwas dumme Frau und, als wir ankamen, drei Kinder; als er zwei Jahre später entlassen werden mußte, waren es sechs Kinder. »Gott hat mich sehr gesegnet!« sagte Galate, als ihm Zwillinge geboren wurden. Er war immer freundlich, höflich und gefällig; nur mit der Sterilität und Sauberkeit stand er auf Kriegsfuß. Vor Beginn der Poliklinik hielt er in der offenen Kliniktür mit Hingabe und Begeisterung die Morgenandacht. Wir mieteten einen Raum in seiner Hütte und möblierten ihn mit vier Pritschen für Schwerkranke. Galate gewöhnte sich sehr schnell an unsere Redeweise und wurde nie ungeduldig. Als uns selbst unser Kauderwelsch unheimlich wurde und wir ihm sagten »Bald wirst Du genauso falsch und schlecht sprechen wie wir«, verbeugte er sich tief. »Das wird mich sehr erfreuen, Giftiko« (meine gnädige Frau), antwortete er. Der Tagwächter hieß Bultscha und hatte eine offene Tuberkulose. Er saß am Tor und nähte bunte Flicken an seine Beutelhose. Als

die Löcher zu groß wurden, schnitt er die Hosenbeine ab. »Jetzt sieht man meine trockenen Beine, und wenn der Regen kommt, friere ich«, jammerte er. Das fand Schwester Irmgard auch. Sie durchzog eines Sonntags die Werkstatt und kam mit einer großen Kiste, einem Wellblech, Hammer und Nägeln zurück. »Jetzt baue ich dir ein Haus, damit der Regen dich nicht mehr töten kann«, tröstete sie ihn.

»Das Haus hat mir der liebe Gott geschickt«, freute sich Bultscha. Die aus den Gemeinden zurückkommenden Pastoren freuten sich weniger. »Worin sitzt denn Bultscha? Aus dieser Kiste wollten wir einen Altar für die Aira-Kirche zimmern.« Bultscha behielt aber sein Haus, und die Aira-Kirche bekam einen anderen Altar. Er hat sich nicht mehr lange an seinem Haus freuen können. Er wurde bettlägerig, ein anderer Tagwächter übernahm seine Arbeit, und einige Jahre später starb er.

Qana wachte nachts, daß heißt, meistens schlief er. Er sah in seiner braunen Wolldecke mit einer großen Schrotflinte furchterregend aus.

»Kannst du mit diesem alten Ding überhaupt schießen?« hänselten ihn die Schuljungen.

»Mit diesem Gewehr schieße ich durch jeden Elefanten«, ereiferte sich Qana.

»Und was machst du, wenn wirklich ein Elefant kommt?«

»O, dann gehe ich zum Gofta (Herr) Didi und besorge mir Munition.«

Er rief uns, wenn abends und nachts Patienten kamen, und begleitete uns mit einer Funzel von Taschenlampe und seiner Waffe zum Mana Qoritscha. Wenn wir morgens in der Frühe mit dem Maultier aufbrachen, mußten wir erst den selig schlafenden Nachtwächter wecken, damit er die Maultiere satteln konnte.

An einem Morgen schälte er sich völlig verstört aus seiner Dekke: »Du bist ja ganz nackt. Es ist doch kalt in der Nacht!« riefen wir ihm zu.

»Was sollte ich denn machen? Die Läuse haben mir keine Ruhe gelassen«, war die Antwort.

3. 3. 1954 – Die Märztage waren sehr heiß. Vor der Klinikhütte lagerten die Patienten im Gras. Es hatte sich herumgesprochen, daß in Aira Leute waren, die Krankheiten behandeln konnten. Wir teilten zunächst Nummern aus nach dem Motto »Ordnung muß sein« und wiesen den Patienten Plätze an, die sie im allgemeinen doch nicht einhielten. In kleinen Gruppen wurden nach der Morgenandacht die Patienten zur Behandlung gerufen. Sie wurden registriert, die Nummern wurden abverlangt, es mußte bezahlt werden. Schon das war eine umständliche, zeitraubende Angelegenheit. Alles, was den Leuten wertvoll erschien, hatten sie in ihre Baumwollgürtel geknotet. Um den Behandlungspreis handelten sie mit Ausdauer und Leidenschaft. Es wurde in Schillingen bezahlt, in Silbermünzen mit dem Bilde vom Kaiser Haile Selassie. Qes Daffa hatte uns gewarnt: keine Schillinge annehmen! »Sie sind verboten. In Addis Abeba wird mit dem Äthiopischen Dollar in Scheinen bezahlt.« (Damals entsprach 1 Dollar 1,60 DM im Umtausch.) Im Inland dagegen wurde fast nur mit Schillingen bezahlt. Das war hartes Geld, das Ratten und Mäuse nicht anfressen konnten und das man im Bedarfsfalle sogar vergraben konnte. Die unterschiedlichen Gewohnheiten machten uns konfus. Im Inland war die Gesetzlosigkeit Gesetz geworden. Schließlich beugten wir uns dem »gesetzlosen Gesetz«.

Die Leute brachten ihre Diagnose fix und fertig mit und waren sehr erstaunt, wenn wir anderer Meinung waren. Sie hatten ganz bestimmte Vorstellungen, wie eine Therapie aussehen sollte, und konnten nicht begreifen, warum eine Spritze in den Arm ausgerechnet bei Beinerkrankungen wirksam sein sollte. Sie trugen ihren Talisman, kleine schmutzige Leinenbeutel, in die Samenkörner oder auch Leopardenkrallen genäht waren, oder kleine Lederbeutel, die Papierfetzen mit Worten aus dem Koran enthielten, um den Hals. Wir brauchten viel Geduld und Überzeugungskraft und mußten oft vergeblich warten, daß sie sich von ihrem Talisman trennten. Sie lebten in ihrer Vorstellungswelt: Kranke gin-

gen allgemein zum Zauberer oder zu wandernden muslimischen »Heilern« und taten das, was man ihnen sagte. Sie erwarben oft für viel Geld einen Talisman, aber man überließ sie mehr oder weniger ihrer Krankheit.
Der Tod wurde genauso selbstverständlich hingenommen wie Geburt und Leben. Ihr Fatalismus und ihre Hoffnungslosigkeit kamen in dem Klageruf »Nanbade« (Ich bin verloren) bei Todesfällen und in ihrer ständigen Redensart »Mal gonare, Waqajo beka« (Was soll man tun? Gott weiß es) zum Ausdruck.
Vor der Kliniktür drängelten sich die Massen. Mit lautem Geschrei und erhobenen Händen »Malo, malo« (etwa: Hilfe, Hilfe) rufend, versuchten sie den Eingang zu stürmen. Dabei schoben die Begleitpersonen die Kranken nach vorne. Schwester Irmgard verteilte mit der Ohrenspritze Wasser unter die Menge und versuchte, sie so zur Ordnung zu bringen. Für die Patienten ein Lustspiel, für uns ein Tropfen auf dem heißen Stein. Man wagte es nicht, ein Fenster zu öffnen, weil sich dann mindestens 20 von Butter glänzende Krausköpfe um den Einblick gezankt hätten.
In einem schmalen, vom Behandlungsraum abgegrenzten Gang saß Schwester Erika und mikroskopierte und hatte große Schwierigkeiten, die neugierigen Fenstergucker von der einzigen Lichtquelle zu verscheuchen. So wurde ziemlich bald ein fester Holzzaun um das Medizinhaus gebaut.
Nachmittags versorgten wir die »stationären« Patienten in den umliegenden Hütten. Instrumente und Spritzen wurden geputzt und auf dem Küchenherd der Missionarsfrau gekocht. Galate putzte die Klinik, drehte Tupfer und schrieb Nummern. Nach Feierabend saßen wir auf der Veranda. Dietrich Wassmann hatte auf dem Boden zwischen Getier und Gerümpel ein Grammophon mit Handkurbel und abgespielten Platten gefunden. Wir hörten Bach und Beethoven in »kratzigem Ton«, sahen mit romantischem Blick durch Eukalyptusbäume und Schirmakazien in den zunehmenden Mond. Als Sandflohspezialistin nahm sich Schwester Erika bei dem Konzert mit Geduld und Geschick, Seifenwasser, ausgeglühter Sicherheitsnadel, Alkohol und Kerze un-

serer Füße an, die von den Tierchen befallen waren. Wer hätte das gedacht, daß Sandflöhe sich zu solchen Quälgeistern entwikkeln können! Sie bohren sich durch die Haut, vermehren sich ungeniert und bevorzugen die Zehen. Galates Kinder sah man nur auf den Hacken gehen: Sie wollten die geschwollenen Sandflohzehen schonen.

4. 3. 1954 – Wir stellten einen jungen Mann ein, der als Dolmetscher helfen sollte. Er hatte 4 Jahre in Nedjo, etwa 70 Kilometer von Aira entfernt, eine schwedische Missionsschule besucht. Unser Englisch war nicht das Beste, aber auch der englische Wortschatz des jungen Mannes war sehr begrenzt.

Bevor wir ausreisten, hatte uns die Hermannsburger Mission nach unseren Sprachkenntnissen gefragt.

»Vier Jahre Schulenglisch reichen aus. Mit Französisch können Sie allerdings nicht viel anfangen. Sie werden die Sprache der Liebe sprechen«, hatte man uns gesagt. Die Wirklichkeit sah anders aus. Wir sprachen mit Händen und Füßen und falsch. Bald nach unserer Ankunft kam Qes Tasissa zu uns und schrieb uns einige Sätze in der hier üblichen Oromo-Sprache: »Was fehlt Ihnen? Wann hat die Krankheit angefangen? Wie hat die Krankheit angefangen?« aber auch Krankheitsbezeichnungen und Symptome wie Erbrechen, Kopfschmerzen, Durchfälle, Fieber, Rückenschmerzen, Krämpfe usw. Wir lernten die Sätze und Bezeichnungen auswendig und wandten sie im Mana Qoritscha im Bedarfsfalle mehr oder weniger richtig an. Wir paukten die Begrüßungsformeln und den Friedenswunsch und benutzten sie bei jeder Gelegenheit.

Auf dem Fledermausboden machten wir eine großartige Entdeckung. Wir fanden eine alte Grammatik von Vater Wassmann und eine von einem schwedischen Missionar auf Englisch verfaßte Grammatik der Oromo-Sprache. Wir studierten die Bücher und konjugierten und deklinierten auf unseren Ritten und Märschen zusammen mit unseren äthiopischen Begleitern. Einmal kamen wir an einem stinkenden, gelb blühenden Busch vorbei. »Was ist das?« fragten wir ... und gleich fingen wir an zu konjugieren »Ich stinke, du stinkst, er stinkt usw....« Nach einem entrüsteten

»Lakissa« (O nein!) unseres Begleiters mußten wir auf ein anderes, passenderes Verb umsteigen.
Galate verstand uns eigentlich immer. Einmal kam eine Frau sehr empört zu ihm. Wir hatten ihr mehrere Male sehr energisch gesagt: »Ein Sohn ist genug.« Wir meinten aber »Eine Spritze ist genug« (Ilma: Sohn, Lilmo: Nadel oder Spritze).

In der Kirche

10. 3. 1954 – Am ersten Sonntag in Aira stellte Qes Daffa uns der Gemeinde vor. Wir sagten Grüße von den Freunden aus Deutschland.
»Sie kommen aus einem fernen Lande, fuhren mit einer Makina (Zug), segelten viele Tage auf einem großen Wasser und flogen durch die Luft«, erklärte Qes Daffa der Gemeinde, wie wir nach Äthiopien gekommen waren.
Die Aira-Kirche war eine rechteckige Lehmhütte, mit Gras gedeckt. Ein Tisch diente als Altar. Die Gemeindeglieder saßen auf längsgespaltenen Baumstämmen. Die Kirche lag auf einem Berge. Wir gingen durch das Baqaltal über eine Holzbrücke. Unter Schirmakazien blühten leuchtend rote, püschelige Blumen.
»Das sind Arfasse-Blumen, unsere Frühjahrsblumen«, sagten die Leute (Arfassa: Frühling).
Die Kirchenglocke bimmelte so hell wie eine Spieldosenglocke. Als wir oben ankamen, waren kaum Leute da. Der Kirchendiener legte eine buntbestickte Decke auf den Altartisch und läutete noch einmal. Wenig später erschien der Prediger. Wir verstanden von der Predigt nichts und beobachteten die Gemeinde. Als der Prediger zum »Amen« kam, hatte sich die Kirche gefüllt.
Rechts saßen die Männer, links saßen die Frauen, vorm Altar auf Palmblattmatten die Kinder. Ein dicker, etwa 3jähriger Junge wackelte auf seinen festen Beinchen durch die Kirche, umkreiste den Prediger, betrachtete die Altardecke, hob sein Hemdchen hoch, kratzte sich am Bauch, um sich schließlich bei einem klei-

nen Freund niederzulassen. Niemand fühlte sich gestört. Er setzte später seine Wanderung fort. Auf der Mädchenseite hielt er sich nicht lange auf. Er besah sich jedes Mädchen einzeln. Der Bub spazierte so lange, bis der Prediger mit dem Reden aufhörte. Am Fenster hielt ein Bauer seinen Kirchenschlaf. Um besser sitzen zu können, hatte er ein Bein auf die Bank gelegt und den Kopf in die Fensteröffnung »gehängt«. Mein Hintermann pickte mir eine Laus vom Rücken, betrachtete sie eingehend, stieß mich an und knackte sie. »Das war sehr freundlich. Man laust sich zwar auch gegenseitig, aber Läuse und Wanzen und anderes Ungeziefer müssen dem ›Eigentümer‹ übergeben werden, damit er sie töten kann«, belehrte man mich.
Wenn wir es einrichten konnten, gingen wir sonntags in die Kirche. Die Gemeinde sollte wissen, daß wir zu ihr gehören wollten, auch wenn wir vom Gottesdienst fast nichts verstanden.

Patienten

20. 3. 1954 – Der erste Privatpatient war ein hoher Regierungsbeamter aus Jubdo, vier Reitstunden von Aira entfernt. Groß war seine Angst vorm Sterben. »Ich bin bei einer Zauberin gewesen, die hat nur gesagt, ich soll um Mitternacht fünfzigmal mit dem Beil gegen einen Baum schlagen, dann würde ich gesund. Ich bin aber nur auf 20 Schläge gekommen, dann habe ich keine Kraft mehr gehabt«, teilte uns der Mann mit.
Unsere diagnostischen Möglichkeiten waren sehr bescheiden. Der Beamte hatte eine vergrößerte Leber, einen Nierenbefund und ein unruhiges Herz. Als erstes verordneten wir ihm Leberschonkost. Das hieß, er durfte seine geliebte Wott nicht mehr essen, kein Honigbier und Araqi (selbstgebrannter Getreideschnaps) trinken. Als zweites verordneten wir ihm Ruhe. Er mußte seinen Dienerstab bis auf eine Frau und einen Mann reduzieren und andere Einschränkungen hinnehmen. Er versprach feierlich, unsere Anordnungen zu befolgen.

Um seiner Frau die Zubereitung seiner Diät zu erleichtern, schrieben wir einen Küchenzettel, den Qes Daffa übersetzte. Auf diesem konnte sie nachlesen, wie man leichte Hühner-, Eier- und Reisspeisen zubereiten konnte. Wir brachten ihn in der Hütte unseres Vorarbeiters Abba Fite (Vater des Fite) unter. Vor unseren Instrumenten und »Makinas« hatte er ungeheuren Respekt. Unter Makina verstand er alles, was er nicht verstand. Dazu gehörten Stethoskop, Thermometer, Blutdruckapparat und wir. Eine Woche später störte uns ein Diener beim Mittagessen, ein ängstlich gackerndes Huhn unterm Arm. Er verlangte im Auftrage seines Herrn, daß wir das Tier sofort töten und zubereiten sollten. Wir zogen aber vor, ihn über Hühnerschlachten und Hühnerverwertung aufzuklären.
Vier Wochen später wurde unser Patient, mit vielen Bescheinigungen versehen, entlassen. Er hatte sich gut erholt und uns versprochen, sich an die vorgeschriebene Diät zu halten. Da Didi Wassmann gerade nach Jubdo fahren wollte, nahm er den Genesenen im Lkw mit. Er nahm vorne Platz. Ganz Aira hatte sich um das Auto versammelt. Sämtliche Arbeiten stockten, und die Schule fiel aus. Dann erschien das Gefolge unseres hohen Beamten. Allen voran schritt die lebendige Diät, ein Lamm.
30. 3. 1954 – In Äthiopien beißen nicht nur die Tiere, sondern auch die Menschen. Zwei Männer hatten sich um Land gestritten. Sie wurden dabei auch gewalttätig: sie bissen kräftig zu. Die Tochter wollte ihrem Vater helfen und mußte ihren Beistand mit einem kräftigen Biß in die Wange teuer bezahlen. Sie büßte von ihrer Schönheit ein. Ein weiterer Mann war mit seiner Frau aneinandergeraten. Im Handgemenge riß sie ihm mit den Zähnen die Oberlippe ab. Das Stück Fleisch zog er aus seiner Hosentasche und wunderte sich, daß wir sie nicht mehr annähen konnten. Die »Beißerei« lag schon drei Tage zurück!
Als wir vom Osterspaziergang zurückkamen, lag vorm Mana Qoritscha ein Mann. Ein Wildschwein hatte ihm das Gesäß und den rechten Oberschenkel zerfetzt. Der Unfall lag zehn Tage zurück. Freunde hatten den Verwundeten mit Gräsern und schmutzigen

Lumpen verbunden. Der Mann befand sich in keinem guten Zustand und litt unter Fieberanfällen. Wir brachten ihn in einer der umliegenden Hütten unter. Zum Verbinden mußten wir eine Tür aushängen, weil es zu dunkel war. Die Angehörigen standen uns freundlich und hilfsbereit zur Seite, besahen sich allerdings zweifelnd unsere Bemühungen. »Wenn Sie helfen können, wollen wir alles tun, was Sie sagen. Sonst lassen wir ihn auch sterben«, sagten sie uns. Er starb nicht.

30. 4. 1954 – An einem Abend meldete Qana einen Halspatienten. Wir aßen gerade zu Abend. »Vielleicht eine Mandelentzündung?« dachten wir und meinten, noch etwas warten zu können. Wir verstanden den aufgeregten Nachtwächter nicht recht, der hastig auf seinen Hals zeigte. Aber die 5jährige Missionarstochter hatte genau hingehört. »Mama, do is wat los. Do mußte hen gon«, sagte sie auf Plattdeutsch zur Mutter. Vor dem Medizinhaus saßen 20 bis 30 Männer. Es herrschte Totenstille. Vor der Tür lag auf einer selbstgebastelten Trage ein mit einer weißen Schamma (Baumwolltuch) bedeckter junger Mann. Wir schlugen das Tuch zurück und erblaßten. Dem Mann war die Kehle durchgeschnitten worden. Die Wunde klaffte weit. Auf beiden Seiten sah man die Halsschlagader pulsieren. Die Lunge war voller Schleim, die Atmung brodelnd. Was zu nähen war, wurde genäht. An Narkose war nicht zu denken. Um den Schleim abzuleiten, brauchten wir eine Trachealkanüle, ein Instrument, das man in die Luftröhre hineinschiebt. Sie war noch irgendwo in den Medikamentenkisten, die wir wegen Platzmangels noch nicht ausgepackt hatten. Trotz Dunkelheit, bei flackernder, rußender Petroleumlampe, fand Schwester Erika sie in erstaunlich kurzer Zeit.

Der Häuptling war mitgekommen und erklärte uns, daß es sich bei dem Zwischenfall um Blutrache handle. Wir brachten den Patienten in Galates Hütte unter. Er wurde tatsächlich gesund. Wir fütterten ihn täglich mit der Sonde. An seinem Bettpfosten hatte man mehrere Hühner angebunden, und wir mußten aufpassen, daß wir nicht über die »Viecher« stürzten. Einmal fiel ein Huhn in die Suppe. Ein anderes Mal ertrank eine Maus in der Urin-

flasche des Patienten. Sechs Wochen später entfloh er mitsamt unserer Wolldecke: Er hatte sich selbst gesundgeschrieben.
5. 5. 1954 – Nicht weit vom Mana Qoritscha stand das Bienenhaus, eine kleine, nur 2 mal 2 Meter messende Hütte. Unter dem herunterhängenden Dach standen Bienenkörbe, in die wilder Honig gesammelt wurde. Warum sollten die Bienen ein Haus haben, während wir nicht wußten, wohin wir die Schwerkranken legen sollten? So wurde das Bienenhaus zum Krankenhaus. Es wurde gesäubert, der Honig geerntet, die Bienenkörbe in die Bäume gehängt, und die Patienten konnten einziehen.
Einer der ersten stationären Patienten war der »Casanova von Galao«, ein Häuptling und milder Herr, der ein Herz für die Armen und für die Frauen hatte. Sechs zählte er zu seinen Gemahlinnen. Die Hochzeit mit der siebten jungen Frau stand in Aussicht. Dann bekam er einen Schlaganfall, und man brachte ihn zu uns. Er kam mit einem großen Gefolge. Im kleinen »Bienenhaus« wurde es sehr eng. In der Mitte lag auf einem mit Fellstreifen bespannten Bettrahmen der Patient, an den Wänden saßen 17 Männer und Frauen, kochten und tranken Kaffee, rauchten die Wasserpfeife und palaverten. Als wir einen Aderlaß machten, rannte ein Neffe, laut schreiend seinen graumelierten Lockenkopf raufend, durchs Gelände. »Sie haben meinen Herrn geschlachtet!«
Der Aderlaß und die Behandlung bekamen dem Patienten gut. Er glaubte, er würde seine volle Jugendfrische wiederbekommen. Unser Patient genoß es, von einem großen Gefolge betreut zu werden. Meistens lag er mit schläfrigen Augen auf dem bunten Teppich, den man über das Bett gebreitet hatte, den Kopf im Schoße einer Frau, die Füße im Schoße einer anderen Frau, eine dritte schob ihm zierlich geformte Brot- und Quarkkugeln in den Mund, eine vierte stand mit einem Wasserkessel daneben und wartete darauf, daß er trinken wollte.
Als er wieder gehen konnte, fuhr ihn Balambaras Gamada in seinem Jeep nach Hause. Er saß hinten im Auto zwischen den gespreizten Beinen seines Dieners. Seine Frauen mußten zu Fuß gehen. Für sie war kein Platz da.

Sein Haus lag am Wege nach Tschallia. Wenn wir dorthin ritten, besuchten wir ihn stets. Er saß auf seinem Bett. Die Lähmung war weitgehend zurückgegangen, und er war recht vergnügt.
»Ich werde bald heiraten. Ich kann schon allein durchs Zimmer gehen. Sie bekommen noch ein Schaf von mir. Es muß nur noch etwas fetter werden«, erzählte er freudestrahlend. Auf das Schaf haben wir allerdings vergeblich gewartet. »Ich kam als alter, gelähmter Mann zu Ihnen und verließ Aira als Jüngling. Stimmt das, ist das möglich, daß ein Mensch, der es nicht gut mit mir gemeint hat, mir die Krankheit angewünscht hat?« fragte er. Wir sprachen dann über Krankheitsursachen, über Gott und Jesus Christus als Herrn der Medizin, auch in seinem Falle. Zum Schluß holte er sich noch die Erlaubnis, sich sein Lockenhaupt »scheren« zu lassen. Die Läuse hätten es sich in seinem Haar gemütlich gemacht, meinte er.
Einige Jahre später starb er. Er hatte von seinem geliebten Dadi (Honigbier) und Araqi nicht lassen können. Auf einer Hochzeitsfeier wollte er volltrunken Luft schnappen, fiel um und starb.
»Er hat sich zu Tode getrunken«, sagten die einen.
»Fröhlich gelebt und fröhlich gestorben«, sagten die anderen.
Sein Diener setzte ihm ein Denkmal am Eingang seines Hofes. Auf einem Baumstumpf hockte ein geschnitzter, etwas steifbeiniger Leopard. Um das Denkmal wurden kleine Eukalyptusbäumchen gepflanzt. Inzwischen ist der hölzerne Leopard längst von seinem Podest gefallen. Die Bäume sind inzwischen hoch gewachsen; sie allein erinnern noch an den Casanova von Galao.

Himmelfahrt 1954

Als der Regen einsetzte, arbeiteten wir in unserer kleinen Klinik in Gummimänteln und Kapuze. Es regnete durchs Dach, der Wind pfiff von allen Seiten herein, denn die nur mit Fliegengaze bespannten Fenster gaben keinen Schutz. Der eine Patient jammerte über Rheumatismus, der andere hatte tränende Augen, der

dritte schniefte und schnupfte, und der vierte hustete und keuchte. Die Zahl der Patienten hatte sich im Raum verdoppelt, und das Gedränge fiel uns auf die Nerven. Andererseits konnten wir die Mütter mit den schwerkranken Kindern nicht im Regen stehen lassen. Sie traten uns buchstäblich auf die Füße und standen da, wo wir Platz für die Behandlung brauchten. Sie kippten die Medizinflaschen um und warfen mit ihren Tüchern die aufgezogenen Spritzen auf den Lehmfußboden.
»So geht das nicht weiter. Da muß Abhilfe geschaffen werden«, sagte Schwester Irmgard und kam nach einer Weile mit einem Fenster, das mit einer Glasscheibe ausgestattet war, zurück. »Ich bin durch das ganze Missionshaus gegangen. Nur ein Fenster kam in Frage. Vor die Fensteröffnung habe ich einen Schrank gestellt, so daß das fehlende Fenster noch nicht einmal auffällt«, erklärte Schwester Irmgard zu ihrem Fensterraub.
Während Schwester Irmgard und Galate mit Hammer und langen Nägeln das Fenster vor das kleine entsprechende Loch nagelten, hatte sich vor dem Mana Qoritscha eine staunende Menge Menschen versammelt, denen immer neue Krankheiten einfielen, um den Aufenthalt in die Länge zu ziehen.

Vom Postbazillus befallen

30. 5. 1954 – Mitunter warteten wir unfreiwillig zwölf Wochen auf Post. Ihre Wege zu uns waren verschlungen und immer von großer Verlustgefahr bedroht. Zudem mußte sie viele Hände durchlaufen, worin sie stecken bleiben konnte. Auf direktem Wege kam nicht ein einziges Postkärtlein bei uns an. Entweder liefen unsere Briefe und Sendungen beim amerikanischen Missionshospital in Dembi-Dollo ein oder wurden bei der schwedischen Missionsstation in Nedjo deponiert. Einem Postläufer oblag es, sie irgendwann und irgendwie nach Aira zu befördern. Leider nur zu selten war es uns der Entfernungen wegen vergönnt, sie direkt in Addis Abeba in Empfang zu nehmen. Wenn

Didi Wassmann die Landeshauptstadt aufsuchte, war er selbstverständlich auch unser Postmeister.
In unserer Freizeit legten wir uns gerne auf Horchposten: war vielleicht ein Auto zu hören, das eventuell Post für uns mitbringt? Oder wir besuchten ungeduldig die Mutter des Postläufers, der den schönen Namen Idossa trug, und erkundigten uns, wo ihr Sohn derzeit steckt. Manchmal befragten wir auch die Menschen unserer Gegend, ob sie von einem Auto mit Post Kenntnis genommen haben. Bei jedem brummenden Geräusch, das Ähnlichkeit mit dem Lauf eines Motors hatte, spitzten sich erwartungsvoll unsere Ohren: Kommt das Vehikel näher und macht möglicherweise Halt bei uns? Als einmal ein Lkw in unserer Einsamkeit zu vernehmen war, setzte eine regelrechte Völkerwanderung der Neugierigen im Hospital ein. Tatsächlich erkannten einige von uns auf dem gegenüberliegenden Berg ein Fahrzeug, das sich langsam vorwärts bewegte. Wir gaben dem Fahrer freudige Zeichen. Er erwiderte sie – und fuhr vorbei.

»Nervenkrieg«

15. 6. 1954 – Rathjes, Bauerochses und Ilse Wassmann, auf die wir schon lange gewartet haben, sind endlich an Ort und Stelle.
Die Ehrenpforten waren viermal erneuert worden. Als die Erwarteten dann schließlich einfuhren, waren die Girlanden trotzdem vertrocknet und ließen müde die Blätter hängen. Didi Wassmann hatte in Addis Abeba geheiratet und zog mit seiner jungen Frau in zwei winzige Räume des Schulgebäudes.
Das Untergeschoß des Missionshauses teilten sich die Familien Rathje und Bauerochse. Gekocht wurde in einem Wirtschaftshaus. Wir lebten sehr dicht zusammen und fielen uns oft auf die Nerven. Schwester Irmgard liebte es, auf ihrem »asthmatischen« Harmonium Bachlieder zu spielen und mit ihrer sehr schönen Sopranstimme zu singen. Leider wurden dabei die unter ihr schlafenden Kinder wach. Sie zog dann in einen kleinen Raum ins

Küchenhaus, konnte dort ungeniert zu jeder Tages- und Nachtzeit spielen, aber – leider auch nicht ungestört. Die Missionsochsen und Hunde brüllten und jaulten um die Wette, sobald Musikalisches an ihre Ohren drang.

»Es ist fürchterlich. Einmal ärgere ich die Bauerochsen, dann brüllen die Missionsochsen. Ochsen, Ochsen«, schimpfte die in der Ausübung ihres Talentes behinderte Künstlerin.

Poliklinik in Tschallia

20. 6. 1954 – Wöchentlich ritten wir nach Tschallia, um dort Poliklinik zu halten. Wir brachen montags nachmittags auf und erreichten nach einem dreistündigen Ritt noch vor Dunkelheit den Ort. Die Maultiere hatten Namen und unterlagen der Obhut von Gofta (Herr) Rathje. Ein forsches, männliches, etwas störrisches Maultier hieß »Hinrich« nach seinem Herren. Der schwarze, dicke Bortscha ging nicht durch Flüsse und mußte bei jedem Flußdurchgang geschoben und gezogen werden. Ein kleines, männliches, weißes Maultier wurde nach seiner Besitzerin »Grete« genannt. Der braune, große »Fränzi« war feurig und schnell und starb trotz Behandlung nach einer Reise von Aira nach Nekamte an einer Furunkulose. Wir nahmen am liebsten die »Djarti« (Alte), ein altes, einäugiges Karawanentier, das sehr geduldig, aber auch genauso langsam war und uns nie abwarf.

In Tschallia übernachteten wir im »Schwesternhaus«, in dem früher schwedische Schwestern gewohnt und gearbeitet hatten. Das Haus war eine weißgekalkte Lehmhütte mit festgestampftem Lehmfußboden. Das Mobiliar bestand aus 2 Feldbetten, einer ausgebrauchten Tonne mit Brett als Tisch, zwei Kistenkommoden ohne Rückwand und einer Flasche als Kerzenleuchter. Termiten hatten sich für die Rückwände interessiert und gute Arbeit geleistet. Um ihnen den Einzug zu erschweren, stellten wir später die Holzfüße von Tischen und Stühlen in kleine flache Dosen mit Petroleum.

In einem Nebengebäude, in dem es sogar einen Küchenherd gab, wurde gekocht. In einem zweiten Nebengebäude waren die Esel und Maultiere untergebracht. So erbärmlich das Schwesternhaus schien, so romantisch war das stille Örtchen, ein Häuschen, mit Palmblattmatten behängt, von Rosen umrankt. Eine Rose war durch das Dach gewachsen und blühte dunkelrot. Die Patienten kamen gerne nachts bei Mondschein und erschienen jedesmal mit großem Gefolge, so daß wir oft sehr unruhig schliefen. Unser Nachbar war Qes Aschana, der die Morgenandachten hielt und uns mit Rat und Tat zur Seite stand.
Das Mana Qoritscha in Tschallia war etwas geräumiger als in Aira. Es war aber so dunkel, daß wir bei jeder Injektion nach draußen gehen mußten. Leider gab es viele Mäuse, große und kleine, graue und gestreifte Tiere, mit langen oder puschelartigen Schwänzen. In unserer Abwesenheit untersuchten sie den nicht mäusesicheren Medizinschrank. Sie stießen die Flaschen um, fraßen die Korken ab und nisteten sich im Verbandszeug ein. Wenn wir morgens die Schranktür öffneten, sprangen sie uns mit einem Satz entgegen und flüchteten beleidigt. Eine ganz freche Maus war in eine Flasche mit Zitronenwasser gekrochen. Einer unserer Missionare schrie entsetzt auf: Er hatte aus der Flasche trinken wollen und schon einen Mäuseschwanz auf der Zunge gespürt.
25. 6. 1954 – Wir wollten Land und Leute besser kennenlernen. Deshalb begleiteten wir die Pastoren und Missionare sonntags gelegentlich bei ihren Reisen in die Landgemeinden. Um die Gottesdienste rechtzeitig zu erreichen, mußten wir schon um vier Uhr in der Frühe aufbrechen. Die Wege waren sehr unterschiedlich in ihrem Zustand, manchmal sogar matschig. Das Schlammwasser gehörte in der Regel zum Troß. Die Kirchen waren einfache Lehmbauten mit den bekannten Baumstämmen als Sitzbänke. Einmal erlebten wir es zum Beispiel, daß beim Gottesdienst über 30 Kinder – vom Baby bis zum Teenager – getauft wurden. Dort lud uns auch ein Kirchenältester nach den kirchlichen Zeremonien in sein Haus zum Essen ein. Nach dem Tischgebet begann in der Familie eine fröhliche Schmatzerei. Die Hühner-

knochen flogen unter den Tisch. Die Hunde balgten sich um sie. Es wurde reichlich Maisbier und Honigwein gereicht. Ich versuchte, während der Mahlzeit unbemerkt eine Wanze zu knacken, die sich unter meinem Uhrenarmband verkrochen hatte. Nach fünfstündigem Heimritt waren wir erst um acht Uhr abends wieder in Aira: kaputt und müde, aber zufrieden.

Gifti Urge

1. 7. 1954 – Ende Juni siedelte Schwester Irmgard nach Tschallia über. Balambaras Gamada hatte um eine Schwester gebeten. Ein einziger Behandlungstag in der Woche sei nicht ausreichend, meinte er. Unsere wöchentlichen Ritte nach Tschallia behielten wir trotzdem bei. Bei diesen Besuchen wurden uns Patienten mit unklaren Diagnosen vorgestellt und andere Probleme besprochen. Die Einrichtung für die Klinik und das Schwesternhaus mußte nach und nach in einzelnen Lasten auf dem Kopfe von Lastträgern nach Tschallia getragen werden.

Die Poliklinik in Tschallia war in das ehemalige Wohnhaus von Qes Aschana verlegt worden. Die Unterbringungsmöglichkeiten für Schwerkranke waren besser als in Aira, dafür waren die Räume dunkler.

Schwester Irmgard wurde in einem ordentlichen Gottesdienst in der Kirche in Tschallia als Gemeindeschwester eingeführt. Sie durfte neben Gifti Urge auf der ersten Bank sitzen und hatte die Erlaubnis, Bibel, Gesangbuch und Brille neben Gifti Urges Kirchenutensilien auf einem runden Tisch abzulegen.

Der Altarraum war mit weißem Lehm geweißt. Ein schlichtes Holzkreuz war der einzige Schmuck. »Alle 14 Tage haben mich die schwedischen Schwestern besucht«, erzählte Gifti Urge Schwester Irmgard. Jetzt wußte sie, was sie zu tun hatte.

Gifti Urge war eine Frau mit angeborener Autorität. Das Leben hatte sie hart und unerbittlich gemacht. Uns war sie immer eine hilfsbereite Nachbarin und Freundin gewesen.

In der ersten Ehe war sie mit einem reichen Mann aus Nedjo verheiratet gewesen. Mit 14 Jahren gebar sie das erste Kind. Ihr Mann starb. Sie lernte Balambaras Gamada kennen und heiratete ihn.
Sie saß in der Kirche neben ihrem Mann auf der ersten Bank; sie las im Gesangbuch oder in der Bibel, obgleich sie immer betonte, weder lesen noch schreiben zu können. Mit Balambaras Gamada hatte sie vier Kinder, zwei Mädchen und zwei Jungen. Sie war eine tüchtige Hausfrau und Gutsherrin, die Haus und Hof zusammenhielt. Zur Erntezeit ließ sie sich einen geschnitzten Lehnstuhl mitten aufs Feld tragen und dirigierte von da aus die Ochsengespanne.
Wenn wir aus dem Urlaub zurückkamen, brachte sie uns zur Begrüßung eine Flasche Dadi und frisches Maisbrot. Sie kam nicht allein. Ein Knabe mit rabenschwarzer Haut folgte ihr und trug Regenschirm, Handtasche und das Geschenk. Gifti Urge verstand es, als Herrin des Hauses in Würde und mit Aufmerksamkeit die Gäste zu versorgen.
Die Töchter mußten der Mutter helfen. Beide besuchten die Schule und erlernten später Berufe. Die Söhne wurden verzogen und kamen mit der Schule, von der sie sogar verwiesen wurden, nicht zurecht.
Mit den Dorfbewohnern wollte sie nichts zu tun haben.
»Ich kann niemandem trauen«, meinte sie, wahrscheinlich hatte sie recht. Sie betrachtete uns als ihre Freunde. In den letzten Jahren vereinsamte sie mehr und mehr. Die Töchter heirateten und gingen ins Ausland. Die Söhne schlugen ihre eigenen Wege ein.
Vorschläge, mit uns zusammen die sozial Schwachen zu besuchen oder aktiv in Mütterkursen mitzuarbeiten, lehnte sie ab. Zuletzt umgab sie sich nur noch mit kleinen Mädchen aus der Verwandtschaft, die schwer arbeiten mußten, aber für die sie gut sorgte.
1976 verließ sie zusammen mit ihrem Mann verbittert Tschallia. Nur wenige hatten sich von ihr verabschiedet. Ein Jahr später starb sie, von ihren Kindern und einigen Freunden betrauert, nach einer Operation in Nekamte.

10. 7. 1954 – Das Land ist grün geworden. Aus der verbrannten Erde sind grüne Wiesen geworden. Die Kühe sehen wieder glatter aus, und die Fetthöcker haben stattliche Formen angenommen. Der Mais ist so hoch, daß nur die Hüttendächer die grüne Maisfläche unterbrechen.
Galate hatte ein Wächterhäuschen in seinen Mais gestellt, unter dessen Dach gerade ein Mann Platz hatte, um Affen zu verscheuchen und Kuhdiebe zu fangen. Im letzten Jahr waren nämlich zwei Kühe gestohlen worden. Die ganze Dorfgemeinschaft, einschließlich Qes Daffa und Qes Tasissa, suchte die verschwundenen Kühe, fand aber nur eine wieder. »Das darf nicht noch einmal passieren«, sagte Galate und verschwand in seinem Wächterhäuschen.

Äthiopisches Neujahr

11. 9. 1954 – »Kommen Sie in das Wunderland Äthiopien mit 13 Monaten Sonnenschein!« so wirbt die EAL immer noch. Dahinter steckt ein »Kalender-Geheimnis«.
Der wichtigste Unterschied zwischen dem europäischen und äthiopischen Kalender besteht in der Jahreseinteilung. In Äthiopien fängt das neue Jahr nach der großen Regenzeit am 11. September an. Jeder Monat hat 30 Tage. Die fünf Tage (im Schaltjahr sechs), die bei 12 Monaten übrigbleiben, hängt man in Äthiopien an den Schluß. Das ist dann der 13. Monat.
Gestern war schon um 12 Uhr Arbeitsschluß. Die Arbeiter bedankten sich, tanzten, mit Speeren und Stöcken in der Luft herumfuchtelnd, und erhielten die Neujahrsgabe: ein Pfund Salz und ein Stück Kernseife.
Heute morgen wurden wir schon um 6 Uhr von singenden und rhythmisch mit den Füßen stampfenden Kindern aufgeweckt. Sie waren nachts in Gruppen aufgebrochen, hatten unterwegs Blumen gepflückt und tanzten jetzt mit erhobenen Stöcken das neue Jahr ein. Dafür bekamen sie fünf Pfennige von uns. Um 8 Uhr

hatte sich der erste »Sturm« gelegt: Schon über 100 Kinder hatten uns ein gutes neues Jahr gewünscht.
Die Neujahrssänger wurden nach einer durchwachten Nacht allerdings zur Plage. Abba Fite sammelte deshalb künftig 5-Pfennig-Stücke in ein Säckchen, setzte sich ans Tor und zahlte die morgendlichen Neujahrssänger aus, und wir hatten unsere Ruhe zum Weiterschlafen.

Heirat

15. 10. 1954 – Didis Beifahrer Ragassa wollte heiraten. Er kaufte für 120 Schillinge einen Brautschmuck, eine schwarze Kordel, an der ein grob verarbeitetes Silberkreuz, ein in Silber gefaßter Löwenzahn, etliche Taler, Ringe und bunte Steine hingen. »Nach der Hochzeit verkaufe ich ihn wieder«, sagte der Bräutigam. Er war ein armer Mann.
Der Brautpreis richtete sich nach Alter, Schönheit, Familie und später auch nach der Schulbildung der Braut und wurde vor der Hochzeit ausgehandelt.
Es gibt drei Möglichkeiten der Heirat:
1. Walfudu, walit herumu (einander nehmen): Mit Einwilligung der Braut (früher wurde das Mädchen nicht gefragt) wird der Ehevertrag zwischen den beiden Familien geschlossen, der Brautpreis festgesetzt und der Hochzeitstag bestimmt.
2. Hawatschu (Winken): Die jungen Leute sind sich einig, daß sie heiraten wollen. Die Brauteltern billigen die Verbindung nicht, sei es, daß der Brautpreis noch nicht bezahlt wurde, sei es aus anderen Gründen. Freunde springen ein und übernehmen die Rolle der Brauteltern. Das Mädchen wird von Freunden an einem Tag, wenn die Eltern nicht zu Hause sind, geholt und dem Bräutigam zugeführt. Der Ehevertrag wird geschrieben und unterzeichnet. Diese Art Heirat ist gesetzlich erlaubt.
3. Butu (Raub): Die Raubehe ist verboten. Das Mädchen wird gegen seinen Willen geraubt und verheiratet.

Ragassa hatte schon einen Teil des Brautpreises bezahlt. So machte er sich mit Freunden auf den Weg, um die Braut zu holen, kehrte aber ohne sie heim.
»Sie will noch Ohrringe, Fußringe, eine Armbanduhr, und der elterliche Mais muß noch geerntet werden«, erzählte er niedergeschlagen. Galate sprang als Nachbar und Brautwerber ein, um das fehlende Geschmeide zu kaufen und es der Braut zu bringen, kam dann zurück und meldete dem verstörten Bräutigam: »Du hast ja noch gar nicht genug bezahlt. Du darfst in einem Jahr wiederkommen.«
Ragassa hat dann doch nicht ein Jahr auf seine Frau gewartet. Er machte sich eines Tages mit Freunden auf den Weg und »winkte« der Braut. Er brauchte aber zwei Jahre, um den Brautpreis abzubezahlen, auf den die Eltern nicht verzichten wollten.
20. 10. 1954 – Die Missionarsfrauen gaben einmal in der Woche Mädchen und Frauen Handarbeitsunterricht, nähten mit ihnen Röcke und strickten Pullover. Schwester Erika als gelernte Weißnäherin half und beriet fachmännisch.

Ein dramatischer Zwischenfall

2. 11. 1954 – Der Eber war auf das kleine, weiße Maultier, die Grete, gesprungen, hatte sie umgeworfen und ihr den Bauch aufgeschlitzt. In jugendlichem Leichtsinn war das Maultier im Hof herumgesprungen. Darüber war der alte Eber vermutlich in Zorn geraten. Das Maultier mußte seinen Übermut teuer bezahlen! Die Bauchhöhle war aufgerissen. Die Darmschlingen ließen sich schlecht reponieren. Unter freiem Himmel wurde bei strahlender Tropensonne nach der Chloraethyl-Äther-Narkose operiert. Fünf Minuten nach der Operation stand unser Patient auf, stieß einen lauten Klagelaut aus und torkelte wie betrunken in seinen Stall zurück. Gegen Abend stand er bereits mit schwitzenden Ohren und gesträubten Haaren in friedlicher Nachbarschaft

mit seinem Widersacher, dem Eber, und ließ sich geduldig Penicillin spritzen. Er behielt einen Narbenbruch zurück und diente noch lange Jahre als Lasttier.

20. 11. 1954 – Einige Wochen später brachte der Häuptling vom Montagsmarkt einen weiteren Eselpatienten. Eine Hyäne hatte ihm das Fell vom Bauch gezogen und gründliche Arbeit getan. Schwester Erika, die gerade von einer Malaria aufgestanden und noch ziemlich unsicher auf den Beinen war, suchte nach Instrumenten und Nahtmaterial. Eine Narkose konnten wir ihm nicht geben, weil wir nur noch acht Flaschen Äther hatten. Missionar Rathje hielt die oberen Extremitäten fest, Missionar Bauerochse die unteren, Didi half beim Nähen, denn wir hatten Schwierigkeiten, die Nadel durch das dicke Fell zu schieben. Die Schulleiterin reichte Tupfer an und streute Sulfonamidpuder in die Wunde. Der Esel verhielt sich geduldig und ruhig. Nach getaner Arbeit stand er auf und ließ sich nach Hause führen. »Die Besitzer werden die Wunde wohl mit Hyänendreck nachbehandeln«, meinte Missionar Rathje. Zwei Wochen später wurde er wieder vorgeführt. Es ging ihm gut. Die Wunde sah ordentlich aus. Aber das Tier schlug aus und traf mich am Schienbein – hatte es Angst vor weiteren Schmerzen, die es von uns schon spüren mußte?

Das erste Weihnachtsfest

24. 12. 1954 – Wir hatten Heimweh. Ein grüner Zweig, den Ernst Bauerochse ins Zimmer gestellt hatte, konnte uns auch nicht trösten. Wir saßen auf dem Kabinenkoffer, in der offenen Schranktür oder auf dem einzigen Stuhl und heulten. Schwester Irmgard war schon zu Bett gegangen, hörte unsere Trauer und kam wieder aus dem Bett heraus. Sie trug ein langes Flanellnachthemd. Ihr Zopf hing ihr über die Hüfte. »Aber, aber, was ist denn, Kinder? Das ist doch gar nicht so schlimm. Ihr seid verwöhnt«, tröstete sie uns.

Obbo Tura sollte »einen Großvater« essen

2. 2. 1955 – Obbo Tura (Obbo = Onkel oder auch älterer Bruder) war Kirchenvorsteher. Er wohnte auf dem Kirchenberg etwas unterhalb der Kirche. Er besaß viel Kaffee, aber eigene Kinder fehlten ihm. Er war lang und dünn, seine Haut wie aus Pergament. Seine Frau nannten wir Tante Tura. Obbo Tura war der erste Patient, bei dem wir mit Erfolg eine vollständige Strophantinkur (Strophantin wird bei Herzkrankheiten gespritzt) durchgeführt hatten. Obbo Tura kam oft zu uns in die Poliklinik. Wir konnten ihn gut leiden, aber er hatte eine Schwäche, das war sein Geld. Er schuldete uns schon fast seit einem halben Jahr fünf Äthiopische Dollar. Eines Abends rief man uns, Obbo Tura sei sehr krank.

Galate trug die Laterne, der Schneider Schuramo, Turas Schwager, begleitete uns mit seinem Speer, mit dem er die wilden Tiere vertreiben wollte.

Da wir ständig über Erdferkellöcher stolperten, lieh er uns seinen Speer als Spazierstock.

In Obbo Turas Haus hatten sich viele mitleidige Freunde und Nachbarn eingefunden. Obbo Tura lag schwach und elend auf dem Bett im Schoße seiner Frau. Wir ließen ihn zum Mana Qoritscha tragen und legten ihn ins Bienenhaus. Die Kirchenvorsteher wechselten sich mit den Pastoren in der Nachtwache ab. Jeden Abend hielt Gofta Rathje (wir nannten Herrn Rathje nur Gofta) die Abendandacht. Obbo Tura erholte sich zusehends und bezahlte sogar seine Schulden.

Er verstand unseren »Airadialekt« immer, selbst dann, wenn wir ihm sehr ernsthaft jeden Abend »einen Großvater« zum Abendessen verordneten. Wir meinten aber eigentlich Eier. Qes Daffa klärte uns lachend auf: »Ihr habt Obbo Tura empfohlen, unter die Kannibalen zu gehen, denn ihr habt Anqaqu (Ei) und Akakaju (Großvater) miteinander verwechselt.« Obbo Tura meinte, die Belehrung sei überflüssig: »Ich habe sie sehr gut verstanden; schließlich haben sie dabei gegackert.«

Als Obbo Tura das erste Mal aufstehen durfte, hatten sich alle Freunde versammelt. Schuramo, der Schneider, legte ihm eine blütenweiße Schamma (Umschlagtuch) über seinen Lockenkopf. Eine dicke »Gabi« (dichtes Baumwolltuch) mit schönen roten Streifen wurde ihm über die Schultern gelegt. Umringt von seinen Freunden, spazierte er langsam durch den Garten. Gofta Rathje rannte ins Haus, um seine Posaune zu holen, und blies mit vollen Backen: »Lobe den Herren«.
Obbo Tura wurde vollends gesund, als es zu einem Krieg mit einem Häuptling aus der Nachbarschaft, den die Leute »den Teufel von Sololo« nannten, kam. Sie zankten sich um Land und schossen aufeinander. Die Pastoren der orthodoxen und evangelischen Kirchen sprangen mit hochgehaltenen Kreuzen zwischen die feindlichen Reihen. Es gab zunächst nur Leichtverletzte. Beim folgenden monatelangen Prozessieren fiel Obbo Turas Widersacher im Gerichtssaal tot um.

Geburten

2. 3. 1955 – Die meisten äthiopischen Kinder wurden zu Hause geboren. Alte Frauen oder auch »Geburtshelferinnen« verlangten fünf bis zehn Äthiopische Dollar pro Geburt. Wenn sich diese Amateur-Hebammen abwartend verhielten, passierte am wenigsten. Aber oft wurden unter ihrer Obhut normale Geburten zu pathologischen. Und das war schlimm.
Wenn sie meinten, daß die Frauen nicht genügend Wehen hatten, führten sie eine Bauchmassage durch, die dann zur vorzeitigen Lösung der Plazenta (Nachgeburt) und zum Kindstod führen konnte, oder sie preßten mit Gewalt den Kopf ins kleine Becken, was eine Uterusruptur (Gebärmutterriß) zur Folge haben konnte. Andere wiederum rieben die Schamlippen mit in Kräuterbutter getränkten Gräsern ein, um den Geburtskanal geschmeidig zu machen. Die so behandelten Frauen bekamen alle Fieber und wurden dann oft zu uns gebracht.

Wenn wir nach Tschallia ritten, wurden wir auf dem Wege oft zu Patienten gerufen. Meistens sahen wir uns die Kranken an, helfen konnten wir in den Hütten in den wenigsten Fällen.
An einem Montagmittag stand ein Mann schreiend am Wege: bei seiner schwangeren Frau wollte das Kind nicht kommen. Wir stolperten durch das Maisfeld und sahen uns die Frau an, die in einer dunklen Ecke auf einer Palmblattmatte lag. Es handelte sich um eine verzögerte Geburt.
»Lassen Sie bitte Ihre Frau nach Aira tragen. Dr. Freimann ist da. Hier kann ich nicht helfen«, sagte ich dem Ehemann. Es waren nur sechs Kilometer Weg. Als ich am kommenden Spätnachmittag aus Tschallia zurückkam, stand der Mann wieder am Wege. Das durfte doch nicht wahr sein. Sie hatten die Frau liegen lassen!
In der Hütte waren wohl 40 Frauen, Männer und Kinder versammelt. Einige alte Frauen verdrückten sich in die Ecken, als ich hereintrat. Jetzt stand die Frau vor einer Uterusruptur. In der Hütte konnte ich nichts tun. Instrumente hatte ich nicht bei mir. Ich beschwor die Leute, die Frau auf dem schnellsten Wege nach Aira zu schaffen. Sie haben die Frau nicht gebracht.
Am nächsten Morgen hörten wir, die Frau sei in der Nacht gestorben. Uns hat das Schicksal dieser Frau sehr erschüttert. Wieviel Frauen sterben so in ihren Hütten? Wir glaubten nicht, daß die Leute kein Vertrauen zu uns hatten, aber unsere Arbeit war neu für sie, und ihre eigene Passivität war so groß, daß sie ihre Gleichgültigkeit nicht durchbrechen konnten und wollten, selbst dann nicht, wenn es um das Leben eines Menschen ging. Wir standen hilflos da, obwohl wir helfen konnten. Ich wollte die Leute wachrütteln, aber sie ließen sich nicht aus der Ruhe bringen. Sie antworteten: »Ischi« (soviel wie: Ja, ich habe es gehört) und »Gott weiß es«. Vor soviel Passivität prallten wir zurück, waren machtlos und entwaffnet. Wir schickten danach ein aufklärendes und mahnendes Rundschreiben an alle Gemeinden. Im Laufe der Jahre trat langsam eine Änderung ein.
Wir hatten dabei kein ganz gutes Gewissen, die Leute zu ermuntern, ihre Frauen nach Aira zur Entbindung zu bringen. Was

konnten wir ihnen bieten? Ein kleines Mana Qoritscha mit mangelnder Sterilität, einige Medikamente, unseren Sachverstand und guten Willen – uns war klar, daß wir noch viele Mängel bekämpfen mußten.

Der kleine Mann mit dem großen Gott

15. 3. 1955 – In der Nacht zum Sonnabend hatte man eine junge Frau mit Geburtsstillstand gebracht. Das Kind war höchstwahrscheinlich tot. Die Geburt mußte zu Ende gebracht werden. Ein operativer Eingriff war unumgänglich. Frau Rebbin, die Schulleiterin, half dabei. Wir mußten Instrumente kochen und hatten kein trockenes Holz. Vor dem Mana Qoritscha lagen schlafende Männer, die uns ausgerechnet vor der Kliniktür den Weg versperrten. Die junge Frau war selbst noch ein Kind, höchstens 16 Jahre alt. Der sehr junge Ehemann war Diener bei einem Häuptling. Eine vor Aufregung ganz blasse alte Frau hielt eine Hand der Patientin. Ich war froh, daß wir den aus Deutschland mitgebrachten Operationstisch schon ausgepackt hatten. Er nahm allerdings viel Platz ein und war im Laufe der Zeit durch sein Gewicht und Putzarbeit in den Lehmfußboden »hineingewachsen«. Eine Kiste diente als Instrumententisch, der Deckel des Instrumentenkochers war die einzige sterile Ablage.
Nach der Operation wurde die kleine Frau in der Hütte eines Nachbarn untergebracht. Frau Rebbin übernahm die Wochenpflege. Acht Tage später klopfte der jugendliche Ehemann der Operierten bescheiden an unsere Tür; er habe uns etwas zu sagen. Dabei machte er ein feierliches Gesicht, schlug den »Ehrfurchtszipfel« über die Schulter und begann seine Rede. (Männer und Frauen tragen über dem Anzug bzw. Kleid ein großes Tuch, die Netela, ohne die man nicht angezogen ist. Das Tuch wird in Falten über die Schultern geworfen. In Gegenwart von hohen Persönlichkeiten oder auch beim Betreten von Kirchen und Häu-

sern geachteter Leute wird ein Zipfel des Tuches über die linke Schulter zurückgeworfen. Das ist der »Ehrfurchtszipfel«.)
»Ich bin ein kleiner Mann. Gott ist groß. Er hat mir durch Sie geholfen. Meine Frau ist gesund geworden. Ich bin nun gekommen, um mich zu bedanken und um meine Schuld zu bezahlen«, sagte er. Seine Frau hat später noch gesunde Kinder bekommen.

Sterbegeleit

30. 4. 1955 – An der Geburt eines gesunden Kindes nahm nicht nur die Familie, sondern die ganze Dorfgemeinschaft regen Anteil. Die Mutter wurde besucht, Freunde brachten Salz, Bananen, Brei, Honigwein, das Neugeborene ging von Schoß zu Schoß, wurde geküßt, gestreichelt, gedrückt. Aus hygienischen Gründen nicht gerade zu unserer großen Freude. So wie ein Kind in die Gemeinschaft hineingeboren wurde, so wurde ein Sterbender von der Familie, Nachbarn und Freunden begleitet und in den Tod hinübergeleitet. Starb ein Nachbar, Freund oder Verwandter, ließ man alles stehen und liegen, um ins Trauerhaus zu eilen. Die Leiche wurde nach Möglichkeit noch am Todestag beerdigt. Sie wurde in ein Tuch gebunden und in einen aus einem Baumstamm gehauenen ausgehöhlten Sarg gelegt, der in jedem Hause vorhanden war und – bevor er seinem eigentlichen Zwecke diente – als Truhe gebraucht wurde.
In Äthiopien habe ich das Bibelwort »Lasset die Toten die Toten begraben« erst richtig verstanden. Wir verstanden es nicht, daß die Beerdigung so wichtig genommen wurde. »Wäre es nicht besser, ihr hättet eure Kranken rechtzeitig zur Klinik gebracht?« fragte ich Galate.
»Wir fürchten, daß man uns nicht beerdigt, wenn wir nicht in die Trauerhäuser gehen«, war die Antwort.
15. 5. 1955 – Ich werde nie den Tod der alten Häuptlingsmutter vergessen. Der Hof war gefegt, der Boden im Hause mit Schilf ausgelegt. Hinter einem Vorhang saßen die Frauen und hielten

die Sterbende in ihren Armen, bis sie den letzten Atemzug getan hatte. Dann setzte die Totenklage ein, die Männer sargten die alte Frau ein, deckten über den Sarg ein weißes Tuch und stellten die letzten Habseligkeiten der Toten daneben.
Die Nachricht vom Tode der Häuptlingsmutter griff wie ein Lauffeuer um sich. Auf dem Missionshof war bald kein Arbeiter mehr zu finden. Alle eilten zum Trauerhaus. Die Schule fiel aus. Aus der Umgebung kamen viele Leute zu Fuß oder mit dem Maultier.
Am Hoftor hielten sie an, stiegen vom Maultier, legten die Hände in den Nacken und schrien, sich hin und her wiegend, ihr Beileid in das Trauerhaus hinein: »Nanbade, nanbade, Giftiko« (Ich bin verloren, ich bin verloren, mein Herrin).
Die Trauernden griffen die Klage auf und antworteten genauso, der Verstorbenen dabei die schönsten Namen gebend.
Der Sarg, mit einem bunten Teppich behängt, wurde zum Begräbnisplatz der Familie getragen. Der Trauerzug folgte. In Abständen wurde der Sarg abgesetzt und die Trauergesellschaft brach in erneutes Klagegeschrei aus. Qes Daffa hielt die Leichenrede. Nach der Beisetzung gab es eine allgemeine Begrüßung. Der Häuptling rief uns. Wir durften ihm unser Beileid ausdrükken, und dann entließ er uns. Die Trauerzeit dauert neun Tage. In dieser Zeit darf kein Feuer im Hause angezündet werden. Die Familie gibt sich ganz der Trauer hin, läßt sich den Kopf scheren, hockt auf einer Matte und schweigt. Die Nachbarn versorgen sie mit Essen und Trinken, setzen sich zu ihnen, schweigen, gehen.
30. 5. 1955 – Ein Mann ohne Freunde ist arm. Es hatte sich herumgesprochen, die Klinik in Aira helfe jedem. So fanden wir vor dem Mana Qoritscha einen sterbenden, halb verhungerten, völlig mittellosen Mann. Angehörige hatte er nicht. Die Träger waren verschwunden. Der Mann starb. Unsere Missionare waren einen halben Tag beschäftigt, das Grab zu schaufeln und alles andere für die Beerdigung zu veranlassen.
2. 6. 1955 – Die angesetzten Klinik-Sprechstunden respektierten viele unserer Patienten nicht. Sie kamen, wann es ihnen gefiel:

spät abends oder auch nachts. Ich wunderte mich über das Verhalten. Bei nächster Gelegenheit befragte ich eine Patientin: »Warum kommst du nachts? Du bist doch schon 14 Tage krank?« Die Befragte antwortete gelassen: »Am Tage haben Sie viel zu tun, aber in der Nacht haben Sie mehr Zeit. Außerdem ist es nachts kühler.«
Eines Tages wurde es zu später Stunde wieder einmal sehr laut. Frau Rathje weckte uns: Ein Mann mit einem Oberarmabszeß war erschienen. Mitten in der Nacht war es ihm eingefallen, daß er sich in Aira behandeln lassen könnte. Da es ein akuter Fall war und der Mond hell schien, beschloß ich, die Wiese vorm Mana Qoritscha zum »Behandlungsraum« zu machen. Von einer schweigenden Menschenmenge umgeben, behandelte ich den Spätankömmling. Eine Stall-Laterne spendete zusätzliches Licht. Ein mitleidiger Freund deckte dem Kranken die Augen mit seiner roten Wollschamma zu, damit er im einzelnen nicht mitbekam, was mit ihm geschah. Qana, unser Nachtwächter, stand fast unbeweglich neben mir. Mit der einen Hand umklammerte er seinen Karabiner, mit der anderen eine Schale, in der sich Tupfer und Zellstoff befanden. Es war so still, daß ich irgendwo im Tal Hyänen heulen hörte. Schon am nächsten Morgen ging der Kranke wieder nach Hause.

Richtfest

1. 7. 1955 – Das Richtfest eines Hauses wird gefeiert, wenn das Haus gedeckt ist. Zum Richtfest gehört ein Festessen für die Arbeiter und Ehrengäste. Am 1. Juli 1955 wurde das Richtfest des neuen Hospitals gefeiert. Wir hatten aus Eukalyptuszweigen einen Richtkranz gebunden und ihm als Abschluß ein Kreuz aus roten Zinnien aufgesetzt. Die Bauarbeiter bekamen jeder ein buntes Taschentuch, das wir unter den Richtkranz banden. Galate besah sich den Richtkranz kritisch. »Das ist Tschaka« (Unkraut), meinte er etwas abfällig. Für ihn war die materielle Ausschmückung des Festes

mit einer guten Wott sehr viel wichtiger als Kränze, Blumen und Girlanden. Während wir am Vormittag mit den Arbeitern Kaffee tranken, zerkochte im Waschtopf ein Schaf zur Wott.
Am Nachmittag gegen 3 Uhr kamen die Gäste, die Pastoren, der Häuptling von Aira mit Frau, Balambaras Gamada mit Gifti Urge und Schwester Erika aus Tschallia. – Schwester Erika hatte Schwester Irmgard in Tschallia abgelöst und blieb dort als verantwortliche Schwester mit einigen Unterbrechungen bis 1964. – Zur Feier des Richtfestes war zwei Stunden früher Arbeitsschluß. Ein einsetzender Regen verdarb die Richtfestlaune nicht. Die Feiernden hatten sich im Missionshof versammelt und setzten sich im feierlichen Zug in Richtung Hospitalbau in Bewegung. Voran gingen die Arbeiter. Vier Männer trugen den Richtkranz mit dem Zinnienkreuz und den wehenden Taschentüchern. Dann folgten die Gäste. Balambaras Gamada hatte über seine 240 Pfund schwere Riesengestalt Frau Rebbins geblümten, koketten Regenschirm gespannt. Gifti Urge war unter Schwester Erikas Regencape gekrochen.

Ato Goldzahn

Ale-Kobera lag etwa fünf Reitstunden von Aira entfernt. Der Häuptling des Ortes war Ato (Herr) Goldzahn. Er war früher Räuberhauptmann gewesen, der wegen acht nachgewiesener Morde im Gefängnis in Nekamte gesessen hat. Er wurde nach einigen Jahren freigekauft. Ato Goldzahn nannte zwei rechtmäßige Frauen und viele Kinder sein eigen. Ein Goldzahn rechts oben im Kiefer gab ihm seinen Namen und ein »gehobenes« Aussehen. Im letzten Jahr hatte er sich in Aira als Patient behandeln lassen. Er ging nach Ale-Kobera zurück und baute eine Kirche. Die Leute trauten ihm nicht so recht. »Er ist Christ geworden«, sagten die Wohlwollenden. »Er raubt, stiehlt und mordet nur deswegen nicht mehr, weil die Regierung scharf durchgreift«, sagten die Vorsichtigen.

Wenn wir die entfernt gelegenen Ortschaften bereisten, nahmen wir einen älteren Mann als Begleiter mit. Unser Betreuer hieß Dinqa, d. h. »das Wunder«. Er marschierte unter seinem zerbeulten Hut voran. Seine Kollegen nannten ihn »Abba Tschulut« (der Mann, der das Glas in einem Zuge leert). Dinqa war früher bei einem Gutsherrn Maultierjunge gewesen und sagte in jedem Satz dreimal »Ischi, Giftiko« (Ja, meine gnädige Frau). Wir ritten gerne über Tschallia. Wir schliefen dort, halfen morgens Schwester Erika in der Poliklinik und ritten gleich nach dem Mittagessen über Korme nach Ale-Kobera ab. Unterwegs trafen wir Patienten, die sich als nützliche Wegweiser erwiesen. Auf der halben Berghöhe von Korme fiel es Dinqa ein, daß er in seiner Hosentasche noch den Schlüssel vom Eselstall von Tschallia trug. Er fürchtete Schwester Erikas Zorn und rannte in einer »Affengeschwindigkeit« zurück.

Ato Goldzahn stand mit seinen Leuten am Wege und erwartete uns. Eine seiner Frauen hatte Zwillinge geboren und fieberte. Der Ehemann schien besorgt. Sein Gehöft war schmutzig und verwanzt. An seinem offenen Feuer saßen viele Leute und halbnackte Kinder, die dem ehemaligen Räuberhauptmann sehr ähnlich sahen. Frau Goldzahn lag auf einer alten Matte und stöhnte.

Wir versorgten sie und die Kinder. Dann ließen wir uns vom Hausherrn eine kleine Hütte zeigen, in der wir übernachten wollten.

»Das Haus ist neu. Die Wände sind noch naß, aber es gibt noch keine Wanzen. Sie können hier schlafen«, erklärte der Hausherr stolz.

Durch ein kleines, offenes Fensterloch kam genug Luft. Als wir unsere Luftmatratze aufblasen wollten, versammelte sich das halbe Dorf. Jeder wollte einmal pusten. »Sie schläft auf unserer Luft«, stellten die Puster fest. Beim Abendessen rülpste und schneuzte der Hausherr kräftig, so daß ich ziemlich schnell satt war. Ein Sohn mußte uns die Füße waschen, ehe wir uns auf die »Ale-Kobera-Luft« legen durften.

25. 7. 1955 – Djarsso-Lalo liegt drei Stunden von Tschallia entfernt. In der Trockenzeit kann man einen kurzen Richtweg gehen, der aber in der Regenzeit nicht gangbar ist, weil die Flüsse über die Ufer treten. Der längere Weg führt über die Biqirbrücke. Der Biqir ist, wie alle Flüsse in der Gegend, ein Zufluß des Blauen Nil. Wir hatten die Gemeinde benachrichtigt, daß wir die Bevölkerung gegen Flecktyphus impfen wollten.
Über den Biqir führte eine lange, glitschige, knackende, etwas geschwungene Holzbrücke. Am Ufer standen Fächerpalmen, Disteln – sonst Wildnis. Es war sehr still, nur lachende Affen und wir machten Geräusche. Zwei Kranke baten uns um Hilfe. Wir versorgten sie am Wege, um ihnen den Weg zur Klinik zu ersparen.
Vor der Klinik stand niemand. Hatte die Gemeinde unseren Brief, daß wir impfen wollten, nicht bekommen? Waren wir umsonst geritten? Unser Begleiter Fida läutete die Glocke lange und kräftig. Als erster Mensch erschien der Kirchenvorsteher. »Die Leute werden strömen«, sagte er, »sie warten nur auf das Glockenzeichen.«
Wir nutzten die Zeit und besuchten einen Patienten, der Schwester Erika sehr viel Sorge gemacht hatte und nach Hause gegangen war. Es ging ihm besser. Als wir 10 Minuten später zurückkamen, hatte sich die Kirche gefüllt. Dem Gemeindeevangelisten drückten wir ein Neues Testament in die Hand, damit er mit der Andacht anfangen konnte. Anschließend hielten wir unseren Vortrag über Krankheiten und deren Bekämpfung, obgleich wir daran zweifelten, daß die Leute uns verstehen würden. Dann begann die eigentliche Impfarbeit. Die Leute drängelten und schubsten, Fida verlor die Übersicht, denn es waren nicht nur Leute zum Impfen gekommen, sondern mindestens genauso viele Kranke. Schließlich teilten wir die Leute ein. Die Kirche wurde zum Untersuchungszimmer und Behandlungsraum. Der Altartisch verschwand nach draußen, und die »Impflinge« wurden in

Reih und Glied aufgestellt. Abwechselnd wurden die Kranken versorgt und eine Gruppe draußen geimpft. Um 1 Uhr konnten wir unsere Sachen zusammenpacken, die Maultiere besteigen und nach Tschallia zurückreiten.
14 Tage später krachte die Biqirbrücke zusammen. Qes Aschanas Maultier fiel in den Fluß. »Es ist von der Brücke abgekommen«, sagten die Leute. Der Reiter war vorher abgestiegen.

Buje

2. 8. 1955 – An einem späten Abend wurde ein Mann aus Buje mit einer schweren Verbrennung zu uns gebracht. Die ganze Gemeinde war mitgekommen. Sein Haus war in der Nacht in Flammen aufgegangen. Beim Retten von Frau und Kind war ihm das brennende Strohdach auf den Rücken gefallen und hatte mehr als 4/5 der Haut verbrannt. Der Mann starb in der Nacht. Die Leute entschuldigten sich, daß sie uns umsonst bemüht hatten. Wir waren traurig, daß wir nicht helfen konnten.
Der Kirchenälteste und Wortführer der Gemeinde Buje hieß Ato Oluma. Er fragte uns, ob wir nicht in seiner Gemeinde gegen Flecktyphus impfen könnten. Außerdem wolle man uns kennenlernen. So ritten wir zusammen mit einem Evangelisten nach Buje.
Ato Oluma war ein stattlicher Mann, die Autoritätsperson in der Gemeinde. Er war aktiv und hatte eine kluge, gutaussehende, fleißige Frau mit dem Namen Sauditu. Sie war im Hause von Qes Daffa aufgewachsen und gehörte zu seinen ersten Konfirmanden. Ihr Vater war evangelischer Christ und wohnte auf halbem Wege zwischen Aira und Buje.
Als Ato Oluma sich um Sauditu bewarb, gab ihr Vater seine Einwilligung zu der Heirat nur unter der Bedingung, daß Oluma evangelischer Christ würde. Er ließ sich taufen und konfirmieren, heiratete seine Sauditu, wurde Kirchenvorsteher und baute auf seinem Grundstück später eine Kirche.

30. 8. 1955 – Vor einigen Monaten schon hatte das Gesundheitsministerium uns informiert, daß in der Gegend von Jubdo, vier bis fünf Reitstunden entfernt, Flecktyphus sei. Wir schrieben dem verantwortlichen Bezirkschef und boten unsere Hilfe an. Er lehnte unsere Hilfe ab.
Wir hatten einen Fehler gemacht. Wir hätten uns mit dem Direktor der in Jubdo befindlichen Goldmine, Qes Mammo, der mit uns befreundet war, in Verbindung setzen sollen.
Das holten wir jetzt nach.
Qes Mammo kam aus Dembi-Dollo und hatte während der Italiener-Zeit als regierungstreuer Äthiopier lange Zeit, an einen Griechen angekettet, im Gefängnis gesessen. Er war unbestechlich, tapfer, fromm und klug. Als Haile Selassie aus dem Exil nach Äthiopien zurückkehrte, zeichnete er Qes Mammo aus und machte ihn zum Direktor der Goldmine. Sonntags predigte er vor einer kleinen Gemeinde. Seine Söhne besuchten die Universität, wurden Minister und Piloten, die Töchter heirateten einflußreiche Männer. Er war ein Freund von Balambaras Gamada und der Mission. Die Leute respektierten ihn. Qes Mammo beantwortete unseren Brief mit einer Aufforderung, nach Jubdo zu kommen. Er habe alles vorbereitet.
Qes Daffas Schwager Obbo Fadji erklärte sich bereit, uns zu begleiten. Wir packten unsere Taschen und sattelten die Maultiere. Obbo Fadji saß auf dem kleinen, weißen Maultier. Das Tier war kurz, der Reiter lang. Ließ er seine Beine baumeln, berührten sie die Erde: das Bild eines äthiopischen Don Quichotte. Als wir in Jubdo einritten, stand Qes Mammo vor seinem Hause und erwartete uns. Seine Frau war in Addis Abeba. Die beiden Töchter versorgten den Vater.
Er deckte aber selbst den Tisch und ließ die Töchter die Wott bringen. »Sie haben Wott ohne Mimita (scharfer, roter Pfeffer) gekocht.« Dabei hatten wir uns schon an die scharfe Wott gewöhnt. Nach dem Essen zeigte er uns das Gästezimmer. »Sie

brauchen sich nicht zu fürchten. Wir haben vier Nachtwächter. Einer ist meistens wach.« Es gab in Jubdo sogar eine Klinik und einen Heilgehilfen, der ein Jahr die Heilgehilfenschule in Gimbi besucht hatte.
Am anderen Morgen brachte Qes Mammo mich zur Klinik. Sie war eine Bruchbude, die Fußbodendielen staubig und zum Teil eingefallen, die Wände mit alten Zeitungen beklebt, überall Mäuselöcher, aus denen sogar bei hellem Sonnenschein die Mäuse sprangen und wieder verschwanden.
Es gab sogar ein Sprechzimmer mit einem Tisch, einigen Hokkern und einem Regal. Verglichen mit unserem Mana Qoritscha war diese Klinik eine Villa. Wir impften 200 bis 300 Leute. Der Heilgehilfe half uns. Im Anschluß an die Impfung rief uns der Vizedirektor der Goldmine zu seinem sterbenden Kinde. Wir konnten ihm nicht mehr helfen. Der Heilgehilfe schien erfreut über unseren Besuch und fragte viel. Unter anderem gaben wir ihm den Rat, niemals schwangeren Frauen Chinin zu spritzen; er hatte es mit tödlichem Ausgang getan.

Der Teufel von Sololo

15. 9. 1955 – Wir hatten nicht nur Freunde. In Sololo residierte ein reicher, geiziger und grausamer Häuptling, den die Leute den »Teufel von Sololo« nannten. Er erinnerte mich manchmal an den verwandelten Dr. Jekyll aus Stevensons Novelle. Die evangelischen Christen haßte er, seine Leute schlug er, und die Gefangenen legte er in Ketten. Auf seinem Maultier sah er aus wie ein trauernder Gnom: den Kopf gesenkt, in einem weiten, dunkelbraunen Umhang vergraben, immer von einer Schar bewaffneter Diener umgeben. Er wohnte auf dem halben Wege zwischen Tschallia und Aira. Er hatte zwei Söhne. Der sanfte Tesfa war etwas undurchsichtig und wurde Lehrer. Der älteste Sohn hatte ein Habichtsgesicht, wenig Schulbildung und sollte später das Erbe des Vaters antreten.

Dem Häuptling ging es nicht gut, deshalb beschloß er, sich in unsere Behandlung zu begeben. Sein Blutdruck hatte die Höhe von 270 systolisch erreicht. Als er das erste Mal kam, sah er allem, was um ihn herum passierte, sehr mißtrauisch entgegen und sprach kaum ein Wort.
Er war jetzt wieder nach Aira gekommen, um sich behandeln zu lassen. Wir legten ihn in die Hütte eines Arbeiters, der freundlicherweise einen Raum gegen Bezahlung abtrat. Dort erholte er sich, wurde zugänglich und willigte sogar ein, mit Ato Sodo, einem freundlichen, weißgelockten, alten Herrn aus Jubdo, das Zimmer zu teilen. Er war ein strenggläubiger orthodoxer Christ, nett mit den Kindern, freundlich mit seiner Frau und geduldig mit seinen Angestellten. Wir sprachen mit ihm über die Not im Lande, über die Verpflichtung der Häuptlinge, nicht nur zu herrschen, sondern auch zu helfen.
Unser »Freund« aus Sololo war anderer Meinung. Als Häuptling habe er Macht, und das Recht sei immer mit dem Mächtigen.
Daß ihm geholfen wurde, sei selbstverständlich. Gott? Nein! Die europäische Medizin habe ihm zum Besseren geholfen. Acht Tage später wurde der Häuptling von Sololo mit fast normalem Blutdruck, vielen Ermahnungen, ein ruhiges Leben zu führen und Diätvorschriften einzuhalten, nach Hause entlassen. Aber er führte sein altes Leben fort: Er zankte sich weiter mit den Nachbarn und verfuhr mit seinen Untergebenen hart und willkürlich. Sechs Monate später lernte er im Mana Qoritscha, daß Macht, Rang und Würde kein Freibrief für Rücksichtslosigkeit sind.
Es war an einem Montagmorgen. Vor der kleinen Klinik drängelten sich die Massen. Die gesunden Verwandten schoben rücksichtslos die Kranken vor sich her. Der Häuptling von Sololo hatte sich unter die Menge gemischt, trommelte gegen die Tür und forderte Einlaß. »Das gibt noch Tote«, drohte er. Wir waren entsetzt.
»Laß nur, ich mach das schon«, sagte Schwester Irmgard, füllte die Ohrenspritze mit Wasser und spritzte dem Trommler die ganze Ladung ins Gesicht. Wie ein begossener Pudel ging er zur

Schulleiterin, Frau Rebbin, erbat sich Wasser, unterzog seinen Körper einer gründlichen Reinigung und putzte sich zum Schluß noch die Zähne mit Seife. Nach dieser Reinigung erzählte er sein Mißgeschick. Er hatte die energische Handlungsweise von Schwester Irmgard erstaunlicherweise noch nicht einmal übelgenommen.

Im Mana Qoritscha war es inzwischen ruhig geworden. Patienten und Verwandte begegneten Schwester Irmgard mit Respekt und Hochachtung. Der Häuptling von Sololo kam weiterhin als ambulanter Patient zu uns und schickte sogar manchmal seine Leute im Krankheitsfalle in die Klinik.

Mehrere Male versuchte er, über unsere Pastoren ärztliche Bescheinigungen zu bekommen, weil er seine vielen Gerichtstermine nicht einhalten konnte und unentschuldigtes Fernbleiben bestraft wurde.

Er war ärgerlich, daß wir es ablehnten, ihm ein Gefälligkeitsgutachten über eine Krankheit, die uns nicht bekannt war, und über eine Zeit, wo er nicht als Patient geführt worden war, zu schreiben.

Vier Jahre später schrieb er uns einen Brief, er sei sehr krank und wolle zur Behandlung nach Aira kommen. Da wir nicht extra fahren wollten, nahmen wir ihn auf dem Rückweg von Tschallia mit. Er saß etwas weinerlich mit bösem Blick in seinem Vorraum und war wütend, daß er hinten im Auto Platz nehmen mußte, weil in der Kabine eine Schwangere saß. Außerdem mußte er seine Gewehrträger aussteigen lassen, weil das Auto voll besetzt war. In Aira stieg er beleidigt aus und forderte eine ärztliche Bescheinigung. Er wolle nicht untersucht werden, er habe keine Behandlung nötig, er brauche nur unsere Bescheinigung, weil er nicht zu einem Gerichtstermin gehen könne. Daß wir ohne ärztliche Untersuchung keine Bescheinigung schreiben könnten, akzeptierte er nicht. Er beschimpfte uns mit nicht gerade freundlichen Worten.

Ich war dankbar, daß gerade ein junger Lehrer anwesend war, der meine Antwort vom Englischen ins Oromo übersetzte, so

daß ich ihm meine aufsteigende Wut nicht direkt ins Gesicht schleudern mußte. So wurde ihm freundlich gesagt, wenn er noch nicht gelernt habe, wie man sich in einem Krankenhaus benehmen sollte, dann müsse er damit gleich heute anfangen. Wenn er nicht Frieden mit sich, mit Gott und seinen Nachbarn machen würde, dann könnten die ständigen künstlichen Aufregungen ihn in Kürze töten. Diese Rede erboste ihn, er nahm seinen Stock und stapfte, laut vor sich herschimpfend, hinaus. »Diese Hakim vom Baqal«, fluchte er, »er möge sie fressen« (mit »er« war der Baqalfluß gemeint). »Ich will ihr zeigen, daß ich nicht sterbe«, trumpfte er auf. Er beriet sich mit einem illegalen Heilgehilfen.
»Was hat sie gesagt?« fragte dieser.
»Wenn du keinen Frieden machst, können die Aufregungen dich töten«, war die Antwort des wütenden Häuptlings.
»Damit wird sie wohl recht haben«, meinte der Heilgehilfe trokken. Tatsächlich trat das ein, was wir schon lange befürchtet hatten. Er fiel während eines Prozesses im Gerichtssaal um und war tot. »Das Blut sprang ihm aus der Nase«, sagten die Zeugen. »Ein Bösewicht weniger«, meinten andere. Sein ältester Sohn wurde Häuptling und trat in die Fußstapfen des Vaters. Man sagte, daß er noch grausamer geworden sei.

Der Qalu von Gute-Likassa

30. 9. 1955 – E. Haberland beschreibt in seinem Buch »Die Galla Südäthiopiens« den Qalu als einen vom Volke verehrten Hohenpriester, der dem Volke ein religiöser Führer war.
Davon findet man in Wollega soviel wie nichts mehr. Es gibt dort viele »Qalus« (das Wort Qalu hängt vielleicht mit dem Wort für »schlachten« zusammen und wird von daher oft als »Opferer« interpretiert), Zauberer, Magier. Ein- bis zweimal wöchentlich feiert der Qalu seinen »Gottesdienst«, betet seinen Geist (Ajana), der in ihm war, an und opfert ihm. Ich habe solchen Zauber-

gottesdienst nie miterlebt. Abgesehen davon, daß man uns nicht zuließ, hätten die jungen Christen es nie verstanden, wenn wir an heidnischen Festen teilgenommen hätten. Wenn das Volk zum Qalu ging, kam man nicht mit leeren Händen, man brachte Geld, Lebensmittel oder auch Vieh mit. Es gab viele, die sich dem Qalu auslieferten, an ihn glaubten und das, was er ihnen auferlegte, taten.

Die Qalus lebten gerne auf einem Hügel, geschützt von hohen Bäumen, hinter mächtigen Zäunen.

Der Zauberer von Gute-Likassa lebte etwa fünf Kilometer von Tschallia entfernt hinter einem solchen Zaun und unter dichtem Bambusdach. Er wollte einmal Didi Wassmanns Schwiegervater werden! Er hatte neun Frauen, besaß viele Maultiere und einen großen Kräutergarten. Bei Knochenbrüchen verordnete er Hühnersuppe, in andere Behandlungsmethoden weihte er uns nicht ein. Patienten, die von ihm behandelt worden waren, schwiegen. Ich konnte ihn nie richtig einordnen. War er ein Menschenfreund? Nutzte er die Not der Leute aus, um sich zu bereichern? Sah er in uns Kollegen? Oder Rivalen?

Jeden Sonnabendabend konnte man in Tschallia die Trommeln von Gute-Likassa hören. »Der Alte hält seinen Gottesdienst«, sagten die Leute.

Im letzten Jahr wurde ein Verwandter von ihm nach einem Selbstmordversuch zu uns gebracht. Damals waren Selbstmorde sehr selten. Der junge Mann – er hieß Birhanu – erzählte eine verworrene Geschichte. Die Familie habe ihn verlassen, er sei in die Wildnis gelaufen, und eine Stimme habe ihm gesagt, er solle sich dem »Geist« opfern. Er hatte eine Tracheotomy (Luftröhrenschnitt) an sich durchgeführt. Vorbeikommende Jäger fanden ihn und brachten ihn zu uns. Wir versorgten ihn und ließen ihn acht Tage bei uns. Er saß den ganzen Tag auf der Veranda, hörte sich die Morgenandachten an, sah dem Treiben vorm Mana Qoritscha zu, saß nachmittags neben Galate auf der Verandabank und zupfte Baumwolle. Eine Woche später kam der Qalu persönlich, um ihn abzuholen. Birhanu fiel nieder, küßte ihm die Füße und ließ sich

an das Herz des Alten ziehen. Der Alte sah uns etwas mißtrauisch an, schwieg und bezahlte die Rechnung ohne Zögern.
Schließlich war der Zauberer von Gute-Likassa doch einmal als Patient zu uns gekommen. Seine Freunde hatten ihm geraten, nach Aira zu gehen. Er sträubte sich zunächst, weil er befürchtete, der Gott der Mission würde sich mit seinem »Zaubergeist« nicht vertragen. Daraufhin brachten seine Leute ihn auf dem Bett nach Tschallia und stellten ihn vor das Büro von Balambaras Gamada, der dann für den Weitertransport sorgte. Wir legten ihn in einen gemieteten Raum mit zwei Betten. Er hatte eine schwere Anämie, verursacht durch Hakenwürmer. Die übliche Abendandacht wollte er nicht hören. Sein Qalu in ihm würde dabei zornig werden und ihn töten. Unser Gott könne ihm nicht helfen. Gott sei weit, sein Qalu sei aber in ihm, teilte er zu seiner Rechtfertigung mit.
Einige Tage später brauchten wir ein Bett für einen schwerkranken Evangelisten und wollten ihn zu dem »Qalu« legen. Der Alte witterte Gefahr, er hatte unterm Arm des Evangelisten eine Bibel gesehen und murrte: »Ich will allein im Raum bleiben. Wo sollen meine Freunde schlafen, wenn sie mich besuchen? Außerdem habe ich Durchfall.«
Nach Beratung mit unseren Pastoren ließen wir ihn in Ruhe und suchten nach einer anderen Lösung. An diesem Tag war er für niemanden zu sprechen. Er zog sich die Decke über den Kopf, verweigerte das Essen und gab mit weinerlicher Stimme nur unwillig undeutliche Antworten.
Er blieb aber in Aira, ließ sich weiter behandeln und unterhielt sich gerne über alltägliche Dinge.
Als es ihm besser ging, bestellte er sich jeden Abend eine Andacht. Nur sonnabends wollte er nichts hören. Der Sonnabend gehöre seinem Ajana. Er lobe Gott, bete aber zu seinem Ajana. Er fragte, wer ihn gesund gemacht habe, unser Gott oder die gute Medizin? »Gott durch die Medizin«, antworteten wir ihm. Diese Antwort war zu knapp, unsere Sprachkenntnisse nicht ausreichend, um ihm das zu sagen, was wir gerne gesagt hätten. So riefen wir Qes Daffa, der ein langes Gespräch mit ihm hatte.

Manchmal sah es so aus, als ob er selbst nicht mehr seinem Ajana glaubte. Er hatte aber immer noch Anhänger, auch zahlende Anhänger. Sich von seinem »Geist« zu lösen, bedeutete auch, auf gewisse Einnahmequellen zu verzichten. Aber das war doch wohl nicht alles.

Als er entlassen wurde, kam er zu uns ins Haus, trank Unmengen Kaffee, aß viel Kuchen und spuckte kräftig unter den Tisch. Er lud uns in sein Haus ein, lobte es und zählte alle Vorzüge auf; er nannte Schwester Irmgard und mich »Harme« (Mutter), obgleich er wesentlich älter war als wir.

Einige Jahre später wurde er müde und schwach. Er ließ sich fotografieren und trat selbst nicht mehr in Erscheinung. Wenn Patienten zu ihm kamen, schickte er sein Foto.

Dukuba Setana

2.10.1955 – In die Poliklinik kam ein etwa 50jähriger Mann. »Ich habe die Teufelskrankheit«, sagte er, »und ich habe gehört, daß die Christen helfen können. Die Krankheit tritt meistens mittwochs und freitags auf.« Es kam nicht sehr oft vor, daß Männer diese Krankheit hatten; meistens waren Frauen von ihr befallen.

»Teufelskrankheit« (Dukuba Setana) konnte viel sein: Epilepsie, Gehirnentzündung, Gehirnhautentzündung, Krämpfe, Tetanie (Kalziummangel im Blut), Koma, Psychose, Hysterie und auch Besessenheit.

Wir wußten nicht viel über Besessenheit und sprachen oft mit unseren Pastoren darüber. Wir wußten aus der Bibel, daß Jesus Besessene geheilt hatte, daß in Jesu Namen die Jünger Besessene befreit hatten. Wie sollten wir uns hier verhalten?

Warum passierte es meistens während des Gottesdienstes, besonders in jungen Gemeinden, daß Menschen aufschrien, sich zu Boden warfen, um sich schlugen, schäumten, unartikulierte Worte ausstießen, krampften, zuckten, in eine Art Trancezustand fielen?

Warum traten gerade an den Fastentagen der orthodoxen Kirche, am Mittwoch und Freitag, solche Anfälle auf?
Wir suchten nach Erklärungen. Konnte es nicht so sein?: So wie ein empfindlicher Magen gegen eine schwere, unverdauliche Kost rebelliert, so wehrte sich der von Dämonen gefangene Geist gegen die schwere Kost des Evangeliums. Es spielte sich ein echter Kampf zwischen Gott und Christus und den die Seele des Kranken besitzenden dämonischen Mächten ab.
Frauen waren sehr viel labiler als die Männer. Sie lebten im Hintergrund, hatten kein Stimmrecht, durften selbst innerhalb der Familie keine Entscheidung treffen. Man urteilte abfällig über sie. Früher sprach man ihnen sogar die Seele ab. »Die Frauen haben einen Holzkopf«, sagten die Männer. Sie waren dazu da, für Haus und Hof zu sorgen, Kinder zu gebären und sie aufzuziehen. Sie lebten in einer Vorstellungswelt, die sie selbst nicht verstanden, aber an die sie glaubten. Mit ihnen hatten die dämonischen Mächte ein leichtes Spiel. Nun traf das Evangelium auch auf sie. Es mußte zu starken Reaktionen kommen.
Es wurde mit den Besessenen nichts anderes getan, als daß Älteste und Evangelisten im Anfall über ihnen beteten und sie in ihren Häusern täglich besuchten. Tatsache ist, daß die Kranken unter den Gebeten ruhiger, Besessene, die Christus angenommen hatten, geheilt wurden und anfallsfrei blieben.
Wir haben später oft mit der »Dukuba Setana« zu tun gehabt, sie sehr ernst genommen und versucht, zusammen mit den Ältesten, Evangelisten und Pastoren Licht in das Dunkel zu bringen.

Gesundheitserziehung

15.10.1955 – Die Schulferien waren zu Ende. In die Poliklinik kamen wieder mehr Patienten. Jeden Tag zeigte sich das gleiche Bild: hochfiebernde Patienten mit Malaria, Rückfallfieber, Pneumonie, schweren Anämien, hochgradigen Verwurmungen mit Spulwürmern und Hakenwürmern, Durchfallerkrankungen verschiedenster Ursachen, Tuberkulose, Ernährungsstörungen, Geschlechtskrankheiten.

Wir untersuchten und behandelten; die Kranken wurden meistens gesund. Aber was nützte das alles? Sie gingen nach Hause, infizierten sich wieder, um einige Wochen später mit den alten Krankheiten wieder zu erscheinen.

Wir hatten zwar täglich in der Poliklinik, in den Dörfern und Gemeinden und sonntags nach dem Gottesdienst über Krankheiten, deren Ursachen und Verhütung gesprochen. Wie es schien, ohne Erfolg. Wie sollte man den Leuten die Wichtigkeit der Hygiene verständlich machen, wenn sie ganz andere Vorstellungen über Krankheitsursachen hatten? So glaubten sie z. B.:

1. Die Hakenwurmerkrankung wird verursacht, wenn der Patient mit Blick auf einen Regenbogen uriniert, und wird geheilt, wenn man die Krankheit bindet.
2. Durchfälle können verursacht werden, wenn die Patienten rennen und springen und der Mageninhalt durcheinander geschüttelt wird. Die Behandlung bestand darin, daß man das Zäpfchen abschneidet.
3. Sattelnasen (Lues III) entstehen, wenn Schwangere einen engen Gürtel tragen.
4. Ein neugeborenes Baby bekommt Butter und Kosso (Bandwurmmedizin) zu trinken, damit es stark und klug wird.
5. Butter auf die Fontanelle geschmiert, geht in den Kopf des Babies und macht die Augen hell und den Kopf stark.

Die Leute gingen im Krankheitsfalle zum Qalu, oder man wartete ab, ohne etwas zu tun. Sie ließen sich besprechen und behandelten sich mit Tees, Wurzeln, Pulvern und Säften. Nicht alle Behandlungsmethoden waren falsch. Am schnellsten lernten die Leute, wenn sie am eigenen Leibe den Erfolg oder auch Mißerfolg der Behandlung erfuhren.

Alle vier Wochen tranken die Erwachsenen »Kosso-Medizin« gegen Bandwurm. Da alle Äthiopier gern rohes Fleisch essen, aber keine amtliche Fleischbeschau eingerichtet ist, gibt es kaum einen Erwachsenen ohne Bandwurm. Die »Kosso-Medizin« wird von einem Baum, dem Kossobaum, gewonnen, ist wirksam gegen Bandwurmerkrankung, aber giftig, und kann bei Leberschäden und in der Schwangerschaft zum Tode führen. Nicht selten kamen Patienten mit Vergiftungserscheinungen zu uns. Immer konnten wir nicht helfen. Bei einer Schuluntersuchung stellten wir fest, daß alle Kinder mit Hakenwürmern befallen waren. Wie sollten wir die Leute aufklären? So fingen wir in der Schule an und stellten fest, daß die Lehrer genau so viel und wenig über Krankheiten und Verhütung wußten wie die Schüler. Deshalb begannen wir mit den Lehrern und unterrichteten Hygiene in einem Lehrerfortbildungskursus.

Wir zeichneten und malten Bilder, die sehr interessiert betrachtet, aber wahrscheinlich gar nicht verstanden wurden.

Als ich einen Junglehrer fragte: »Wie wird die Hakenwurmerkrankung übertragen?«, kam die prompte Antwort: »Ich frage lieber die Hakim.«

Große Schwierigkeiten hatten die Schüler und Lehrer, den Blutkreislauf, das Blut und seine Funktion zu verstehen. Ich versuchte, ihnen klarzumachen, daß sich das Blut mit Sauerstoff anreichert, um ihn an die einzelnen Organe zu bringen. Dabei suchte ich verzweifelt nach einem passenden Ausdruck für Sauerstoff. Mir fiel nichts besseres ein als »Hafura qulqulu« (Hafura = Atem, qulqulu = rein). Nun heißt der Heilige Geist auch Hafura qulqulu. An den Gesichtern der Schüler merkte ich, daß ich wohl nicht den richtigen Ausdruck gewählt hatte – ich hatte den Heiligen Geist durch die Blutbahn geschickt. Der pfiffige Lehrer Tolassa kam mir zu Hilfe. »Ich weiß schon, was Sie meinen, sagen Sie ›fresh weather‹ (frisches Wetter)«, riet er mir. Ich kapitulierte, ersetzte dann das »frische Wetter« durch den »guten Wind«.

Wenn das Unterrichten auch mühsam war, so war die Zusammenarbeit mit den Lehrern und Schülern gut und die Bemühungen, in ihren eigenen Häusern saubere, hygienischere Verbesserungen einzuführen, ermutigend. Täglich sprachen wir in der Klinik und bei allen sich bietenden Gelegenheiten über die Notwendigkeit des Toilettenbaus. »Ihr müßt euch Toiletten bauen.

Die Würmer fressen euch und eure Familien auf«, sagten wir ihnen.
Wir versuchten viele Wege, an die Bevölkerung heranzukommen. Einige schienen gangbar zu sein, andere waren zu »europäisch gedacht«. Wir lernten aus unseren Fehlern und versuchten, uns besser auf die Menschen einzustellen.
Als ich nach einem Hausbesuch völlig mutlos zurückkam – die Familie lebte in zwei schmutzigen Räumen mit sechs Kindern, alle zerlumpt und unterernährt – tröstete mich ein Mitarbeiter: »Haben Sie Geduld. Es wird Jahrhunderte dauern.« Ist Geduld alles? Inzwischen ist Hygiene Unterrichtsfach geworden. Es wurden »Toilettenprogramme« durchgeführt, Heilgehilfen und Gesundheitshelfer ausgebildet. In größeren Orten gibt es Licht, in den Städten sogar Wasser.

Überfüllt

10. 11. 1955 – Die Leute hatten es sich anscheinend vorgenommen, alle krank zu werden. Das Bienenhaus war so voll, daß man sich nur mit Mühe zu den einzelnen Pritschen hindurchdrängeln konnte. Unsere immer hilfsbereiten und freundlichen Nachbarn stöhnten. Die Räume, die wir in ihren Hütten gemietet hatten, waren überbelegt. In der Nacht starb ein Mann im Bienenhaus und mußte bis zum Morgen zwischen den anderen Patienten liegenbleiben.
Vor der Poliklinikür drängelten sich die Leute. Auf dem »Fahnenplatz« standen mehrere Betten mit Schwerkranken.
Zwei elende, an Marasmus leidende Kinder waren nur noch Haut und Knochen und mußten aufgenommen werden. Wir legten sie in das überfüllte Bienenhaus und schleppten ihnen alles an, was sie vielleicht essen möchten, Bananenmilch, Brot, Eier. Das Erbrechen hatte aufgehört, die Ödeme waren ausgeschwemmt, nach einigen Tagen tranken sie bereits Bananenmilch. Trotz unse-

rer Warnung nahmen die Eltern die Kinder nach Hause. »Sie erbrechen nicht mehr«, sagten sie. Die Eltern hatten gar nicht begriffen, wie todkrank die Kinder waren. Wir hatten dabei ein schlechtes Gefühl.

Lag es am überfüllten Bienenhaus, daß die Eltern die Kinder vorzeitig nach Hause nahmen?

Aber wir konnten den Schwerkranken keine andere Unterbringungsmöglichkeit anbieten. Wie lange sollte das noch so weitergehen?

20. 11. 1955 – An einem Sonntagabend – ich war auf dem Wege von Aira nach Tschallia, um dort eine Urlaubsvertretung wahrzunehmen – rief uns ein Mann zu seiner Frau.

»Kommen Sie, mein Haus ist nicht weit«, sagte er und zeigte auf eine Baumgruppe auf einem anderen Hügel. »Sie hat die Dukuba Setana«, erklärte er uns die Krankheit seiner Frau. Wir schlugen uns durchs Distelgestrüpp hinunter in ein enges Tal, bis wir zu seiner Hütte kamen. Die Hütte war mit Schilf ausgelegt. War die Frau schon tot? Die Patientin hatte entbunden, das tote Baby lag nackt neben der bewußtlosen Mutter, aber der Puls war da. Sie hatte sicher nicht die »Dukuba Setana«. Aber was? Was war die Ursache? Viele Leute hatten sich versammelt. Es war stockfinster. Die einzige Lichtquelle war meine trübe Taschenlampe. Ich konnte nichts tun. Die Angehörigen mußten sie schon zur Klinik bringen. Tatsächlich wurde die Frau abends in die Klinik gebracht. Sie war immer noch bewußtlos und krampfte. Hirnmalaria? Gehirnhautentzündung? Eklampsie? Rückfallfieber? Ich kam mir sehr allein vor und wäre am liebsten in der Nacht nach Aira geritten, um mich mit Traute Freimann zu besprechen. Laboruntersuchungen konnten wir in Tschallia noch weniger durchführen als in Aira. Außer mir war niemand da, der etwas von Labordiagnostik verstand. Die Ursache der Krankheit stellte sich als eine schwere Malaria Tropica heraus. Die Frau ist gesund geworden.

Ein reicher Mann brachte ein 15jähriges Mädchen mit einer Malaria und schwerer Pneumonie. Nur widerstrebend bezahlte er zwei äthiopische Dollar. Nach drei Tagen wollte er das zwar fieberfreie, aber noch elende Kind nach Hause nehmen. Wir waren entsetzt.

»Das Kind kann sterben, es muß noch behandelt werden. Sie sehen doch, daß wir täglich das Kind betreuen«, sagte Ragassa dem Vater. »Laß es sterben, ich gehe«, antwortete der Vater.

Wir baten Qes Aschana, der immer bereitwillig kam und half, mit dem Vater zu sprechen. Er kannte seine Leute und wußte, wie er mit ihnen reden mußte. »Der Mann ist nicht der Vater des Kindes. Es ist die Tochter seiner Dienerin. Er selbst ist reich, geht jeden Sonntag in die Kirche, aber sein Herz ist hart geblieben. Wir müssen noch viel Geduld und Liebe haben. Wieviel Geduld muß Gott erst haben«, sagte er traurig.

Qes Aschana sprach lange mit dem Mann. Das Gespräch blieb erfolglos. Er nahm das Kind nach Hause, wo es 14 Tage später starb.

Der Kliniknachtwächter hieß Fida. Er schlief im Eselstall und liebte es, abends zu einem Plauderstündchen zu kommen. Manchmal brachte er seine zerrissene Jacke mit. »Sie ist gewaschen. Können Sie mir das Loch nicht zunähen?« Dann wurde aus der Plauderei noch eine Nähstunde.

25. 12. 1955 – Über Weihnachten kamen täglich 200 bis 300 Patienten in die Klinik. Alle zeigten sie die gleichen Symptome: Fieber, Durchfälle, Husten. Typhus? Flecktyphus? Die Schwerkranken legten wir auf die Pritschen. Eine Frau, ein Kind und ein Mann starben in kurzer Zeit. Wir behandelten die Kranken, pflegten sie, soweit es möglich war, und fütterten sie. Isolierungsmöglichkeiten gab es nicht. Was sollte man gegen die Läuse tun?

Wir arbeiteten, bis es dunkel wurde. Nachmittags um 4 Uhr gingen wir nach draußen und pickten die Schwerstkranken unter den noch wartenden Patienten heraus. Der Rest mußte bis zum nächsten Tag warten. Qes Aschana kam täglich mehrere Male, begrüßte die Leute, betete mit den Kranken und schickte seine Tochter Lydia mit einem Topf Maisbrei.

Als wir am 24.12. abends nach Hause gingen, hatte sich Ato Tasissa, der gelegentlich im Garten arbeitete, eine Überraschung ausgedacht: Er hatte aus der Eingangstür des Schwesternhauses eine Hochzeitstür gemacht, sie mit Palmen bekränzt, rechts und links große Eukalyptusbäume aufgestellt und Bonbonpapier und Wattetupfer hineingehängt.

»Sie haben doch heute Weihnachten. Die schwedischen Schwestern schmückten an ihrem Weihnachten das Haus immer. Sie hatten so viel Arbeit in der Klinik. Da dachte ich, ich besorge Ihnen einen Weihnachtsbaum«, sagte er und strahlte uns an, als ob er selbst der Weihnachtsengel wäre.

Vielleicht war er es auch wirklich.

Da wir zu zweit waren, verteilte sich die Verantwortung und Arbeit. Qana versorgte uns mit Kaffee, Pfirsichen, die der alte Baum immer noch spendierte, und hartem Brot.

Wir hatten viel zu tun und wenig Zeit zum Nachdenken. Wir schimpften über die Primitivität und freuten uns über jeden Kranken, der gesund nach Hause ging. Es gab dankbare und undankbare Patienten. Wir lernten Qes Aschana besser kennen und noch mehr schätzen.

Anfang des Jahres ebbte der Patientenstrom ab. »Die Krankheit ist kalt geworden«, sagten die Leute, das heißt, die Epidemie war am Erlöschen. Es muß eine Flecktyphusepidemie gewesen sein.

1956

In Aira trat etwas Unvorhergesehenes ein. Der Chefarzt des schwedischen Hospitals in Nekamte war ernstlich erkrankt und mußte nach Schweden zurückkehren. Da das Hospital in Aira immer noch nicht fertig war, bat die schwedische Mission die Hermannsburger, eine Ärztin zu schicken. Noch im Januar ging Dr. Freimann nach Nekamte. Es paßte sehr schlecht. Die Arbeit hatte an allen Ecken und Enden zugenommen. Aber waren wirklich zwei Ärztinnen in einer kleinen Klinik gerechtfertigt, wenn ein

50-Betten-Hospital in Nekamte mit einem jungen Arzt versorgt werden mußte?
Schwester Irmgard war noch nicht aus dem Urlaub zurückgekommen, so blieb ich zunächst allein in Aira.
Die Übernachtungsschwierigkeiten hatten zugenommen, die Unterbringungsmöglichkeiten für Schwerkranke waren nicht besser geworden. Zeitweise lagen die Schwerkranken in sechs bis acht Hütten verstreut.
Bevor wir um 8 Uhr mit der Poliklinik anfingen, mußten wir unsere sogenannten stationären Patienten besucht und behandelt haben.

Die neue Villa

30. 1. 1956 – In unserem persönlichen Leben gab es gewisse Erleichterungen. Als Hornbostels nach Deutschland gingen, zogen Frau Rebbin, Dr. Freimann und ich in ihr Haus, d. h. wir reservierten einen Raum für Traute Freimann, tapezierten ihn mit einer rosaroten, auf dem »Fledermausboden« gefundenen Tapete, damit sie nach ihrer Rückkehr aus Nekamte zu uns in die Villa ziehen konnte.
Das Haus hatte einen großen Mittelraum, von dem vier kleine Räume abgingen. Einer davon wurde Missionsbüro. Auf der hinteren Veranda richteten wir uns mit Palmblattmatten ein Badezimmer ein. Später wurde dann im Küchenhaus von Küche und Speisekammer ein Duschkabinett mit einer Eimerdusche abgeteilt. In einem kleinen Vorratsraum lagen meistens Schwerkranke, die ständiger Aufsicht bedurften.
2. 2. 1956 – An einem Abend kam eine große Gesellschaft aus Jubdo. Die Leute brachten auf einem Bett die sehr elende Frau des Richters. Die Richter der einzelnen Bezirke waren sehr gefürchtet, sie waren alle bestechlich, verzögerten gerne die Prozesse, um mehr Geld herauszuschlagen, und brachten sie erst zum

Abschluß, wenn ihrer Meinung nach der Fall klar war, das heißt, wenn sie genug verdient hatten. Manchmal verschwanden auch Anzeigen einfach, wenn z. B. der Angeklagte nicht genug bezahlte.

Der Richter begleitete seine Frau selbst. »Sie ist schwanger«, meinte er. Nach näherer Untersuchung stellte sich die »Schwangerschaft« als ein Bauchtumor heraus, und wir rieten ihnen, nach Addis Abeba zur Operation zu gehen. »Wir können doch nicht gehen, sie ist doch viel zu schwach«, jammerte der Ehemann. Wie üblich hatten wir keinen Platz und legten die Patientin in unseren Vorratsraum. Die Frau schlief in dem kleinen Raum zusammen mit ihrem Ehemann, zwei Söhnen, zwei Dienern und zwei Mädchen. Eine kleine, krausköpfige Person übermittelte uns täglich die diversen Wünsche der Herrschaften. Wir verbrauchten für sie eine Unmenge von Kaffee, Zucker und Tee. Jeden Abend verlangten sie eine Kerze und ließen sie einfach herunterbrennen.

Der sehr zugeknöpfte Richter taute langsam auf und unterhielt sich oft und gern mit uns, sprach aber nie über seine Arbeit.

An einem Abend wollte er abends um 9 Uhr »Kosso« trinken und verlangte um Mitternacht Tee. Galate hatte Angst, ihm diese Forderung abzuschlagen. »Ich könnte doch auch einmal in einen Gerichtsfall verwickelt sein. Er wird sich dann gegen mich entscheiden«, jammerte er. Schließlich willigten wir ein, sprachen mit dem Herrn aber noch persönlich. »Um Mitternacht wird bei uns kein Tee gekocht. Das ist gegen unsere Sitte«, belehrten wir ihn. Das respektierte er.

Wir brachten ihm die Bandwurmmedizin, kochten Tee und stellten die Kanne unter die »Mütze«, damit er ihn trinken konnte, wann er wollte.

Acht Tage später ging es der Patientin nach der Allgemeinbehandlung besser, daß die Familie mit Richter, Bett, Patientin und Gefolgschaft Aira verlassen konnte, um die Reise nach Addis Abeba zu arrangieren. Für uns war diese Woche eine besondere Nervenprobe gewesen.

15. 2. 1956 – Einige Tage später lernten wir den Richter von Gulisso kennen. Gulisso ist unsere Kreisstadt. Der Mann trug schwere Stiefel ohne Schnürsenkel, Socken, einen ordentlichen Anzug und einen langen, grasgrünen Schal, der unseren Augen weh tat. In diesem Aufzug erschien er in der Poliklinik. Sein Diener trug sein Gewehr, ein zweiter Diener die Tasche und ein nacktes, hustendes, fieberndes Kind. Der dritte Diener führte das Maultier.

»Das geht aber nicht. Das Kind hat ja eine Lungenentzündung, ist nackt, und Sie als Vater sind recht warm angezogen«, sagte ich zu ihm nach der Diagnose; wir nahmen ihm freundlich den grünen Schal ab und wickelten das Kind darin ein.

»Das Kind ist nicht krank. Ich bin krank. Ich bin vor 18 Jahren mit einem vergifteten Stock geschlagen worden, seitdem schlägt mein Kopf und es frißt mich im Rücken«, erklärte uns der Mann geheimnisvoll.

Die Untersuchung ergab, daß er übergewichtig war und einen zu hohen Blutdruck hatte. Wir verordneten ihm eine Fastenkur und verboten Alkohol. Er quartierte sich dann selbst mit Dienern, Maultier und Kind bei Galate ein, war aber mit der Unterbringung nicht zufrieden.

»Sie müssen mich nach Gulisso fahren«, befahl er Dietrich Wassmann. Als Dietrich ihm erklärte, der Lkw habe einen Federbruch und die Reparatur könne fünf Stunden dauern, meinte er herablassend: »Das ist eine Kleinigkeit. Sie werden mich danach fahren.«

Er zog es denn aber vor, mit dem Maultier zurückzureiten. »Die Ärzte wollen mir nicht helfen«, kommentierte er ärgerlich seinen Rückzug. Wir verstanden das alles nicht und erzählten die Geschichte Qes Daffa. Er lachte: »Er war deswegen nur so wütend, weil Sie ihm den grünen Schal abgenommen haben.« Seitdem hieß er bei uns »der grüne Schal«. Wir hatten in den kommenden Jahren noch häufiger mit ihm zu tun.

2. 3. 1956 – Wir hatten gelernt: Eine Diagnose muß bewiesen sein. Deshalb belastete es uns, daß die diagnostischen Hilfsmittel, die in Deutschland selbstverständlich sind, hier weitgehend fehlten und wir uns mehr oder weniger auf das »klinische Gefühl« und den »klinischen Blick« verlassen mußten. Waren wir damit nicht auf dem Wege, Kurpfuscher zu werden? In diesem Zusammenhang stellten sich mir noch andere bohrende Fragen, die mein Gewissen als Arzt belasteten. Ich fand es auch bedrückend, daß mir niemand mit ärztlichem Sachverstand zur Seite stand. Ich mußte vieles ohne kollegiales Fachgespräch selber entscheiden. Setzte ich in dieser Situation nicht ungewollt das Vertrauen der Patienten aufs Spiel?

Untreue

30. 3. 1956 – Es trat ein Ereignis ein, das noch viele Jahre unsere Arbeit überschatten sollte. Wie ein Blitz aus heiterem Himmel war plötzlich die Tochter unseres Vorarbeiters Abba Fite, ein hübsches, fröhliches, kaum dreijähriges Kind, gestorben. Wir konnten uns den plötzlichen Tod nicht erklären. Er wurde auch nie aufgeklärt. Aber wir hatten einen Verdacht, der sich als nicht unbegründet erweisen sollte. Seit längerem hegte Schwester Irmgard nämlich Mißtrauen; das Verhalten unseres Helfers Galate (Dank) gab ihr Anlaß dazu. Sein merkwürdiges, geheimnisvolles Getuschel mit Patienten, seine nicht beglichenen Schulden und eine verschwundene Penicillinflasche waren auf einmal Indizien, die uns stutzig machten. Hatte Galate seine Hände etwa im Spiel? Wir wagten den Gedanken nicht auszusprechen.
Schließlich verschwand aus dem Stationsmagazin, in dem auch unsere Medikamente lagerten, Zucker. Galate bot sich als Wache an, und da wir ihm noch vertrauten, ließen wir ihn gewähren. Wir hatten jedoch den Bock zum Gärtner gemacht, wie sich bald herausstellen sollte. Durch unsachgemäße Injektionen kamen unter unseren Patienten immer häufiger Spritzenabszesse vor. Sie

zeigten uns ihre geschwollenen Arme. Die Ellenbeuge war heiß, rot und schmerzte.
Leider mußte es noch zu einer Kette von Zwischenfällen kommen, ehe wir den Täter in unserer Mitte entlarven konnten.
Als wir an einem Morgen unerwartet in Galates Hütte kamen, stand er in einer dunklen Ecke und hantierte mit gläsernen Sachen, über die er sofort ein Handtuch warf, als wir den Raum betraten. Auf einer Bank saßen ziemlich verstört dreinblickende Frauen.
Dann starb in der Klinik ein Patient, ehe wir ihn genau untersucht hatten. Jetzt stellten wir Galate offen zur Rede, ob er ohne unser Wissen Patienten behandle. Er beteuerte seine Unschuld und rief Gott und Jesus Christus als seine Zeugen an.
»Durchsuchen Sie mein Haus«, rief er.
Wir hätten es tun sollen. In meiner Einfalt dachte ich, er solle noch eine Chance haben, seine Schuld selber einzugestehen. Nach dem Besuch in Galates Haus fiel uns sein verändertes Wesen auf: Er war gereizt, friedlos, wortkarg und ging unfreundlich mit den Patienten um.
Es erschienen immer häufiger Patienten bei uns, die wir vorher nie gesehen hatten und die ihre Therapie selber bestimmen wollten. Angeblich war ihnen klar, welche Ursachen ihre Krankheiten hatten. Natürlich ließen wir uns nicht darauf ein. Einige der Patienten verließen uns darauf abrupt, ohne unsere Beratung abzuwarten. Schließlich kam das Faß zum Überlaufen. Ein Schüler, der bei Galate wohnte, vermißte einen Schnürsenkel. Er suchte mit seinen Freunden und stieß dabei in Galates Haus auf ein Spritzen- und Medikamentenlager.
Einerseits waren wir über die Aufklärung der merkwürdigen Ereignisse froh, andererseits betroffen. Denn gerade Galate hatte sich bisher als zuverlässiger Mitarbeiter erwiesen. Er war immer höflich, hilfsbereit und freundlich. Selbst nachts begleitete er uns zum Schutz auf unseren Wegen zu Krankenlagern, wenn wir gerufen worden waren. Er betätigte sich aktiv am Leben der Kirchengemeinde und predigte sonntags als Evangelist in

der Kirche. Täglich hielt er in seinem weißen Kittel in der offenen Tür des Mana Qoritscha wortgewaltige Andachten. Abends betete er mit den Schwerkranken: »Lieber Gott, wir danken dir, daß du uns einen Arzt geschickt hast. Hilf uns und mache uns gesund.«
Wir waren allerdings auch betroffen, daß viele in der Gemeinde von Galates »Nebenbeschäftigung als Amateurarzt« etwas wußten, ohne uns zu verständigen. Die Gemeinde mußte jetzt begreifen, daß Mitwissen in einem solchen Fall auch zu Mitschuld werden kann. Galate versprach feierlich, seine dunklen Geschäfte zu lassen; deshalb entließen wir ihn nicht.
Wenige Tage später wurde er selber schwer krank. Er hatte Fleckfieber und lag in seinem Haus darnieder. Der Mann war mit Gott und der Welt zerfallen. Um ihn herum schrien seine Kinder, der ganze Hausstand war durcheinander. Als Galate sich von seiner Krankheit erholt hatte, fing er wieder an, medizinische Nebengeschäfte zu betreiben. Schließlich offenbarte sich ein riesengroßer, breitschultriger Mann. Er berichtete uns, wie er von Galate auf die nicht zutreffende Diagnose »Syphilis« mit mehreren Injektionen behandelt worden war. »Mir wurde danach ganz übel, und ich dachte, ich muß sterben«, sagte der Mann.
Jetzt übergaben wir die Sache dem Kirchenvorstand und baten um Stellungnahme. Galate wurde entlassen.
Er verließ Aira und zog in sein Heimatdorf. Dort heiratete er eine zweite Frau. Er fing an zu trinken, trat der Glaubensgemeinschaft der Adventisten bei und betätigte sich in verschiedenen »Berufen«: Er pflanzte Kaffee an, war illegaler Heilgehilfe, handelte mit Medikamenten und wurde dabei reich. Aber in seinem eigenen Haus hatte er keinen rechten Frieden. Einer seiner Söhne starb an Lungentuberkulose, ein anderer wurde kriminell.
Nach drei Jahren tauchte Galate noch einmal bei uns in Aira auf. »Ich möchte meinen Frieden wiederhaben«, sagte er. Er war sich nicht darüber im klaren, daß er ihn selber zerstört hatte. Viele Jahre später wurde er tot in unser Hospital gebracht. Er war nach einer Hochzeitsfeier auf dem Nachhauseweg erschlagen worden.

15. 5. 1956 – Gerade hatte ich allen, die es hören oder nicht hören wollten, mitgeteilt, daß ich heute abend rechtzeitig schlafen gehen wollte. Kaum ausgesprochen, erschien Tuqe Bultscha, die Tochter unseres Wächters. »Meine Mutter hat Bauchschmerzen. Ich bin gekommen, um Medizin gegen Bandwurm zu holen«, sagte sie. Die Patientin war gleich mitgekommen. Sie stand hinter unserer Rosenhecke und krümmte sich vor Schmerzen. Ihr Verhalten war ein Erfolg unserer Erziehungsarbeit. Denn es hatte sich mittlerweile herumgesprochen, daß wir keine Medizin ausgeben, bevor wir den Patienten selber in Augenschein genommen haben. »Bandwurm? Hada Tuqe, du hast Wehen«, sagte ich der Leidenden auf den Kopf zu. Das stritt sie energisch ab, ließ sich dann aber doch in die Hütte der Hada Ragassa führen, wo wir einen Raum gemietet hatten. Aber eine bevorstehende Geburt wollte sie merkwürdigerweise immer noch nicht akzeptieren. Wir hatten alle Mühe, sie zu beschwichtigen. Eine Viertelstunde später war der kleine Bultscha da. Das Kind kam zu früh auf die Welt und war nicht ausgewachsen, aber es sah seinem Vater verblüffend ähnlich. Es hatte dieselbe krumme Nase, die gleiche schräge Augenstellung und einen ebenso langgezogenen Kopf wie der Herr Papa.

»Ob das Kind durchkommt?« fragte ich mich besorgt. Vorsichtshalber wurde ihm die Nottaufe gegeben. Es erhielt den Namen Johannes. Wie das mit Sorgenkindern manchmal so ist, entwickelte sich Johannes gut. Er durchlief die Schule, bestand seine Examen und war später verantwortlich für die Jugendarbeit in Aira. Wenn die alten Leute ihn sahen, dachten sie an die Umstände seiner Geburt: »So, so, da ist ja der Bandwurm.«

15. 6. 1956 – Ende Mai erhielt das Missionsteam Verstärkung. Nach abenteuerlicher Fahrt von Addis Abeba nach Aira, die vierzehn Tage dauerte, waren das Ehepaar Launhardt und die Missionare Zach und Spingies bei uns angekommen. Letzterer zog nach Nedjo weiter, um auf der schwedischen Missionsstation als

theologischer Lehrer in der Ausbildung äthiopischer Pastoren zu arbeiten.
Natürlich hingen wir an den Lippen der Neuankömmlinge, die uns aus der fernen großen Welt berichteten. Johannes Launhardt und Manfred Zach krempelten die Ärmel hoch und halfen, den Hospitalbau voranzutreiben. Dabei lernten sie die Landessprache unserer Region (Oromo) besser als am Schreibtisch. Ohne Kenntnisse in den jeweiligen Völker- und Stammessprachen kann ein Missionar auch nicht wirkungsvoll arbeiten. Manfred Zach wurde später ein tüchtiger Mitarbeiter bei der Oromo-Bibelübersetzung.
15. 7. 1956 – Das Unwesen der illegalen Heilhelfer, zu denen nicht nur Galate gehörte, machte uns zu schaffen. In der Bevölkerung kämpften sie gegen unsere Arbeit an und versuchten sie herabzusetzen. Alles, was wir taten, war für die »Heilhelfer« Konkurrenz. Mit ihren mehr als dürftigen Kenntnissen richteten sie als Kurpfuscher viel Schaden an. Die von ihnen behandelten Patienten kamen, wenn sie keine Besserung ihrer Leiden erfuhren, schließlich doch zu uns. Nur sah alles dann viel schlimmer aus. Unsere Betroffenheit, im Grunde nichts gegen die »Illegalen« unternehmen zu können, war groß. Balambaras Gamada sah sich veranlaßt, uns zu trösten: »Sie müssen Geduld haben. Unsere Leute sind nicht so dumm, daß sie nicht den Unterschied Ihrer Arbeit und der Arbeit der ›Illegalen‹ lernen. Viele haben ihn schon am eigenen Leibe erfahren.«
Wir wollten aber nicht mit den Händen im Schoß passiv abwarten, sondern setzten uns mit den verantwortlichen Äthiopiern zusammen, um Richtlinien aufzustellen, die bestimmte Dinge regeln sollten. Dazu gehörte nicht nur die Aufklärung über die Gefahren illegaler Krankenbehandlung, sondern auch das Kostenwesen. Selbst wohlhabende Landeigentümer kamen in unsere Sprechstunden und baten um unentgeltliche Hilfe. Ihre Herkunft konnten wir nicht erkennen, denn sie hatten sich ärmliche, zerlumpte Kleider angezogen. Unsere Richtlinien stellten sich später als hilfreich heraus.

22. 10. 1956 – Leben wir in Aira auf einer »Insel der Glückseligen«? In einem Brief aus Nedjo äußerte Horst Spingies die Vermutung und berichtete über die politische Großwetterlage. Wir lasen mit Interesse seine Mitteilungen über die Krise am Suezkanal. Engländer und Franzosen lagen im Streit, und die Ägypter hatten ein Schiff versenkt. Die Briten bombardierten Port Said und nahmen die Stadt ein. Es hieß, daß der Suezkanal nicht mehr passierbar sei und alle Araber Äthiopien verlassen sollten. Für uns in Aira bedeutete die Krise möglicherweise, daß die Versorgung mit Medikamenten und anderen Bedarfsgütern nicht sichergestellt ist. So entschlossen wir uns, Manfred Zach auf den Weg nach Addis Abeba zu schicken, um eventuellen Engpässen durch »Hamsterkäufe« vorzubeugen. Als er die Landeshauptstadt nach achttägiger Reise erreichte, meldete das Radio, die feindlichen Parteien hätten sich geeinigt. Es sei wieder Frieden. Trotzdem wurden bestimmte Güter auf Vorrat gekauft. Sie sollten uns später noch das Wirtschaften erleichtern.

Das neue Hospital

4. 11. 1956 – Obwohl der Bau des neuen Hospitals nur sehr langsam voranschritt, zeichnete sich doch ein Ende ab. Wir sehnten es förmlich herbei, denn das Bienenhaus erwies sich – je länger, je mehr – als unzulänglich. Inzwischen waren alle dort aufgestellten Betten verwanzt. Kühe und Kälber waren in Deutschland besser untergebracht als unsere Kranken hier. Unsere einheimischen Klinikmitarbeiter nahmen das im Unterschied zu uns aber nicht so tragisch.

»An die Wanzen sind die Leute gewöhnt. Es gibt kein Haus ohne diese Tierchen«, meinten sie. Das konnte aber unsere hygienischen Bedenken nicht beschwichtigen. Ins Mana Qoritscha kamen nur noch im äußersten Notfall Patienten.

Dann war es endlich soweit. Bei einem feierlichen Stationsabend übergab Didi Wassmann die Schlüssel für das neue Hospital. Wir

konnten es nach und nach in Besitz nehmen. Frau Rebbin stieß mich an und war ärgerlich mit mir: »Sie müssen sich freuen. Jetzt hört die elende Quälerei mit dem Mana Qoritscha auf.« Ich freute mich ja – und wie! – war aber zu müde, um es zu zeigen.
Rechtzeitig zum Umzug war Dr. Traute Freimann aus Nekamte zurückgekehrt. Gemeinsam richteten wir die ersten drei bezugsfertigen Räume ein. Wir brachten zum Beispiel die Medikamente in den neuen Apothekenraum. Dabei mußten wir streng aussortieren, denn die Hitze hatte einiges verdorben. Ratten und Mäuse waren ebenfalls am Werk gewesen. Ihre Spuren zeigten sich in angefressenen Flaschenkorken; manche Aufschriftzettel waren angenagt und unleserlich. Aber das Kapitel »Mana Qoritscha« gehörte von jetzt ab zur Geschichte der missionsärztlichen Arbeit in Aira.

2. Kapitel: Hospital Aira

Wir irren allesamt, nur jeder irrt anders.

Beethoven

20. 2. 1957 – Das erste Hospital war eigentlich mehr eine große Klinik mit Unterbringungsmöglichkeiten für Schwerkranke.
Uns standen zur Verfügung: die Poliklinik mit 6 Räumen, ein großer Apothekenraum, ein Wäschezimmer, ein Nachtwachenzimmer, eine Diätküche und ein Kellerraum, das sogenannte Loch.
Zu dem etwas tieferliegenden Bettenhaus führte eine Treppe. Wir hatten zwei Säle mit je 10 Betten, einen Saal für Frauen und einen Saal für Männer, zwei kleinere Privatzimmer, einen Infektionsraum und zwei noch nicht zementierte Räume, die Entbindungsstation werden sollten. Die Toiletten waren nach italienischem Muster (Stehklosett ohne Sitzvorrichtung) gebaut worden. Bis auf den heutigen Tag haben die Patienten es nicht gelernt, sie richtig zu benutzen. Das Leichenhaus hatte noch keine Tür. Die Toilette für die ambulanten Patienten war gegenüber der Poliklinik gegraben worden. In einer kleinen Küche wurde auf drei Steinen Brot gebacken und die Wott gekocht. Es fehlte noch viel: Wirtschaftsgebäude, Waschküche, Magazin, Wasseranschlüsse und Licht. Für den ganzen Betrieb stand ein Wasserhahn zur Verfügung.

Wir freuten uns über die Zementböden und schrubbten sie mit Hingabe und viel Wasser. Die Patienten lagen in weißbezogenen Betten auf Strohsäcken und wurden vom Hospital verpflegt. Im Frühjahr trafen zwei neue Schwestern zusammen mit einem Handwerker in Aira ein. Zusammen mit ihnen richteten wir nach und nach die Krankenzimmer ein und versorgten die Kranken in einem festen Tagesprogramm nach dem Vorbild des Missionshospitals in Nekamte. Die Patienten wurden von der Hospitalküche aus auf landesübliche Art versorgt. Für die Diäten standen Bananen, Tee und Reis zur Verfügung. Später wurde der Hospitalgarten eine große Hilfe.

Die Verwaltung mußte so einfach wie möglich gehalten werden. Wir hatten keine Helfer. Jeder Kranke bekam eine Karteikarte, die Karten wurden alphabetisch in Kästen geordnet.

Die stationären Patienten erhielten eine Fieberkurve, auf die Befunde und Behandlung aufgezeichnet wurden. Auf die Rückseite notierten wir die Krankengeschichte und den Krankheitsverlauf.

Bevor die Patienten aufgenommen wurden, mußten sie bezahlen.

Kinder: 7,50 Äthiopische Dollar pro Woche

Erwachsene: 10 Äthiopische Dollar pro Woche

Privatpatienten: 20 Äthiopische Dollar pro Woche

Obgleich die Unkosten damit keinesfall gedeckt waren, war es für die Leute nicht ganz einfach, das Geld aufzubringen.

Das erste Problem war das Personal. Es war schwierig, den äthiopischen Mitarbeitern die einfachsten Begriffe wie Sauberkeit, Disziplin und Ordnung zu erklären. Verantwortungsbewußtsein in unserem Sinn kannten sie nicht. Wir brauchten viel Geduld, die wir nicht immer hatten.

Kitinesch hatte sich schon im Mana Qoritscha Geld verdient. Sie hatte ein hübsches Gesicht, fürchterlich von Elefantiasis stinkende Füße und tat uns leid. Die Füße wurden behandelt, sie wurde »gesellschaftsfähig«, lernte nähen und übernahm später die Nähstube.

Obbo Diga war Evangelist. Er war ehrlich, fromm, langsam, loyal und verstand unsere besondere Art zu reden immer. Er half in der Poliklinik und Pflege der stationären Patienten und schmetterte beim Töpfeschrubben laut Choräle. Er wuchs in eine Vertrauensstellung hinein und tut seinen Dienst bis auf den heutigen Tag in alter Treue.

Als Kochfrau stellten wir eine Nachbarsfrau von Qes Tasissa ein, die noch heute im Hospital als Hilfskraft arbeitet. Sie hieß Hada Dagime. Hada heißt Mutter. Dagime war der Name der ältesten Tochter. Im allgemeinen werden die Mütter nach dem ältesten Sohn genannt; wenn allerdings das erstgeborene Kind ein Mädchen ist, nach der Tochter. Wenn später Söhne geboren werden, heißt sie nach dem ältesten Sohn. Hada Dagime fütterte mit Engelsgeduld die Schwerkranken und war jedesmal entzückt, wenn ein kranker Zahnlücken hatte. »Das Loch erleichtert meine Arbeit«, pflegte sie zu sagen und schob gekonnt Brot-, Quark- und Butterkugeln durch die Zahnlücken. Sie überstand alle Hospitalstürme.

Dagime wurde zum Waschen angestellt. Wenn die Wasserversorgung ausgefallen war, was häufiger passierte, ging sie mit der schmutzigen Wäsche und zwei kleinen Eimern zur Quelle. Sie wusch aber beileibe nicht in den Eimern, sondern unter dem Wasserstrahl der Quelle, der lange von wasserholenden Männern, die die Station versorgen mußten, blockiert war. So wusch sie an zehn Windeln drei Stunden.

Die Waschfrau hieß Ofete. Sie war ein Kolossalweib mit einem enormen Gebiß und hatte ein Organ wie eine Posaune. Sie wusch im Jahr drei Waschbretter durch und mehr als das dreifache an Wäsche.

Abdissa war verheiratet. Er hatte eine hübsche junge Frau und mit Galate zusammengearbeitet. Er war willig und pflegte die Patienten gut. Die Patienten mochten ihn. Als Abdissa an einem Montag von seinem freien Wochenende zurückkam, erhoben die Patienten, angeführt von einem ehrwürdigen, weißhaarigen, alten Herrn ein lautes Jubelgeschrei: »Gut, daß Sie wieder da sind. Die Kinder erfreuen uns nicht.« Mit den Kindern meinte er das übrige Personal. Er verstand es, sich Respekt zu verschaffen. Ein Patient machte eine Wurmkur, ging zu Abdissa und forderte einen Topf: »Ich will meine Würmer zählen.« Abdissa war damit nicht einverstanden. »Du bekommst keinen Topf, geh zum Schintebet (Toilette)!« sagte er streng. Darauf wandte sich der Patient an die immer sanftmütige Schwester Tine und hoffte, mehr Erfolg zu haben. Aber auch sie zeigte wenig Verständnis. »Geh' zu Abdissa. Wenn er es erlaubt, kannst du einen Topf haben.« So blieben die Würmer ungezählt.

An den Wochenenden kamen zwei Schuljungen und halfen. Sie verdienten sich das Schulgeld. Der eine wurde in die Verwaltung eingearbeitet. Der andere in die Pflege. Eines Tages erschien der Pfleger bei Ernst Bauerochse. »Ich habe Angst um meine Seele, ich habe jeden Sonntag Dienst und kann nicht zur Kirche gehen.« Ernst Bauerochse vermahnte ihn. Dann versuchte er sein Heil bei Johannes Launhardt. Als auch das nichts nützte, kam er reumütig zurück, band sich die Schürze um und ließ sich die Arbeit anweisen.

Einmal mußte ein überfälliger Patient nach Hause gebracht werden. Die Verwandten hatten ihn als hoffnungslos im Hospital abgelegt und seine zerlumpten Kleider mitgenommen. Er war nun aber wider Erwarten gesund geworden. Um den Aufenthalt nicht noch länger zu verteuern, ließen wir die »Grete« satteln, zogen ihm einen Schlafanzug an – andere Hosen hatten wir nicht zu bieten – und setzten ihn aufs Maultier. Einer unserer Schüler sollte ihn begleiten. Der Kranke ritt, der Schüler lief neben her. »Das verletzt die Würde eines Schülers«, erboste er sich und sprach zwei Tage nicht mehr mit uns.

Vorübergehend half uns ein im Süden Äthiopiens ausgebildeter Heilgehilfe. Seine Eltern wohnten in Aira. Er war zurückgekommen, um zu heiraten. Seine Frau war ruhig, vernünftig, konnte lesen und schreiben, stricken und sticken und eine gute Wott kochen. Er selbst war kurz und rund und hatte nur ein Auge, das er mit einer schwarzen Hornbrille schützte. Er blieb fast zwei Jahre bei uns und glaubte, seine Arbeit bestehe nur aus Spritzengeben. Als er an einem Sonntag den Patienten das Essen bringen sollte, war er beleidigt. Eines Tages nahm er Vorschuß von 100 Äthiopischen Dollar, überredete einen Hospitalhelfer, mit ihm zu gehen, und machte in der Kreisstadt Gulisso eine Apotheke auf. Er pflanzte viele Kaffeebäume, verkaufte Hustenmedizin, Aspirin, Resochin und Wurm- und Bandwurmmedizin und hätte fast einige Kinder vergiftet, weil er ihnen eine Überdosis von Santonin (Wurmmedizin) verabfolgt hatte. Wenn wir durch Gulisso kamen, besuchten und berieten wir ihn und hatten in ihm einen dankbaren Schüler.

Baltscha war Torwächter. Er war lang und dünn, hatte eine krumme, lange Nase, einen genauso krummen Rücken und war asthmatisch. Morgens saß er auf einem dreibeinigen Hocker vor der Toilette der Poliklinik, neben sich einen Wassereimer, eine Konservendose und ein Stück Kernseife, um allen Leuten, die von der Toilette kamen, die Hände zu waschen. Ein Handtuch war nicht nötig, die Hände sollten in der Luft trocknen.

Wir brauchten dringend Mitarbeiter, die Englisch sprechen konnten. An eine Krankenpflegeschule in Aira war noch nicht zu denken. Erstens fehlten die Mittel, solch eine Schule einzurichten und aufzubauen, und zweitens war es schwierig, Schüler zu bekommen, da Aira zu abgelegen lag. Ein Angestellter, ein Oromo, den wir im Medikamentenlager in Addis Abeba trafen, erkundigte sich nach unserer Arbeit.

»O, wer da arbeitet, bringt ein großes Opfer«, sagte er. Wirklich? Wir hatten darüber noch nicht nachgedacht.

Der Anfang im Hospital beschäftigte uns ganz. Das Einzugsgebiet der ambulanten und stationären Patienten erweiterte sich laufend.

Das verflixte Geld

6. 5. 1957 – Es fiel uns schwer, die Patienten bezahlen zu lassen. Wir mochten nicht den Eindruck entstehen lassen, als seien wir hauptsächlich hinter dem Geld her. Aber die Missionskassen waren leer. Aus Deutschland kamen Briefe, wir sollten die Behand-

lungspreise erhöhen. Wir fühlten uns gegenüber der Missionsleitung unverstanden und meinten, daß wir damit die Mission und unsere Arbeit in Frage stellten. In den Augen der Äthiopier waren wir nämlich die reichen Europäer, obgleich wir einfach lebten und kleine Gehälter bekamen. Aber wir waren im Gegensatz zur Bevölkerung solide gekleidet, konnten uns täglich satt essen, hatten ein Bett, sogar Tisch und Stuhl und im Krankheitsfall den Arzt zu Hause.

Die reichste Frau in unserer Provinz Wollega brachte ihre Enkeltochter zur Behandlung. Sie kamen im Auto vorgefahren. Das Kind sollte stationär aufgenommen werden. Wir erklärten ihr den Preisunterschied zwischen der ersten und der zweiten Klasse. Sie rechnete nach, entschied sich für die zweite Klasse und gab uns eine Anzahlung. Bei jeder Visite fragten wir: »Hast du das fehlende Geld mitgebracht?« Das mußten wir der Ordnung wegen tun, denn allgemein wollten sich die Menschen nicht an unsere Gebührenordnung halten. Egal, ob reich oder arm: Jeder versuchte, möglichst billig davon zu kommen. Die Ausstattung unseres Hospitals stellte zudem eine Versuchung dar, Dinge, die man sich nicht leisten konnte, einfach mitzunehmen.

Vorgestern wurde eine schwerkranke Frau eingeliefert, die noch in der Nacht starb. Tags darauf kamen der Ehemann und die Verwandtschaft und ließen sich das angezahlte Geld für eine in Aussicht genommene Behandlung zurückgeben. Die Leiche trugen die Verwandten in einem neuen Bettbezug fort und deckten sie mit einem großen Gummituch ab. In ihrem Wohnort Gulisso sargten sie die Tote ein. Für uns waren Bettwäsche und Gummituch Kostbarkeiten. Deshalb schickten wir einen Arbeiter hinterher, als wir den Verlust feststellten. Aga, so hieß der Arbeiter, bestand auf Herausgabe unseres Besitzes. Das war keine Taktlosigkeit, obwohl der Sarg dafür geöffnet werden mußte. Um unseretwillen war Einschreiten geboten. Wie wir gelernt hatten, wäre es in den Augen der äthiopischen Menschen Dummheit und Verschleuderung gewesen, wenn wir anders gehandelt hätten. In diesem Sinne konnten wir auch nicht unsere Arbeit und

die Medikamente verschleudern. Es mußte ein Preis erhoben werden.
Qes Tasissa schnitt einmal in einer Sonntagspredigt unsere Hospitalprobleme an: »Genauso wenig wie eure Geschwüre heilen können, wenn ihr nichts gegen die Würmer und Maden tut, genauso wenig kann euch Gott vergeben, wenn ihr eure Hospitalschulden nicht bezahlt.« Ob das Beispiel gut gewählt war, mag dahingestellt sein. Jedenfalls wurde es verstanden.
12. 6. 1957 – Im Infektionszimmer lag eine junge Frau mit einer epidemischen Meningitis. Dem Ehemann hatten wir erlaubt, bei ihr zu bleiben. Den anderen Freunden und Anverwandten war es unverständlich, daß man sie nicht besuchen durfte. In der Nacht und in den frühen Morgenstunden gruben sie sich Löcher durch den Zaun und schlichen sich zum Hospital ins Einzelzimmer, saßen auf, neben und vor dem Bett, zwischen sich ein pechschwarzer Kaffeekessel mit einem gedrehten Draht als Henkel, schwatzten und ließen die Kaffeetassen kreisen. Den Kaffeesatz kippten sie mit Schwung unters Bett. Sie waren sehr verwundert, daß wir die ganze Kaffeegesellschaft nach Hause schickten. Die Patientin starb einige Tage später.
29. 6. 1957 – Am letzten Sonntag waren wir mit Qes Tasissa nach Massenao, einer Nachbargemeinde, geritten. Nach dem Gottesdienst wollten wir uns nach einem Kind erkundigen, das bei uns gelegen hatte. Mitike, so hieß das Kind, war ein kleines Mädchen mit braunen Locken, in die man Patronenhülsen und Muscheln gehängt hatte. Der Vater war Kirchenvorsteher in Massenao und hatte das Kind mit einem schweren Eiweißnährschaden zu uns gebracht.
»Das Kind will nicht essen«, hatte der Vater gesagt.
Wir päppelten das Kind mit Milchsuppe, Vitaminen, Bananen, Gemüse und Eiern und freuten uns schon, daß es angefangen hatte zu essen und zu lächeln. Acht Tage später hatte der Vater erklärt: »Ich bin zu müde, um zu warten.« Er hatte seine Tochter mitgenommen und war nach Hause gegangen, um sie vier Wochen später in einem erbarmungswürdigen Zustand wiederzu-

bringen. Wir fingen wieder an, mit viel Mühe und Geduld das Kind zu füttern. Nach einer Woche passierte das gleiche. »Ich habe keine Zeit mehr, ich muß säen«, sagte der Vater. Wir hatten ihn beschworen, das Kind im Hospital zu lassen. Er hörte kaum hin. Auf der Hospitalveranda betete er: »Gott, mein Herr, ich nehme mein Kind jetzt nach Hause, obgleich die Hakim mich gewarnt hat. Wenn Du helfen willst, kannst Du es auch zu Hause heilen.« Er ging nach Hause, und das Kind starb nach einer Woche.
Der Vater war teils verlegen, teils erstaunt über unseren Besuch. Ich war froh, daß Qes Tasissa mitgegangen war. Er erklärte dem Kirchenvorsteher, daß Gott zwar alles kann, der Mensch aber nicht alles dürfe. Man dürfe Gott nicht herausfordern.

Patienten mit ihren Besonderheiten

Der Schuljunge Nagassa hat während der Schulzeit einen Unfall gehabt und sich eine kleine Schürfwunde unter dem rechten Auge zugezogen. Der Turnlehrer habe ihn zu Fall gebracht, hieß es. In Aira und Umgebung verbreitete der Vater, der Junge sei blind geworden. Die Sehprüfung ergab aber zwei gesunde Augen mit ausgezeichneter Sehschärfe. Vater und Sohn bestürmten uns, eine ärztliche Bescheinigung zu schreiben, und versuchten, uns mit steigenden Dollarangeboten zu bestechen. Der Vater fing einen Prozeß an. Daraufhin forderte der Richter ein Gutachten, das wir auch ausstellten. Als es zur Verhandlung kam, beschwerte sich der Kläger: »Das Hospital hilft der Schule.« Diesmal erteilte der Richter dem Kläger einen Verweis. Die Hakim ließen sich sicher nicht auf »Sobu gargaru« (Lüge unterstützen) ein.
Aus Alem Teferi, eine Tagesreise von Aira entfernt, kam ein Bote, wir möchten den Unimog, der inzwischen zur Ausstattung der Klinik gehörte, schicken und die Frau eines bekannten Mannes holen. Wir forderten 50 Äthiopische Dollar für die Fahrt. Daraufhin zogen die Leute es vor, die Patientin mit dem Bett

nach Aira zu tragen. Der Transport war sicher für die Frau schonender als mit unserem »Unimog-Ungetüm«, das seine Insassen auf der Fahrt kräftig durchzurütteln verstand. Die Frau hatte schon acht Wochen zu Hause gelegen. Sie hieß Asegedetsch. Wir stellten eine Lungentuberkulose fest, die bislang von illegalen Heilgehilfen mit Penicillin behandelt worden war. Ihr Ehemann, ein höherer Regierungsbeamter, war in die Nähe Dembi-Dollos versetzt worden. Er hatte uns einen Brief mit der Bitte geschrieben, seine Frau gut zu behandeln. Wenn sie gesund sei, werde er selbst kommen, sie holen und die Hospitalschulden bezahlen. Der Vater war ein großer Grundbesitzer aus Lalo-Qille, der die evangelischen Christen haßte. Asegedetsch blieb fast fünf Monate bei uns, erholte sich, und die Tuberkulose heilte aus. Sie war nicht nur gesund geworden, sondern hatte auch den Glauben an Jesus Christus gefunden. Ihre Krankenhausentlassung wurde dramatisch. Der vernünftige Ehemann konnte nicht wie versprochen kommen und schickte als Vertreter den reichen Vater, um Asegedetsch abzuholen. Der Mann sollte jedoch erst die restlichen Behandlungskosten bezahlen. »Ordnung muß sein. Es fehlen noch 51,50 Äthiopische Dollar. Wenn bezahlt ist, kann sie gehen«, bestimmte der Verwaltungsgehilfe, Abdissa mit Namen.
Es gab eine lange Diskussion, Abdissa ärgerte sich: »Er hat das Geld, er ist steinreich. Was sollen die anderen Leute sagen.« Schließlich wurden wir müde und wollten den hartnäckigen Geizkragen einen Schuldschein unterschreiben lassen. »Das will ich nicht. Dann bezahle ich lieber gleich«, erwiderte er und zog ein großes Bündel Dollarnoten aus der Hosentasche.
15. 9. 1957 – Galate hat einem Regierungsbeamten einen Chininabszess gespritzt und soll angezeigt worden sein. Mit anderen illegalen Heilgehilfen zankte er sich jetzt schon um die Patienten. Täglich kamen in die Poliklinik seine nicht sachgemäß behandelten Patienten. Sie waren zum Teil störrisch und mißtrauisch. Galate verbreitete weiter schlimme Sachen über das Hospital, und das blieb nicht ohne Wirkung in der Öffentlichkeit. So kam ein Mann mit einer schweren Nierenerkrankung zu uns, für den nur

ein Einzelzimmer frei war. Darauf brach er in ein lautes Geschrei aus: »Sie fressen mich und sie beißen mich, sie sperren mich in ein dunkles Zimmer, geben mir eine Spritze, und morgen bin ich tot.«

Alle gehfähigen Männer und Besucher waren zusammengelaufen, um Zeuge dieses Spektakels zu sein. Mit vielen guten Worten beruhigten wir den Mann. Die Kumpanen Galates setzten uns zu, denn sie belasteten unsere von der Arbeit ohnehin strapazierten Nerven zusätzlich. Balambaras Gamada, dem wir diese Geschichte erzählten, nahm sie nicht so tragisch. »Das läuft sich zurecht. Wir werden bald gelernt haben, was das Hospital uns bedeutet«, tröstete er uns.

20. 9. 1957 – Ein junger zuckerkranker Mann kam im Präkoma zu uns. Wir konnten zwar den Blutzucker bestimmen, konnten aber die Patienten – zum Glück gibt es nur sehr vereinzelte Zuckerkranke – nicht auf Insulin einstellen, da wir weder Eisschrank noch Insulin hatten. Wir erklärten dem Vater und Sohn alles, besorgten eine Fahrgelegenheit, schrieben eine Überweisung für das nächste Hospital und schickten den jungen Mann nach Gimbi.

»Das ist mir alles viel zu teuer«, stöhnte der Vater, nahm seinen Sohn mit nach Hause. Der Sohn starb.

Ein Markttag in Aira

15. 10. 1957 – Freitags ist in Aira Wochenmarkt. Auf dem Marktplatz herrscht buntes Treiben. Frauen hocken auf der Erde, vor sich gebündelte Zwiebeln, Mais, Kürbisse, Bohnen, Erbsen, Butter in Kalabassen, zugedeckt mit einem Blatt. Angeboten werden auch Tonkrüge, Tonschalen, rote Flaschenkürbisse mit Muscheln behängt und Gewürze, abgepackt in Tüten aus Zeitungspapier. Hühner, an den Beinen zusammengebunden, lassen sich laut gackernd in den Bohnen nieder. Die Frauen wünschen den Käufern freundlich Frieden und handeln pfiffig und geduldig um den

Preis. Aus Hütten, die in der Nähe liegen, treten Männer heraus, den Stock über die Schulter, der mit Maiskolben behängt ist. Sie sind fröhlich vom Honigbier und mischen sich mit ihrer Alkoholfahne, schon nicht mehr ganz sicher auf den Füßen, unter die Menschen auf dem Markt. In einer anderen Ecke treiben junge Burschen Schafe auf den Platz. Auf einem Holzbrett bieten Jungen Rasierklingen, Batterien für Taschenlampen und Wolle an. Kurzum, hier ist fast alles im Angebot, was der Mensch zum alltäglichen Leben braucht. Jede Woche wieder war der Markttag das wichtige gesellschaftliche Ereignis in Aira. Er brachte für uns Ärzte und das Hospital-Personal nicht selten zusätzliche Arbeit.

In einer Nacht nach dem Markttag gab es auf dem Platz einen Tumult, der in eine Schlägerei ausartete, an der etliche Gemeindeglieder und prominente Leute der Dorfgemeinschaft beteiligt waren. Zuvor war viel Honigwein und Schnaps die Kehlen hinuntergeflossen. Nach dem Gelage kam es dann zu der handfesten Auseinandersetzung. Anschließend wurde der Häuptling von den Beteiligten als Schlichter angerufen. Einige der angetrunkenen Streithähne sperrte er ein und schickte die Verletzten in Begleitung seines Sohnes zu uns ins Hospital. Einer der Raufbolde war ziemlich schwer verletzt. Da er noch so unter Alkohol stand, war eine Narkose überflüssig.

Am nächsten Tag überrannte uns eine Schar seiner Freunde und verlangte eine Bescheinigung, daß wir den Verletzten ärztlich gründlich behandeln mußten. Sie bemühten sich so intensiv um das Papier, um damit vors Gericht zu ziehen. Der Schläger, der die Wunden ihres Freundes geschlagen hatte, sollte verklagt werden. Prozessieren ist eine Art Leidenschaft der Menschen hier. Einen Prozeß finden sie unterhaltend, er erfordert Geschicklichkeit und Schläue, und solchen Herausforderungen stellt man sich gerne. Damit wird die Zeit ausgefüllt, leider aber werden dabei auch die Portemonnaies leer.

Um diese angeborene Leidenschaft zu bremsen, gab es in den Arbeitsverträgen der Klinik eine Klausel, wonach es Mitarbeitern untersagt war, einen Prozeß gegen Außenstehende anzustrengen, ohne vorher mit dem Hospitalleiter Rücksprache genommen zu haben.

Eine unverhoffte Bescherung

24. 12. 1957 – Alle beeilten sich in der Klinik, um sich nach der Tagesarbeit noch in Ruhe auf den Heiligen Abend zurüsten zu können. Tschallia mußte morgens besucht werden, da Schwester Erika während der Feiertage die Klinik dort schließen sollte. Deshalb holten wir alle ihre stationären Patienten nach Aira.

Der Unimog diente wieder einmal als Krankenwagen. Ich hockte mit den anderen gemeinsam auf der Ladefläche, ein Bein unter einem Kranken, um die harten Stöße des Fahrzeuges aufzufangen, das andere Bein hochgestellt als Rückenlehne für einen fiebrigen Jungen. Das Klima war heiß, die Wege staubig und voller Löcher. »Man kommt sich vor wie auf einer Kartoffelsortiermaschine«, bemerkte jemand, der schon das zweifelhafte Vergnügen einer solchen Unimog-Überlandfahrt gekostet hatte.

Sieben Patienten gehörten zu unserem Transport. Sie mußten wir bei Ankunft in Aira noch versorgen, ehe sie ins Bett gebracht werden konnten. Als dann der letzte Patient aus Tschallia an der Reihe war, stöhnte einer von uns erleichtert: »So, jetzt duschen wir und feiern Weihnachten.«

In Gestalt einer Prozession, die auf einmal auf unserem Eukalyptusberg auftauchte, näherte sich dem Hospital jedoch eine Weihnachtsbescherung besonderer Art. Wie schon so oft, wenn wir dachten, das Tagesgeschäft sei geschafft, wurden unsere Pläne durchkreuzt. In dem langen Zug wurde ein Schwerkranker auf einem Bett getragen. Er hatte sich bei einer Schlägerei verletzt. Ein dicker Gewebsklumpen hing ihm aus der linken Körperseite heraus. Über der Wunde lag eine Wolldecke. Der Unfall hatte sich schon vor drei Tagen ereignet. Die Prozession kam aus dem zwei Tagesreisen entfernten Immo.

An pünktliches Weihnachten-Feiern war natürlich nicht mehr zu denken. Der Mann mußte dringend versorgt werden. Zum Glück stand uns noch Tageslicht zur Verfügung. Tatsächlich wurden wir mit der Behandlung beim letzten Strahl der untergehenden Sonne fertig. In der Klinik stand nämlich noch kein elektrisches Licht zur Verfügung, d. h. nachts mußten wir bei Notfällen ohne Narkose operieren. Die Petromaxlampe wäre explodiert, wenn wir unsere Ätherflaschen geöffnet hätten. Anderer Narkosemittel konnten wir uns damals noch nicht bedienen. Der Verletzte wurde gesund und damit nachträglich unser schönstes Weihnachtsgeschenk. Von diesem Zeitpunkt an nannten wir ihn nur noch »Weihnachtsmann«. Das meinten wir liebevoll.

Da das gesamte Personal mit der Notsituation beschäftigt war, begann unser Festgottesdienst mit anderthalbstündiger Verspätung. Missionar Manfred Zach predigte über die Verse 11 bis 14 im zweiten Kapitel des Titusbriefes. Da ist von der Gnade Gottes die Rede, die allen Menschen zur Rettung dienen soll. Sie verdeutlicht sich in der Gestalt Jesu Christi, an dessen Geburtstag wir heute dachten. Ein tiefsinniger Text, den ich auch als Verpflichtung empfand.

Am ersten Weihnachtstag konnten wir nicht zum deutschen Gottesdienst gehen. Die äthiopischen orthodoxen Christen feiern Weihnachten traditionell an unserem Epiphaniastag (6. Januar). Obgleich wir in der Poliklinik bekannt gemacht hatten, daß wir »deutsche Weihnachten« begehen, kamen ambulante Patienten, die wir nicht abweisen wollten.

31.12.1957 – Es ist Sonntag. Ich denke an das neue Jahr, das morgen beginnt. Einigen von uns ist ein Ruhetag vergönnt. Wir nutzen ihn, um dem Hospital einmal den Rücken zu kehren. Zusammen mit unseren Missionaren fahren wir nach Dano, um dort den Gottesdienst zu besuchen. Anschließend entspannen wir am Gomi-Fluß. Wir genießen es, einmal keine schreienden Leute, keine feilschenden Männer und keine hilfsbedürftigen Patienten um uns zu haben. Mich erfreut der Anblick der Fächerpalmen, der Lianen und der wippenden Goresa-Affen mit ihrem schwarzweißen Fell.

Wo kann man die Menschen eines fremden Landes besser kennenlernen als bei ihren Festen? Und noch dazu, wenn es sich um eine Hochzeit handelt. Neugierig und gespannt ergriff ich die Gelegenheit beim Schopf, als mir die Türen zu einem solchen Fest offen standen. Dabei lernte ich die Menschen, die mir in der Regel nur als Patienten oder deren Angehörige begegnen, besser kennen und verstehen.

Eine alte Frau führte uns ins Brauthaus ein. Die Hochzeitsgesellschaft saß beim Mahl zu Tische. Die Braut fehlte. Sie hatte später ihren Auftritt. Es gab Pfefferwott und rohes Fleisch, das mit einem scharfen, runden Messer in schmale Streifen geschnitten wurde. Draußen trommelten die Mädchen und tanzten. Singend beschimpften sie den Bräutigam, daß er der Familie die Tochter »geraubt« habe. Schließlich kündete ein Trompeter mit seiner verbeulten, mit Bienenwachs geflickten Trompete das Ende der Mahlzeit an. Nur mühsam brachte er einige »Grunztöne« heraus. Auf ein weiteres musikalisches Signal, das drei Flötenspieler gaben, erschien dann die Braut. Bis zur Brautsegnung, die jetzt vollzogen wurde, hatte sie sich mit ihren Freundinnen, Geschwistern und Verwandten in einem anderen Raum aufgehalten und dort gespeist.

Als sie auf der Bildfläche erschien, standen alle von ihren Plätzen auf, die Männer klatschten, die Frauen brachen in Jubellaute aus. Die Braut war flankiert von zwei Frauen, die brennende Kerzen trugen. Sie gingen an der Spitze der Festgesellschaft und geleiteten sie hinüber zum Hochzeitszelt.

Eine äthiopische Hochzeit ist ein farbenprächtiges Ereignis mit allerlei besonderen Sitten und Riten. Das Festzelt war mit Teppichen ausgelegt. Am Rande kauerten Frauen, die brennende Kerzen in ihren Händen hielten. Eine mit bunten Teppichen behängte Bank war für das Hochzeitspaar bestimmt. Es wurde Honigwein gereicht. Eine alte Frau segnete leise murmelnd die Braut. Der orthodoxe Priester ließ das Kreuz küssen. Die Braut und einige Frauen weinten gerührt. Die Männer klatschten in die

Hände. Dann zog das Brautpaar aus, um einen eigenen Hausstand zu gründen. Da war kein großer Umzug erforderlich, denn der Bräutigam wohnte am Ort.
Die Einfahrt zum Gehöft des jungen Ehemanns war eng, so daß die Fahrzeuge langsam die Einfahrt passieren mußten. Unser Hospital-Unimog bildete den Abschluß. Im allgemeinen Festtreiben war es dann plötzlich geschehen: Unser Vehikel stieß am Querbalken des Tores an, er fiel krachend herunter.
Das Brautpaar verschwand im Haus. Im Hof tanzten 20 Männer im Kreis. Sie hatten die Hände auf die Schultern des Vordermannes gelegt, wackelten mit den Köpfen, machten Bocksprünge, reckten die Hälse, fielen zusammen, warfen den Unterbauch vor und zurück, sangen dabei und fuchtelten mit Stöcken und Speeren in der Luft herum. Drei Böllerschüsse fielen und meldeten, daß die Braut jetzt Frau des Hauses ist. Nun traten die Mädchen unter den Gästen in Aktion. Sie trommelten wieder, tanzten und brachen in Jubelrufe aus. Dann ließ man uns ins Haus eintreten. Natürlich gab es wieder Wott und Honigwein. In einem Wasserglas wurde ein blutiges Tuch herumgereicht: als Zeichen, daß die Braut noch Jungfrau war. Es folgte eine Geldsammlung unter den Gästen. Drei Flötenspieler und ein Trompeter sammelten die Gaben steifbeinig um die Tische tanzend ein. Als wir ihnen einen Schilling gaben, gingen sie als Zeichen des Dankes in die Knie, musizierten dabei aber tüchtig weiter. Als wir vom Fest genug hatten, entfernten wir uns. Wir verabschiedeten uns von den Brautleuten und überreichten der Braut einen gestickten Brautspruch mit einem Text aus der Bibel.

Timqet

18. 1. 1958 – Am Abend des elften Tages nach dem äthiopischen Weihnachtsfest beginnt für die orthodoxe Kirche Timqet, das Fest der Taufe Jesu. In Addis Abeba ist es das prächtigste Fest des Jahres. Auf dem Land feierten die orthodoxen Christen auch, nur

war alles sehr viel einfacher und schlichter. Am Abend wurde das Timqetzelt am Fluß errichtet. Man wartete auf die Priester und Diakone, die den verhüllten Tabot unter bunten Sonnenschirmen zum Fluß bringen sollten. (Tabot ist die Nachbildung der Gesetzestafeln, in einem hölzernen Kasten, der Bundeslade, aufbewahrt, und darf in keiner orthodoxen Kirche fehlen.)
In der Nacht ging niemand nach Hause, die Priester und Ältesten schliefen im Zelt, die jungen Leute sangen, trommelten, tanzten, beteten. Mit Sonnenaufgang begann dann das eigentliche Timqetfest, am zwölften Tag nach Weihnachten. Die Leute standen am Fluß, der Priester betete und segnete das Wasser und besprengte das Volk. Während die Jüngeren sich ausgelassen im Wasser vergnügten, gingen die Priester und Diakone tanzend und singend in ihre Kirche, um den Tabot wieder auf seinen Platz zu bringen.
20. 2. 1958 – Es kamen immer einige hundert Leute zu unserer regelmäßigen Sprechstunde am Dienstag in Tschallia. Jeder Patient brachte noch mindestens einen Angehörigen mit. Am letzten Dienstag waren wir mit zweihundert Patienten allein. Schwester Erika hatte Husten und fieberte; wir schickten sie ins Bett. Der Evangelist Ato Olana half. Ato Olana war uns zum ersten Mal in einem Gottesdienst in Galao aufgefallen. Es war Heiliges Abendmahl angesetzt, die Gemeindeglieder drängelten sich um den Altar. Da stand ein junger Mann auf und brachte sie mit wenigen, leisen Hinweisen in eine ordentliche Reihe. Das war Olana Waqdjira, einer der ersten Christen in Tschallia. Sein Vater war in einem Gefecht als Angehöriger einer Räuberbande gefallen. Im Hause eines gerechten Bauern verlebte er seine Jugend und heiratete eine reiche Frau, die viele Kühe mit in die Ehe brachte. Schon als junger Mann kam er unter den Einfluß des Evangeliums, wurde medizinischer Helfer in der Tschallia-Klinik und begleitete uns oft im Außendienst. An einem der Arzt-Tage benahmen sich die Leute unbeschreiblich. Sie schrien und trommelten gegen die Tür und lehnten sich in die Fensteröffnungen. Es wurde so dunkel im Raum, daß ich die Spritzen zurücklegte. »So geht

das nicht, ihr seid doch nicht aus Glas. Bitte geht vom Fenster weg«, sagte ich. Plötzlich sprang Olana auf, nahm einen Stock und rannte nach draußen, gab dem größten Schreihals eine tüchtige Ohrfeige und dem zweitgrößten einen Schlag auf den Allerwertesten. Im Nu waren Tür und Fester frei! Die Ohrfeige war die wirkungsvollste Medizin des Morgens. Still und bescheiden saßen die Patienten jetzt auf ihren Plätzen und waren noch nicht einmal beleidigt.

22. 3. 1958 – Obbo Diga, einer unserer wichtigsten Helfer, kam am Freitag zu uns, um sich für den kommenden Sonntag, an dem er Dienst hatte, frei zu erbitten. Er sollte Brautwerber werden und konnte es nicht verstehen, daß wir ihm keine Erlaubnis geben konnten, weil wir keinen Ersatz hatten.

»Dann kann ich im Hospital nicht weiterarbeiten«, erklärte er uns. Es wollte ihm nicht eingehen, daß es in der Krankenhausarbeit auf das verantwortliche Mitarbeiten eines jeden einzelnen ankommt, daß sein Dienst im Hospital wichtiger ist als die Ehre, ein Brautwerber zu werden. Am folgenden Tag trat der Vater des Bräutigams für Obbo Diga ein. Wir stießen bei ihm auf die gleiche Verständnislosigkeit, erreichten aber immerhin so viel, daß er ohne Zorn von uns ging und Obbo Diga seinen Sonntagsdienst ohne Murren tat. Ob wir zu streng gewesen waren? Hatten wir zuviel verlangt?

»Kontrolleure« aus Deutschland

2. 4. 1958 – Der erste Besucher aus Deutschland, den ich in Aira erlebte, war ein Vertreter der Missionsakademie Hamburg. Einige von uns kannten ihn als einen lebhaften Pfarrer, der stets Samthosen und Wildlederschuhe trug. Als er aus dem Auto stieg, starrten wir fasziniert auf seine Füße. Er trug tatsächlich Wildlederschuhe, aber Hosen aus anderem Gewebe. Er blieb zwei Tage in Aira, um die Arbeit kennenzulernen, und wir sahen einmal wieder ein neues Gesicht. Der Gast schlief im Obergeschoß des

Missionshauses und wunderte sich über den eigenartigen Gestank in dem Zimmer.
»Es stinkt wie im Kaninchenstall«, stellte er schnüffelnd fest. Wir klärten ihn über das Leben und Sterben der vielen hundert Fledermäuse, das sich unter dem Dach des Missionshauses ereignete, auf.
Der Missionspfarrer war in Lambarene gewesen und hatte Albert Schweitzer kennengelernt. »In den Augen von Dr. Schweitzer sind Ihre mit Holzwolle ausgestopften Kissen ein unerhörter Luxus«, sagte er.
Wir hatten gute Gespräche über die Missionsarbeit und unsere Probleme. Es gab Missionsgesellschaften, die die Wichtigkeit der ärztlichen Missionsarbeit immer noch nicht erkannt hatten. Auch das war ein Thema unseres Gedankenaustausches.
Fünf Wochen später kamen zwei Pastoren aus Deutschland zur Insepktion. Wir nannten sie die »Kontrolleure«. Als sie nach Aira kamen, war die Stellung der ärztlichen Mission innerhalb der Missionsarbeit nicht klar, und sie versuchten, neue Ordnungen aufzustellen. Wir meinten allerdings, daß man sich in Deutschland nicht im klaren darüber war, was es heißt, eine ärztliche Mission aufzubauen.
Als Arzt ist man selbstverständlich in die Verantwortung für seinen Arbeitsbereich gestellt. Dazu gehörte in Aira nicht nur das Ausschöpfen aller Möglichkeiten der Diagnostik und Therapie, es mußten auch noch die Steine, die von fernen Instanzen der Arbeit gedankenlos in den Weg gelegt wurden, fortgeräumt werden. Wenn man meint, daß man die ärztliche Mission nur als Köder nötig hat, um Herzen zu gewinnen, sollte man lieber die Finger davon lassen. Ärztliche Mission ist nichts anderes als das in die Tat umgesetzte Wort Gottes. Noch während die deutschen Gäste im Hause waren, mußten wir mit einer schweren »Wasserpleite« fertig werden. Die Pumpe stand still. Bis zehn Uhr morgens floß nicht ein einziger Tropfen Wasser im ganzen Hospital. Kitinesch konnte den Teig für das Brot nicht vorbereiten, und Hada Dagime weinte verzweifelt, weil sie mit dem Vorbereiten der Mahlzeit

für Personal und Patienten immer mehr in Verzug geriet. Der ganze Betrieb stockte. Die peinliche Situation erlebte einer der Gäste unmittelbar mit. Wir begrüßten es innerlich, daß der Pastor dabei praktischen Anschauungsunterricht erhielt, mit welchen Zwischenfällen wir neben der laufenden Arbeit in Aira fertig werden müssen.
An einem anderen Tag fuhren unsere Gäste mit unseren Missionaren und uns nach Ale-Kobera. Sie wollten eine typische junge evangelische Gemeinde kennenlernen. Wir nutzten die Gelegenheit, um zu impfen.
Ato Goldzahn war krank. Er hatte zuviel Schnaps getrunken, der seiner Leber schlecht bekommen war. Sein überschüssiges Geld hatte er in ein Wellblechhaus angelegt, in dem wir impfen sollten. Das neue Haus war nichts weiter als ein großer überdachter Schuppen mit vier Türöffnungen. Vor dem Gottesdienst behandelten wir die Schüler der Dorfschule, gingen dann selbst zur Kirche, quetschten uns zwischen die Frauen auf der letzten Bank und standen gleich nach dem Vaterunser wieder auf.
Man hatte uns in den Schuppen einen Tisch und einen wackeligen Stuhl gestellt, die regelrecht gestürmt wurden. Zwei Türöffnungen hatten wir mit Wellblech zugestellt, die aber schon nach fünf Minuten mit einem großen Krach umgeworfen wurden, so stark war der Ansturm der Menschen. Kirchenvorsteher wollten Ordnung schaffen, brüllten aber lediglich mit den drängelnden Leuten um die Wette. An einem Pfeiler stand einer der Gäste und jammerte: »Warum habe ich nur kein Blitzlicht mitgebracht?« Er »verzog« sich nach draußen und knipste die Leute von hinten.
Auf dem Rückweg nach Aira wurden wir von einer Menge Menschen angehalten.
»Bitte nehmen Sie einen Patienten mit«, flehten sie. Wir fragten nach dem Haus. Sie warfen die Unterlippe vor und wiesen so auf den gegenüberliegenden Berg. Es war ein Umweg von 15 Minuten. In einer Hütte lag ein etwa achtzehn Jahre alter Mann. Ich stellte eine Lungenentzündung und einen völlig dekompensierten Kreislauf fest. »Warum habt ihr ihn nicht gebracht? Es ist unmög-

lich, ihn mit dem Unimog zu transportieren. Der Transport würde ihm die letzte Chance nehmen«, sagte ich. Ich war entsetzt über das Verhalten der Angehörigen.

»Er ist schon vierzehn Tage krank, aber wir hatten keine Träger«, verteidigte sich der Vater. Dabei sahen mindestens zwanzig junge, starke Burschen neugierig zur Tür herein. Ob sie für den Transport zuviel Geld verlangt hatten? Der junge Mann wurde nicht nach Aira gebracht. Er wird vermutlich gestorben sein.

Vier Wochen später fuhren unsere Gäste nach Deutschland zurück. Sie hatten einige Streiflichter aus dem Alltag unserer Arbeit gesehen. War ihnen das Bild der ärztlichen Mission deutlicher geworden?

14. 4. 1958 – Schwester Erika mußte nach Aira geholt werden. Sie war an einer schweren Malaria und akuten Amöbenruhr erkrankt. Da sie sitzend nicht transportiert werden konnte, nagelten wir ihr Feldbett auf der Ladefläche des Unimogs fest. Die Ladefläche war zu kurz, das Feldbett ragte hinaus. Zum Glück gab es keinen Verkehr, so daß wir uns eine rote Fahne zur Absicherung sparen konnten. Nach zweistündiger Fahrt erreichten wir Aira. Schwester Irmgard ist nach Addis Abeba gefahren, um anschließend auf großen Heimaturlaub zu gehen. In den letzten vierzehn Tagen wurde ihre kleine Hütte, das alte Mana Qoritscha, von vielen Frauen besucht, die alle ein Andenken haben wollten.

Abba Fite und der Hochgestellte

17. 5. 1958 – Abba Fite war unser Nachbar und Freund. Er war Kirchenältester und gehörte zu den ersten evangelischen Christen. Als Handwerker arbeitete er für die Mission und für die Gemeinden. Er war Vorarbeiter und genoß das Vertrauen aller. Aus der ersten Ehe hatte er zwei Kinder, aus der zweiten Ehe einen Sohn und sieben hübsche Töchter. Wenn eine neue Tochter geboren wurde, lachte der Vater. »Naja, es ist wieder eine Tochter. Ich gebe sie ihnen. Ich bin reichlich damit gesegnet.«

Jetzt kam er als Patient zu uns. Er war bescheiden und dankbar, und wir freuten uns, daß wir es einrichten konnten, ihn in ein Einzelzimmer zu legen. So konnten wir ihm etwas zustecken, ohne daß die anderen Patienten es sahen.
Zwei Tage später mußte Manfred Brandhorst, unser Missions-Handwerker, nach Gulisso fahren und brachte zu unserem Entsetzen einen hohen Regierungsbeamten mit einer Kniegelenkentzündung mit. Außer ihm stiegen vom Unimog eine weitere Patientin, die beiden Frauen des Beamten, einige Diener, ein Gewehrträger, ein Patronenträger, die viele Kisten und Kästen abluden. Den Patienten legten wir zu Abba Fite. Die Begleitung mit Gepäck nistete sich bei unserem Häuptling ein. Zum Glück hatte der Patient einen zu hohen Blutdruck, so daß wir ihm eine Fastenkur verordneten. Seine Frauen mußten daraufhin mit ihren Kaffeekesseln, Tassen, Körben, Honigbierflaschen abziehen. Er war sehr freundlich und aufgeschlossen. Nur ein Pastor war entsetzt. Er protestierte: »Wie können Sie einen hohen Regierungsbeamten mit einem einfachen Arbeiter zusammenlegen!« Mit dem einfachen Arbeiter war unser Freund und Nachbar gemeint. Der hohe Patient nahm hingegen an Abba Fites Gesellschaft keinen Anstoß.
21. 5. 1958 – Am Himmelfahrtstage, 15. Mai, war die Hochzeit von Missionar Zach. Das Brautpaar fuhr im lila geschmückten Unimog zur Kirche, die Hochzeitsgesellschaft in Lastwagen hinterher. Wir selbst konnten nur mit Unterbrechungen an der Hochzeit teilnehmen. Im Hospital lagen Schwerkranke, die versorgt werden mußten.
Um Mitternacht schickte ein Häuptling seinen Fahrer im Jeep. Seine Schwiegertochter hatte Wehen. Schwester Erika, die man gerufen hatte, bat um Hilfe. Die junge Frau wollte nicht nach Aira kommen, weil wir kein freies Einzelzimmer hatten. Dabei hätte sie gut das Zimmer mit der netten Sauditu teilen, von ihr noch etwas lernen können.
Es blieb uns nichts anderes übrig, als zu fahren. Schwester Erika saß bereits bei der werdenden Mutter und bewachte sie. Die Lage des Kindes war nicht ganz regelrecht, ließ sich aber korrigieren.

Die Schwiegermutter und zwei Sklavinnen sollten helfen. Statt dessen verhüllten sie ihr Haupt, seufzten tief, rührten keinen Finger und saßen obendrein noch auf den Stühlen, auf denen wir sitzen sollten. Gegen zwei Uhr nachts wurde ein schmales Baby, ein Junge, geboren. Die Frauen jubelten ihr »lilili«, draußen böllerten zwei Salutschüsse. Der Großvater freute sich. Wir auch.
10. 6. 1958 – Heute fand im Hospital ein großes Ereignis statt. Wir setzten zum ersten Mal den Sterilisator in Betrieb. Er ist ein Überdampfdruckapparat, modern und groß, und wird mit zwei Petroleumkochern beheizt. Die Kocher zischten und pufften und warfen große Stichflammen in die Luft. Der Raum war in dunkle Rauchschwaden gehüllt und färbte die weißgekalkten Wände, unsere Kittel und Nasen schwarz. Wenn uns die Sterilisation zu gefährlich erschien, riefen wir Herrn Brandhorst, der dann die Flammen auf ein normales Maß herunterbrachte. Immerhin wurden unsere Trommeln steril, und wir hatten einen Grund zu feiern.
19. 6. 1958 – Es war doch manchmal schwer, einen Nachttopf richtig zu benutzen, besonders dann, wenn er einen Deckel hatte, der erst abgenommen werden mußte. Das brachte nicht jeder fertig. Oft wurde die Essensschale mit dem Nachttopf verwechselt. Das tat auch Ato Fajissa, der jährlich einmal zu uns kam und sich auskurierte. Er lag zusammen mit drei orthodoxen Priestern. Der älteste Priester kam aus Sarba, sechs Reitstunden entfernt. Seine Beine waren von kardialen Ödemen dick angeschwollen. Man hatte sie mit einem Rasiermesser aufgeschnitten. Jetzt mußten wir Herz und Infektion behandeln. Er wollte hundert Äthiopische Dollar im Hospital abliegen. Sein Bettnachbar war ein junger Diakon aus der Nachbarschaft. Um den Hals trug er ein muslimisches Amulett, einen kleinen Lederbeutel. Als er ihn öffnete, war er sehr erstaunt, daß ein arabisch geschriebener Zettel zum Vorschein kam. »Das sind Worte aus dem Koran. Wir dachten, du bist Christ«, erklärten wir ihm. Der dritte Priester kam aus der Gegend von Sutschi und hatte Flecktyphus. Jeden Abend murmelten sie ihre Gebete. Sie hatten sich bunte Bilder zu biblischen Geschichten ausgebeten, dann könnten sie andächtiger sein.

20. 6. 1958 – Am Wirtschaftshaus wurde gearbeitet. Schwester Tine richtete sich ein Lebensmittelmagazin ein, und Herr Brandhorst mauerte den ersten Herd, auf dem die Frauen ihre Brote backen konnten. Es war nun nicht mehr nötig, auf drei Steinen in sitzender Hockstellung täglich siebzig Brote zu backen. Wenn der »Baumeister« vorbei ging, ertönten aus der Küche laute Segenswünsche! Die Frauen bedankten sich bei ihm.

2. 7. 1958 – Vor acht Wochen kam der Schuljunge Birhanu mit seiner kleinen Nichte ins Hospital. Sie hieß Dagitu und war ein etwa 2 Jahre altes, völlig verwahrlostes Mädchen mit traurigen Augen.

Die Eltern waren an einer Tuberkulose gestorben. Andere Verwandte waren nicht da. Acht Tage später brachte Birhanu eine andere Nichte. Sie hieß Marta, war vier Jahre alt und lungenkrank. »Was soll ich nur machen«, jammerte Birhanu, »ich bin selbst noch ein Kind und habe schon zwei Kinder.«

Wir nahmen beide Kinder auf, behandelten sie, pflegten und fütterten sie und besprachen mit Qes Tasissa die Zukunft der Kinder. Marta war bereits auf dem Wege der Besserung. Qes Tasissa erklärte sich bereit, Dagitu zu adoptieren. Sie könne mit seinen drei Töchtern zusammen aufwachsen.

Wegen Marta sprachen wir mit Obbo Tura, der gerade vorbei kam. Er grinste vergnügt, als wir ihm die Aussicht auf eine Tochter und die damit verbundenen Vaterfreuden schilderten. Birhanu war nicht einverstanden. Er maulte. »Warum können die Kinder nicht im Hospital bleiben? Sie haben alles: Bett, Sauberkeit, Kleidung, ausreichende und gute Verpflegung!«

Es wäre einfacher gewesen, ein störrisches Maultier durch den Baqalfluß zu treiben, als Birhanu zu überzeugen, daß ein Hospital kein Platz für gesunde Kinder sein kann, daß sie vielmehr in einer Familie aufwachsen müssen.

Vier Wochen später wurden die Verträge mit den beiden Adoptiveltern geschlossen. Kinder und Eltern waren glücklich.

Adventisten

2. 8. 1958 – Die Siebentags-Adventisten planten, zwischen Aira und Tschallia eine Kirche zu bauen. Die Leute erzählten sich, daß ein europäischer Missionar und eine europäische Schwester nach Qanao, so hieß der Ort zwischen Tschallia und Aira, gekommen sind und bei einem illegalen Heilgehilfen, der von ihnen unterstützt werde, wohnen. Dieser war ein fanatischer Adventist und wurde nach Aussage der Leute vom Adventistenhospital in Gimbi mit den nötigen Medikamenten versorgt. Seine »Behandlungserfolge« lagen nicht selten bei uns im Hospital. Erst vorgestern starb eine von ihm behandelte Frau nach der Aufnahme. Warum mußten sie unbedingt in unseren evangelischen Gemeinden arbeiten? Äthiopien ist groß, und es gibt viel Not. Hier richteten sie nur Verwirrung an.
Heute mittag fuhren Qes Daffa und unsere Missionare nach Qanao, um die adventistischen Missionare zu treffen. Der Heilgehilfe wurde auf seine illegale, zweifelhafte Arbeit angesprochen. Zuerst leugnete er, dann berief er sich auf die Zeit der italienischen Besatzung, in der er angefangen habe zu arbeiten. Dem Missionar schien es peinlich gewesen zu sein, er habe davon nichts gewußt. Von dem Vorhaben, eine Kirche gegenüber der lutherischen Kirche zu bauen, ging er nicht ab. Es stehe jedem frei zu predigen, wo er wolle.
4. 8. 1958 – Gestern bekamen wir einen auf einer herausgerissenen Heftseite geschriebenen Brief von dem adventistischen Missionar. Er teilte mit, daß er dem Heilgehilfen das Arbeitsmaterial abgenommen und ihm verboten habe, Kranke zu behandeln. Es ist ihm wohl bewußt geworden, daß durch diesen Mann die eigene Sache gefährdet war, wenn es zur Anzeige kommen würde.

Der Heiratskandidat

20. 8. 1958 – Baltscha Rebu war ein reicher Landbesitzer in Aira und wohnte zwanzig Minuten vom Hospital entfernt. Wir hatten ihn wegen einer Prostatahypertrophie mit einem Dauerkatheter

zur urologischen Operation nach Addis Abeba geschickt. Er hatte schöne, weiße Locken und liebte es, zweideutige Witze zu erzählen.

Eines Tages hatte er uns eröffnet: »Ich will Ihre Schwester Irmgard heiraten. Sie kocht guten Reis. Ich werde Ihnen eine Kuh für die Frau geben.«

»Was fällt Ihnen ein? Schwester Irmgard brauchen wir selber, und außerdem können wir nicht melken«, erwiderte ich.

Jetzt war er aus Addis Abeba zurückgekommen, saß auf der Hospitalveranda, begrüßte uns, vergnügt mit seinem Katheter winkend: »Den brauche ich nicht mehr.« Dann erzählte er listig grinsend von seinen Erlebnissen unterwegs. »Zuerst habe ich Leute getroffen. Sie fragten mich, wo ich denn hinwolle, ich habe ihnen geantwortet: ›Die Domi-Hakims (Domi-Ärzte, das sind wir) haben mich nach Addis Abeba geschickt, um meine Blase heilen zu lassen.‹ Sie warnten mich und antworteten kopfschüttelnd ›O, alter Mann, das willst du tun? Sie haben dich sicher für dumm verkauft, du bist zu alt.‹ Ich bin aber ganz getrost gewesen und weitergeritten. In Dembi-Dollo habe ich den ›Vater der Stühle‹ bestiegen (der Vater der Stühle war das Passagierflugzeug der EAL, das von Addis Abeba nach Dembi-Dollo flog und zum Unterschied zum Frachtflugzeug bequeme, in Flugrichtung gestellte, Sitze hatte). Von Dembi-Dollo bin ich nur bis Jimma geflogen. Der Flug war sehr teuer.« Dabei zog er seufzend die Luft ein. »Unterwegs haben Leute mir geraten: ›Nimm in Jimma den Bus bis Addis Abeba. Der Bus ist viel billiger.‹ Die Busfahrt von Jimma dauerte einen ganzen Tag.« (Ein Flug von Jimma bis Addis Abeba dagegen nur eine Stunde.) »Ich habe tatsächlich zwölf Äthiopische Dollar für mich und meinen Sohn, der mich begleitete, gespart. In Addis Abeba holten mich mein Freund und Verwandter ab und brachten mich in ein Lungenkrankenhaus. Das sei billig.«

Wir unterbrachen ihn: »Du solltest doch ins Filoa-Hospital gehen. Es gibt ja nur einen Urologen in Addis Abeba.«

»Warten Sie, bis ich fertig bin«, fuhr er fort. »Ich habe sehr bald gemerkt, daß dieses Krankenhaus nicht das richtige Krankenhaus

gewesen sein konnte. Sie haben nur etwas über die Lunge gewußt, aber nichts über meine Blase. Ich habe meinen Freund rufen lassen und verlangt, er solle mich in das Hospital schicken, das die Hakims empfohlen haben. Die Adresse stehe auf dem Briefumschlag. Ich bin dann in das Filoa-Hospital gegangen, bin aufgeschnitten worden und fünf Wochen später mit dem Maultier zurückgeritten. Das ist das billigste gewesen.«
11. 9. 1958 – Vor vier Tagen war Schwester Annemarie Weseloh in Addis Abeba eingetroffen. Sie sollte zusammen mit Frau Rebbin bis Dembi-Dollo fliegen und von da aus mit dem Maultier reiten. Wir hatten schon Befürchtungen, sie würde nicht durchkommen, weil es in diesem Jahre besonders viel geregnet hatte. Fadji, Qes Daffas Schwager, war nach Dembi-Dollo geritten, um die Frauen abzuholen. Er zeigte uns an seiner beachtlichen Körperlänge den Wasserstand der Flüsse an. Die Flüsse hätten Esel, Maultiere und auch schon Menschen »gefressen«, erzählte er.

Praktisches Christentum

15. 9. 1958 – Jeden Morgen erschien der lahme Lehrer Ato Deressa im Hospital, um im Männersaal Strickunterricht zu geben. Ato Deressa gehörte zu den ersten konfirmierten Christen, hatte als junger Mann Kinderlähmung gehabt und vor unserer Zeit einige Monate in Dembi-Dollo im Krankenhaus gelegen. Er hatte dort stricken gelernt, Pullunder und Pullover produziert, um sie zu verkaufen. Er bewegte sich mühsam an zwei Stöcken vorwärts und versäumte keinen Gottesdienst. Sein Schüler war ein Mann aus Sadi, der nach einer Gehirnentzündung mit spastischen Lähmungen und einem ataktischen Gang nach Aira gekommen war. Jeden Tag versuchten wir einige Gehübungen. Er gab sich viel Mühe und tat alles, was man ihm sagte. Er wollte stricken lernen, was ihm nicht leicht fiel. Alle Mitpatienten erhoben ihre Stimmen, gaben ihm gute Ratschläge und fischten nach roten, gelben und grünen Wollknäulen, die unter die Betten gerollt waren. Als

wir Ato Deressa um diesen Dienst gebeten hatten, war er zunächst zurückhaltend gewesen. »Warum soll ich dem Mann Strickunterricht geben? Ich kenne ihn doch nicht. Außerdem habe ich keine Zeit, weil ich Kaffee pflanzen muß.«
Heute morgen kam er zu uns.
»Es war falsch, was ich sagte. Ich habe am eigenen Leibe erfahren, was es heißt, gehbehindert zu sein. Als ich krank wurde, gab es keine Ärzte. Vielleicht wäre ich gesund geworden, wenn Sie damals schon dagewesen wären.«
18. 9. 1958 – Seit gestern haben wir Licht in der Poliklinik. Das Bettenhaus soll später angeschlossen werden. Herr Brandhorst profitierte als erster davon, weil ihm ein Käfer ins Ohr gekrochen war, der nun unter voller Festbeleuchtung herausgespült werden konnte.
20. 9. 1958 – »Tesfai bekommt ein Kind«, zischte mir gestern die Häuptlingsfrau ins Ohr, »sie ist schon sooo weit.« Dabei beschrieb sie mit den Händen einen riesengroßen Ball über ihrem Bauch. Tesfai arbeitete als Hilfskraft im Hospital in Küche und Waschküche. Sie war ein etwas grobes, aber fleißiges Mädchen und konnte arbeiten.
Uneheliche Kinder waren hier ein großes Malheur. Die Jungfernschaft war die wertvollste »Mitgift«, die ein Mädchen mit in die Ehe brachte. Bis zur Verheiratung wuchsen die Töchter fest im Verbande der Familie auf. Außerhalb des elterlichen Hauses durften sie allein nichts tun. Verließen sie das Haus, dann nur in Begleitung. Ein Lehrer verprügelte seine Schwestern, weil sie beim Wasserholen mit Schuljungen geflirtet hatten.
Die Häuptlingsfrau erzählte den neuesten Dorfklatsch Missionar Ernst Bauerochse. »Sie muß doch entlassen werden«, meinte sie schadenfroh. Wir kümmerten uns nicht weiter um den Klatsch, aber beobachteten Tesfai und warteten geduldig ab.
Vier Wochen später wurde sie in einer Nacht eingeliefert und von einem Mädchen entbunden. Wir mußten das Kind der Mutter wegnehmen, weil wir Sorge hatten, die Mutter werde ihr vaterloses Kind umbringen. Tesfais Mutter, die die Tochter ins Hospital

gebracht hatte, war so aufgeregt, daß wir gerade noch verhindern konnten, daß sie mit einem Knüppel auf die entbindende Tochter losschlug. Tesfai gewöhnte sich an das Kind und wurde bald billig nach Ale-Kobera verheiratet.

Tollwut

29. 10. 1958 – Heute kam ein Patient zu uns, der vor sechs Wochen von einem tollwütigen Hund gebissen worden war. Wir hatten ihn nach Nekamte geschickt, weil wir keine Tollwutvakzine hatten. Er glaubte uns nicht und trank irgendeine Medizin, die manche Leute selbst brauen. Im akuten Zustand war dem Mann nicht mehr zu helfen. Tollwut ist hundertprozentig tödlich, es gibt kein Medikament gegen diese Krankheit. An dieser Krankheit verstorbene Patienten wurden nicht eingesargt, sondern nur mit der Matte ins Grab gelegt. Jeder fürchtete sich, den Leichnam zu berühren.

Vor einigen Wochen gab es große Aufregung in der Schule. Der jüngste Sohn eines Häuptlings war von dem Hund »Sultan«, der Missionar Spingies gehörte, gebissen worden. An sich war »Sultan« ein recht harmloses Tier, das auch gegen Tollwut geimpft war. Wahrscheinlich hatte der Häuptlingssproß den Hund geärgert. Jetzt war die Aufregung groß. Die Mutter schrieb Frau Rebbin einen ärgerlichen Brief, sie sei ihrer Aufsichtspflicht als Lehrerin nicht nachgekommen. Der Bengel ging nach Hause, trank prophylaktisch ein Hausmittel gegen Tollwut. Die Wunden heilten schnell. In der Zwischenzeit erkrankte der Junge an einem Tropengeschwür, das die Mutter mit den Bißwunden in Zusammenhang brachte. Erneut beschimpfte sie die Schule und versuchte, sie haftbar zu machen. Wir lernten daraus, man sollte hier keine Hunde halten. Sie bringen nur Ärger.

29. 12. 1958 – Die Mädchen werden hier im fünfzehnten oder sechzehnten Lebensjahr beschnitten und sind dann heiratsfähig. Vor dem Eingriff erhielten die Mädchen als Narkose starken Dadi

(Honigwein), dann umschnitt eine alte Frau die Schamlippen und schnitt die Klitoris weg. So war es auch Dagime ergangen, die nach der Prozedur mehrere Tage zu Hause bleiben mußte. Sie ließ sich besuchen und nahm Geldgeschenke an, von denen sie sich eine Beschneidungskuh kaufte. Dagime kam allerdings schon nach vierzehn Tagen zurück mit einer Infektion, die einen Krankenhausaufenthalt nötig machte. Der Bruder trieb derweilen die Beschneidungskuh in unsere Gärten. Damit ging das Jahr 1958 zu Ende.

1959

Vater Wassmann, der verstorbene Hermannsburger Missionspionier in Äthiopien, hatte bei der Planung der missionsärztlichen Arbeit an ein Hospital, das mit einem Kranz von kleinen Kliniken umgeben werden sollte, gedacht. Gemeinden, auch Häuptlinge, luden uns ein, in ihre Gemeinden oder ihr Gebiet zu kommen, um sie kennenzulernen. Im Hintergrund stand dabei eigentlich immer der Wunsch nach einer Klinik. Wenn wir es einrichten konnten, beantworteten wir die Einladungen mit einem Besuch. Übers Wochenende oder sonntags ritten oder fuhren wir mit unseren Pastoren oder Missionaren in die Gemeinden und erholten uns gleichzeitig von der Arbeitswoche im Hospital.
Auf dem Maultier kamen uns immer die besten Gedanken. Man hörte nur das Trapptrapp der Tiere, zupfte duftende Blätter von den herabhängenden Zweigen ab, um ihren Wohlgeruch einzuatmen. Oder man grub Orchideenknollen aus, pflanzte sie später in den eigenen Garten und schwatzte mit den freundlichen Leuten. Sie hatten immer Zeit.
Unterwegs störte es mich nicht, wenn Mütter uns kranke Kinder an den Weg schleppten oder uns in eine dunkle Hütte zogen, um einen Kranken zu zeigen, der vielleicht schon vier Wochen nicht aufstehen konnte. Wir setzten uns dann auf den Sarg, der in keiner Hütte fehlte, oder ließen uns auf dem einzigen Schemel

nieder, fragten nach dem Krankheitsverlauf und anderen Sorgen. Wir bekamen bereitwillig Antworten, obwohl unser Oromo nicht perfekt war. Die Leute gaben sich aber geduldig Mühe, uns zu verstehen. Wir besuchten Patienten in ihren Hütten, auch wenn nichts anderes dabei herauskam, als ihnen sagen zu müssen: »Hier kann ich dir nicht helfen.« Dabei paßten wir sehr auf, den Menschen keine falschen Versprechungen zu machen. Sie sollten uns kennenlernen, und wir wollten sie kennenlernen.

Ein Fluß frißt Menschen

15. 1. 1959 – Das Gandjigebiet war von Aira durch den Birbirfluß in den Regenzeitmonaten abgeschnitten. In der Trockenzeit mußten wir durch die Furt reiten. In den Regenmonaten balancierte man über eine weitmaschige Lianenbrücke, die an den Ufern an hohe Bäume gehängt worden war und den Fluß überspannte: darunter das tobende und reißende Gewässer. In jedem Jahr ertranken Menschen auf dem gefährlichen Weg von einem Ufer zum anderen. Sie fielen entweder durch die »Maschen« der Behelfsbrücke, oder die ganze Konstruktion war der Belastung nicht gewachsen und barst. »Der Fluß hat die Leute gefressen«, sagten die Äthiopier mit einem eigenartigen Gemisch aus Galgenhumor und Trauer. Die Maultiere mußten, wenn das noch möglich war, den Fluß durchschwimmen, geführt von erfahrenen Schwimmern. Mir waren diese Hängebrücken immer unheimlich, und ich bewunderte Schwester Annemarie, die in der Mitte stehenblieb und fotografierte.

Das Gandjigebiet war dicht besiedelt. Die Bevölkerung lebte von Landwirtschaft, baute Teff, Mais, Erbsen und Bohnen an. Die Kranken gingen zum Qalu oder ließen sich von herumziehenden »Heilern« behandeln, die immer das taten, was von ihnen verlangt wurde. So starb einmal ein Kranker sofort nach der Injektion. Er hatte über Husten und Seitenstechen geklagt und die Injektion an der schmerzhaftesten Stelle gefordert. Der »Heiler«

spritzte in die Lunge, und der Kranke starb. Der Pfuscher wurde nicht angezeigt. »Die Medizin hat sich geweigert, die Krankheit auszutreiben«, war alles, was er zu dieser Art von »Therapie« als Rechtfertigung verlauten ließ.

Ich begleitete Manfred Zach und Pastor Aschana zum erstenmal nach Gandji-Dongoro, einer neuen Gemeinde, die sieben Reitstunden von Aira entfernt liegt. Wir ritten durch trockene Akazienwälder, durch den gelbbraunen Birbirfluß mit zartrosa Blütenbäumen an seinen Ufern, über schattenlose Hügel an Bauerngehöften vorbei und erreichten bei Dunkelheit das Haus des Kirchenältesten. Er hatte eine Ziege geschlachtet, die wir gebraten und zur Wott gekocht morgens, mittags und abends essen mußten. Abends traf man sich mit den Nachbarn zur Abendandacht. Der Hausherr lehnte am Mittelpfeiler, kratzte sich am Kopf und brachte seine Fragen vor. »Warum soll Vielehe Sünde sein? Meine beiden Frauen leben in Eintracht zusammen. Wir glauben doch alle an Gott und Christus?«

In Gandji hatten die Männer schon aus wirtschaftlichen Gründen mindestens zwei Frauen, weil eine Frau die Arbeit allein nicht schaffen konnte. Wir stellten unsere Feldbetten auf, sorgsam darauf achtend, daß sie nicht an den Wänden standen: In der Ruhe der Nacht liebten es die Wanzen, auf Beutezug zu gehen.

Der Gottesdienst fand in einer kleinen Bambuskirche statt. Sie war bis auf den letzten Platz besetzt. Mütter stillten ihre Babies, andere lausten die Kinder, zwei Vögel vergnügten sich unterm Dach, in einer Ecke sah ich Mäuse verschwinden, Kinder lagen in den Fensteröffnungen und zeigten auf uns, kicherten und amüsierten sich. Die Gemeinde sang laut und falsch. Qes Aschana predigte lang und gewaltig und schloß nach vierzig Minuten mit einem kräftigen Amen. Die Gemeinde antwortete mit einem lauten Amen. Darauf fuhr Qes Aschana mit seiner Predigt fort und beschloß sie nach einer weiteren Stunde mit einem noch kräftigeren zweiten Amen. Nach dem Gottesdienst warteten Hilfsbedürftige auf uns.

»Wir sind krank, können Sie uns gesundbeten?« baten sie. »Sehen Sie sich die Kranken erst einmal an, ich komme dann und spreche mit ihnen«, sagte Qes Aschana zu mir. Es handelte sich fast ausschließlich um organisch Kranke. Ich gab ihnen Resochin und beriet sie. Dann sprach Qes Aschana mit ihnen: »Gott kann alles. Wir dürfen ihn bitten, euch gesund zu machen, aber wir dürfen ihn nicht zwingen. Wir wollen es ihm überlassen, euch zu heilen.«

Auf dem Rückweg zum Haus des Ältesten besuchten wir Kranke und Gesunde. Die Luft war heiß, die Wege staubig und die Kehle trocken. Ein Ältester bot uns Farsso an. Ich kannte ihn vom Hospital her. Er war mir als ein langer, freundlicher Mann mit großen Füßen bekannt, der mindestens einmal in der Woche mittags um zwölf Uhr mit Patienten in der Poliklinik erschien. »Ich konnte nicht eher kommen, wir sind schon beim Morgengrauen aufgebrochen. Aber der Weg ist weit, und die Kranken gehen langsam«, entschuldigte er sich.

Er hatte zwei Frauen. Seine Hauptfrau rieb gerade Maismehl auf einem Stein, ließ die Arbeit liegen, wischte sich die Hände am Kleid ab, um mir ihren Kräutergarten zu zeigen. Ein weiches, graugrünes Kraut steckte sie mir in die Bluse.

»Das ist unser Parfüm. Wir duften dann gut«, kicherte sie.

Der Älteste bat mich, nach einer Kranken zu sehen. In dem Haus war ein Kind gestorben. Die Mutter saß mit verhülltem Haupt auf einem Schilfbündel und jammerte heiser und verzweifelt »Nanbade« (ich bin verloren). Ich fragte nach dem Kranken. Drauf erschienen gleich vier Kinder, stockbeinig, schmalbrüstig, in zerfetzten Hemdchen und schauten mich halb furchtsam, halb erwartungsvoll an.

Ich schämte mich, daß ich so wenig helfen konnte.

Auf dem Rückweg nach Aira trafen wir den Häuptling des Gandjigebietes, der ein strenggläubiger orthodoxer Christ war, den evangelischen Christen aber keine Schwierigkeiten machte. Er galt als gerecht und mäßig. Die Viehdiebe fürchteten ihn. Sein Haus lag hinter einem hohen Holzzaun. Eine schmutzige Treppe aus Steinen und Gerümpel führte in weite, leere Räume. Die Wohnungseinrichtung mit Bett, Tisch, Stuhl, Bank, Sarg und Gewehr stand im Flur. Seine noch junge Frau stillte schwermütig lächelnd einen zufriedenen Säugling. Wir kannten sie von Aira her. Sie war mit einer Wochenbettinfektion schon einmal Patientin im Hospital in Aira gewesen. Im Nachbarhaus lag auf einer schmutzigen Strohmatte ein kleines, hustendes Mädchen.

»Sie hat eine Krankheit, die zum Tode führt«, erklärte der Vater weinend. »Bring das Kind nach Aira. Dort können wir ihm helfen. Ein Behandlungstag ist nicht ausreichend«, beruhigten wir ihn. Der Vater stöhnte: »Wann soll ich es bringen? Mein Sohn heiratet und ich habe keine Zeit.« Auch Qes Aschanas Worte überzeugten ihn nicht. Das Kind wurde nicht gebracht und starb.

Wir wiederholten die Besuche in Gandji, blieben einige Tage da, impften, unterrichteten und behandelten Kranke. Nach jedem Besuch gingen wir mit einem schlechten Gewissen, das uns dieses Provisorium verursachte, nach Hause. Zehn Jahre später wurde dann eine Klinik gebaut.

Ein bemerkenswerter Analphabet

10. 2. 1959 – Nagari Gonde war der letzte direkte Nachkomme des letzten Oromokönigs, den Kaiser Menelik unterworfen hatte. Er lebte in Kurre auf einem grünen Hügel, umgeben von Sümpfen und Flüssen. Er konnte weder lesen noch schreiben, war aber sehr geschäftstüchtig. Seine Leute nannten ihn Moti (König).

Nagari Gonde hatte mindestens drei Frauen und bis vor kurzem noch mit Sklaven gehandelt. Wir haben ihn im Hospital als bescheidenen und unauffälligen Patienten kennengelernt. Unter seinem Bett stand eine schwere Eisenkiste. Vier Männer hatten sie ihm nachgetragen.

»Das sind sicher die ergaunerten Schillinge«, bemerkte Abdissa neidisch. Nagari Gonde wollte sich mit dem Geld in der Schatztruhe in Aira ein Ferienhaus bauen. Er herrschte über relativ

wenige Leute in einem großen Gebiet als Tschakafürst (Wildnisfürst). Man ritt stundenlang durch diese blühende Wildnis, dabei immer wieder den Kopf einziehend, um von den tief herunterhängenden Zweigen nicht aus dem Sattel geworfen zu werden. In hohen Bäumen hingen Bienenkörbe.
»Ein Baum kostet zehn Äthiopische Dollar Miete im Jahr«, klärte mein Begleiter mich auf. »Warum geben Sie Ihren Leuten kein Land? Sie haben so viel davon«, fragte ich abends harmlos Nagari Gonde. – Er lachte mich aus. »Das verstehen Sie nicht. Sie haben kein Land. Sie haben ja noch nicht einmal eine Ziege.«
Gegen Abend kamen fünf Männer mit Speeren und Stöcken und rammten sie mit wichtiger Miene in die Erde.
»Was passiert denn jetzt?« fragte ich den Heilgehilfen Terefe, der mit mir geritten war.
»Sie bauen Ihnen ein Schlafzimmer, warten Sie ab«, antwortete er. Aus einem Sarg zerrte Nagari ein zeltähnliches, weißes, riesiges Tuch mit roten, etwas groben Applikationen und einem großen roten Kreuz in der Mitte. Er stülpte es über Speere und Stöcke, fertig war das Zelt. »Hier können Sie schlafen«, wurde mir bedeutet. Ob dieses Riesentuch ein Hochzeitshimmel oder ein Sargtuch gewesen war, war mir nicht ganz klar. Später stellte sich heraus, daß der Baldachin mehreren Zwecken diente. Man war sehr traurig, daß ich das Gastbett, mit zwei bunten Plüschteppichen behängt, verschmähte und mein kleines Feldbett unter den Baldachinhimmel stellte.
»Ich bin das Feldbett gewöhnt«, begründete ich ausweichend. Ato Nagari beruhigte sich, als sich mein Begleiter Terefe dankbar auf das Teppichbett legte. Am anderen Morgen stöhnte er. »Das Bett war voller Wanzen.«
Das tat mir leid. Ich hatte es aber geahnt. Morgens bat ich um etwas Wasser und erwartete die übliche Konservendose. Der Hausherr klatschte in die Hände, daraufhin schleppte ein Diener einen Riesenkanister voll mit klarem Wasser an, ein zweiter Diener trug eine neue, saubere Emailleschüssel. Das war das erste Mal in fünf Jahren, daß ich mich in einer Hütte mit ausreichend Wasser

waschen konnte. Ich habe mich aber auch geschämt. Wieviel Frauen hatten zuvor das Wasser vom Fluß mühsam hochgetragen? Ich hätte mich auch am Fluß waschen können.
Ato Nagari hatte noch weitere Vorbereitungen getroffen. Nach der Morgenwäsche suchte ich mir auf dem kahlen Berg einen schützenden Baum für ein gewisses Vorhaben. Mein roter Rock leuchtete, der Berg war fast baumlos, und ich mußte bis an den Rand der Kuppe gehen, ehe ich ein geeignetes Gestrüpp fand, in dem ich verschwinden konnte. Solange stand Nagari Gonde vor seinem Hause und wartete auf mich.
»Ich will Ihnen etwas zeigen«, sagte er nach meiner Rückkehr und führte mich stolz zu einem frisch gegrabenen Loch, das sich hinter einer Mattenwand unter einem Schilfdach befand. Das Loch war jedoch nicht tief und schon benutzt, daß ich kaum wagte, dorthin zu gehen.
Am Morgen impften wir viele Leute. Es war viel »Seh-Volk« zusammengelaufen. Ich war nämlich die erste Europäerin, die in Kurre aufkreuzte.
Ein kranker orthodoxer Priester war dankbar, daß wir ihn in seiner Hütte aufsuchten.
Am kommenden Tag rüsteten wir uns für den Rückweg, den wir später antraten als geplant, so daß wir abends in die Dunkelheit kamen und mit der untergehenden Sonne noch eben einen Fluß vorm Haus eines bekannten Häuptlings passieren konnten. Es blieb uns nichts anderes übrig, als dort zu übernachten. Der Hausherr ließ eine Mahlzeit auffahren und fing gleich ein Gespräch an. Unter dem Tisch lag eine zerrissene Bibel. Sie war sicher gelesen worden. Ich entschuldigte mein unvollständiges Oromo, er winkte aber beschwichtigend ab.
»Vor vier Jahren haben sie gesagt ›nanbeka‹ (ich weiß), und wir haben Sie nicht verstanden, und jetzt sagen Sie ›hinbeku‹ (ich weiß nicht), und wir verstehen Sie. Ich bin unsicher geworden«, sagte er und fuhr fort: »Ihr Glaube und mein Glaube ist doch der gleiche. Wir beide glauben an Gott und Christus; meine meisten Freunde sind evangelisch geworden; nur mein Bruder und ich

sind dem alten Glauben treu geblieben. Der große Häuptling von Tschallia hatte keinen Glauben zu verlieren. Er war ein Räuber gewesen, hat das Rauben gelassen und ein neues Leben im evangelischen Glauben angefangen. Qes Daffa und Qes Tasissa sind im evangelischen Glauben aufgewachsen. Die meisten evangelischen Christen sind doch Mitläufer.« »Glauben Sie nicht, daß Gott immer seine Hand im Spiel hat, daß nichts ohne seinen Willen geschieht«, warf ich ein. Er wurde nachdenklich. »Was meinen Sie nun, was ich tun soll?« »Lernen Sie und entscheiden Sie dann selbst. Sie haben eine Bibel!« Es tat mir leid, daß ich mich mangels Sprachbeherrschung nur unvollkommen verständlich machen konnte.
20. 3. 1959 – Im Hospital sind die Termiten scharenweise. Der Zementfußboden mußte im Verbandszimmer und im Sterilisationsraum aufgebrochen und der Termitenbau ausgegraben werden. Obbo Aga, einer der Arbeiter, freute sich über die Belohnung, die Dietrich Wassmann für die fingerdicke Termitenkönigin ausgesetzt hatte.

Besuch aus Tübingen

23. 3. 1959 – Dr. Samuel Müller, Direktor des Deutschen Institutes für Ärztliche Mission in Tübingen, hatte in Marangu, Tansania, Qes Tasgara getroffen, der später Präsident der Westsynode wurde. Auf dem Rückflug unterbrach er seine Reise in Äthiopien, um die ärztliche Mission in Aira und Tschallia kennenzulernen und der alten Mutter Qes Tasgaras Grüße des Sohnes zu bringen. Die Freude war groß und rührend.
»Mit einem Auge lache ich, und mit einem Auge weine ich«, rief die alte Mutter aus, dabei hatte sie nur noch ein Auge.
Auf dem Rückweg blieben wir hoffnungslos im Sumpf stecken. Zum Glück lag das Elternhaus Qes Tasgaras in Korme nicht weit entfernt. Ein ausgesandter Bote bat den Häuptling um Hilfe, die nicht ausblieb. Mit Picken und Schaufeln, Stöcken und Speeren bewaffnet

kamen mehr als fünfzig Männer angelaufen, hoben das Auto aus dem Schlamm und setzten es wie ein Paket ins trockene Gras.
Für uns war der Besuch Dr. Müllers sehr wichtig und wertvoll. Endlich kam einmal ein Kollege, der als alter Missionsarzt die Arbeit und ihre Probleme kannte. Von der dunklen Klinik in Tschallia war er so entsetzt, daß es ihm für einen Augenblick die Sprache verschlug.
Das sei das Primitivste gewesen, was er auf seiner Afrikareise gesehen habe. Er schrieb einen ausführlichen Bericht nach Hermannsburg. Es ist gut, wenn die Missionsleitung auch von anderer Seite auf ihre Verantwortung für die ärztliche Mission hingewiesen wird.
30.3.1959 – Am späten Abend wurde der Tochter des »Kaffeekönigs« von Korme ein gesundes Mädchen geboren. Vor vier Wochen schrieb der Vater und bat, ich sollte nach Tschallia kommen. Er werde seine sehr kranke Tochter bringen. Die junge Frau war vielleicht dreiundzwanzig Jahre alt, hatte inzwischen schon sieben Kinder geboren, darunter einmal Zwillinge. Bis auf ein Kind waren alle gestorben. Jetzt war sie wieder schwanger und litt an einer Nierenentzündung und Hepatitis mit einem Blutdruck von 65/30. »Das Kind ist doch tot, das war immer so. Auf das Kind brauchen Sie keine Rücksicht zu nehmen. Helfen Sie der Mutter. Dafür sind wir schon dankbar«, sagte der besorgte Vater.
»Wir mögen aber auch sehr gerne gesunde Babies«, wagten wir zu erwidern, nahmen die junge Frau mit nach Aira, legten sie ins Hospital und behandelten sie. Das Resultat war ein gesundes Mädchen. Mit der Familie waren wir überglücklich.

Unwetter

15.4.1959 – In Aira tobte ein großes Unwetter. Die Luft wurde schwarz, die Eukalyptusbäume bogen sich waagerecht. Der Himmel schien in Aufruhr zu sein. Es sauste und krachte. Wir wußten nicht, woher der Lärm kam. Als der Sturm sich etwas gelegt hatte, erfuhren wir es. »Hospitali kaputtida«, meldete ein Schuljunge. Die Hälfte des Hospital-Daches samt Dachstuhl war »davongeflogen«. Über hundert Wellbleche wirbelten durch die Luft, landeten am Baqalfluß, im Kaffeegarten von Qes Tasissa, blieben in den Bäumen hängen oder landeten wie tote »Silbervögel« auf dem Gelände des Hospitals. Wie durch ein Wunder blieben die Wellbleche, die die Apotheke deckten, liegen, so daß wir keinen Verlust an Medikamenten hatten. Alle verfügbaren Gummitücher wurden zusammengesucht, Schränke, Borte und Tische wurden abgedeckt. In der Nacht kam ein großer Platzregen.

16. 4. 1959 – Das Hospital schwamm: Wir bewegten Wassermengen und versorgten auf der Veranda die Patienten. Dietrich Wassmann, Manfred Brandhorst, die Missionare und alles, was technischen Verstand hatte, beschäftigten sich mit dem Dach. Es war ein Klopfen und Hämmern. Der Erfolg blieb nicht aus: Unsere Arbeitsstätte wurde wieder dicht.

20. 4. 1959 – Von weit her kamen täglich Leute und wollten wissen, ob das Hospital noch stehe. Das Unwetter hatte nicht nur in Aira getobt, sondern auch in anderen Dörfern Schaden angerichtet. Ein durch die Luft sausendes Wellblech tötete in einem Nachbardorf einen Mann. Die Nachricht vom zerstörten Hospital erschreckte die Menschen. Auf einmal erkannten sie, was ihnen ein Hospital überhaupt wert war.

Abschied

5. 5. 1959 – Frau Rebbin und ich verließen Aira, um in Heimaturlaub zu gehen. Qes Tasissa sollte mit uns fahren, um die Freunde in Deutschland kennenzulernen. Es flossen viele Tränen. In den letzten vierzehn Tagen wurden wir täglich zu Abschiedsessen eingeladen. Und jedesmal zu einer fetten, schwer verdaulichen Wott – an manchen Tagen dreimal. Die Evangelisten aus Galao sangen uns ein selbstgedichtetes Lied vom himmlischen Wiedersehen. Viele gute Wünsche begleiteten uns.

Kapitel 3: Aufbau der Außenkliniken

Ohne Gott bin ich ein Fisch am Strand.
Ohne Gott bin ich ein Tropfen in der Glut.
Ohne Gott bin ich ein Gras im Sand
Und ein Vogel, dessen Schwinge ruht.
Wenn mich Gott bei meinem Namen ruft,
Bin ich Wasser, Feuer, Erde, Luft.

Jochen Klepper

15. 4. 1960 – Ein Jahr Aufenthalt in Deutschland nach fünfeinhalb Jahren Dienst in Äthiopien kann eine lange und eine kurze Zeit sein. Alte Verbindungen zu Freunden waren gerissen, andere hatten gehalten. Vieles in der Heimat verstand ich nicht mehr. Die Leute rannten und hetzten, niemand hatte Zeit, alle waren beschäftigt. Man kam sich selbst nutzlos und faul vor. Die Pastoren schienen zum Sklaven ihrer Terminkalender geworden zu sein und waren oft schon Monate im voraus ausgebucht.
Ich fuhr zwischendurch nach England, um mein Englisch aufzupolieren und merkte, daß die Engländer immer noch keine Deutschen mochten. Die äthiopischen Freunde schrieben lange Briefe, die ich schwer entziffern konnte. Sie erwarteten meine Rückkehr. Ich fuhr im Frühling 1960 durch die Provence wieder nach Marseille, schiffte mich dort ein und flog von Djibouti mit der EAL nach Addis Abeba. Diesmal kam ich nicht als Fremde. In Aira hatte sich einiges geändert, ein großes Umziehen war im Gange oder schon über die Bühne gegangen. Frau Rebbin wohnte inzwischen im Lehrerhaus mit Blick ins Baqaltal. Traute Freimann

und ich zogen ins Arzthaus, das von jungen Eukalyptusbäumen umgeben war.
Qes Daffa hatte ein neues Haus oberhalb der Station bezogen. Abdissa hatte ein Haus mit Wellblechdach erhalten. Er konnte seine inzwischen fünfköpfige Familie und seine drei Geschwister jetzt ordentlich unterbringen und war vor dem Regen sicher.

Dirriba

Frau Meyer, eine unserer Missionarsfrauen, hatte einen Schuljungen angelernt, der uns beim Kochen, Abwaschen und Backen zur Hand gehen sollte. Der Junge war etwa 15 Jahre alt, trug viel zu kurze Nesselhosen, war Vollwaise, schüchtern und schweigsam. Er stammte aus der Gegend von Tschallia und hieß Dirriba. Wir bezahlten sein Schulgeld, das Internat, Kleidung und gaben ihm ein Haus, zu dem er gehörte. Frau Rebbin lobte ihn als einen der besten Schüler. Er war ehrlich und log nie.
An einem Mittag fanden wir ihn brummend und mißmutig am Waschkessel. Ein Lehrer hatte ihn verdroschen, weil er zu spät zum Unterricht gekommen war. »Er hat den Stock genommen«, beklagte er sich und hoffte auf unser Mitgefühl. »Geh und bedank dich bei deinem Lehrer, daß er an deiner Erziehung interessiert ist«, antworteten wir ihm. Diese Reaktion hatte er nicht erwartet. Dirriba bestand als Zweitbester später das Abschlußexamen in Aira, ging nach Jimma, um Landwirtschaft zu studieren, und wurde ein verläßlicher, ordentlicher Mitarbeiter an einer landwirtschaftlichen Hochschule.

Die Mattendusche

Schwester Erika arbeitete noch immer in der alten dunklen Klinik in Tschallia. Sie hatte sich aus Palmblattmatten ein neues Freiluftbadezimmer mit zwei Duschkabinetts gebaut. Die Matten

waren oben und unten etwas zu kurz geraten, aber praktisch. Schon von weitem konnte man sehen, ob die Dusche besetzt war oder nicht. An der Hautfarbe der Beine ließ sich die Rasse feststellen, an den Haaren, ob Männlein oder Weiblein gerade Körperpflege betrieben. Ein langsam dahinfließendes Bächlein aus Duschwasser ließ bei genauem Hinsehen erkennen, ob das Duschbad überfällig war oder noch hätte auf sich warten lassen können.
Balambaras Gamada hatte der Mission einen neuen Platz in der Nähe der Kirche angewiesen. Im nächsten Jahr sollten eine Klinik und ein Schwesternhaus errichtet werden.
Der Außendienst hatte sich gut eingelaufen. Das Ganjigebiet, die Koberadörfer und das Dila- und Sutschigebiet waren regelmäßig für eine Woche und länger besucht worden.
Der »Kaffeekönig« aus Korme hatte uns einen jungen Mann geschickt, der Heilgehilfe sein sollte. Als wir nach seinen Papieren fragten, war er beleidigt und am darauffolgenden Tag verschwunden.
5. 5. 1960 – Das Land feierte den Jahrestag der Rückkehr des äthiopischen Kaisers aus dem Exil. Die Schüler hatten schulfrei, die Poliklinik war nur für Notfälle geöffnet. Die Hospitalbetten waren aber alle belegt.
Heute erschien Balambaras Gamada mit vier Regierungsbeamten aus Gimbi. Sie wollten das Hospital sehen und waren sehr erstaunt über die weißbezogenen Hospitalbetten. Qes Daffa hatte sich der Besichtigung angeschlossen und war entsetzt, daß wir die gewehrtragenden Begleiter vor die Tür gesetzt hatten. Balambaras Gamada grinste. »Sie mögen keine Gewehre«, sagte er und kullerte seine Augen dabei vor Vergnügen hin und her und war so stolz, als ob er selbst der Chefarzt sei.
10. 5. 1960 – Brandhorsts waren nach Tschallia gezogen, um dort den Bau der Klinik und des Schwesternhauses zu überwachen. Wöchentlich dreimal ritt Schwester Erika nach Dano, eine Reitstunde von Tschallia entfernt, um den kranken Evangelisten Nagassa Tola zu besuchen und zu verbinden. Nagassas Vater war der Gründer der Gemeinde in Dano, konnte Unmengen kleiner

Kuchen, die er Kuki nannte, verdrücken und trank dazu literweise klebsüßen Tee. Nagassa hatten wir wegen eines Sarkoms (bösartiger Tumor) am Unterschenkel nach Addis Abeba geschickt. Der Kollege schickte ihn zurück. Das Sarkom war inoperabel. Jetzt saß er auf einem Hocker, in eine dunkelbraune Wolldecke gehüllt, an einem Holzpfeiler oder vor der Tür. Der Gestank war fast nicht zu ertragen. Er freute sich über jeden Besuch und war dankbar. »Ich weiß, daß ich sterben muß. Aber ich sterbe im Glauben an Jesus Christus«, sagte er. Einige Monate später starb er. Sein ältester Sohn wurde später Pastor, hatte das offene Gesicht und die leuchtenden Augen des Vaters, die Unbekümmertheit und den Humor des Großvaters und den festen Glauben von beiden geerbt und wurde einer der furchtlosesten Christen der evangelischen Kirche.

Die Wanzen-Nacht

Ich nutzte eine Gelegenheit, zusammen mit Obbo Diga nach Gulisso zu fahren. Ich wollte Freunde besuchen, einkaufen und abends mit dem Missionsauto, das mit Traute Freimann zu einer Impfaktion in den Kobera-Dörfern unterwegs war, nach Aira zurückfahren. Bis zum Abend hatte ich so ziemlich alles erledigt, was ich mir für Gulisso vorgenommen hatte. Wir warteten auf das Auto – vergeblich.

Bei hereinbrechender Dunkelheit beschlossen Obbo Diga und ich, uns ein Nachtquartier zu besorgen. Mir fiel ein, daß die Mutter meiner Patentochter, die am Ort wohnt, unser Retter in der Not sein könnte. »Selbstverständlich können Sie bei mir schlafen«, sagte sie, nachdem ich ihr unsere Verlegenheit geschildert hatte. Dessi, so heißt die Frau, bewirtete uns. Zum Zeitvertreib packte ich mein Strickzeug aus und lenkte mich mit der Handarbeit ab. Obbo Diga stand währenddessen an der Haustür und horchte, ob das Missionsauto nicht doch zu hören war. Statt der erhofften Geräusche vom Motor waren Schritte zu vernehmen.

Plötzlich klopfte »Der grüne Schal«, der Richter von Gulisso, der schon einmal in Aira unzufrieden mit uns gewesen war, an der Tür. Er habe gehört, daß das Missionsauto säumig sei, und wolle mir deshalb ein Quartier in seinem Haus anbieten, teilte er mir mit. Das Bett sei schon bezogen. »Sie gehen besser mit ihm, sonst ist er beleidigt«, zischte Dessi mir ins Ohr.

Die Nacht, die auf mich wartete, wurde fürchterlich. »Der grüne Schal« hatte in seinem Schlafzimmer ein Feldbett aufstellen lassen. Von seinem eigenen Bett zerrte er eine Matratze herunter, und ich ahnte Schreckliches.

»Ich schlafe immer hart. Bitte behalten Sie Ihre Matratze, ich brauche sie wirklich nicht«, beteuerte ich behutsam. »Sie schlafen doch zu Hause auch auf einer Matratze. Das weiß ich. Sie sollen sich bei uns wohlfühlen«, flötete »Der grüne Schal« zurück. Über die Matratze breitete er einen funkelnagelneuen, glänzenden Plüschteppich, darüber zwei neue Bettlaken, die wohl erst vor kurzem im Suqi (Laden) gekauft worden waren und wahrscheinlich am kommenden Morgen wieder zurückgebracht werden sollten. Ans Kopfende plazierte er ein mit Blumen besticktes Kopfkissen, das er einer Kiste entnahm. Seine Frau servierte klebrig-süßen Tee und heiße Zuckermilch. Obbo Diga verzog sich und kehrte zu Dessi zurück. Dann ging das Ehepaar schlafen. Ich sah diskret weg und wollte mich selbst zwischen die Laken legen.

»Zieh dich ruhig aus. Das macht gar nichts«, ermunterte mich die Hausfrau. Daraufhin zog ich meinen roten Rock aus und verschwand im Bett. Die Familie sah interessiert zu. Sie war mit mir nicht einverstanden. »Du kannst dich ruhig ausziehen«, rief die Frau mir noch einmal zu, ließ sich dann aber beruhigen, als ich ihr zu verstehen gab, daß ich in Kleidern zu schlafen gewöhnt sei. Darauf löschte die Gastgeberin die Kerze, und bald hörte man das monotone Schnarchen des Ehemannes.

Für mich fing die Nacht erst an. Das Bett, die Matratze, der Teppich, das Kopfkissen lebten! Die Wanzen krochen in Kolonnen übers Gesicht, in die Bluse, unter die Bluse, über die Arme, über

die Beine, in die Seiten. Ich warf das Kopfkissen weg, zerdrückte bei Taschenlampenbeleuchtung die lästigen Tierchen und zog mir das Kopftuch vors Gesicht. Am kommenden Morgen konnte ich die Wanzenstiche nicht zählen. »Wanzen sind schlimm für Leute, die sie nicht kennen«, meinte Obbo Diga mitfühlend. Ich hatte ihm die »durchkratzte« Nacht in lebhaften Farben geschildert. Wir bedankten uns für die Gastfreundschaft, liehen uns Maultiere und ritten zurück nach Aira.
Horst Spingies kam mit dem Missionsauto noch nach uns an: Das Fahrzeug war mit leerer Batterie im Koberafluß stehengeblieben. Ein von ihm entsandter Bote meldete den Zwischenfall, worauf sich Manfred Brandhorst in den Unimog setzte, zum Kobera fuhr und das Auto aus dem Fluß zog.

Richtung Krankenpflegekurs

15. 7. 1960 – Das Gesundheitsministerium in Addis Abeba teilte uns mit, daß das Hospital Aira mit der Krankenpflegeschule, die wir aufbauen wollten, anfangen könne.
Die MAF (Missionary Aviation Fellowship) flog zum ersten Mal Tschallia an, und endlich ist die Röntgenkugel eingetroffen.
Horst Spingies schoß eine Riesenschlange. Sie hatte einen Buschbock verschluckt, lag mit aufgetriebenem Leib vorm Holzstall und stank bestialisch. Er häutete sie und ließ die Schlangenhaut auf der Wäscheleine trocknen. Die Internatsschüler weigerten sich acht Tage lang, mit dem Schuljungen, der Horst Spingies dabei geholfen hatte, zu essen.
10. 8. 1960 – Im Hospital wurde gestohlen. An zwei aufeinanderfolgenden Tagen verschwand Santonin, ein nicht ungefährliches Wurmmittel. Wir vermuteten, daß einer unserer Mitarbeiter der Dieb gewesen war, aber alle leugneten hartnäckig. Schließlich führten wir Hausdurchsuchungen durch, ohne Erfolg. Dabei waren wir eigentlich fast erleichtert, daß der Spitzbube nicht gefunden wurde. Wir hätten ihn entlassen müssen, aber woher hätten

wir Ersatz bekommen? So ermahnten wir uns selbst noch mehr, aufzupassen und abzuschließen.
Dann starb ein kleines Mädchen gleich nach der Aufnahme im Hospital. Vor drei Tagen hatten die Eltern das Kind mit angeblich in Gimbi gekauften Tabletten gegen Würmer behandelt. Der Vater des Kindes hatte seit einigen Wochen einen blühenden Wurmtablettenhandel betrieben. Bislang war nichts passiert. Jetzt war das eigene Kind gestorben.
Diese Geschichte machte unsere Mitarbeiter nachdenklich. Der Tablettenhändler war ein kleiner Bauer und Mitglied der Gemeinde in Galao. Wir sprachen lange mit ihm, trauerten mit den Eltern und hofften, daß sie nach der bitteren Erfahrung von selbst die Hände vom »Medikamentengewerbe« ließen.
In diesem Lande gab es noch keine Gesetze, die den freien Medikamentenhandel verboten. In allen größeren Ortschaften bestanden Medikamentenverkaufsstellen, die sich Apotheken nannten und von Heilgehilfen mit oder auch ohne Examen geführt wurden. Sie verkauften Wurmmedizin, Bandwurmmedizin, Tabletten gegen Kopfschmerzen, Husten, Durchfälle, Spritzen gegen Gonorrhö, Syphilis und Blutungen, nahmen stolze Preise und wurden alle reich. Unser Medikamenten-Dieb wurde jedoch nicht überführt.
1. 9. 1960 – Ende August begannen wir den ersten Krankenpflegekursus mit sechs Schülern und gaben ihnen Unterricht nach den Richtlinien des Gesundheitsministeriums. Der Unterkursus (elementary dresser course) dauerte ein Jahr und schloß mit einem Examen, »Elementary Dresser Examination« genannt, ab. Nach einem weiteren Ausbildungsjahr, entweder gleich im Anschluß an das erste Jahr oder nach einem zwischengeschobenen »praktischen Jahr« in einem Hospital oder einer größeren Klinik, durften die Heilgehilfen sich nach bestandenem Examen »Advanced Dresser« (fortgeschrittene Heilgehilfen) nennen. Später wurden sie »Health Assistants« genannt, diejenigen mit einem Jahr Ausbildung »Junior Health Assistants« und die mit zwei Jahren Ausbildung »Senior Health Assistants«. Die Ausbildung entsprach

etwa der einer deutschen Krankenpflegerin. Die Schüler hatten wöchentlich 14 Unterrichtsstunden: Anatomie, Hygiene, Krankenpflege, Englisch, Rechnen und Ethik. Letzteres unterrichtete Missionar Ernst Bauerochse. Als »Gegengabe« unterrichteten wir seine Bibelschüler in Gesundheitslehre.

Das Skelett des Menschen, das als Modell im Unterricht diente, beeindruckte unsere Schüler tief. Das übrige Hospitalpersonal dagegen fürchtete sich vor dem Knochenmann. »Nanbade, nanbade, nama, fon hinqabu« (Ich bin verloren, es ist ein Mensch, er hat kein Fleisch), rief Hada Dagime entsetzt.

Aber nicht nur unsere Mitarbeiter hatte das Skelett erschreckt, sondern die Zollbeamten in Addis Abeba gleichermaßen. Sie betrachteten es skeptisch von allen Seiten. So etwas hatten sie noch nicht gesehen. Schließlich amputierten sie den Knochenmann (er war aus Plastik) sauber im Schultergelenk und brachten den rechten Arm ins Untersuchungsinstitut. Sie erlaubten aber dem einarmigen »Menschengerüst«, nach Aira weiterzureisen. Der Arm wurde vier Wochen später nachgeliefert.

Es gab kaum Krankenpflegebücher, geschweige denn Anschauungsmaterial. Jeden Tag saß Traute Freimann bis spät in den Abend hinein, schrieb und illustrierte Skripten, nach denen die Krankenpflegeschüler lernen konnten.

Putsch in Addis Abeba

15. 12. 1960 – Seit zwei Tagen ist Äthiopien Republik: Rebellen nutzten die Abwesenheit des Kaisers, der sich in Brasilien aufhielt, zum Putsch. Mit einer vorgetäuschten Einladung des Kronprinzen waren viele Minister im Palast zusammengetrommelt und erschossen worden. Unter den Liquidierten befanden sich die Minister des Justiz-, Außen-, Innen- und des Landwirtschafts-Ressorts sowie der Beichtvater des Kaisers, Ras Abate und andere. Insgesamt sollen 16 hohe Staatsbeamte umgebracht worden sein.

Kaiser Haile Selassie ist offensichtlich sofort nach Äthiopien zurückgekehrt und in Asmara gelandet, da der Flugplatz in Addis Abeba gesperrt ist. Die Leibwache und einige Generale sind dem Vernehmen nach kaisertreu geblieben. Unter den Rebellen befanden sich Mitglieder der Polizei, der Armee und junge Menschen. Bis zu uns ist die Meldung durchgedrungen, daß in der Hauptstadt schwere Straßenschlachten getobt haben. Zwei Lehrer der Aira-Schule tanzten mit Strohhüten auf dem Kopf vor der Schule. Sie schlenkerten Luftgewehre in den Händen und feierten auf diese Weise die Revolution. Abseits saß ein junger Lehrer und weinte. »Ich kann Revolutionen nicht leiden. Es fließt nur Blut«, sagte er schluchzend. Er war der einzige Sohn einer reichen Witwe.
An allen Ecken standen in Aira Schüler, Lehrer, Angestellte, Arbeiter in Gruppen beieinander und diskutierten das Ereignis. Vorsichtshalber sagten wir einen geplanten Besuch in Kurre ab und verstärkten die Nachtwachen, um eventuell marodierenden Räuberbanden vorzubeugen. Zum Glück hatten wir ausreichend Medikamente im Haus.
Heute, vier Tage nach dem Putsch, ist im Radio zu hören gewesen, der Kaiser sei in Addis Abeba gelandet. Das Volk habe ihm und seiner Familie zugejubelt und die Erde geküßt.
Inzwischen ist in der Landeshauptstadt wieder Ruhe eingekehrt, erfahre ich acht Tage nach der Palast-Revolution. Es wird von 4000 bis 6000 Toten gesprochen, die die Revolte gefordert habe. Nach seiner Rückkehr soll der Monarch mit eiserner Hand durchgegriffen und vor einem Blutbad unter seinen Gegnern nicht zurückgeschreckt sein. Eine große Truppe der Aufständischen ist in den Norden geflohen und hält sich in den Bergen um Asmara verborgen.
Die »Deutsche Welle« meldete, daß die deutsche Kolonie wohlauf sei. Ein Deutscher habe sich erschossen.
22. 2. 1961 – Die Missionsleitung ist mit uns nicht einverstanden, weil wir es abgelehnt haben, daß eine unserer Ärztinnen nach Ramotswa, Botswana, geht. Das Missionshospital in Ramotswa

suchte einen Arzt, und man glaubte, ihn in Aira zu finden. Das Hospital sei mit zwei Ärzten überbesetzt, wo sich doch eine voll um die Ausbildung, die andere um das Hospital und Tschallia kümmern mußte; unsere abwehrende Haltung wurde nicht verstanden, wir hätten nicht den »rechten Missionsgeist«, mußten wir uns anhören. Wir empfanden das als ungerecht.
5. 4. 1961 – Eine energiegeladene, weitgereiste Oberstudienrätin besucht Aira und unterrichtet in der Schule Englisch. Sie bot sich an, auch unsere Krankenschüler zu unterrichten. Wir hatten zunächst Bedenken, ob sich die Schüler auch ordentlich benehmen würden, denn aus dem Unterrichtszimmer hörten wir Miauen, Bellen, Singen und Lachen. Unsere Sorge war unnötig, stellte sich heraus: Frau Dr. Alpers – so hieß die Gastlehrerin – hatte mit den Schülern englische Spiele eingeübt.
Banti war der Liebling unserer »energischen, alten Dame«. Er ist Schüler der achten Klasse. Sein Vater, ein reicher Häuptling in der Nähe Tschallias, hatte eine chronische Arthritis, war übergewichtig und hatte zwei Frauen. An einem Abend war er leicht angetrunken, sein Gewehr hin- und herschwenkend, nach Hause gekommen. Ein Schuß hatte sich gelöst, den Popo seiner Hauptfrau durchschossen und war in der Kniekehle seines Sohnes Banti, der hinter der Mutter saß, steckengeblieben. Plötzlich nüchtern geworden, aber völlig aufgelöst, brachte er beide Schußverletzten zu uns. Die Mutter war mit einem glatten Durchschuß und Schock davongekommen. Die Kugel entfernten wir aus dem Knie des Sohnes und gaben sie dem Besitzer zurück.
Frau Dr. Alpers hatte es sich nicht nehmen lassen, der Operation an ihrem Lieblingsschüler zuzusehen.
13. 4. 1961 – Fast fertig ist die Klinik in Tschallia. Sie besteht aus einem länglichen, weißgekalkten Lehmhaus, das über mittelgroße Räume mit Zementfußboden verfügt. Da das Schwesternhaus noch nicht fertig ist, zog die verantwortliche Schwester vorübergehend in einen Raum der Klinik. Schwester Erika ist nach Aira gegangen, um Oromo zu lernen. Ein Mitglied des Aira-Stabes vertritt sie.

Es zogen immer mehr Arme nach Aira in die Nähe des Hospitals. Sie brauten Schnaps, verkauften ihn, Frauen verkauften sich, Kinder gammelten herum, rannten zum Hospital und hofften, etwas Eßbares zu ergattern. Was sollte getan werden, um den Leuten in rechter Weise zu helfen? Waren wir am bettelnden Proletariat vor den Toren der Missionsstation schuld? Auch der Lehrer Ato Deressa machte sich Gedanken. Er verwaltete eine Armenkasse, die wir unterstützten. Er bat uns um eine Unterredung.

Seit Monaten lief ein Besonderer unter den Bedürftigen herum. Er hatte längere Zeit im Hospital gelegen und wurde von der evangelischen Gemeinde Aira unterstützt. Sein Onkel war ein vermögender Bauer. – »Aga (so hieß sein Neffe) ist faul. Ich bin müde geworden, ihm zu helfen«, entschuldigte sich der Onkel, den wir kommen ließen. Täglich rannte Aga zu Ato Deressa, fiel ihm zu Füßen und bettelte um Essen, Trinken und Geld.

»Er muß arbeiten. Vom Onkel können wir keine Hilfe erwarten«, meinte Ato Deressa. Schließlich erklärten wir uns bereit, ihn als Hospitalgartenjungen einzustellen, ihn zu verpflegen, aber nur unter der Bedingung, daß die Gemeinde für eine Unterkunft sorgte. Das ging so lange gut, bis unser Schützling begann, Kaffee und Wäsche von der Leine zu stehlen und das Diebsgut auf dem Markt in Schnaps umzusetzen.

Qes Tasissa wurde gerufen. Es gab ernste Mahnungen, einen reumütigen Sünder, der uns die Füße küßte und hoch und heilig versprach, sich zu bessern. Er durfte weiterarbeiten. Später wurde er Hütejunge auf dem Viehhof.

Viele Familien verarmten, weil das Getreide zu teuer geworden war. Auf dem Tschallia-Markt waren die Getreidepreise besonders hoch. So kosteten in der Trockenzeit 20 »Kubaja« (Meßbecher) Mais einen Schilling. Wie sollten die Leute damit auskommen, wenn das Durchschnittseinkommen für eine Familie im Monat 30 Äthiopische Dollar war? (Ein Dollar entsprach in der Kaufkraft einer Mark.)

17. 7. 1961 – Eine Flugreise nach Addis Abeba war alljährlich die besondere Abwechslung in Aira. Die Passagiere des kleinen Missionsflugzeuges mußten peinlich genau gewogen werden, um die Maschine nicht zu überlasten. Person und Gepäck durften 100 Kilogramm nicht übersteigen. Die bei der Abfertigung helfenden Missionare machten sich einen Spaß, wenn eine weibliche Person zum Wiegen erschien. »Sie wiegt 102 Kilo mit Gepäck«, riefen sie so laut, daß es kaum jemand überhören konnte. Für Eitle eine Anfechtung. Als Balambaras Gamada einmal auf der Passagierliste stand, geriet der Pilot in Verlegenheit. Das Körpergewicht dieses Passagiers betrug schon 120 Kilo. In der schmächtigen Maschine mußte der Übergewichtige auch noch zwei Sitzplätze belegen, um bequem sitzen zu können. Um einen Ausgleich herzustellen, konnte die dünne Schwester R., die Balambaras begleitete, kein Reisegepäck mitnehmen.
Die »Luftpartie« in die Landeshauptstadt wurde in der Regel mit ellenlangen Bestellzetteln und allerlei reparaturbedürftigen Dingen aus Haus und Hof und privatem Besitz angetreten. Neben kaputten Radios und Uhren befanden sich auch durchgebrannte Motoren, Schuhe mit ruinierten Sohlen und anderes mehr an Bord.
In Addis Abeba kauften wir frische Medikamente und Lebensmittel ein, gingen zum Zahnarzt und Friseur und hörten uns dort die Klatschgeschichten der deutschen Kolonie an. Natürlich trafen wir auch mit Kollegen unseres Faches zusammen, etwa bei Besuchen im Tuberkulose-Zentrum, im Zentrum für Haut- und Geschlechtskrankheiten oder im Leprosarium.
In der Höhenluft von Addis Abeba, die Stadt liegt immerhin 2500 bis 2700 Meter hoch, froren wir entsetzlich. Aber wir hatten Gelegenheit, uns auszuschlafen und zu erholen. Nach zwei oder drei Wochen kehrten wir beladen mit Ersatzteilen, Kisten und Kästen, mit reparierten Zähnen und frisch gelockten Häuptern in die Wärme von Aira zurück.

In Addis Abeba lebten wir am Rande der deutschen Kolonie, gingen zum deutschen Gottesdienst und hörten deutsche Predigten. Die wenigen Gottesdienstbesucher kannten sich untereinander. Später tauschten sie im Gemeindehaus Kinder-, Haushalts-Schul- und Geschäftssorgen aus. Nebenbei warfen sie einmal einen mitleidigen Blick auf die »Missionsleute aus dem Busch«. Gelegentlich richtete jemand auch eine höflich-distanzierte Frage an uns.

Es gab Deutsche, die uns gerne im »Busch« besuchten und unsere Gastfreundschaft beanspruchten. Tauchten wir jedoch in ihren Gefilden auf, kannten sie uns nicht mehr. Ich habe allerdings auch andere Landsleute kennengelernt, Kollegen, die uns halfen. Es gab außerdem Apotheken und Pharma-Firmen, die uns großzügig mit Ärztemustern versorgten. Wir stießen bei unseren Aufenthalten in der Hauptstadt durchaus auch auf solche Menschen, die sich für die ärztliche Missionsarbeit interessierten.

Die Damen der deutschen Gemeinde – wir nannten sie die »gottseligen Weiber« – nähten viele Bettlaken, Bettbezüge und Kopfkissen, Nachthemden und komplizierte Arbeitskittel für das Hospital Aira und die Kliniken. Bei passender Gelegenheit revanchierten wir uns mit Berichten über unser Leben und Arbeiten. Unseren nicht besonders positiven Eindruck von der deutschen Kolonie in Addis Abeba bestätigte wenig später der deutsche Botschafter in Äthiopien bei einem Besuch in Aira und Tschallia. Er war zuvor Botschafter in Bolivien gewesen. Die Deutschen dort, meistens Bauern, hätten es ihm nicht schwer gemacht. Sie seien wie eine Familie gewesen. Gerne denke er an diese Zeit zurück. In »Addis« hingegen sei alles ganz anders, sagte der Diplomat. Die Deutschen dort seien wohlhabend und in ihrer Art kultiviert, hätten aber kein Verhältnis zu Land und Leuten. Die deutsche Kolonie komme ihm wie eine Gemeinde der Bahnhofsmission vor; es herrsche ständiges Kommen und Gehen. Nur wenige blieben über längere Zeit.

Wir hatten die mangelnde Ausstrahlung der deutschen Kolonie in Addis Abeba selber kennengelernt und uns unter den Landsleuten dort fremd gefühlt. Zwischen ihnen und uns lagen Welten.

Das erste Heilgehilfen-Examen

15. 8. 1961 – Ein Beauftragter des Gesundheitsministeriums reiste eigens in Aira an, um das erste Examen in unserer Krankenpflegeschule abzunehmen. Das Ereignis wurde in mehrfacher Hinsicht ein Abenteuer. Wegen der schlechten Wegverhältnisse hatte die Gesundheitsbehörde die Schüler der Krankenpflegeschule der Adventisten in Gimbi zur Prüfung nach Aira bestellt. Nach einem zweitägigen Fußmarsch trafen sie mit der Schulschwester müde und mißmutig bei uns ein.
Die Gimbi-Schüler hatten sich durch irgendwelche Beziehungen die Examensfragen besorgt und kamen mit fertigen Antworten an. Sie schwatzten und tuschelten mit unseren Schülern, bis wir mißtrauisch wurden und die Gruppen voneinander trennten. Austausch oder Abschreiben von Ergebnissen war damit unterbunden. Unsere Schüler bestanden das Examen, die Gimbi-Gruppe mußte die Prüfung später wiederholen. Die Schulschwester mußte das Land verlassen.
Eine der rund 100 Examensfragen stiftete Verwirrung unter unseren Schülern. Es wurde u. a. gefragt, wer die wichtigste Person im Hospital ist: a) der Arzt, b) der Patient oder c) der Heilgehilfe. Nur einer unserer Schüler hatte sich für den Patienten entschieden. Der lange S. fand sich sogar als Heilgehilfe am wichtigsten. Dieser erste Prüfungsjahrgang machte später seinen Weg und legte mit Erfolg das zweite Examen ab.

Termiten höhlen das Hospital aus

30. 8. 1961 – Emsig und fleißig fraßen Termiten in großen Scharen langsam das Hospital auf, soweit es aus Holz bestand. »Man muß sie doch hören«, sagte jemand, so rapide war der Verfall. Wir waren neugierig, nahmen das Stethoskop und hörten Wände und Türen ab. Prompt stießen wir bei leichtem Druck ein Loch in den Türrahmen. Er wurde eigentlich nur noch von der trockenen

Farbe zusammengehalten. Es bröckelte mittlerweile an allen Ecken und Kanten. Die Reparaturarbeiten nahmen viel Zeit und Arbeitskräfte in Anspruch.

Im Labor wölbte sich über unseren Köpfen ein Vogelnest. Manchmal piepten die Jungen und lenkten uns ab. Wenn ein Vogel gestorben war, verbreitete sich ein strenger Geruch. »Das macht gar nichts. Man muß Geduld haben. Wenn der Vogel ausgetrocknet ist, läßt der Gestank nach«, trösteten uns die äthiopischen Mitarbeiter. Im Bettenhaus hatten sich die Mäuse von unten nach oben durchgefressen. Wir stopften alte Gipsbinden in die Löcher. Die »Viecher« wühlten aber weiter und nagten sich neue Löcher. »Man sollte den alten Kasten abreißen und an anderer Stelle neu errichten. Das Gebäude ist ohnehin zu klein«, meinte einer unserer Handwerker. Es fehlte jedoch an Geld. Wir berieten uns deshalb mit einem schwedischen Architekten, der einen Erweiterungs- und Umbauplan vorlegte. Der Plan wurde angenommen und ausgeführt.

Vor die alte Poliklinik wurde ein Neubau gesetzt. Zwischen den beiden Gebäuden entstand mit lichtdurchlässigem Dach eine Wartehalle, die wir später die Tanzhalle nannten. Endlich standen uns jetzt weitere Räume für Untersuchung und Behandlung, für die Kartei, Schulung sowie eine Nähstube und eine Wäschekammer zur Verfügung. Ein überdachter, zementierter Weg, die sogenannte Avusbahn, löste die hinderlichen Treppen vor der Ambulanz und dem Bettenhaus ab.

Ein Lastesel hat es leichter als eine Frau

7. 9. 1961 – Das Leben der Frau in Äthiopien ist Arbeit, Mühe und Leiden. So wie man einem Esel Lasten aufpackt, so ist die Frau hier das Lasttier des Hauses und der Familie. Man erwartete von ihr gute Arbeit, Gehorsam, Ordnung und Kinder.

Der Mann plant, die Frau arbeitet, der Mann bestimmt, die Frau führt aus. Eine Frau kann nicht denken, war allgemeine Überzeugung. Früher sprach man von dem »Holzkopf« der Frau, der dann, als das Wellblech kam, zum »Blechkopf« wurde.

Die Frauen hielten sich immer im Hintergrund. Kamen Gäste, aßen sie nicht mit, durften höchstens den Wottopf bringen und Kaffee ausschenken. Die Frau hatte viele Pflichten, aber wenig Rechte. Ihre Lebensversicherung war der Brautpreis, der sich nach dem Stand der Familie, Schönheit, Alter und jetzt auch nach der Schulbildung richtete. Eine teure Frau wurde schonender behandelt als eine billige Frau.

Qes Daffa begründete den Schmutz und die Unordnung im Hause eines Kollegen so: »Sie war sehr billig. Er hat beim Brautpreis gespart.«

Elf Frauen und drei Mädchen haben wir für unseren ersten Hygiene- und Haushaltskurs gewonnen. Wir konnten beginnen, als das selbst angefertigte Unterrichtsmaterial über »Gesundheitspflege« fertig war. Ich habe es zusammen mit unseren Hospitalmädchen entworfen und in der Oromo-Sprache abgefaßt. Qes Tasissa half uns beim Korrigieren. Einige einfache Zeichnungen dienten zur Auflockerung und Veranschaulichung des Textes.

»Eure Frauen sollen lernen, das Haus besser zu führen«, begründeten wir unser Unternehmen gegenüber den Ehemännern. Das leuchtete ihnen ein, und sie stimmten zu.

Die »hygienischen Damen« kamen gerne zum Unterricht. Sie lernten Pünktlichkeit, Körper-, Säuglings- und Kinderpflege, Haushaltsführung, wie man sich richtig ernährt und Krankheiten verhütet. Manche Mütter brachten zu den Kursen ihre Babies mit. Mit ihnen wurde das neue Wissen gleich praktiziert. Es ist hier üblich, daß Säuglinge so lange von der Mutter gestillt werden, bis sie ein weiteres Kind erwartet. Wir versuchten nun, die Frauen davon zu überzeugen, daß die Babies schon ab fünftem Monat zusätzliche Nahrung erhalten müssen. Auf einem Hilfsofen aus drei Steinen kochten wir eiweißhaltige Breigerichte. Die nahrhafte Zusatzkost wurde den anwesenden Babies, nachdem die Mütter vorher selber gekostet hatten, verabreicht.

Einmal im Monat trafen wir uns in der Hütte einer der Kursteilnehmerinnen. Die gastgebende Hausfrau sollte dabei Gelegenheit haben zu demonstrieren, wie sie das Erlernte anwendet. Es kam uns dabei vor allem darauf an, daß die Vorschriften der Hygiene eingehalten wurden – eben gerade bei einfacher, wenig zeitaufwendiger und billiger Haushaltsführung.

Wir versuchten, auch die Frauen zu erreichen, die nicht zu den Kursen kamen. In Begleitung einer der frisch angelernten Damen gingen wir in ihre Häuser, ließen uns die Kinder vorführen, unterhielten uns mit der Hausfrau und gaben Ratschläge. Nicht immer wurden wir freundlich empfangen, besonders dann nicht, wenn die Gastgeberin gerade ihrem Schnapsgewerbe nachging. Im Laufe der Zeit gewöhnten sich die Frauen aber an diese Art des Gesundheitsdienstes und richteten sich von alleine auf den Besuchstag ein.

Unsere Hoffnung, die wir bei den Hausbesuchen hegten, war, daß zum Beispiel auch eine Frau wie die des Garba lernt, ihr Haus und ihre Kinder sauber zu halten. Sie kam nämlich regelmäßig mit ihren Schützlingen ins Hospital, und jedesmal stellten wir dasselbe fest: Die Kinder litten mangels häuslicher Hygiene unter Amöben, Spul- und Hakenwürmern sowie unter schweren Anämien.

»So geht das nicht weiter. Der Schmutz macht deine Kinder krank«, warfen wir ihr immer wieder vor. Und immer wieder fragten wir sie, ob sie endlich das Wasser abkocht und eine Toilette hat.

»Wasser koche ich meistens ab, eine Toilette haben wir nicht. Gott weigert sich, zu helfen«, antwortete sie in müdem Tonfall.

In beredter Weise erklärte ihr Hada Talile, die eine Stütze unseres ersten Frauenkurses war, daß nicht Gott sich weigern würde, sondern sie sich geweigert hätte.

Hada Talile, Frau eines Evangelisten, war eine couragierte Dame mit einer Stimme wie ein Reibeisen. Sie sang laut und schrill und übertönte stets den Gemeindegesang. »Ich habe sie wegen ihrer schönen Stimme geheiratet«, erzählte mir ihr Ehemann einmal beim Taufessen seiner ersten Tochter.

Der Ehrgeizige

24. 9. 1961 – Birratu ist als Heilgehilfe in einem Missionshospital im Süden Äthiopiens ausgebildet worden und kam nach Aira zurück. Sein Vater war Sklave gewesen und arbeitete in Aira auf dem Hühnerhof. Birratu hatte seine Jugendzeit auf der Missionsstation Aira verlebt und sich das Geld für den Schulbesuch im Haushalt verdient. Er war bienenfleißig, ehrgeizig und verfolgte die sogenannten »Reichen« mit einem abgrundtiefen Haß, später baute sich Birratu ein kleines Haus, möblierte es, hielt es sauber. Er gehörte zu den ersten Äthiopiern, die ihren Geburtstag feierten und uns zur Feier als Gäste einluden. Bisher kannte man die Sitte nicht.

Als erstem Heilgehilfen vertrauten wir ihm eine Klinik an. Dort arbeitete er verantwortungsbewußt, war streng mit den Patienten und verstand es, sich Respekt zu verschaffen. Die Leute nahmen ihn an.

Sein Sinnen und Trachten ging dahin, reich zu werden und Einfluß zu haben. Er pflanzte Kaffee, wurde Mühlenbesitzer, kaufte in der Nähe Tschallias Land und kündigte in einem Augenblick seinen Dienst bei uns auf, als wir ihn gar nicht entbehren konnten. Er wollte sich selbständig machen, gab er uns zur Begründung an. Seine Frau war eine stattliche Person aus gutem Hause, mit der er viele Kinder hatte.

In seiner Klinik herrschte eine geordnete Unordnung. Die Leute mochten ihn, er hatte es zu etwas gebracht und fuhr sogar einen Wagen. Mit dem Ministerium kam er in Konflikt, weil er jeden Husten wie Tuberkulose behandelte. Sich selbst überschätzend, machte er oft Fehler, die wir dann mühsam wieder korrigieren mußten.

Obgleich er einer der reichsten Leute der Gegend wurde, kümmerte er sich um seine arme Familie wenig. Der alte Vater lag schwerkrank im Hospital und konnte nicht sterben. Er wartete auf seinen Sohn, der nicht kam. Der Mann starb einsam. Ich habe die fragenden, ängstlichen, zur Tür gerichteten Augen des Sterbenden nicht vergessen.

26. 3. 1962 – Eine pharmazeutische Firma aus Deutschland wollte ein dem Akopar verwandtes Hakenwurmmittel ausprobieren und schickte einen Zoologen und eine medizinisch-technische Assistentin nach Äthiopien, um das Mittel zu testen. Wir nannten dieses Zweierteam »die Hakenwürmer« und richteten ihm in einem halbfertigen Raum des Erweiterungsbaus ein provisorisches Labor mit Tisch, Stuhl, Regal und Eimern ein. Ein Mikroskop hatten sie sich mitgebracht. Jeden Morgen standen die Schüler der Aira-Schule Schlange, um Schachteln mit einer Stuhlprobe abzugeben.
89 Prozent der klinisch gesunden Kinder litten an Hakenwürmern. Die Gäste waren jedoch mit uns nicht zufrieden. Wir ließen ihnen beim Dosieren ihres neuen Medikamentes keine freie Hand und erlaubten nur ein bestimmtes Quantum. Das Mittel war unserer Meinung nach viel zu wenig erprobt. Man hatte bislang in Deutschland lediglich Reagenzglas- und Tierversuche gemacht, aber noch nicht einmal Blutbilder angefertigt.
Der Zoologe beschwerte sich in Deutschland über die Einschränkungen seiner Arbeit, die in Voruntersuchungen, Überwachungen und Nachuntersuchungen bestanden. Das hatten wir durchgesetzt. Der Firmenchef grollte und schickte ein unfreundliches Telegramm, auf das wir entsprechend reagierten. »Die Hakenwürmer« zogen darauf nach Wonji auf eine Zuckerrohrfarm. Sie konnten dort zwar ohne hereinredende Europäer arbeiten, fanden aber keine Hakenwürmer. Wie wir später erfuhren, ist das Mittel nie auf den Medikamentenmarkt gekommen.

Epidemie in Gandji

Im Gandjigebiet war im Ort Dibe eine Epidemie ausgebrochen. Die Gemeinde schickte einen Mann nach Aira, um Hilfe zu holen. Die Krankheit hatte mit Fieber und Brechdurchfall angefangen. Einige Patienten waren schon gestorben.

Wir versprachen ihm zu kommen und packten unseren Bettsack, die Medikamententasche, Wasserkessel, Wassereimer, Eßgeschirr, Tee und Kaffee ein. Qes Tasissa und Dirriba begleiteten mich.
Der Weg führte über die von uns so genannte Birbir-Eisenbahnbrücke nach Dibe. Die Brücke bestand nur aus einem Gitter auf Eisenträgern. Der Holzbelag der Brücke war längst weggefault. Jeder Autofahrer legte sich, bevor er die Brücke passierte, zwei Eisenbahnschienen zurecht, auf denen er sich von seinem Beifahrer hinüberschleusen ließ. Es hatte geregnet. Der Weg hatte sich in eine glitschige, seifige Masse verwandelt. Dibe bestand aus einer Kirche, Schule, einigen Gehöften und verstreuten Hütten. Die Krankheit war nur in der Umgebung der Kirche aufgetreten. Das Gehöft des Kirchenältesten schien ausgestorben und leer zu sein. Der Hausherr, eine seiner Frauen, sein Bruder und ein Kind waren gestorben. Eine alte Frau huschte durch ein stilles Wellblechhaus und flößte einem etwa zwölfjährigen Jungen Wasser mit einem Flaschenkürbis ein.
»Sie sind alle gestorben«, sagte sie resigniert, »nur Mitiku ist übriggeblieben. Sein Leben ist wiedergekommen.«
Der Junge hockte über einem Loch im Fußboden und ließ seine Durchfälle hineinfallen. Er lehnte an einer Kiste, die die Alte als Lehne an seinen Rücken gestellt hatte.
In einem halbfertigen Nachbarhaus ohne Türen und Fenster lag auf einer Kuhhaut ein bis zum Skelett abgemagerter, sterbender junger Mann. In der Türöffnung stand ein Sarg, der den Wind und den hereinschlagenden Regen abhalten sollte.
Es war niemand da, der sich um ihn kümmerte. Der Mann war bereits drei Wochen krank. Seine Nahrung bestand aus Wasser.
In einer anderen Hütte behandelte sich eine junge Frau mit Araqi (selbstgebranntem Schnaps). Insgesamt zählten wir 22 Kranke. Sie klagten alle über Kopfschmerzen, Fieber und Durchfälle. Alle hatten sich das Trinkwasser aus einem Wasserloch geholt.
Wir versorgten die Kranken, behandelten sie auf die Verdachtsdiagnose Typhus und blieben vier Tage. Die Patienten sprachen alle gut auf Chloramphenicol an. Nur für den jungen Mann hinter

dem schützenden Sarg war die Hilfe zu spät gekommen. Den Knaben Mitiku wollten wir mit nach Aira nehmen, um ihn ganz auszukurieren.
Nachmittags wollten wir mit unseren Missionaren, die in anderen Gemeinden im Gandjigebiet zu tun hatten, nach Aira zurückfahren. Es wurde geläutet, aber die Kirche blieb leer. Wir sahen nur eilig an der Kirche vorbeihuschende, verhüllte Gestalten, die sich nicht einmal umdrehten. »Sie haben Angst, daß der Qalu die Gemeinde gestraft hat, weil sie ihm nicht treu geblieben ist«, erklärte uns der junge Mann, der die Nachricht von der Krankheit nach Aira gebracht hatte.
Nach dem Ausbruch der Krankheit habe der Kirchenbesuch schlagartig nachgelassen, berichtete er. Um 12 Uhr hatten sich dann doch noch etwa 70 Personen eingefunden. Ihnen war zu Ohren gekommen, daß ein Arzt im Dorf war. Qes Tasissa hielt eine kurze Predigt, sprach ein Gebet und beruhigte die verstörten Leute. Anschließend unterrichteten wir sie und zeigten ihnen, wie sie sich schützen konnten und wie sie die Kranken versorgen sollten, ohne sich selbst anzustecken. Die Gemeinde hörte gut zu und sagte ergeben »Ishi« (Ja). Aber glaubten sie uns wirklich?
Spät fuhren wir über die Birbir-Eisenbahnbrücke zurück nach Aira. Wir dachten an die verängstigten Menschen und beteten, daß kein neuer Krankheitsfall auftreten möge. Unser Gebet wurde erhört. Den Knaben Mitiku kurierten wir im Hospital und sandten ihn später zu seiner Großmutter zurück.

Fertige Heilgehilfen

1. 12. 1962 – Der erste Heilgehilfenkursus ist abgeschlossen worden. Damit stehen uns die ersten vier selbst ausgebildeten Mitarbeiter zur Verfügung. Der schlaue M. ging nach Tschallia und arbeitete ein Jahr mit Schwester Erika zusammen. »Er ist ein feiner Mensch. Er hat meiner Harme Disassa (Mutter von Disassa)

einen schweren Wassereimer aus der Hand genommen und ihn dahin gebracht, wo er hin sollte«, lobte sie ihn. Wir schwiegen und dachten daran, daß derselbe junge Mann einer unserer Schwestern die Hühnerknochen vor einem Jahr vor die Füße geworfen hatte, weil die Wott zu salzig gewesen sei.

Der lange S. wurde im Labor angelernt und wurde eine große Hilfe. Er führte das Labor fast selbständig. Als er soweit war, es ganz zu übernehmen, verließ er Aira, um in Debre Zeit die Oberschule zu besuchen. Später wurde er »Health Officer« (Amtsarzt).

T. kümmerte sich um die ambulanten Patienten. Wenn Hada Tamerat den gemeinsamen Sohn zur Behandlung oder Impfung brachte, zog er sich gerne zurück. Seine Kollegen hatten immer eine passende Bemerkung parat. Wir versetzten ihn nach Tschallia, dort blieb er ein Jahr und verließ die Klinik, um sich selbständig zu machen. Der etwas schläfrige, ehrliche F. mit der guten Handschrift arbeitete in der Poliklinik. Nach einem Jahr ging er fort, um in einer eigenen Apotheke mehr Geld zu verdienen.

M. ging nach einem Jahr nach Dembi-Dollo, fiel wegen seiner Intelligenz auf, bekam ein Stipendium für Amerika und kam als Akademiker zurück.

Dezember 1962: Beschluß der zweiten Jahreskonferenz:

In drei Gebieten – im Koberagebiet, im Gandjigebiet und in Dalati – sollen Kliniken unter Mitbeteiligung der Mekane-Yesus-Kirche gebaut werden. Qes Daffa machte den ersten Schritt und berief in Nedjo ein erstes Medizinisches Komitee ein, das leider platzte, weil die verantwortlichen Leute nicht gekommen waren.

1963

30. 1. 1963 – Übers Wochenende fuhr ich mit einem unserer Missionare nach Gandji, um den neuen Platz für die Klinik des Gandjigebietes anzusehen. Wir prüften verschiedene Angebote

und entschieden uns schließlich für einen Platz in dem Dorf Gudji-Getare. Er lag zentral im Gandjigebiet, es existierte eine Gemeinde, und der Häuptling zeigte sich aufgeschlossen und wohlwollend.
Die Eigentümerin – wir nannten sie wegen ihrer »Flohzucht« die »Floh-Fiddu« – war daran interessiert, das Land zu verkaufen. Sie hatte noch keine Kinder, lebte mit ihrem Ehemann im Streit und trank mehr, als für sie gut war.
In der Nähe des Platzes befand sich auch die Kirche. Auf dem Gelände lagen viele Steine herum, die später Verwendung beim Bau fanden. Das in der Nähe erschlossene Quellwasser sahen wir als weiteren Vorteil, der die Entscheidung, hier eine missionsärztliche Arbeit aufzubauen, erleichterte.
Die Landschaft nahm mich – wie schon so oft – gefangen. Als wir durch das Birbirtal fuhren, lag darüber dichter, flockig wirkender Nebel. Von weitem täuschte er einen großen, stillen Kratersee vor. Am Nachmittag gerieten wir in ein Unwetter. Der Himmel färbte sich blaugrün, dann schwefelgelb. In dem ganzen Farbgebilde fiel mir ein giftgrünes Dreieck auf. Das waren die Vorboten eines Wolkenbruches, der bald auf uns niederprasselte. Als der Wasserguß nachließ, leuchtete das Scheinwerferlicht unseres Fahrzeuges in die Regentropfen und ließ sie vor der Windschutzscheibe wie Weihnachtswunderkerzen aufblitzen.
Februar 1963 – Traute Freimann hat aus verschiedenen Gründen ihren Dienst gekündigt. Ende des Jahres will sie im Tropenkrankenhaus in Tübingen als Ärztin anfangen. In Hermannsburg rechnete man jetzt wohl auch mit meiner Kündigung, denn es hatte sich herumgesprochen, daß zwischen mir und Traute Freimann eine echte Freundschaft gewachsen und unsere Zusammenarbeit ohne Probleme war. Ich wußte nicht, was ich tun sollte. Die Unschlüssigkeit raubte mir den Schlaf und machte mich nicht vergnügter.
Ich schrieb schließlich nach Hermannsburg, man möge auch für mich einen Nachfolger suchen. Ich bat um die Zuweisung einer

anderen Aufgabe. Ich dachte an eine Tätigkeit, die von einer Klinik aus getan werden konnte. Denn im voraus war mir klar, daß mir die Arbeit als einzige Ärztin im Hospital Aira zu viel werden würde. Auf meinen Brief habe ich nie eine Antwort erhalten. Ob es wohl daran lag, daß ich mir kritische Gedanken über die Mission, die Missionsgesellschaften, die Kirche und unser Wirken gemacht hatte?

Auf der einen Seite scheute ich mich zu gehen, weil wir tatsächlich wenig Mitarbeiter hatten. Würden diese einfachen Menschen es verstehen, wenn beide Ärztinnen die Arbeit hinlegen würden? In ihrer Schlichtheit und fordernden Penetranz konnten die Leute reichlich anstrengend sein, aber auf ihre Weise waren sie anhänglich, ja, vielleicht sogar dankbar. Sie hatten von uns Hilfe erwartet, die wir ihnen als Christen gegeben hatten. Durfte ich sie enttäuschen? Jemand hat einmal gesagt: »Wer seine Finger in die Mission steckt, kommt nicht wieder davon los.« Damit waren nicht nur die Missionsgesellschaften gemeint, sondern auch wir.

Diät

2. 2. 1963 – Anfang dieses Jahres kam Maria Benne als Diätassistentin nach Aira und blieb fast ein Jahr. Unsere Diät hatte dringend eine Aufbesserung nötig. Es gab als Normalkost Wott, als Schonkost Wott ohne Paprika, als Getränk Kaffee und Wasser und für Magenkranke Brot, Reis und Tee. Der Reis war relativ teuer, wurde in Säcken in Addis Abeba eingekauft und stank manchmal erbärmlich nach Ammoniak. Zum Glück verlor sich der Gestank beim Kochen. Für die zwei bis drei zuckerkranken Patienten, die pro Jahr im Hospital diagnostiziert und behandelt wurden, hatten wir eine Zuckerdiät zusammengestellt. Bis auf einige reiche Landbesitzer gab es in der Bevölkerung kaum Übergewichtigkeit. Die meisten Leute waren zu mager. Am schlimmsten waren die Kinder betroffen.

Täglich wurden fehlernährte und unterernährte Kleinkinder zu uns gebracht. Die schwerkranken Kinder nahmen wir auf. Fräulein Benne übernahm Küche und Garten und legte Beete an, auf denen Bohnen, Mais, Kohl und Tomaten wuchsen. Leider ernteten nicht nur wir, sondern auch Fites Schafe und Qes Tasissas Kälber. Wenn sie zu unverschämt wurden, sperrten wir die gefräßigen Diebe in den Maultierstall und ließen sie erst wieder laufen, wenn die Besitzer kamen und sie auslösten.
Das Grundnahrungsmittel war Mais und der teure Teff. Außer trockenen Bohnen, Erbsen, Linsen und Kohl kannten die Leute kaum Gemüse. Fleisch konnten sich nur die Reichen leisten. Für den normalen Bauern gab es Fleisch lediglich an Festtagen. Als Fett nahm man Butter oder Öl, sofern vorhanden. Milch, Eier und Butter wurden lieber zum Markt gebracht. Ein beliebter Handelsartikel waren Konservendosen. Wir tauschten kleine Dosen gegen zwei bis drei Eier, große Milchdosen gegen vier bis acht Eier ein und bereicherten so die Hospitaldiät.
28. 2. 1963 – Diesmal war es ein Mann aus Gudji, der seinen zweijährigen Sohn in erbarmungswürdigem Zustand ins Hospital brachte. »Seine Mutter hat mich verlassen. Ich werde mit dem Kind nicht fertig. Es weigert sich zu essen«, sagte er und legte sein Kind verlegen lachend auf das Untersuchungsbett. Das traurige Gesichtchen war ganz verquollen, und auf den Augen saß eine Schar Fliegen. Der kleine Patient rührte sich nicht, um sie zu verscheuchen. Seine Ohren waren angeknabbert – von Ratten. Auf dem Leib entdeckte ich überall Eiterpusteln als Folge einer Krätze. Die Kratzwunden des kleinen Batscha, so hieß das Kind, hatten sich entzündet. Der Fußrücken bestand aus breiten, wässrig-eitrigen Wunden. Eine alte Nachbarin hatte die geschwollenen Füßchen zum »Platzen« gebracht und in die Ödeme hineingeschnitten. Nach der ersten Versorgung legten wir Batscha ins Kinderzimmer. Der Vater sammelte die schmutzigen Fetzen, die er dem Kind angezogen hatte, und verschwand schnell.

Batscha erholte sich, trank Milch, wurde gepflegt, die Ödeme verschwanden, er wurde munterer, lachte, grapschte mit beiden Händchen nach dem Brot, wenn Burane, unsere Hospitalhilfe, das Frühstück brachte, und stopfte strahlend seinen Mund voll. Er blieb acht Wochen im Hospital und wurde der Liebling der Patienten und des Personals. Batscha spielte draußen mit den anderen kleinen »Aufstehpatienten«, bis die Kinderbetten knapp wurden und er entlassen werden mußte. Wir schrieben dem Vater, forderten ihn viermal auf zu kommen und ließen ihn schließlich durch den Häuptling rufen, seinen Sohn nach Hause zu holen. Mit viel Mühe erklärten wir ihm und seiner Schwester, die mitgekommen war, wie er das Kind zu füttern habe.
Sechs Wochen später stand der Vater mit dem Kleinen wieder vorm Hospital! Das Kind sah schlimm aus. »Man kann es nicht mit der Zange anfassen. Eigentlich dürften wir es dem Vater nicht noch einmal abnehmen«, rief eine unserer Schwestern entsetzt. Fräulein Benne hatte ein Kind in diesem Zustand noch nicht gesehen.
»Geben Sie mir das Kind, ich kümmere mich«, bat sie. So blieb Batscha wieder im Hospital. Die ganze Prozedur fing von vorn an. Diesmal sollte er nicht nach Hause gehen, bevor wir sein Elternhaus gesehen hatten. So fuhren wir an einem Sonntag nach Gudji, um uns ein Bild zu machen. Der Großvater Batschas lebte noch, ein reicher Mann, aber der Vater saß als Viehdieb im Gefängnis. Eine Mutter existierte nicht.
Nach dem Gottesdienst ermahnten wir die Gemeinde und sprachen über die Verantwortung der Eltern für die Kinder. Nach der Landessitte aßen die Kinder nach den Erwachsenen das, was übriggeblieben war. »Wenn die Kinder nicht mit euch essen dürfen, füttert sie vorher ab, damit sie satt werden«, sagten wir. Einige Männer lachten. »Ha ha, wir sind die Ernährer und müssen arbeiten! Die Kinder sind klein. Warum sollen sie vor uns etwas bekommen?« Qes Daffa erklärte alles noch einmal mit beredten Worten. Ob es verstanden wurde, bezweifelten wir.

Bevor wir nach Hause fuhren, besuchten wir den Häuptling und sprachen mit ihm über Batscha. Er bat uns, das Kind in Aira zu lassen. Sein Elternhaus sei schlecht. So blieb Batscha bei uns und wurde von uns aufgezogen. Einer unserer Heilgehilfen, ein ruhiger, besonnener, jungverheirateter Mitarbeiter, adoptierte ihn. Batscha hütete Kühe und Kälber, außerdem die kleinen Kinder. Er tat die Arbeiten, die Kraft, Fleiß, Treue, aber keine Intelligenz verlangten, und führte ein einfaches, ruhiges Leben. Batscha blieb kein Einzelfall.

Frühjahr 1963

In diesem Jahr brach eine Hungersnot aus. Die Ernte war schlecht gewesen. Der Hagel hatte das Getreide vernichtet. Die jährlichen Hungermonate am Ende der Regenzeit waren zur Katastrophe geworden. In jedem Jahr passierte dasselbe: Vor der neuen Ernte am Ende der Regenzeit waren die Getreidepreise besonders hoch. Die Leute hungerten und warteten auf das frische und billigere Korn. Qes Daffa fuhr nach Addis Abeba und bat um eine Audienz beim Kaiser, um ihn zu bitten, daß er helfen möge. »Die Leute im Westen hungern«, sagte er. »Solange die Frauen das Korn zu Schnaps verbrennen, kann ich an eine Hungersnot nicht glauben. Ich habe euch viel Freiheit gegeben. Die Freiheit ist wie Glas, das schnell zerbricht«, antwortete der Kaiser ihm und entließ ihn.
Westliche Hilfsorganisationen gaben der evangelischen Kirche, der orthodoxen Kirche und dem äthiopischen Staat viel Geld, um Getreide zu kaufen. Laufend rollten an die dreißig Lastwagen mit Teff beladen in Aira ein. Missionare, Pastoren, Evangelisten sorgten zusammen mit einigen vertrauenswürdigen Häuptlingen dafür, daß der Teff gerecht an die Hungernden verteilt wurde. Trotz aller Sorgfalt kam es zu Unterschlagungen: Bei den Fahrten in die Provinz füllten sich manche Verteiler erst einmal selber die Taschen.

Ein Prozeß

April/Mai 1963 – Wir lebten in Aira auf einem sehr engen Raum. Schul- und Hospitalgebäude gingen ineinander über. Spannungen in der Schule übertrugen sich auf das Hospital, und umgekehrt traf der Hospitalärger die Schule.

Die Schule hatte sich vergrößert. Neue qualifizierte Lehrer aus Addis Abeba gehörten seit kurzem zum Mitarbeiterstab. Für die Oromos in Aira waren alle, die aus einem anderen Bezirk kamen, die einem anderen Stamm oder einer anderen Rasse angehörten, Fremde. Ein jahrhundertealter Haß trennte die Oromos von den Amharen, der herrschenden Schicht, zu der auch der Kaiser gehörte.

Einer der neuen Lehrer war Amhare. Er stammte aus einer Priesterfamilie, war arrogant, verschlagen und eifersüchtig auf die anderen Lehrer, die alle Oromos waren. Er zankte sich mit ihnen und schlug einem jungen, ruhigen und friedlichen Kollegen den Kopf blutig. Die Schulleitung verbot ihm den Platz. Daraufhin zeigte er die Mission bei unserem Häuptling an, der ihn aber abfahren ließ.

In dieser Zeit hielt einer unserer Missionare einen Vortrag in der Schule, der Folgen haben sollte. Der amharische Lehrer nahm ihn zum Anlaß, um gegen die Mission zu wühlen. Er begab sich nach Gulisso, tat sich dort mit einem amharischen Regierungsschreiber zusammen, kaufte sich drei Zeugen unter den Lehrern von Aira und klagte Frau Rebbin und den Missionar wegen Hochverrats an.

Der Kläger behauptete, Frau Rebbin habe gesagt, der Kaiser sei ein alter Opa und was er tue, könnten die Pastoren auch. Dem Missionar wurde vorgeworfen, er habe erklärt, es gebe mehr Oromos als Amharen, was sogar stimmt, und es wäre gut, wenn die wenigen Amharen auch noch umgebracht würden, was eine komplette Lüge war. Als weitere Anklagepunkte gegen den Missionar wurden genannt: Die evangelische Kirche habe den Leuten in ihrer Hungersnot geholfen und Teff verteilt; die Regierung habe die Einfuhr von Oromobibeln verboten, aber sie würden auch ohne Erlaubnis die Bibeln ins Land bekommen.

In Gulisso bildeten sich zwei Parteien, eine Partei gegen, eine Partei für die Mission. Freunde der Mission berieten und schlugen einen Vergleich mit dem Lehrer in Höhe von dreihundert Äthiopischen Dollar vor, den man unter Umständen auf fünfhundert Äthiopische Dollar erhöhen könne, wenn die Anklage zurückgenommen würde. Mit anderen Worten, der Kläger sollte bestochen werden. Darauf ließen sich unsere Leute selbstverständlich nicht ein. Sie begaben sich vielmehr nach Gimbi, um beim Distriktgouverneur vorzusprechen. Eine Schwester und ich fuhren mit, weil wir unsere Kennkarten erneuern lassen mußten. In einem staubigen Amtszimmer saß hinter einem großen Schreibtisch, auf dem sich Papiere türmten, der Gouverneur. Qes Daffa brachte die strittige Sache vor. Der Gouverneur versprach, nichts gegen die Mission zu unternehmen. Inzwischen hatte der Lehrer die Mission wegen Landesverrats bei der Polizei angeklagt. Die Anklage ging nach Jubdo und wurde niedergeschlagen. Der Lehrer verließ die Schule. Später hatte er verschiedene Berufe, saß u. a. wegen Unterschlagung im Gefängnis, wurde aber auf Grund seiner Beziehungen wieder daraus entlassen. Zehn Jahre später traf ich ihn in Gimbi wieder. Er war Schreiber geworden und morgens um zehn Uhr schon betrunken.

Plumps

August 1963 – Plumps' Vater war ein rechtlicher, fleißiger Bauer in der Nähe von Aira. Wir hatten ihn wegen eines Osteoms (Knochengeschwulst) nach Addis Abeba zur Operation mit drei Armenbescheinigungen, eine vom Häuptling, eine von der evangelischen Kirche und eine von uns, geschickt. Der Chefarzt des Haile-Selassie-Hospitals war seinetwegen in große Schwierigkeiten gekommen. Im Haile-Selassie-Hospital gab es nur ein kostenfreies »Krebsbett«, über das die Ärzte verfügen konnten. Zwischen Arzt und Verwaltung kam es wegen des Mannes aus Wollega zu einer großen Auseinandersetzung, die damit endete, daß der Kollege dem Verwalter ein Ultimatum stellte.

»Entweder der Mann aus Wollega mit den drei Armenbescheinigungen bekommt das Bett, oder ich gehe.«

Plumps' Vater bekam das Bett, wurde operiert und gesund. In der Zwischenzeit hatte sich das Gerücht verbreitet, er sei gestorben. Sein älterer Bruder habe sich schon um seine Frau gekümmert. Das Gerücht fiel in sich zusammen, Plumps' Vater kam zurück und wurde acht Wochen später mit seinem Bruder in großer Eintracht von Qes Tasissa in der kleinen Aira-Sombo-Kirche konfirmiert. Dort lernten wir die Familie kennen. Ein Sohn war uns nicht unbekannt.

Er war einer meiner ersten Patienten gewesen, und wir hatten ihn Plumps genannt. Als zweijähriges Kind war er mit einem aufgetriebenen Wurmbauch in das Mana Qoritscha gebracht worden. Die Therapie war mit einem Einlauf eingeleitet, der Junge auf einen Topf gesetzt worden, und der Bauch war mit einem Plumps zusammengefallen. Er war behandelt worden und wurde gesund. Er war seitdem regelmäßig im Hospital erschienen und Plumps genannt worden. Als er zwölf Jahre alt war, brachte der Vater ihn zu uns. Sein richtiger Name war Gari. Dirriba hatte nur noch ein Jahr bis zum Schulabschluß. Deswegen stellten wir Gari als seinen Nachfolger ein. Er hatte ein rundes Vollmondgesicht, war freundlich und sauber und strahlte jeden an. Die Nachbarn konnten ihn gut leiden. Er brachte ihnen Blumen und spielte mit den kleinen Wassmännern (Didi Wassmanns Kinder). Frau Rebbin steckte ihn ins Internat und lobte ihn als einen willigen, guten Durchschnittsschüler. Wenn die Schüler aus irgendwelchen Gründen streikten, gehörte er nie zu den Anführern, machte aber immer mit und war genau so schnell bereit, mit Tränen in den Augen seine Schuld zu bekennen.

Einmal hatten die Internatsschüler gestreikt, das Brot sei angebrannt, sie könnten es nicht essen, sie seien zu schwach und könnten nicht zum Unterricht gehen. Ich erwischte Gari dabei, wie er gerade ein großes Stück Brot, das nur am Rande etwas verbrannt war, in den Schweineeimer warf, und beschloß, ihn zu versohlen. Das regte mich mehr auf als ihn, und ich ließ deshalb seinen Vater kommen.

»Sie haben ihn sicher nicht genug bestraft, ich werde das auf alle Fälle noch einmal besorgen«, meinte er und verhaute seinen Sohn so kräftig, daß ich aus der Küche verschwand. Die Prügel haben ihm nicht geschadet. Später hörte ich, wie er stolz einem Schulfreund erzählte: »Ich gehöre zu der Hakim. Ich bin ihr Sohn, sie hat mich schon zweimal verdroschen.« Gari blieb auch später Sohn des Hauses.

Dynamik

17. 10. 1963 – Heute verließ Traute Freimann Aira. Schulkinder und Patienten, äthiopische und europäische Mitarbeiter rannten zur Landebahn, um dem Flugzeug nachzuwinken. Selbst Missionar Spingies, Gifti Urge und Schwester Erika waren aus Tschallia gekommen, um Lebewohl zu sagen. Qes Daffa hielt eine Abschiedsrede und bedankte sich bei Gifti Traute für alle Hilfe und daß sie keinen Unterschied zwischen arm und reich gemacht habe. Ich blieb im Hospital und hing trüben Gedanken nach. Das Mittagessen aus kalten Makkaronis mit angebrannter Tomatensauce paßte so richtig zu meiner Stimmung. Wie es weitergehen sollte, wußte ich nicht.

20. 10. 1963 – Ein theologischer Lehrer aus Deutschland besuchte Aira, fand einen Haufen mutloser, überarbeiteter Mitarbeiter vor und stellte fest, mangelndes geistliches Leben sei die Ursache für unseren Zustand. Er hielt eine gute Bibelarbeit über das betrachtende Gebet, verstand aber bei anderer Gelegenheit nicht, als wir uns von seinen Betrachtungen lösten und einen eben eingelieferten Kopfverletzten versorgten. An einem anderen Abend sprach er über die Mission. Im Missionar sah er den »Dynamiker«, der

barfuß mit umgehängtem Brotbeutel und Bibel in der Hand von Dorf zu Dorf zieht, um das Evangelium zu verkündigen. Das Gegenteil war nach seiner Auffassung der »Statiker«, womit er einen Pfarrer im wohlsituierten Pfarramt meinte.
Konnte jemand die Mission auf solch einfache Formel bringen? Wie sah die Nacharbeit aus? Welchen Platz nahm die ärztliche Mission ein? War es nicht Pfuscherei, eine Sache anzureißen und dann weiterzugehen? Fielen Idee und Praxis nicht auseinander? Jedes Feuer erlöscht ohne Feuerholz. Wir fragten viel und bekamen wenig Antworten.

1964

8. 1. 1964 – Das Land war braun, rot und gelb. Zwischen Erde und Himmel liegt feiner Dunst aus Staub; brütende Hitze, ein Gefühl von Trostlosigkeit legt sich auf mein Gemüt. Erst gegen Abend verwischen sich die Farben, und das Land wirkt freundlicher. Für uns ist »Trockenzeitbetrieb«, das heißt: Patientenscharen strömen heran. Schwester Vera ist in Urlaub, Schwester Tine hat sich den Fuß verstaucht, und Schwester Annemarie hält sich in Deutschland auf. An der Kartei sitzt Dirriba und vertritt Mosissa, der drei Wochen ausspannt. Schwester Gundula, Biratu, die neuexaminierten Heilgehilfen und ich versuchen, die »Fahne« hochzuhalten. Seit einigen Tagen arbeitet eine neue Heilgehilfin bei uns. Sie macht einen umsichtigen Eindruck auf uns.
Die Missionsleitung hat sich um einen neuen Arzt für Aira bemüht. Ein interessierter Kollege mußte aber schließlich wegen privater Probleme absagen; ein zweiter Bewerber hatte bereits zwei Entziehungskuren in einer Heilanstalt hinter sich. Vielleicht hatten beide die Hoffnung, in der Mission ein neues Leben beginnen zu können. In einem vermeintlich neuen Leben hören die alten Fragen nicht ohne weiteres auf. Nun warten wir weiter auf Ersatz für Traute Freimann.

12. 1. 1964 – In Inango-Kobera, dreißig Kilometer von Aira entfernt, sollte auf einem grünen, fast baumlosen Hügel neben Schule und Kirche die Klinik für Inango entstehen. Das Land gehörte dem zwei Meter langen, schon hochbetagten Tufa, der dort mit seinen vier ebenso aufgeschossenen Söhnen und deren Familien lebte, ackerte und herrschte. Zur Zeit war er Witwer, stand mit seinen 80 Jahren aber vor einer neuen Hochzeit mit einem zwanzig Jahre alten Mädchen.

»Finden Sie das nicht herrlich?« fragte er mich listig.

»Sie sind ganz schön egoistisch. Sie werden sich bald im Grabe ausruhen können, und Ihre Frau kann sich dann allein mit ihren Kindern abplagen«, fuhr mir heraus. Er war nicht beleidigt.

»Wieso denn, der König David hat doch auch im hohen Alter noch ein ganz junges Mädchen geheiratet. Sie wird mich ebenfalls jung machen«, meinte er verschmitzt. Nun, er war kein König David, aber das brauchte ich ihm nicht auch noch deutlich zu sagen. Er heiratete tatsächlich die schwarze junge Tschaltu, bekam noch drei Kinder, starb dann und hinterließ die Familie seinen etwas zänkischen Söhnen.

Der Tod des Missionars

5. 2. 1964 – Heiße und schwüle Witterung ließ unsere Kleidung förmlich am Leibe kleben. In der Poliklinik drängelten sich die Patienten. Wir waren nervös, und unsere Nervosität übertrug sich auf die Kranken. Abend für Abend erschien der Nachtwächter und rief uns zu Patienten. Im Krankenhaus gab es kein leeres Bett mehr. Und dann der Sonnabend: Er schien sich gegen das Hospital verschworen zu haben. Morgens kamen noch zwei Frauen zur Entbindung. Eine von ihnen erwartete das erste Kind und hatte kaum Wehen. Bei der anderen ergab die Untersuchung eine Steißlage des Kindes. Als gegen Abend beide Frauen ihre gesunden Kinder zur Welt gebracht hatten, atmeten wir auf und freuten uns auf eine ruhige Nacht. Doch kurz vor Mitternacht

meldete der Nachtwächter, von Tschallia sei eine Nachricht per Zuruf von Berg zu Berg gemeldet worden, daß Qes Spingies mit dem Unimog verunglückt sei. Die Tschallia-Leute trügen ihn in unser Hospital.
Horst Spingies hatte vor vier Wochen in Schweden eine schwedische Lehrerin, die in Nedjo gearbeitet hatte, geheiratet und war erst vor einigen Tagen aus Skandinavien nach Tschallia zurückgekehrt. Die Nachricht von dem Unglück verbreitete sich wie ein Lauffeuer in Aira. In allen Häusern und Hütten brannten Taschenlampen, Öllämpchen und Kerzen.
Mit dem einzigen verfügbaren Fahrzeug fuhren wir los und trafen nach fünfzehn Minuten auf die Tschallia-Leute. Schwester Erika hatte den Verletzten auf eine fahrbare Trage gelegt. Mehr als fünfzig Männer folgten im schweigenden Zug. Die junge Frau und die alte Schwester stützten sich gegenseitig. Wir konnten nur noch den Tod unseres Freundes feststellen.
Der Hergang des Unfalls wurde uns folgendermaßen geschildert: Horst Spingies war abends mit dem Unimog zum Wasserholen gefahren und auf dem abschüssigen Weg mit dem Fahrzeug abgestürzt. Drei junge Mitfahrer lagen unter den Sitzen wie Mäuse in der Falle, kamen aber mit einem Schock davon. Der Fahrer, schwer verletzt, war eingeklemmt. Die Helfer hatten große Mühe, ihn zu befreien: Der Unimog lag jetzt wie ein großer Käfer auf dem Rücken, die Räder ragten in den Himmel. Der tote Missionar wurde in einem äthiopischen Einbaum eingesargt. Freunde, Lehrer, Evangelisten, Heilhelfer und Pastoren hielten die Totenwache. Der Leichnam wurde nach Tschallia überführt und dort in Anwesenheit einer großen Trauergemeinde in der Kirche ausgesegnet. Sein Grab fand Horst Spingies unter einer Schirmakazie beim Eingang zum Kirchplatz.
»Jetzt verläßt er uns nicht mehr«, sagte Qes Aschana und schloß den Nachruf mit einem zweiten Amen.
12. 2. 1964 – Vier Vertreter einer pharmazeutischen Firma besuchten Aira und Tschallia, blieben zwei Tage, ließen Medikamente als Gastgeschenk da und fuhren gerne zurück nach Addis

Abeba – in die Zivilisation. Schwester Vera war aus dem Urlaub zurückgekommen und gar nicht erholt. Der plötzliche Tod von Horst Spingies hat uns alle aus dem Gleichgewicht gebracht. Alle vier examinierten Heilgehilfen des ersten Dresserkurses haben Aira verlassen. Die Besuche in Tschallia mußten reduziert werden.

»Sie hat den Teufel«

15. 3. 1964 – Fajisse war eine junge Frau, die ich bei meinen regelmäßigen Visiten in Tschallia immer besuchte. Ihre Schwester hatte einen früheren Evangelisten geheiratet und keine Kinder. Daraufhin heiratete der Ehemann Fajisse. Das erste Kind war ein Mädchen und wurde von beiden Frauen geliebt. Dann kam ein Junge zur Welt, der nach zwei Tagen starb. Die Mutter befiel eine Wochenbettpsychose, sie mußte in die Obhut des Hospitals, sie weigerte sich zu essen, schrie oder starrte teilnahmslos vor sich hin. Manchmal fingen wir Wortfetzen auf, denen wir entnahmen, daß sie den Tod des Kindes als Strafe Gottes ansah, weil sie den Mann ihrer Schwester geheiratet hatte.
»Sie hat den Teufel«, sagten unsere Mitarbeiter.
Einer unserer Pastoren versuchte, ihren wandernden Geist einzufangen und zurückzuholen, mußte aber kapitulieren. Dann sprang Batscha ein. Er besuchte die Kranke täglich, beschäftigte sich mit ihr, lenkte sie ab, und nach vier Wochen war die Patientin so weit, daß sie nach Tschallia zurückgehen konnte.
15. 11. 1964 – Ich verbrachte einen Sonntag mit Qes Tasissa in der Gemeinde Schabo-Meti. Ich hatte es nötig, mich »auszulüften«. In Aira kreisten die Gedanken nur um das Hospital, die Dresserschule, vielleicht noch um Tschallia.
Qes Tasissa predigte in einer windschiefen Wellblechdachkirche über den barmherzigen Samariter. Die mit Lehm verputzte Wand war mit herausgerissenen Heftseiten dekoriert worden. Das Altarbild stellte einen gekreuzigten Christus mit überschlanken Bei-

nen dar, denen man schwarze Trikotstrümpfe übergezogen hatte. Nachdem Qes Tasissa eine halbe Stunde über »Barmherzigkeit« gesprochen hatte, fanden sich am Schluß des Gottesdienstes nur drei Freiwillige für eine dringende Reparaturarbeit an der Kirche. Nachher saßen wir bei einem zerknittert wirkenden alten Mann in einer zugigen Hütte unter einem aufgespannten Regenschirm. Das Dach war undicht, und es regnete in den Wott-Topf hinein. Der Alte saß an der Wand auf seinem Sarg und aß nicht mit. Er hatte sich mit den Ältesten der Gemeinde gestritten und wollte mit ihnen keine Tischgemeinschaft haben. Dabei waren morgens alle gemeinsam zum Heiligen Abendmahl gegangen. Qes Tasissa war sehr deprimiert: Seine Gemeinde sagte zwar, wir glauben, aber zur praktischen Konsequenz war sie nicht in der Lage; man ging miteinander zum Heiligen Abendmahl, lehnte aber die Tischgemeinschaft mit dem Nachbarn ab. Tasissa redete eindringlich und freundlich auf die Menschen ein.

Was ist Glück?

30. 11. 1964 – Vor wenigen Tagen schrieb eine Bekannte einen Brief aus Sizilien. Die Menschen dort seien arm, aber in ihrer Armut glücklich. Ob ich die sozialen Nöte in Äthiopien nicht zu negativ sehe, fragte sie mich. Ich kann mir schlecht vorstellen, daß Menschen, die in Schmutz, Armut und Krankheit leben, ihren Zustand Glück nennen wollen. Aber vielleicht haben sie gar keine Vorstellung, was Glück bedeutet.
Täglich erlebe ich, wie die sozialen Nöte die Menschen hier niederdrücken. Ich vermute, daß die Situation in Sizilien damit nicht zu vergleichen ist. Deshalb weise ich auf die äthiopische Not hin, um anderen klar zu machen, wie gut es uns in Europa geht. Für mich ist es keine Frage, daß wir Europäer an den hungernden Menschen, an ihren kümmerlichen Verhältnissen, in denen sie leben, an den Krankheiten und Epidemien, die ihre Opfer fordern, nicht gleichgültig und gedankenlos vorbeigehen dürfen.

Täglich sind wir von Bettlern umgeben. Sie sind abgemagert und stets hungrig, wie so viele andere in Äthiopien.
Ich schäme mich oft, wenn ich wohlgenährt hinter dem Schreibtisch sitze und in den Sprechstunden gute Ratschläge gebe.
Wir hatten wieder einmal einen europäischen Gast, der uns in seiner Harmlosigkeit vorwarf, wir seien zu pessimistisch, zu wenig fröhlich. Er meinte, die Missionsleute arbeiteten zwar fleißig, aber ihre Arbeit stehe in keinem Verhältnis zu dem, was ein Pastor in Deutschland zu leisten habe.
Ein jüdischer Kollege war da viel feinfühliger und vermied schreckliche Vereinfachungen. Auch er arbeitete aus religiösen Gründen in der Dritten Welt. Er sei als Jude Arzt geworden, um »das Angesicht Gottes reinzuhalten«. Denn der Mensch sei das Ebenbild Gottes, und das müsse in der Welt deutlich werden. »Und ihr tut die Arbeit als Ausdruck des christlichen Gehorsams vor Gott«, sagte er.
3. 3. 1965 – Unser Erweiterungsbau war fertig. Die Bettenzahl wuchs damit auf 70. Der neue Kollege, der für ein Jahr die Urlaubsvertretung übernimmt, ist mit seiner Familie in Aira eingetroffen. Er macht keinen Hehl daraus, daß er das Hospital scheußlich findet. Unsere ganze Arbeit stufte er als unwirtschaftlich ein. Er fragte nach »vorbeugender Medizin« und verlangte die Einstellung von drei Fachärzten: Chirurg, Internist und Tropenfachmann. Der Meinung war ich auch, aber woher sollten wir die Ärzte nehmen, wie bezahlen, und wo sollten sie wohnen? Mit Recht forderte der Kollege einen modernen Röntgenapparat und setzte sich dafür ein, daß äthiopische Ärzte ausgebildet werden und nicht nur Heilgehilfen. Unsere Heilgehilfen sollten so gefördert werden, schlug er vor, daß sie Ärzte werden können.
Natürlich: das wäre ideal. Aber, ob diese äthiopischen Ärzte dann auch nach Aira kämen?
Ohne Zweifel hatte der Kollege in vielem recht.
Schon bald nach der ersten Phase der Aufbauarbeit in Aira kümmerten wir uns im Rahmen unserer Kräfte und Möglichkeiten um präventive Maßnahmen. Mit der Impfspritze sind wir im

Lande herumgereist, auf dem Maultier und im Auto. Wir haben Hygienekurse aufgebaut, um an die Wurzel der Krankheitsnot heranzukommen. Wir wußten selbst, daß noch viel zu tun übriggeblieben war. Die Ausbildung der Heilgehilfen setzten wir in Gang, um dem akuten Mangel an Fachpersonal abzuhelfen. Gerne hätten wir den einen oder anderen fähigen Schüler zum Arzt aufgebaut, aber unserer Bereitschaft waren Grenzen gesetzt.
Ich fühlte mich überarbeitet, deshalb schmerzte mich die Kritik des Kollegen. Alles in allem war ich zu müde, um mich zu verteidigen. Oder bestand dazu gar kein Grund? In meiner Verfassung hatte ich wohl nicht die Spannkraft zum kollegialen Fachgespräch. Ich war froh, daß überhaupt eine Urlaubsvertretung gewonnen werden konnte, um für ein Jahr das Hospitalschiff zu führen. Für mich bedeutete das Abreise in den Urlaub. Es blieben noch knapp vier Wochen, um den Kollegen in die Arbeit einzuführen. Dann brachten mich Familie Zach und Abba Fite nach Dembi-Dollo zum Flugzeug. Über Addis Abeba ging die Reise weiter nach Deutschland. Ich hatte mir vorgenommen, in der Heimat von aller Arbeit einmal gründlich Abstand zu gewinnen, um den missionsärztlichen Dienst zu überdenken. Elf Jahre währte er nun schon.

Kapitel 4: Zum dritten Mal

Cast a cold eye on life and death, horseman, and pass by.

Yeats

Vor einiger Zeit referierte ein Gast in Aira über seine Erfahrungen als Missionar auf dem »Missionsfeld«. Seinen Worten zufolge durchlebt der junge Missionar, der zum erstenmal ausreist, drei Epochen, die ihm Klarheit darüber verschaffen, ob er eigentlich zum Missionar taugt oder nicht.

Die »drei Epochen« des Missionars

Der erste Abschnitt seiner Arbeit in Übersee ist geprägt vom idealistischen Elan und mancher Illusion. Alles ist neu, das Land, die Leute und die Lebensumstände. Der junge Missionar hält die Augen offen, ist hingerissen von der Schönheit und den Eindrücken des fremden Landes und seiner Kultur. Er genießt die Gastfreundschaft der Menschen, erlebt aber auch ihre Not und ihre mühsamen Anstrengungen, damit fertig zu werden. Überall möchte er helfen und retten. Es gibt aber Barrieren der Fremdheit; er versteht die Menschen und ihr Leben nicht. Der Neuankömmling ist verwundert über deren Gelassenheit im Elend, erstaunt über das einfache Leben, das er kennen und schätzen lernt. Mit der Zeit gewöhnt er sich ein. Der Reiz des Neuen klingt ab. Er hat hie und da helfen können und als Missionar erste Bestätigung erfahren. Aber auch Enttäuschungen sind ihm nicht erspart geblieben. In der zweiten Epoche baut er auf seinen Erfahrungen, die er im fremden Land gesammelt hat, auf. Die Illusionen sind verschwunden, der Idealismus geschrumpft. Er stößt bald an seine Grenzen. Es melden sich Zweifel. Hat er sich zuviel vorgenommen? Ist er überhaupt der richtige Mann für den missionarischen Dienst? Wenn er sich dann wieder auf das Wesentliche seines Dienstes zurückbesinnt – auf den Glauben und den Missionsbefehl – hat er sich entschieden und bleibt. Damit beginnt die dritte Epoche im Leben eines Missionars.

Juni 1966 – Nach einem Jahr Urlaub in Deutschland bin ich wieder nach Aira zurückgekehrt. Es hat sich während meiner langen Abwesenheit einiges in Äthiopien verändert. Tom Frank, der muntere MAF-Pilot (MAF = Missionary Aviation Fellowship), flog mich von Addis Abeba nach Aira und zeigte mir freudestrahlend die inzwischen fertig gewordene glatte Straße von Addis Abeba nach Gimbi.
In Aira lief die Arbeit in gewohnter Weise weiter. Batscha lebte immer noch im Hospital. Er war groß geworden und begrüßte mich mit einem zerquetschten bunten Zinnienstrauß. Zwei weitere Außenkliniken waren in Kone und in Inango-Kobera eröffnet worden.

Kone

Das Gesundheitsministerium in Addis Abeba hatte den Antrag auf eine Klinikarbeit in Dapo-Gatscho, Gudji-Getare und Inango-Kobera nur unter der Bedingung bewilligt, daß die Hermannsburger Mission eine Klinik in Kone, einem einsam gelegenen

Dorf in den Didessabergen (an der Grenze der südlich von Wollega gelegenen Provinz Illubabor) bauen würde. Als ich Kone kennenlernte, verstand ich, warum das Gesundheitsministerium so sehr daran interessiert war, daß die deutsche Mission hier eine Klinik errichtet.
Kone war ein schmutziges, etwas verkommenes Dorf. Die Leute waren Bauern und Händler. In jedem zweiten Hause wurde Schnaps verkauft, schon morgens um 10 Uhr torkelten schwankende Gestalten herum. Das Dorf war Sitz der Bezirksverwaltung. Der Bezirksverwalter, ein übergewichtiger Mann mit einer Habichtsnase und quäkender Stimme, von dem die Leute sich hinter der vorgehaltenen Hand erzählten, er sei nach Kone strafversetzt worden, begrüßte uns überfreundlich. »Sie können immer mit meiner Hilfe rechnen.« Es gab eine sechsklassige Schule, eine orthodoxe Kirche, aber keine evangelische Gemeinde.
Einmal im Jahr, manchmal auch häufiger, pilgerten die Leute zum Zauberer »Abba Tschafe« (Vater des Sumpfes), der drei Stunden von Kone entfernt auf einem einsamen Hügel hinter hohen Bäumen lebte. Sie opferten und hofften auf Hilfe und sangen ihr Lied: »Ja Abba Tschafe Djarsako (O Vater des Sumpfes, mein Alter). Hiniranfatin damsako (Vergiß nicht meine Botschaft).« Die Geschichte des Abba Tschafe war eine abgewandelte Mosesgeschichte. Als elternloses Kind war der große Zauberer im Sumpf ausgesetzt worden, war groß und stark geworden, hatte Schlangen getötet, tödliche Getränke, mit Schlangengift versetzt, gebraut und diese auf den Märkten verkauft. Die Leute fürchteten und verehrten ihn. Er hatte sich als Herr über Leben und Tod gezeigt, konnte helfen und zerstören und mußte deshalb durch Opfergaben besänftigt werden.
Der Aufbau der Außenkliniken und ihre Überwachung waren nur schwer zu verwirklichen, und das hatte auch etwas mit der Geographie des Landes zu tun. Um nach Kone zu gelangen, mußten wir zunächst mit dem kleinen einmotorigen Flugzeug der MAF bis Bedelle, eine Stadt in der Nachbarprovinz Illubabor, fliegen. Von dort ging es zehn Kilometer auf guter Straße zur

Handwerkerschule der Mission. Wir rasteten hier und schliefen uns aus, um am anderen Morgen eine 40 Kilometer lange, schlechte Wegstrecke nach Kone hinter uns zu bringen.
Der Heilgehilfe wohnte und arbeitete zuerst in einem gemieteten Hause am Markt. Das Hauptmedikamentenlager befand sich in der Handwerkerschule in Bedelle. Einmal im Monat besuchte der Missionar aus Bedelle Kone, hielt der sehr kleinen Gemeinde, die eigentlich nur aus der Familie des Evangelisten und dem Heilgehilfen bestand, einen Gottesdienst, prüfte die Klinikkasse, lieferte die angeforderten Medikamente ab, sprach mit den Mitarbeitern über anfallende Fragen.
Dann gab es Schwierigkeiten mit den Heilgehilfen. Der erste blieb nur einige Monate, er hatte Schulden gemacht und wurde von einem freundlichen, aber sehr labilen Heilgehilfen abgelöst. Er mußte später wegen schlechter Arbeit und Führung entlassen werden. Ihm folgte T. Kugelauge, ein großäugiger Mann. Der war zwar ehrlich und freundlich zu den Patienten, aber – wie es sich im Laufe der Zeit herausstellte – zu liebenswürdig zu den Damen.
Wir hatten ihm einen älteren, erfahrenen Evangelisten mitgegeben, der sich bald das Vertrauen der Leute erwarb. Er machte dem Priester der orthodoxen Kirche seinen Antrittsbesuch und ging am Sonntagmorgen in der Frühe zusammen mit dem Heilgehilfen in die orthodoxe Kirche, um danach in der Klinik einen eigenen Gottesdienst zu halten.
»Wir holen uns bei Ihnen den Segen«, sagte er dem Priester, »wenn Sie wollen, kann ich Ihnen in der Klinik das Wort Gottes erklären.« So kam es, daß der orthodoxe Priester ein regelmäßiger Besucher der Sonntagsgottesdienste in der Klinik wurde.
Leider verließ der Evangelist nach acht Wochen Kone, weil seine Heimatgemeinde ihn brauchte. Sein Nachfolger zerstörte das, was er aufgebaut hatte, und mußte wegen schlechter Führung entlassen werden. Wir lernten daraus und achteten künftig darauf, schon bewährte, nach Möglichkeit verheiratete Evangelisten in Kone einzusetzen.

In Inango-Kobera war der erste Heilgehilfe mit seiner jungen Frau in das fertige Pastorenhaus, das leer stand, eingezogen. Der Weg von Aira bis Inango-Kobera war fast das ganze Jahr befahrbar. Es gab jedoch drei große Hindernisse. Hinter Gulisso existierte ein großes Dreck- und Schlammloch, durch das man bei trockenen Wegen mit Schwung, aber leider oft mit zerbrochenen Federn hindurchkam. Bei Regen versackten die Fahrzeuge hoffnungslos. Am Ende der Regenzeit war das Loch so tief, daß eine Unimogladung mit Steinen nicht ausreichte, das Loch zu füllen. So umfuhr man das Loch, um dann in den »Nebenlöchern« mit verschlammtem Differentialgehäuse festzusitzen.

Das zweite Hindernis stellte der Koberafluß dar, über den Dietrich Wassmann eine Holzbrücke gebaut hatte, die bei starken Regenfällen überspült wurde. Für die Instandhaltung des Bauwerkes war die Kreisverwaltung in Gulisso zuständig. In der Trokkenzeit donnerten die Lastwagen über die Brücke, um die kleinen Läden von Gulisso mit Lebensmitteln, Stoffen und Haushaltssachen sowie die Wirtshäuser mit Getränken zu beliefern. Einmal fiel ein mit Zucker beladener Lastwagen in den Fluß. »Der Lastwagen hat die Brücke verloren und den Fluß versüßt«, erzählten sich die Leute. Am Ende der Trockenzeit bestand der Brückenbelag nur noch aus Kleinholz, das wir jedes Mal zurechtlegen mußten, damit die Reifen nicht zwischen die Planken gerieten. In jedem Jahr passierte das gleiche. Die Längsbalken verschoben sich, die Zwischenräume wurden so breit, daß uns bei jeder Passage ein Stoßgebet über die Lippen kam.

»Es paßt uns nicht«, beklagten wir uns beim Bezirksverwalter, »wir haben jedes Mal Angst, über den Fluß zu fahren.«

»Das macht gar nichts«, lächelte er freundlich, »Gott wird Sie schon nicht in den Fluß werfen.«

»Gott nicht, aber Sie«, erwiderte ich zornig. Der Brückenbelag wurde nicht erneuert. Wir sind zwar nicht in den Fluß gefallen, mußten aber manches Mal das Auto am Ufer stehen lassen und

auf einem schlammigen Umweg über die Dörfer nach Inango-Kobera laufen. Dem Bezirksverwalter von Gulisso wünschten wir von Herzen eine solche Schlammfahrt über die Koberabrücke mit einem Abkühlungsbad im Fluß.
Das dritte Hindernis war der Sobirfluß, drei Minuten von der Klinik von Inango entfernt. Das enge Sobirtal war idyllisch, der Abstieg durch blühende Wiesen steil, der Aufstieg ausgewaschen und bei Regen glatt wie eine Eisbahn. Wenn eine mitleidige Seele mir einen Speer lieh, schaffte ich ihn ohne Rutschpartie. Die Klinik von Inango war ein länglicher Lehmbau, weiß gekalkt mit einer Warteveranda, einem Untersuchungszimmer, einer Apotheke, zwei kleineren Räumen für Schwerkranke und einem Lagerraum. Die Leute von Inango-Kobera waren ziemlich ungezügelt und laut, respektierten bei den Sprechstunden weder Zeit noch Regel noch Tür. Wir pflanzten um die Klinik Bougainvillea, Blumen und Mangobäume und zogen Zäune, um uns von Störenfrieden abzuschirmen. Auch die Zäune hielten die Begleiter der Patienten nicht davon ab, ihren Kranken durch die offenen Fenster gute Ratschläge zuzuschreien oder ihnen Kleingeld nachzuwerfen. Leider konnte man wegen der Hitze kein Fenster schließen. Sie bestanden nur aus mit Wellblech beschlagenen Fensterrahmen, die man morgens öffnete und abends schloß.
Wir besuchten die Klinik in Inango einmal monatlich, und wenn der Heilgehilfe im Urlaub war, einmal wöchentlich, um Kranke zu behandeln. Peinlich war es, als wir den Klinikschlüssel in Aira vergessen hatten und müde und eingestaubt vor der verschlossenen Klinik standen. Wir umkreisten dann die Klinik und suchten nach einer Stelle, durch die man hineinschlüpfen konnte. Die nicht wenigen Patienten sahen mit steigender Unruhe unseren ergebnislosen Rundgängen zu. Sie wußten, daß Spritzen, Karteikarten, Instrumente, Medikamente in der Klinik eingeschlossen waren. Der Kirchenvorsteher und Evangelist der Gemeinde von Inango-Kobera hatte den rettenden Gedanken.
»Vor 14 Tagen löste ein Dieb Wellbleche vom Fensterrahmen des Heilgehilfen-Hauses, brach ein und nahm Kaffee, Salz und Teff

mit.« In der Not mußten wir das Beispiel nachahmen. Es war alles ganz einfach. Wir hüpften durchs Fenster, ließen uns zuerst die Kinder durchreichen, untersuchten und behandelten sie, während die Erwachsenen geduldig unter Eukalyptusbäumen lagerten. Die Erwachsenen wurden nachher draußen auf ausgelegten Tüchern untersucht und behandelt, weil wir ihnen den Fensterdurchstieg nicht zumuten wollten. Nach der Arbeit wurde die Klinik wieder sorgfältig vernagelt.

Dapo-Gatscho

Ato Ragassa verkaufte der evangelischen Kirche im Dapo-Gatscho-Bezirk, 80 Kilometer südwestlich von Aira gelegen, einen grünen, mit nur wenigen Bäumen bewachsenen Hügel, auf dem Klinik, Kirche und Mitarbeiterhäuser gebaut werden sollten. Er sagte uns, daß er selber in die Nähe der Klinik ziehen wolle, um, wie er immer wieder betonte, die Arbeit zu unterstützen und zu helfen. Er hat dabei sicher auch an Licht, Wasser, bessere Wege und andere Vorteile, die ein Klinikbetrieb mit sich bringt, gedacht. Ato Ragassa war ein geschwätziger, freundlicher Landbesitzer und Häuptling mit einem pflaumengroßen Knoten auf der rechten Wange und einer langen Nase. Ihm war nur ein deutsches Wort, nämlich »Ziegenbock«, geläufig. Bei jeder passenden und unpassenden Gelegenheit wandte er es an. Er hatte es sich angeeignet, als unseren Missionaren bei ihrem ersten Willkommensgruß ein lebendiger Ziegenbock übergeben wurde. Seine Frau war fleißig und klug und eine strenggläubige orthodoxe Christin, die uns später eine gute Nachbarin wurde.
Neben dem Dorf Gobora wurde eine lange grüne Wiese »Flugplatz«. Der Pachtvertrag wurde mit dem Besitzer, einem schlitzohrigen Landbesitzer, ausgehandelt. Auf der Landebahn mußte er die Erdferkellöcher zuwerfen, Baumstümpfe ausgraben und bei nahendem Flugzeug weidende Kühe verjagen. Wenn sich die Tiere in ihrer Mahlzeit nicht stören ließen, umkreiste das kleine

Flugzeug sie so lange brummend und drohend, bis sie sich bequemten, das Feld zu räumen. Neben der Landebahn befand sich eine sechsklassige Regierungsschule. Das reflektierende Wellblech wurde zum wichtigen Wegweiser für kleine Flugzeuge.

Die zänkischen Männer

Der Bau der Klinik in Gudji-Getare brachte ganz besondere Schwierigkeiten mit sich. Die Floh-Fiddu hatte der evangelischen Kirche einen steinigen Bauplatz verkauft, auf dem Kirche, Schule und Klinik gebaut werden sollten. Die Leute sammelten Steine, behauten sie und bauten unter Johannes Launhardts Kommando einen festen Steinsockel. Inzwischen hatten Manfred Zach und Herbert Lübbeke über den Birbir eine Brücke auf stabilen Zementpfeilern gebaut. Durch den Wald war ein neuer Weg geschlagen worden, so daß Gudji-Getare jetzt gut zu erreichen war. Der Klinikbau ging nur sehr langsam voran. Auf den Felssteinsockel sollte ein Ziegelbau gestellt werden. Da die neue Brücke aber nur begrenzt belastbar war, brachte der Unimog die Ziegelsteine nur bis zum Fluß. Sie wurden dann über die Brücke getragen. Dort wurden sie auf ein anderes Fahrzeug geladen und nach Gudji gebracht.
Aus Addis Abeba kamen zwei Maurer, die die Klinik bauen sollten. Sie fingen schwungvoll die Arbeit an, mauerten flink und gut, aber nur 14 Tage lang. Sie zankten sich so, daß man sie trennen mußte. Der heißblütige der Männer ging nach Addis Abeba zurück, der friedlichere blieb, aber streikte, ihm sei der Lohn zu klein, das Klima zu heiß, das Essen zu schlecht und der Platz zu einsam. Zum Überfluß hatte er sich bei der Floh-Fiddu eingenistet und sich so mit ihr befreundet, daß der Ehemann ihn verprügelte. Nun mußte auch der zweite Maurer abgezogen werden. Der angefangene Bau blieb liegen, bis der Deutsche Entwicklungsdienst einen Maurermeister schickte, der bereit war, in Gudji-Getare zu wohnen und die Maurerarbeiten zu Ende zu

bringen. Auch er wohnte bei der Floh-Fiddu und kam am Wochenende verwanzt und verfloht zurück in die Kultur nach Aira.
Die Tischler- und Dacharbeiten übernahm die Handwerkerschule Tschallia. Die Klinik wurde ein zweistöckiger Bau und von uns nach ihrem Erbauer »Qidus-Yohannis-Philip-Klinik« (qidus: amharisch heilig) genannt. Wir pflanzten Blumen um die Klinik, die niemand pflegte und die in eine blühende Tagetis-Kosmea-Zinnien-Wildnis ausarteten, setzten Guajave- und Mangobäume, die später gut trugen und von Schulkindern abgeerntet wurden, und zogen Zäune, die weder von Schafen, Kühen noch Schulkindern respektiert wurden.

Impfung en gros

Dezember 1966 – Ende 1966 traten in Wollega Kuhpocken epidemisch auf. Die Rinder starben zu Tausenden. Überall lagen Tierkadaver herum. Es stank nach Verwesung und Aas. Die Aasgeier waren in ihrem Element und ließen sich nicht einmal von vorbeifahrenden Autos stören. Sie waren zu beschäftigt. Wir baten das Gesundheitsamt Nekamte um Hilfe. Es schickte ein Impfteam, das aber falsche Vakzine mitbrachte. Ein zweites Team kam und nahm Überpreise, so daß die Bauern die Rinder lieber sterben ließen, als für eine ihnen fragwürdige Impfung zu bezahlen. Wir informierten das Gesundheitsamt. Es schickte ein drittes Impfteam mit dem richtigen Mittel, das kostenlos verabreicht wurde, damit sich alle Tierhalter an der Aktion beteiligten.
Ein Jahr später traten in Gulisso in einem Hause Pockenfälle auf. »Auch das noch«, stöhnten einige von uns. Wir ließen Präparate kommen und impften mehr als 4000 Leute. Allein in Aira kamen Hunderte zum Impftag. Alles was Verstand hatte, mußte antreten und helfen, die stürmende Menge, die geimpft werden wollte, in Reih und Glied aufzustellen: Pastoren, Lehrer, Jürgen Wesenick

mit seinen Bibelschülern, Dietrich Wassmann mit seinen Arbeitern halfen als Ordner. Ein Tor wurde eingedrückt, Zäune fielen. Ein aufgeregter Vater warf seine Kinder über den Zaun in der Hoffnung, sie würden aufgefangen werden. Wir fingen sie auf und verpaßten dem Vater eine Ohrfeige. Man durfte nicht zimperlich sein, denn schließlich wollten wir keine Toten.
Zum Übermaß an Arbeit verlangte das Gesundheitsministerium auch noch eine genaue Statistik über die Zahl der Impfungen, die Namen der Geimpften, ihr Alter und Geschlecht. Wir ließen die Kinder mit entblößtem Unterkörper antreten, das Alter wurde geschätzt. Abends waren wir alle erledigt und schlürften zur Erholung Salzkaffee aus kleinen Tassen.
Das Gesundheitsministerium schickte 14 Tage später eine Impfmannschaft, um das Hospital Aira zu unterstützen. Wir gaben ihr einen Heilgehilfen mit, der sich nie aus der Ruhe bringen ließ. In Gulisso behandelte das Team 600 Menschen.
»Wir mußten die Arbeit abbrechen. Die Leute stürmten die Türen, sprangen durch die Fenster und zertrampelten Medikamente und Geräte. Selbst die Polizei wurde mit den drängelnden Massen nicht fertig«, berichtete der Heilgehilfe. Verglichen mit Gulisso habe in Aira eine Ordnung wie auf dem Kasernenhof geherrscht.
Ähnlich erging es Schwester Annemarie, die mit einer neuen Schwester, die der Deutsche Entwicklungsdienst für die missionsärztliche Arbeit in Aira abgestellt hatte, in Gudji-Getare impfen wollte. Obgleich sie im Häuptlingsgehöft arbeiteten und der Häuptling auf seiner Veranda sitzend persönlich die Aktion verfolgte, benahmen sich die Leute unbeschreiblich. Die neue Schwester kam mit zerbrochener Uhr, Schwester Annemarie ohne Brille zurück. Zum Glück waren die Gläser nicht zerschlagen worden.
Später wurden Pockenimpfungen konsequent im Hospital und in den Kliniken durchgeführt. Sie gehörten zur Routine in den Kinderkliniken. Seit Jahren gibt es keine Pocken mehr in Äthiopien. Der letzte Fall wurde mir 1972 in der Klinik von Inango-Kobera vorgeführt.

Weihnachten 1967 – Wir hatten unser Weihnachten auf den 6./7. Januar verlegt, um mit dem Datum der äthiopischen Weihnacht übereinzustimmen. Dirriba, der in Djimma Landwirtschaft studierte, war über Weihnachten zu uns gekommen. Für ihn war Aira sein Zuhause. »Man wird an diesem Ort nicht so hin- und hergerissen, denn hier gibt es nur eine Kirche, in Djimma dagegen eine orthodoxe und eine katholische Kirche sowie eine pfingstbewegte Religionsgemeinschaft. Hier leben nur Oromos, in Djimma dagegen neben Oromos Amharen und Tigre (aus dem Norden Äthiopiens). Hier gibt es nur die christliche Religion. In Djimma leben Christen, Muslime und Heiden. Djimma ist eine laute Stadt mit Wirtshäusern und vielen Betrunkenen, die die Straßen unsicher machen«, berichtete Dirriba und verdeutlichte auf diese Weise seine Liebe zu Aira.

Der Gottesdienst am Heiligen Abend fand draußen neben der Kirche statt. Die Kirche faßte nicht alle Gemeindeglieder. Die Kirchenvorsteher hatten eine Schirmakazie, mit Kerzen und Bonbonpapier geschmückt, aufgestellt. Ein Lehrer führte ein Krippenspiel mit seinen Schülern vor der Gemeinde auf. Ein Engel mit Pappflügeln, auf denen die Firmenaufschrift »Rama, die gute Margarine« zu lesen war, verkündete die frohe Botschaft. Josef schimpfte Maria aus, daß sie für das kommende Baby nichts genäht und gestrickt hatte, und zankte sich bei der Volkszählung mit den Behörden. Die Leute lachten. Dann sangen kleine Schuljungen unter ihrem Schulmeister selbstgedichtete Weihnachtslieder. Nach dem Gottesdienst führte der Schulmeister seinen Kinderchor den Kirchenberg hinunter, zum Hospital. Ein Licht in der Hand, gingen die Kinder in langer Reihe singend hintereinander, um den Kranken die frohe Botschaft zu bringen.

17.1.1967 – Aus Nekamte kam ein böser Brief vom Gesundheitsamt. So ziemlich alles, was im letzten Jahresreport berichtet worden war, wurde angegriffen. Es wurden Listen und Statistiken

nachgefordert, die ich, abwesend in Deutschland, noch nicht zusammengestellt hatte.
Ich setzte mich ziemlich unlustig hin und schrieb einen sieben Seiten langen Bericht über die Arbeit der letzten zwei Jahre und fügte ihm genauso viele Seiten Statistiken bei, die das Herz der pingeligen Obrigkeit erfreut haben werden.

Der Entwicklungsdienst weiß, was er will

Ende 1966 ging Schwester Gundula in Urlaub nach Deutschland. Das Labor war verwaist, es lief ein Heilgehilfenkursus mit zehn Schülern, die unterrichtet werden mußten, im Krankenhaus schafften wir die Arbeit kaum. Die Missionsleitung bemühte sich um Ersatz und schickte zwei Helferinnen vom Deutschen Entwicklungsdienst nach Aira, eine Laborantin und eine Krankenschwester, die in der Poliklinik halfen und im Heilgehilfenkursus unterrichteten. Beide hatten feste Vorstellungen von der medizinischen Arbeit in der Dritten Welt. Sie lehnten Kirche und Mission ab, wir stülpten den Leuten das Christentum über und nähmen ihnen die innere Freiheit, sagten sie. Dabei bestanden schon festgefügte evangelische Gemeinden, als wir kamen. Das wußten sie nicht. Sie beanstandeten die tägliche Morgenandacht mit dem Personal, fanden die Gesundheitserziehung in der Bibelschule unnötig und den sonntäglichen Gottesdienst überflüssig. Obwohl wir nach außen hin gut zusammenarbeiteten, blieben den Patienten unsere unterschiedlichen Auffassungen nicht verborgen. »Haben die Gäste einen anderen Glauben?« fragte eine Kirchenvorsteherin harmlos. Sie nannte die beiden Damen »Gäste«. Als solche genossen sie eine Zeitlang eine gewisse Narrenfreiheit, und man sah ihnen manche Dinge nach und lächelte über ihre Unwissenheit, Unkenntnis und Andersartigkeit. Aber als »Gäste« waren sie im Grunde doch etwas Fremdes.
Nach einem halben Jahr fand in Addis Abeba ein sogenanntes Auswertungsseminar für alle Entwicklungshelfer statt, zu dem

zwei Herren aus Bonn gekommen waren. Die gemachten Erfahrungen wurden diskutiert und ausgewertet. Beide Herren, ein theologisch vorgebildeter Jurist und ein rothaariger Soziologe, besuchten anschließend für zwei Stunden Aira.
Nachdem sie im Schwesternhaus Bohnensuppe gegessen hatten, blieb ihnen gerade eine halbe Stunde Zeit, um sich mit uns über die Probleme, die die Zusammenarbeit zwischen Entwicklungshilfe und Mission mit sich brachte, zu unterhalten. Bevor wir zum Kern der Probleme vorgestoßen waren, mußten die beiden Besucher schon wieder abreisen. Später schrieben sie einen negativen Bericht über die Hermannsburger Mission, und die beiden Entwicklungshelferinnen wurden abgezogen. Der Mission wurde in dem Resümee vorgeworfen, die Mädchen hätten ihre Ideen nicht verwirklichen können, weil die Einheimischen nur auf Kirche und Mission ansprechbar gewesen seien.
Man hätte sie nicht in ein Missionskrankenhaus schicken sollen. Das wäre für alle Teile nervenschonender und besser gewesen.
Einige Monate später schickte der Deutsche Entwicklungsdienst Schwester Marianne nach Äthiopien, die den Wunsch geäußert hatte, mit der Mission zusammenzuarbeiten. Sie übernahm nach einer Einarbeitungszeit die Klinik in Tschallia, war eine interessierte, verantwortungsbewußte Mitarbeiterin, an die die Menschen in Tschallia und die Mitarbeiter der Mission noch gerne zurückdenken.

Gesundheitserziehung

7. 2. 1967 – An die wöchentliche Schwangerenberatung gewöhnten sich die Frauen nur langsam. Es kam immer wieder vor, daß Frauen unter der Geburt zu Hause starben oder so lange warteten, bis alle Hilfe zu spät kam. In dieser Woche hatten wir im Hospital zwei tragische Todesfälle. Eine junge Frau aus einem Nachbardorf hatte vor 14 Tagen ein totes Kind geboren und war krank geworden. Man trug sie ins Hospital, wo sie zwei Stunden

später starb. Am gleichen Tage trugen Männer eine bewußtlose Frau ins Hospital. Sie kamen aus einem drei Stunden entfernten Dorf, stellten das Bett auf die Veranda und verschwanden, bis auf einen alten Mann und eine junge, verlegen grinsende Frau. Sie hatte sich zur Abwehr unliebsamer Gerüche Eukalyptusblätter in die Nase gesteckt. Die Kranke, so erfuhren wir, lag schon drei Tage unter der Geburt, die sich dramatisch zuspitzte. Der Kopf des Kindes war zum Vorschein gekommen, dann trat ein Stillstand im Geburtsvorgang ein. Die werdende Mutter verlor das Bewußtsein. Erst jetzt wurde unsere Hilfe in Anspruch genommen. Es roch entsetzlich. Eine Stunde später starb sie. Der alte Mann stand etwas abseits, sein Gesicht in seiner Schamma vergraben. »Es war eine schmutzige Sache. Sie hatte keinen Mann«, sagte er, sah angewidert auf die Tote und spuckte aus. Warum, so fragten wir uns, war sie nicht früher zur Klinik gebracht worden? Eine Frage, die wir auch gerne an die Nachbarn der hilflosen Frau gestellt hätten.

»Es wird noch Jahrhunderte dauern«, meinte ein Heilgehilfe, der mit uns vergeblich versucht hatte zu helfen. Seine düstere Prognose traf zum Glück nicht ein.

Inzwischen ist die Beratung schwangerer Frauen ein selbständiger Zweig der missionsärztlichen Arbeit geworden, und die Menschen haben ihn angenommen. In allen Außenkliniken und im Hospital treffen sich an bestimmten Tagen die werdenden Mütter zur Untersuchung, Beratung und Behandlung. Die Zahl der pathologischen Geburten hat spürbar abgenommen.

Am kleinen Marktplatz in Aira befand sich in jeder zweiten Hütte ein Schnapsausschank. Vor anderen Hütten wehten rote Fahnen. Hier wurde nicht nur Honigwein und Schnaps ausgeschenkt, sondern hier gab es auch Mädchen, die von Lehrern, Heilgehilfen und Heilgehilfenschülern fleißig besucht wurden.

Es passierte an einem Freitagabend, daß sich ein Heilgehilfenschüler mit einem Arbeiter um eine Kaffeehausdame ein Handgemenge lieferte. Dabei schoß der Schüler dem Arbeiter in den

Unterleib. Der Angeschossene wehrte sich und brach seinem Widersacher den Unterarm. Die beiden wurden klinisch versorgt und das Internat nach der Pistole durchsucht. Die Waffe blieb unauffindbar.
Unser Häuptling freute sich über den unerwarteten Gerichtsfall, rückte mit seinem Gefolge an und eröffnete im Hospital seinen Gerichtshof. Er ließ alle Heilgehilfenschüler rufen und verhören, störte uns in der Arbeit, bis wir ihn schließlich mit Tisch, Papieren, Zeugen und Schreiberlingen an die frische Luft setzten. Zum Überfluß legte sich der Bezirksverwalter aus Gulisso noch ins Hospital, kurierte seine Pyelitis (Nierenbeckenentzündung) aus, und forschte nebenbei nach den Schuldigen. Die zusätzliche Schnüffelei paßte uns nicht. Den Schülern verboten wir, bis zur Klärung des Falles den Hospitalplatz zu verlassen. Sie gehorchten stillschweigend – wider Erwarten. Wir lösten den Fall schließlich auf unsere Weise. Wir versöhnten die beiden feindlichen Liebhaber, ließen einen Volleyballplatz anlegen, setzten Fortbildungsabende an und gaben den Schülern so viel Hausaufgaben auf, daß ihnen keine Zeit mehr für Marktspaziergänge blieb.

Der verschwundene Pastor

Kaum hatten wir uns von dem Gerichtsfall erholt, als uns ein zweites Ereignis aus der Fassung brachte. Um 6.30 Uhr wurde ich von dem Heilgehilfen Ato I. aufgeregt geweckt. Er war ein etwas pomadiger Mitarbeiter mit einem runden Vollmondgesicht, den nichts aus der Ruhe bringen konnte. Er hatte Nachtwache im Krankenhaus gehabt.
»Pastor Q. ist verschwunden. Ich wollte Fieber messen. Sein Bett war leer«, stotterte er verstört.
»Er hat überall gesucht«, fiel Schwester Annemarie ihm ins Wort, die ihm gefolgt war, »selbst im Eisschrank.«
Pastor Q. lag mit einer Tuberkulose im Krankenhaus. Noch am Tag zuvor hatte ich ihn gesehen, wie er auf der Bank saß und mit

dem Bezirksverwalter ins Gespräch vertieft war. Jetzt verstand ich nichts mehr. Was war passiert?
»Er wird schon wieder auftauchen«, beruhigte ich I. zunächst einmal. Kaum hatte ich das gesagt, als ein zweiter Pfleger mit wehenden Kittelschößen angehetzt kam. »Im Zaun haben wir einen Schlafanzugfetzen gefunden. Er muß über den Zaun gesprungen sein.« Seine Stimme überschlug sich vor Aufregung. War der Pastor plötzlich durcheinandergeraten? Gewiß, er war immer etwas sonderbar, trank keinen Kaffee, aß kein Teffbrot und sprach nur mit leiser, tonloser Stimme. Er war orthodoxer Priester gewesen und verheiratet. Dann starb seine Frau. Als orthodoxer Geistlicher hätte er nicht wieder heiraten dürfen. Er heiratete aber eine zweite, gut aussehende Frau, hatte mit ihr muntere Kinder und ein gutes Auskommen und wurde evangelisch.
Den ganzen Tag gab es nur ein Thema: die Flucht des Pastors Q. Bibelschüler und Arbeiter suchten ohne Erfolg die Umgebung Airas nach dem Verschwundenen ab. Ich mußte mich zwingen, den Patienten in der Poliklinik und im Krankenhaus zuzuhören, so schweiften meine Gedanken ab. Hätten wir besser aufpassen müssen? Der Bezirksverwalter spürte unsere Nervosität. »Warum regen Sie sich auf? Ihre Leute suchen doch den Busch ab. Ich kann bezeugen, daß er gestern noch ganz unauffällig war.« Der gutgemeinte Zuspruch tröstete mich wenig. Immerhin bestand die Gefahr, daß sich der Patient in einer Kurzschlußreaktion das Leben genommen hatte.
Um elf Uhr wurde es am Hospitaltor lebendig. Die Nachbarn und Bauern aus seinem Dorf hatten vom Verschwinden ihres Pastors gehört – das »Buschtelefon« bewies damit wieder einmal seine Leistungsfähigkeit. Jetzt standen sie bewaffnet mit Stöcken und Speeren vor dem Hospital, trommelten gegen die Pforte und forderten aufgeregt: »Wir wollen unseren Pastor wiederhaben.«
Qes Daffa gelang es schließlich, die aufgeregte Gesellschaft zu beruhigen, und nach einer Weile zogen sie wieder ab. Den Vermißten fanden sie zu Hause: Er lag im verdunkelten Zimmer auf dem Bett, war einsilbig wie immer und trank Milch.

Was war passiert? Im Morgengrauen war er tatsächlich im Schlafanzug über den Zaun des Hospitals gestiegen und aus Gründen, die ihm selbst unklar waren, ins Nachbardorf gelaufen.
Gemeindeglieder fanden den Verstörten. Sie wunderten sich über seine seltsame Kleidung und brachten ihn in sein Heim zu seiner Frau. Dort suchten wir ihn später auf und setzten die Behandlung fort. Allerdings kam er nie mehr wieder recht in Tritt und mußte vorzeitig pensioniert werden.

Tod der jungen Häuptlingsfrau

30. 3. 1967 – In einem Dorf wurde getrauert. Die Schwiegertochter des alten Häuptlings war nach einer Gallenoperation in Addis Abeba gestorben. Worqenesch, so hieß die Verstorbene, entstammte einer der ersten Familien der Provinz, war Mitglied der evangelischen Kirche und engagierte Christin. Sie kannte die Nöte und Sorgen der Dorfbewohner und nahm sich ihrer mit Herz und Verstand an. Worqenesch war Mutter von sechs Kindern, von denen eines an Tollwut gestorben war.
Dem Ehemann genügte eine Frau nicht; er amüsierte sich anderswo und machte aus dem Dorf einen Marktflecken mit Wirtshäusern und Bordellen. Die Animierdamen hatte er in Addis Abeba angeworben. Die Kunden ließen bei ihnen nicht nur viel Geld, sondern oft auch ihre Gesundheit. Er stritt sich mit dem Vater, der seinen Lebensstil mißbilligte. Der alte Mann mußte sich daraufhin anhören, er sei rückständig, denn ein moderner Markt könne ohne Bordelle nicht existieren. Er sei ein wahrhaft fortschrittlich denkender Mann, behauptete der Sohn von sich.
Seine Frau hatte wenig Einfluß auf ihn, sie litt schweigend und weinte viel. Aus der selbstbewußten und fröhlichen Person war eine verbitterte und verhärmte Mutter seiner Kinder geworden, die nach und nach allen Lebensmut verlor. Sie wurde krank und entschloß sich schließlich, ihr Gallenleiden in Addis Abeba operativ behandeln zu lassen. »Ich denke an meine Kinder«, sagte sie

resigniert, »sonst ist mir alles egal.« Im Haile-Selassie-Hospital starb sie.

Die Aussegnung der Verstorbenen fand in der überfüllten Dorfkirche statt. Vor dem Sarg kauerten die Kinder und nächsten Angehörigen. Zweimal wurde die Kirchentür aufgebrochen, und eine Menge laut klagender Menschen stürzte zum Sarg. Ein junger Lehrer rezitierte im trauernden Singsang ein selbstverfaßtes Gedicht, auf das die Trauernden weinend antworteten, sich verzweifelt hin- und herwiegend.

»Weh, Gifti. Wo bist du? Warum hast du deine Kinder weggeworfen? Sie schreien nach dir, und du hörst sie nicht (es wurden die Namen aller Kinder aufgezählt). Wach auf und antworte ihnen. Im Auto fuhrst du fort, im Sarg kehrtest du zurück. Wer gibt den Armen jetzt Brot? Komm zurück, Mutter der Armen, warum hast du sie verlassen? Sie kommen und bitten. Wo bist du? Warum hörst du sie nicht? Rede mit ihnen!«

Die Tote wurde in ein teures Zementgrab mit einer Marmorplatte gelegt, in die man ihr Bild einmauern ließ, direkt vor der Kirchentür. So behielt das Dorf sie im Gedächtnis.

Eine Versöhnung

3. 4. 1967 – Qenjasmatsch Plinkelauge aus Leqa-Sutschi befand sich in großen Nöten. Seine Hauptfrau war ihm weggelaufen und zu ihrem ältesten Sohn gegangen. Seine zweite Frau saß mißmutig zu Hause. Mit Sohn und Tochter hatte er sich überworfen. Jetzt kam er zu uns, schäkerte nicht mehr so wie sonst und zeigte mir die Quittung für die bezahlte Rechnung der Aira-Schule.

»Ich habe der Tochter die Schule bezahlt, habe immer für die Familie gesorgt, und jetzt sind alle gegen mich«, beklagte er sich bitter. »Ich brauche meine Frau. Mein Haus ist verkommen, der Hof ist verwildert. Agitu (so hieß die zweite Frau) wird mit der Arbeit nicht fertig. Jetzt hat mich meine erste Frau auch noch angezeigt, weil ich ihr kein Geld gegeben habe«, setzte er sein Klagelied fort.

Die orthodoxen Priester hatten vergeblich versucht, Vater, Frau und Sohn zu versöhnen. Qes Daffa habe er nicht um Hilfe bitten wollen, sagte er.
»Wenn Sie die evangelischen Christen einsperren und die Kirchen anzünden, können Sie nicht erwarten, daß Qes Daffa Sie mit Jubel begrüßt«, antwortete ich ihm.
»Schicken Sie meinen Sohn zurück. Wenn er kommt, wird auch meine Frau zurückkehren«, forderte er.
Ich überlegte. Der an sich hartgesottene Häuptling muß seinen Teil zum Zerwürfnis beigetragen haben. »So einfach geht das nicht, Qenjasmatsch. Man muß auch Ihre Frau und Ihren Sohn hören. Ich verspreche Ihnen, mich mit Qes Manfred und Qes Daffa zu beraten. Allein kann ich mit Ihnen nicht verhandeln.« Er war damit einverstanden.
Ich lud Mutter, Sohn und Schwiegertochter zu mir ein, um die andere Seite zu hören.
»Der Alte ist zu Ihnen gekommen, weil er genau weiß, daß Sie zu harmlos sind. Unsere vermögende Mutter hat das Schulgeld bezahlt. Er ist grausam und falsch, hat seine Frau betrogen, mir das Elternhaus genommen und mich enterbt. Er lügt, wann immer er den Mund auftut.« So urteilte der Sohn. Die drei waren aber schließlich zur Aussöhnung bereit.
Einige Tage später trafen sich die feindlichen Parteien in meinem Hause. Qes Daffa und Manfred Zach waren dazugekommen, um die Familie zu versöhnen. Fast sah es so aus, als ob alle Bemühungen umsonst waren. Denn der Sohn beschimpfte den Vater, der Vater den Sohn, die Mutter klagte ihren Mann an, der Mann warf ihr Friedensbruch, zänkisches Wesen und Untreue vor. Wir hatten ein ungutes Gefühl und wußten nicht, wer die Wahrheit sprach. Es dauerte fünf Stunden, bis die beiden Parteien sich geeinigt hatten. Die Mutter versprach zurückzukehren, der Sohn küßte dem Vater die Füße, und der Vater zog seine Drohung, ihn zu enterben, zurück.
Wir wußten sehr wohl, daß es nicht damit getan war, die feindlichen Parteien zu befrieden, sondern wir mußten auch weiter-

hin dafür sorgen, daß die »geflickten Nähte« hielten. So ritten wir eine Woche später zusammen mit der Mutter, dem Sohn und der Schwiegertochter zurück zum Hof des Qenjasmatsch. Der Alte erwartete uns schon. Seine zweite Frau hatte »Mulu« gekocht, um die Frau des Hauses damit zu bewirten. Sie lehnte ab. »Ich habe schlechte Zähne«, sagte sie. Warum so abweisend, fragte ich mich. Die junge Frau hatte der alten doch nichts getan. Das Personal erschien, fiel zu Boden, küßte der Herrin die Füße und begrüßte sie schluchzend. Diese ging in ihre trostlos leeren Räume, setzte sich wie eine Norne an die Wand und brütete vor sich hin. Der Ehemann stand schweigend in der Tür, nicht wie jemand, der sich auf die Rückkehr der Frau freut, sondern eher wie ein Triumphator, dem Genugtuung widerfahren war. Ich übergab dem Qenjasmatsch eine Oromobibel als Zeichen des Friedens. Er versprach, abends seiner Familie daraus vorzulesen. Während wir den Raum der zurückgekehrten Hausfrau richteten, Nachbarn, Freunde und die orthodoxen Priester die Herrin begrüßten, verschwand der Qenjasmatsch. Ich habe nicht alles verstanden, was in diesem Hause vor sich ging, aber gespürt, daß es noch ein Platz ohne Harmonie war.

Vierzehn Tage später erschien Qenjasmatsch Plinkelauge wieder im Hospital und beklagte sich, seine Frau stelle unverschämte Forderungen. Sie verlange ein Kleid und Schuhe.

»Na und? Sie ist doch Ihre Frau. Gehen Sie und kaufen Sie ihr schöne Sachen und machen Sie sie glücklich«, antwortete ich ihm. Diese Sprache verstand er.

Fünf Jahre später starb er in den Armen eines Dieners. Seine Hauptfrau hatte sich im Guten von ihm getrennt und lebte beim Sohn. Die zweite Frau versorgte ihn, so gut sie es konnte, von einigen Dienern unterstützt. Zur Beerdigung trafen sich Verwandte und Bekannte, Freunde und Feinde, um seinen Tod zu beklagen. Die Söhne zankten sich um das Erbe. Die junge Frau verließ mit ihren Kindern den Hof nicht, der langsam verwilderte und verkam.

5. 7. 1967 – Immer wieder kam es vor, daß Eltern Kinder zu uns brachten, denen wir nicht mehr helfen konnten. Oder es wurden dem Hospital Kranke anvertraut, denen die Angehörigen nicht mehr gewachsen waren. Etwas Lästiges loszuwerden, war auch ein Beweggrund. Da lag zum Beispiel eine todkranke, zwölfjährige Tochter eines reichen Häuptlings aus Gandji vor uns. Das Kind war schon seit Monaten bettlägerig, zum Skelett abgemagert, hustete und hatte überall Druckstellen. An beiden Oberschenkeln lag der Schenkelkopf frei. In einer großen Fleischwunde war das weiß-grau schimmernde Kreuzbein, bedeckt von schmutzigen Fleischwärzchen, zu erkennen. Das Gesichtchen des Kindes schien nur aus Augen zu bestehen. In ihnen stand das Leid der Welt. Zuerst ließen die unwissenden Eltern das Kind von herumziehenden Muslimen behandeln, beanspruchten darauf andere Zauberer, ehe sie sich an das Krankenhaus in Gimbi wandten. In diesem fortgeschrittenen Zustand wurde die Zwölfjährige jedoch nicht mehr aufgenommen. Jetzt betrachtete der Vater das Hospital in Aira als letzte Rettung. Mir wurde übel. Eine Schwester erbrach sich. Das Kind konnte nicht mehr gesund werden. – »Geld spielt keine Rolle, nehmen Sie es bitte auf«, bettelte der Vater.

»Warum hat er das Kind so verkommen lassen?« fragte einer unserer Heilgehilfen. Ja, warum? Sollte das Mädchen vielleicht ein Prüfstein für unsere Bereitschaft zur Barmherzigkeit sein? Mit Hilfe des Vaters pflegten wir das Kind noch 14 Tage, ehe es starb.

Ein alter Mann aus Leqa-Sutschi kam mit seinem 14jährigen Sohn zu uns. Bei diesem jungen Patienten hatten wir es mit einem bösartigen chronischen Tropengeschwür am linken Unterschenkel zu tun. Sie hatten den Krankheitsherd mit Blättern behandelt und mit Zeitungspapier verbunden. Der ganze Unterschenkel des jungen Mannes war gangrenös, der Fuß schwarz verfärbt. Und dann dieser penetrante Geruch!

Die Menschen muteten uns auch in diesem Fall allerhand zu. Auch dieser Junge hatte monatelang krank zu Hause gelegen, bis der Fuß anfing, regelrecht zu verfaulen. Als der Gestank nicht mehr auszuhalten war, brachten sie das Kind zu uns. Uns blieb nichts anderes übrig, als zu amputieren. Der Vater muß unseren heimlichen Vorwurf gespürt haben. Er warf sich jedenfalls in seinen erbärmlichen Lumpen zu unseren Füßen. Er sei arm und habe nicht gewagt, ohne Geld zum Hospital zu kommen. Wir nahmen den Jungen auf und ließen den Alten im Garten arbeiten. Untergebracht war er im Gästehaus, das unterhalb des Hospitals errichtet worden war. Wir wunderten uns, daß uns der Alte niemals um Geld bat. Wie der Mann wohl seine Existenz bestreitet, rätselten wir.

Der Junge wurde gesund. Die Werkstatt fertigte ihm Krücken an, und der Vater ließ ein Maultier kommen, um Fajera, so hieß der Junge, nach Hause reiten zu lassen.

Wir rechneten die Gartenarbeit ab, behielten etwas Geld für die Hospitalkosten ein und gaben den Rest dem Alten mit. Er verbeugte sich so tief, daß er fast seinen Sohn vom Maultier heruntergerissen hätte.

»Gott möge es Ihnen wiedergeben. Ich werde meinen Fajera zur Schule schicken. Sein Kopf ist ja gesund geblieben«, bedankte er sich überschwenglich.

Vier Wochen später traf ich den Alten bei einem Besuch in Leqa-Sutschi wieder. Er verschwand hinterm Zaun und äugte durch die Latten.

Ich fragte den Quenjasmatsch: »Das ist doch Fajeras Vater? Er sieht gar nicht so bedürftig aus.«

»Er ist einer der reichsten Bauern der Gegend, hat 60 Kühe und besitzt viel Land«, antwortete er.

Er hatte seine Kleider gewechselt, um im Hospital als armer Mann zu erscheinen. Die schauspielerische Leistung des Alten hat mich beeindruckt, so verwerflich ich seinen Geiz fand.

Es gab noch Gelegenheit, ihn wissen zu lassen, daß wir ihm auf die Schliche gekommen waren. Er hielt sein Versprechen, Fajera auf die Schule zu schicken. Das Schulgeld bezahlte der gerissene Schauspieler auf Heller und Pfennig.

1. 9. 1967 – Der Geschäftsführer der Christoffel-Blindenmission (CBM) Bensheim kam zu Besuch und leitete eine neue Zusammenarbeit ein. CBM hatte von dem reichlich, wo wir erheblichen Mangel litten: Geld. Um die laufenden Kosten im Hospital dekken, um die Kliniken aufbauen zu können, mußten wir mit jedem Pfennig rechnen. Projekte wie unsere Außenkliniken, ja selbst das Aira-Hospital waren in Deutschland noch nicht förderungswürdig. Es waren zwar Mittel vorhanden, nur nicht für uns. »Brot für die Welt« und andere Geberorganisationen investierten ihr Geld lieber in große Projekte wie etwa in die Handwerkerschule in Bedelle oder das Pastorenseminar in Addis Abeba.

»Wir wollen nicht kleckern, sondern klotzen«, hieß es. Unsere Arbeit war zu klein und unbedeutend. Später änderte sich die Einstellung der Verteilerausschüsse.

Wir waren sehr dankbar, daß die CBM uns die Hilfe für Augenkranke anbot. Bislang hatten wir uns nur um Erkrankungen des äußeren Auges wie Bindehautentzündungen, Verletzungen, Trachome, Hornhauterkrankungen gekümmert. Patienten mit Augenerkrankungen, die operativ behandelt werden mußten, wurden nach Addis Abeba in die Augenklinik geschickt, was nur die wenigsten befolgten, denn Transport- und Hospitalkosten waren sehr teuer. Jetzt sagte die CBM zu, die Kosten für die notwendigen Augenoperationen in Addis Abeba und die Transportkosten zu übernehmen.

Der erste Augenpatient, den wir auf Kosten der CBM nach Addis Abeba schickten, war ein junger Mann aus Nedjo mit Verdacht auf Hirntumor. Er hatte vor vier Wochen geheiratet und war wenig später erblindet. Unser Verdacht bestätigte sich. Es wurde ein inoperables Sarkom der Augenhöhle festgestellt. Der Mann kehrte nach Nedjo zurück, wo er bald starb. Der Funke Hoffnung war schnell erloschen.

Die Zusammenarbeit mit der CBM entwickelte sich positiv. Zahlreiche Augenkranke fanden Hilfe. In den ersten Jahren unserer

Zusammenarbeit kamen die Augenärzte nach Aira, untersuchten und behandelten die Patienten, später führten sie auch die notwendigen Operationen an Ort und Stelle durch. Das Hospital Aira stellte sich an solchen Tagen ganz auf die »Augenklinik« ein. Es wurden »Augenbetten« eingerichtet, und die Mitarbeiter machten Überstunden, um die zusätzliche Arbeit zu bewältigen.

Das beanstandete Kirchengebet

27. 10. 1967 – Ein Lehrer der Aira-Schule beanstandete das Kirchengebet, in dem für die Obrigkeit gebetet wurde. Man könne nicht für die beten, die sich öffentliche Gelder nehmen und sie verschleudern. Ärger mit dem Sohn eines einflußreichen Häuptlings veranlaßte den Lehrer zu der Kritik. Jener hatte Geld unterschlagen, den Brief seiner Mutter gefälscht und auf einem Marktplatz in der Nähe Bodjis einen reichen Händler zusammengeschlagen und ausgeraubt. Der Lehrer bestrafte den Täter mit einer Woche »Holzhacken«. Nach verbüßter Strafe ging er nach Hause, seine Mutter gab ihm Geld, damit er es ins Wirtshaus tragen und sich im Bordell austoben konnte. Dann kam er zurück nach Aira, ärgerte die Mitschüler und Lehrer. Er mußte aus der Schule entlassen werden, verschaffte sich aber mit vorgehaltener Pistole Zutritt zum Lehrlingsheim, wurde überwältigt und in sein Heimatdorf zurückgebracht. Die Mutter steckte ihrem kriminellen Sprößling erneut Geld zu, damit er bei Verwandten untertauchen konnte.

»Und für diese Leute wird gebetet?« fragte der Lehrer.

8. 11. 1967 – Der dritte Frauenkurs wurde mit einer kleinen Feier, viel Kaffee und Teschomes Einheitskeksen aus Mehl, Zucker und Backpulver abgeschlossen. Die »hygienischen Damen« lernten bei der Gelegenheit einen Kanon, der eine Art Zusammenfassung des Lehrstoffes darstellte. Die Damen »schmetterten«: »Bischan danfissa gaf hunduma. Ramo adjesudaf, bischan danfissa.« (Kocht das Wasser immerzu, um die Würmer zu töten, kocht das Wasser.)

»Aber wenn das Wasser keine Würmer hat, müssen wir dann auch kochen?« fragte die resolute Hada T. nachdenklich.
Obbo Digas Kinder nahmen das Lied, das ihnen die Mutter vorgesungen hatte, wörtlich. Sie gingen zum Fluß, füllten alle Töpfe und Gefäße mit Wasser und kochten es ab. Damit brachten die Eifrigen ihre Mutter in Verlegenheit, denn wie sollte sie nun kochen?

Der geborgte Bohrer

Heute morgen ist das Krankenflugzeug in Aira gelandet. »Wir brauchen eine Trage«, ließ uns der Pilot bestellen. Er hatte eine Frau mit einem Oberschenkelschaftbruch an Bord. Die Patientin war mir nur zu gut bekannt. Ich hatte sie nämlich an das Missionshospital in Nekamte überwiesen. Unser Hospital verfügte zwar über ein Extensionsgerät, um den Bruch zu richten, aber aus irgendwelchen Gründen war der notwendige Spezialbohrer zum Anlegen der Drähte nicht mitgeliefert worden. In einem Brief, den der Pilot mitbrachte, teilte der Kollege aus Nekamte mit, daß er die Patientin nicht behandeln könne, da ihm zur Zeit kein Chirurg zur Verfügung stehe. Das schwedische Missionshospital war inzwischen von der Regierung übernommen worden, nur die ärztliche Leitung lag noch in den Händen der Schweden. Aber die Arbeit konnte nicht in vollem Umfang aufrechterhalten werden, da die Behörden schon seit zwei Monaten kein Wirtschaftsgeld für den Betrieb überwiesen hatten.
Ich stand ziemlich ratlos vor der Patientin. Irgend etwas muß geschehen, sagte ich mir. Aber wie sollten wir ohne den Spezialbohrer arbeiten? Schließlich fragte ich Missionar Manfred Zach um Rat und ließ mir die Bohrmaschinen in der Tischlerwerkstatt vorführen. Ein ziemlich schweres Gerät, das zum Format unserer Drähte paßte, schien mir geeignet für den Eingriff. Aber wie sollte ich mit dem unhandlichen »Ungetüm« umgehen?
»Führen Sie den Draht, ich bohre. Ich muß mich nur einen Nachmittag einüben«, sagte Manfred Zach und löste die peinliche

Situation. Er ließ sich vom Markt einen Kuhknochen holen, der ihm als Übungsobjekt diente. Nach drei Stunden fühlte er sich einigermaßen sicher, so daß ich noch am Abend mit seiner Hilfe den Knochenbruch richten konntte. Die einzige Person, die bei der Prozedur nicht schwitzte, war die Patientin. Acht Wochen später ging sie zu Fuß nach Hause.

Anfang in Dapo-Gatscho

Vom »Mutterhaus« in Aira sind es nur 80 Kilometer Luftlinie bis Dapo-Gatscho. Mit dem Flugzeug bringt man sie in 20 Minuten hinter sich. Aber wir waren in der Regel auf die Straße angewiesen, und die schlängelte sich über 190 Kilometer durch die Landschaft. Um ans Ziel zu gelangen, mußten neun Stunden veranschlagt werden. Später wurde eine neue Straße durch den Busch geschlagen. Die Anfahrt nach Dapo-Gatscho verkürzte sich damit um 80 Kilometer. Aber auch auf diesem Weg mußte der Birbir-Fluß überwunden werden. Das Auto blieb am Ufer zurück, und Fährleute setzten uns mit ihren kiellosen Einbäumen über. Ich bevorzugte den etwas breiteren Zweisitzer, der mir eine einigermaßen trockene Überfahrt garantierte. Außerdem ließ sich in diesem Gefährt das Gepäck besser verstauen. Für das Übersetzen verlangten die Fährleute zunächst 25 Cents. Als das Geschäft florierte, stieg der Preis um das Doppelte.
Da uns damals noch kein Sprechfunk zur Verfügung stand, teilte ein Vorausbote unsere Ankunft in der Klinik mit. So konnte der Heilgehilfe auch dafür sorgen, daß am anderen Ufer Maultiere zum Weiterreiten zur Verfügung standen. Der Überlandritt zur Klinik dauerte dann noch einmal zwei Stunden. Ich freute mich jedesmal, wenn ich schon von weitem das private weiße Maultier von Hada Tschali erkannte, auf dessen Rücken ich bevorzugt die Reise fortsetzte. Es hatte einen leichten Gang, war friedlich und sicher, und ich fand den Sitz bequem wie einen Sessellift.

Ich habe diese Überlandreisen immer geliebt. Sie gaben mir Gelegenheit, mich zu entspannen. Ich bekam Abstand vom Hospitalbetrieb in Aira, von Not und Elend der Patienten. Statt Jammer und Klage drang das friedliche und gleichförmige Traptrap der Maultierhufe in meine Ohren. Natürlich ergaben sich bei den Ritten immer wieder auch Kontakte zur Landbevölkerung. Auf diese Weise lernte ich nicht nur das Land, sondern auch seine Menschen noch besser kennen. Bei der gemäßigten Fortbewegungsart konnte ich meine Blicke schweifen lassen. Gerne beobachtete ich die Affen, die sich in den Bäumen vergnügten. Gelegentlich ließ ich unsere Karawane anhalten, um am Wegesrand Orchideenknollen auszugraben, die ich zur Bereicherung des Hospitalgartens in Aira wieder einpflanzte.

Einmal passierten wir vor Dapo-Gatscho einen Galgen, an dem ein häßlicher, großer Pavian hing. Wie uns erklärt wurde, hatte er Mais gestohlen und war als unliebsamer Räuber von den Bauern getötet worden. Zur Abschreckung für seine Artgenossen baumelte der Kadaver nun an einer Baumgabel.

Der erste Bau auf dem grünen Hügel bestand im wesentlichen aus zwei bescheidenen Räumen, die an den Wänden und der Decke mit Matten ausgelegt waren, um die Hitze abzudämmen. Eine halbhohe Mattenwand trennte den kleinen Warteraum vom Arbeitsplatz des Arztes. In dem »Wartezimmer« hatten höchstens sechs Personen Platz. Weitere Patienten mußten draußen unter den Bäumen lagern, bis sie an der Reihe waren. Bei meinem ersten Besuch schlief ich im »Wartezimmer«. Ich wurde entsetzlich von Wanzen zerbissen und fror fürchterlich.

»Das hört auf. Ich werde eine kühle Mitarbeiterhütte für 30 Äthiopische Dollar bauen«, tröstete mich unser Baufachmann Ato Kifle.

Neben der Wellblechklinik war ein tiefes, breites Loch gegraben und mit Balken abgedeckt worden. Darüber errichteten die Leute ein Grashaus mit drei Abteilungen. Zur Verfügung standen zwei »Stehplumpstoiletten« für Personal und Patienten sowie ein Badezimmer. Zur Ausrüstung des »Badezimmers« gehörten der übliche Kleidernagel an der Tür, ein Topf zum Wasserschöpfen, Eimer und Schüssel.

Fatana, ein zwölfjähriger, flinker »Wildwuchs« sorgte fürs Wasser und hütete den Wasseresel, der das kostbare Naß transportierte. Eine Brausekanne war zwar bestellt, aber noch nicht geliefert worden.

Übrigens Fatana: Als uns der Knabe zum erstenmal erblickte, rannte er laut schreiend und kreischend weg und versteckte sich in einem Maisfeld. Man hatte ihm erzählt, die Weißen würden die kleinen braunen Buben fressen.

Der Heilgehilfe in Dapo-Gatscho mußte sich mit illegaler Konkurrenz auseinandersetzen. Auch hier trieb ein selbsternannter Heiler sein Unwesen, der Kranken allerlei Medizin injizierte, am besten gleich durch die Hose, um Zeit zu sparen. Er verkaufte auch Medikamente.

Ato Kifle hat Wort gehalten. Bei einem meiner folgenden Besuche konnte ich in das versprochene Mitarbeiterhaus einziehen. Was spielte es schon für eine Rolle, daß die kalkulierten Baukosten um 15 Äthiopische Dollar nach oben geklettert waren? Da stand eine kleine, runde Grashütte ohne Fenster. Da genügend Helligkeit durch die weit auseinanderstehenden Wandhölzer hereinfiel, hatte der Baumeister auf Fenster verzichtet.

»Das ist Ihr Raum. Als Frau steht Ihnen ein Einzelzimmer zu«, erklärten die drei Mitarbeiter übereinstimmend und stolz. Das Einzelzimmer war ein abgeteilter winziger Raum, der Platz für ein Feldbett, eine Tasche und meine Füße bot. Die Betten für die Männer standen hinter der Abtrennung an der Wand. Das »Herrenzimmer« diente auch als Aufenthaltsraum. Wir saßen auf Bänken um den roh zusammengezimmerten Tisch. Über uns baumelte eine »Florence-Nightingale-Lampe«, wie wir die ordinäre Stall-Laterne nannten. Sie bot gerade genug Licht, um Listen zu führen, Bestellungen zu notieren. An diesem Tisch führten wir auch unsere Mitarbeiterbesprechungen durch und empfingen Besucher. Oft setzte sich Hada Tschali, Frau des Häuptlings und unsere Nachbarin, zu uns. Sie brachte Milch und Farsso mit und hielt ein Schwätzchen mit uns.

Der kleine Klinikraum in der Wellblechhütte diente sonntags auch als Kirche. Die Gottesdienste zogen viele Menschen an. Manche kamen aus reiner Neugier, manche aus echtem Interesse. Der Häuptling und seine Familie erschienen jedoch nie.
Oft plagten mich Zweifel, ob wir und unsere Mitarbeiter mit all unseren menschlichen Schwächen die richtigen Leute waren, das Evangelium nach Dapo-Gatscho zu bringen. Warum versuchten wir nicht, mit der orthodoxen Kirche zusammenzuarbeiten? Waren die evangelischen Gemeinden überhaupt dazu bereit? Es gab noch viel Zauberei und Aberglauben in Dapo-Gatscho. Umfragen ergaben, daß über 80 Prozent der Bevölkerung (Muslime ausgenommen) in Not und Krankheitsfällen zum Qalu gingen. Blieb der Regen aus, beschuldigte man die Leute aus Aira, sie hätten mit ihrem neuen Glauben den Regen vertrieben, oder die Schwester (das war einige Jahre später) habe abends beim Rundgang um die Klinik mit einem Leuchtball (es war eine einfache Camping-Gaslampe) den Regen erschreckt. Die Einwohner des Ortes rotteten sich zusammen, zogen mit Knüppeln und Speeren bewaffnet zum Häuptling und forderten Regen. Er wies sie zurecht, beruhigte die aufgeregten Gemüter und schickte sie nach Hause. In der gleichen Nacht regnete es. Gott sei Dank!
Wir lebten schon über 14 Jahre in Wollega. Aber was wußten wir eigentlich von den Menschen? Die Leute in Dapo-Gatscho konnte man mit den Leuten von Aira und Tschallia nicht vergleichen. Hier waren sie unverbildet, offen, unbekümmert, anspruchslos, dreist, selten beleidigt und hatten ihre eigene Ethik. In Aira und Tschallia dagegen forderten die Leute, sie hatten etwas gelernt und mehr gesehen. Vielleicht hatten wir in ihnen Wünsche geweckt? Sie waren empfindlich und stolz, sie verglichen ihr Leben mit unserem und kamen darüber ins Fragen.
War es recht, daß der Evangelist die Leute in Dapo-Gatscho mit wenigen Worten aburteilte: »Sie sind faul, dumm und Diebe?«
Als ich in Dapo-Gatscho einen kleinen Jungen nach dem Beruf des Vaters fragte, gab er mir strahlend zur Antwort: »Mein Vater ist ein Dieb.« Mir verschlug es den Atem. Aber der Knirps fuhr

unbeirrt fort. »Na und? Stehlen ist eine gute Arbeit. Mein Vater ist klug, stark und mutig und sorgt für unser tägliches Brot.«
Unsere Hausgehilfen stahlen wie die Raben und hielten sich nie länger als einige Monate. Manche entwickelten eine Perfektion darin, Dinge an sich zu bringen, die sie reizten. Ein Schloß wurde meistens respektiert. Wie oft brachten wir die Menschen durch unseren Leichtsinn, Dinge herumliegen zu lassen, in Versuchung. Dinge, die wir besaßen, waren in ihren Augen wertvoll. Uns gehörte viel, ihnen sehr wenig. Wie oft weckten wir durch unseren Reichtum Begehren und wurden damit schuldig an den Menschen. Als sich christliche Gemeinden bildeten und die Gemeindeglieder im Konfirmandenunterricht die Zehn Gebote hörten, änderte sich manches. Aber wie lange dauert eine Umkehr zum evangelischen Glauben?

Die geraubte Braut

29. 1. 1968 – Schwester Vera von Mengden, die für die Tschallia-Klinik verantwortliche Schwester, ging nach Deutschland zurück und wurde durch Schwester Marianne ersetzt. Die Tochter des Häuptlings von Tschallia, die in Deutschland Krankenpflege gelernt hatte und gut Deutsch sprach, war zurückgekommen und half Schwester Marianne über die Anfangsschwierigkeiten hinweg.
Das junge Mädchen war mit dem Direktor der Aira-Schule verlobt. Die Eltern stellten sich gegen diese Verbindung. Der Vater träumte davon, seine Tochter werde Medizin studieren; der Mutter war der Schulleiter nicht gut genug.
Der Bräutigam drängte auf die Hochzeit und hielt bei den Eltern um die Hand der Tochter an, die sie ihm ausschlugen. Freunde und Pastoren versuchten zu vermitteln, der junge Mann sei intelligent, käme aus einer guten Familie, habe einen Beruf und sei Christ. Das Mädchen hatte eine rundum gute Wahl getroffen, aber die Eltern blieben hart.

Das junge Paar ließ sich von seinen Plänen nicht abbringen. Der junge Mann entschied sich für die »Winkehe«. Er fuhr nach Tschallia, lud die Häuptlingstochter in ein Auto, und von Aira aus ging es nach Addis Abeba, wo sie heirateten und sich kirchlich trauen ließen. Einige Wochen später brachte das kleine Missionsflugzeug ein glückliches junges Paar zurück nach Aira.
Die Brauteltern grollten immer noch und brachen die Verbindung mit Tochter und Schwiegersohn ab. Wieder versuchten Freunde zu vermitteln. Dann erkrankte der Vater schwer und mußte stationär im Hospital behandelt werden. Fast schien es so, als ob die Krankheit ihn versöhnlicher gestimmt hätte. Mit der zurückkehrenden Gesundheit kehrte jedoch der Groll auf seine Kinder zurück.
Wenn ich nach Tschallia fuhr, versäumte ich es nie, die Eltern aufzusuchen, um vom Hospital, von der Schule und vom Direktorenehepaar zu erzählen. Einmal brachte ich ein Foto von der bildhübschen jungen Frau mit und ließ es wie zufällig auf dem Tisch liegen. Sie gingen kaum auf mich ein, verharrten in eigensinnigem Schweigen, nur das Foto nahmen sie, warfen einen Blick auf das Bild, legten es sehr schnell weg, nahmen es wieder ...
»Sie können es haben. Es ist ein sehr gelungenes Bild«, sagte ich.
Der Vater warf mir einen unsicheren Blick zu, nahm das Foto, steckte es in seine Tasche, ohne Kommentar.
Dann wurde das erste Kind, ein Sohn, geboren. Ich fuhr nach Tschallia und ließ die Häuptlingsfrau rufen.
»Ich habe eine gute Botschaft für Sie. Was bekomme ich, wenn ich sie Ihnen sage?« feilschte ich.
»Wie geht es der Tochter?« fragte die Mutter sehr direkt.
»Sie hat einen Sohn bekommen, und Sie sind Großmutter geworden«, sagte ich und fuhr fort, ohne auf die rollenden Tränen der Mutter zu achten: »Aber da, wo Sie sitzen sollten, um der Tochter bei der ersten Entbindung beizustehen, saß nun Frau Wesenick (Frau eines Missionars). Nach der Poliklinik komme ich zu Ihnen. Sie werden sicher Ihrer Tochter etwas mitgeben wollen.«

Als ich die unversöhnliche Großmutter auf dem Nachhauseweg aufsuchte, war ein großer Topf Marqa (Brei) gekocht worden, und drei Flaschen Dadi standen bereit.
»Mein Mann darf das nicht wissen«, sagte sie und brachte selbst den Topf und die Flaschen zum Auto. Erst einige Monate später söhnten sich die Eltern mit Tochter und Schwiegersohn aus.

Falschgeld

15. 2. 1968 – »Passen Sie auf. Es sind falsche Fünfziger im Umlauf«, begrüßte uns unser Hospitalsekretär. Obwohl der silberne Schilling (im Wert ein halber Äthiopischer Dollar) mit dem Kaiserbild schon seit Jahren außer Kurs gesetzt worden war, wurde im Inland immer noch damit bezahlt.
»Was sollen wir mit dem Papiergeld? Die Ratten und Mäuse fressen es. Man kann es noch nicht einmal vergraben«, klagten die Bauern. So waren die Silberlinge in der Provinz nicht ausgestorben. Der Schilling wurde als eine Art Rarität teuer und stieg im Wert. Auf den großen Märkten konnte man Papiergeld gegen Schillinge eintauschen und verlor bei zehn Äthiopischen Dollar einen, zeitweise sogar zwei bis drei Dollar.
Wenn wir nicht aufpaßten, wurde unsere Hospitalveranda zur Wechselstube. Es hatte sich nämlich als Gerücht herumgesprochen, daß das Hospital Papiergeld annimmt, weil es seine Ware aus der Hauptstadt bezieht, wo die Schillinge nichts gelten. Das war nur die halbe Wahrheit, denn wir waren auf das Hartgeld angewiesen, wenn wir auf den Märkten Getreide, Eier, Fleisch, Butter kaufen wollten oder Angestellte und Arbeiter ausbezahlen mußten.
Die Zahltage wurden zur Nervenprobe. Die Arbeiter weigerten sich, Papiergeld anzunehmen; wir hatten nicht genug Schillinge. Weil die Silberlinge offiziell ungültig waren, durften wir die Patienten noch nicht einmal ermuntern, in Hartgeld zu bezahlen.
Jetzt hatten einige Schlaumeier auch noch Falschgeld fabriziert. Die falschen Schillinge waren von den echten Schillingen nur

durch ihr Gewicht und den scheppernden Ton, den sie beim Auffallen auf Stein von sich gaben, zu unterscheiden.
Auf dem Schreibtisch in der Verwaltung lag ein Ziegelstein, auf dem unser Sekrektär jeden Schilling testete. Im Zweifelsfalle warf er ihn auf den Zementfußboden und rief uns zu: »Was meinen Sie, ist er echt?«
Das Geklimpere und Gescheppere machte uns nervös, den Sekretär gespannt und die Patienten vergnügt, besonders dann, wenn sie hörten: »Er ist gut.«
Einige Jahre später verschwand das Falschgeld, und die Inlandwährung wurde mit der offiziellen Währung endgültig abgestimmt.

Sorgen mit einem Evangelisten

13. 5. 1968 – Ato Kifle und Hakim Goldzahn schickten mit einem »Eilboten« – er war zwei Tage unterwegs – einen Brief und baten uns, nach Dapo-Gatscho zu kommen. Sie machten sich Sorgen um den Evangelisten. Am kommenden Morgen flogen Qes Tasissa und ich mit der kleinen MAF-Maschine ab, um an Ort und Stelle die Lage zu prüfen.
Der Evangelist lebte mit der schwarzen Abebetsch, einer jungen Frau, die die Männer als Kochfrau eingestellt hatten, alleine im Wellblechschuppen. Er hatte sich von seinen beiden Freunden zurückgezogen. Auf deren Drängen war ein Ehevertrag mit der Kochfrau pro forma abgeschlossen worden. Das Essen wurde danach schlechter. Während Ato Kifle und der Heilgehilfe ihren Gürtel enger schnallen mußten, nahm der Körperumfang des Predigers beträchtlich zu. Die Lage spitzte sich zu, als Medikamente vermißt wurden und die Tageskasse, die der Evangelist verwaltete, nicht mehr stimmte. Daraufhin markierte einer der beiden Männer die von der Klinik eingenommenen Dollarscheine. Siehe da, am Nachmittag zog sie Ato Kifle aus der Hosentasche des Evangelisten.

»Das können wir nicht durchgehen lassen. Es ist nicht unser Geld«, sagte er und entschloß sich, uns den Eilbrief zu schicken.
Die Atmosphäre in Dapo-Gatscho war spannungsgeladen. Der Evangelist konnte weder Qes Tasissa noch mir in die Augen sehen und versuchte, uns aus dem Wege zu gehen. »Wie lange betrügst du die Klinik schon?« fragte ich ihn. Er wurde schwarz (Zeichen des schlechten Gewissens). Mit einer Engelsgeduld vermahnte ihn Qes Tasissa, er müsse einsehen, daß er in Dapo-Gatscho nicht bleiben könne. Er gab ihm den Rat, mit seiner Frau nach Aira zu kommen, um dort alles weitere klären zu können. Der Evangelist sah an uns vorbei und gab keine Antwort.
»Ich glaube nicht, daß ihm überhaupt etwas an einer Klärung liegt. Er ist tief gefallen, daß es ihm jetzt nichts mehr ausmachen wird, sich mit einer Bande zusammenzutun. Der Beruf eines Diebes ist hier kein ehrenrühriger«, meinte Qes Tasissa. Er kannte seine Leute und behielt mit seiner Vermutung recht. Der Evangelist ließ sich als »wilder Heilgehilfe« nieder.
Wir verbrachten eine schlaflose Nacht bei trommelndem Regen. In dieser Nacht verschwand der Evangelist mit seiner schwarzen Abebetsch und zwei Eseln, die hochbepackt waren mit Haushaltsgut, Getreide und Kartons.
»Gut, daß Imiru (so hieß der Evangelist) fort ist«, sagte Hada Tschali, die von dem Vorfall gehört hatte. »Er konnte gut und schnell arbeiten, aber seine Amala (Sitte, Charakter) war schlecht. Er hat unsere Leute verdorben.«

Hospitalwäsche auf dem »schwarzen Markt«

25. 5. 1968 – Im Hospital trieben Diebe ihr Unwesen. Das Reinmachpersonal behauptete, die Heilgehilfen und Heilgehilfenschüler stehlen; diese wiederum beschuldigten das Reinmachpersonal. Auf dem Markt in Aira ging ein blühender Handel mit unserer Hospitalwäsche vor sich. Mindestens 20 Leute trugen weiße Leinenhemden, die unseren Patienten als Nachthemden dienten.

Auf dem Rücken waren sie mit den riesengroßen Buchstaben H. A. (Hospital Aira) gekennzeichnet. Wie kamen die Hemden in den Handel?
Bei Nachforschungen stellte sich heraus, daß der Hospitalwäscher und die Gartenjungen die Hemden herausgegeben hatten und der Klojunge als Verkäufer fungierte. Nicht nur Nachthemden standen auf unserer Liste abhandengekommener Gegenstände. Auf der Männerstation verschwand regelmäßig Bandwurmmedizin. Als der Verlust bekanntgegeben wurde, tauchte ein Teil der Medikamente wieder auf. War es den Dieben zu heiß unter den Füßen geworden? Eine neue, wertvolle Chirurgenschere fanden wir auf dem Waschplatz wieder. Ein Mitarbeiter ließ sich damit gerade seine sperrigen Locken schneiden. Es blieb nicht aus, daß die Welle der Hospitaldiebstähle Dorfgespräch wurde. Das kam auch dem Bezirksverwalter von Gulisso zu Ohren. »Ich will Ihnen helfen, die Diebe zu finden«, teilte er uns mit und kletterte aus seinem Jeep.
Wollte er uns wirklich helfen? Die Bevölkerung wurde zu einem »Idili« (Volksgericht) zusammengerufen. Von jedem der Erschienenen erhob der Verwalter ein Eintrittsgeld. Im Anschluß an das Gericht füllten sich das Aira-Gefängnis und die Scheunen des Häuptlings mit Dieben. Der Fortgang des Verfahrens bestand darin, daß sich die Inhaftierten wieder freikaufen konnten. Der Jeep des Bezirksverwalters füllte sich mit klimpernden Schillingen; er sah sich danach in die Lage versetzt, ein Haus zu bauen. Die Diebereien im Hospital hatten nach seinem Auftritt zwar ein Ende, aber niemand wußte, wer nun eigentlich der größte Dieb gewesen war.

»Das Kind hat den Teufel«

9. 6. 1968 – Eine Hagelwolke entlud ihre Wassermassen auf das Hospitaldach und durch die undichten Wellbleche. Eimer und Wannen reichten nicht aus, den Wassersegen aufzufangen. Wenig-

stens der kleine Batscha hatte sein Vergnügen an der plötzlichen Flut. Er stampfte jauchzend mit bloßen Füßen durch die Pfützen und schöpfte mit einem Eßlöffel Wasser in einen kleinen Wassereimer.

Beim Anblick des spielenden Kindes fiel mir eine stereotype Rede an die Missionsleute ein, die ich schon oft vernommen hatte: Der Afrikaner ist viel glücklicher, wenn ihr ihn laßt, wie er ist. Gehören Leiden und Krankheit, Armut und Not, Gebundensein an Zauberei und dämonische Mächte, Angst und Unordnung auch zum Glücklichsein? Warum antworteten die Leute auf unsere Frage »Warum wollt Ihr evangelisch werden?« immer das gleiche: »Wir waren krank und wollten Hilfe. Der Zauberer ist zu teuer. Er hat uns nicht geholfen. Wir haben gehört, die evangelische Kirche hilft den Armen, Kranken und in Not Geratenen.«

Dabei fällt mir die Geschichte eines kleinen, dünnen Jungen ein. Die Mutter trug das schwerkranke Kind sechs Stunden von Ale-Kobera nach Aira. Mit auf dem Marsch befand sich ihr elfjähriger Sohn, der die Marschverpflegung transportieren mußte. Sie bestand aus drei Bananen, einer Kalabasse mit Quark und einer Flasche Wasser. Der kleine Troß war in einen Regenguß geraten und stand nun tropfnaß im Untersuchungszimmer.

Ich fragte nach der Krankengeschichte Tajes. »Er hat den Teufel«, antwortete die Mutter und lachte eigentümlich.

Das Kind litt unter hohem Fieber; Milz und Leber waren nicht in Ordnung. Es bestand Verdacht auf Typhus. Der Mutter und dem kleinen Patienten wurde ein Einzelzimmer zugewiesen. Einerseits war Taje kaum ansprechbar, andererseits zeigten sich bei ihm Anfälle, bei denen er schrie und tobte. Als ich mit Medizin in das Zimmer trat, bestürmte mich die Mutter mit dem Ausruf: »Ich kann den Jungen nicht hüten!« Sie berichtete mir, wie Taje mit gellenden Schreien und verschreckten Augen aus dem Bett gesprungen sei und versucht habe, sich zu verstecken. Litt er unter Angstzuständen? Seine gestammelten Worte – »Geh, geh! Ich will dich nicht. Er hat mich« – ließen das vermuten.

Mir war klar, daß die Mutter dem Kind in diesem Zustand nicht gewachsen war. In der Situation war es hilfreich für uns, daß sich der Patenonkel Tajes, Ato Margo, ein Lehrer an der Aira-Schule, in der Nähe aufhielt. Er genoß als »Nama turu« (guter Mann) Ansehen. Wir riefen ihn und baten, er möge sich um den Jungen kümmern. Er setzte sich zu Taje, erzählte ihm Geschichten und betete mit ihm. Nach einer Weile beruhigte sich sein aufgewühltes Gemüt.
Die Mutter hatte unterdessen Gelegenheit, uns die Geschichte der Familie zu erzählen, auf die sie zögernd zu sprechen kam. Vor drei Jahren war ihr Mann und Vater ihrer Kinder gestorben. Er hatte sich einem Qalu verschrieben, ihm Frau, Kinder, Haus und Hof und allen anderen Besitz vermacht. Das hatte zur Folge, daß die Frau nach dem Ableben ihres Mannes in Knechtschaft des Qalu stand. Sogar die Kinder waren verpflichtet, für den »Geistermann« zu arbeiten. Der ältere der beiden Söhne weigerte sich jedoch, ihm zu dienen. Folglich mußte der kleine Taje umso mehr schaffen.
Im Hospital kamen wir überein, die Mutter erst einmal zu Bekannten in Obhut zu schicken. Der Patenonkel sollte seinen Beistand für Taje in Ruhe fortsetzen. Er übernahm die Pflege des Kindes, das sich nach und nach erholte. Nach drei Wochen konnten wir ihn entlassen. Ato Margo versprach uns, seine Fürsorge weiter aufrecht zu erhalten. Er hielt sein Versprechen.

Haushaltssorgen

28. 7. 1968 – Im Haushaltsplan für 1968 wurden zwei Drittel des Budgets gestrichen. Es blieb noch nicht einmal genug, um die Kosten des laufenden Betriebes zu decken. Unsere Rettung war das »Deutsche Institut für Ärztliche Mission« in Tübingen, das mit Medikamentensendungen durch die Engpässe half.
In der angespannten Situation wurde im Kollegium vorgeschlagen, die Klinik in Kone zu schließen. Es herrschte unter uns die

Meinung vor, der personelle und finanzielle Aufwand des Betriebes dort sei zu teuer. Verglichen mit den Regierungskliniken war Kone allerdings eine gute Einrichtung. Da die Eröffnung der Klinik eine Vorbedingung für die Genehmigung weiterer von uns geplanter Einrichtungen dieser Art war, konnten wir die Tätigkeit in Kone nicht einfach beenden. Also ging es trotz fehlender Mittel erst einmal weiter.

Die Kirche hat für den fortgelaufenen Evangelisten in Dapo-Gatscho einen jungen äthiopischen Theologen dorthin abgeordnet. Er nahm seine Arbeit mit viel Schwung und Phantasie auf und stellte sich auch als nützlicher Gesprächspartner für unseren Heilgehilfen heraus.
»Sie haben uns einen Paulus geschickt. Unsere Leute hören auf ihn«, sprach sich Ato Ragassa lobend über den neuen Mitarbeiter aus.
Der junge Pastor ließ offenbar nichts an Fleiß und Umsicht vermissen. Er hielt den Patienten morgens nicht nur die Andacht, sondern half auch dem Heilgehilfen bei der praktischen Arbeit in der Klinik. Die Veranda der Klinik diente ihm sonntags beim Gottesdienst als Kirche. Seiner Verkündigung des Evangeliums hörte gerne auch der orthodoxe Priester des Dorfes zu.
Die personelle Verstärkung in Dapo-Gatscho ließ es zu, unseren Heilgehilfen mit einer Umfrage zu beauftragen. Wir hatten einen langen Fragebogen ausgearbeitet, in dem die Patienten nach der Religion, Vorstellungen über Leben und Tod, den sozialen Verhältnissen, der Ernährungsweise und ihrem persönlichen Leben befragt wurden. Der Interviewer widmete sich jedem Patienten rund 20 Minuten. Das Ergebnis der Umfrage war deprimierend. 95 Prozent der Befragten waren Analphabeten, alle waren Bauern, aber nur zu 65 Prozent konnten den jährlichen Nahrungsmittelbedarf aus eigener Ernte decken. In jeder Regenzeit mußte zugekauft werden. Die Ernährung war einseitig. Es wurde nur Mais angebaut. Der bessere, eisenhaltige, teure Teff wurde in dem von Dapo-Gatscho 30 Kilometer entfernten Ort Dupa

gekauft. In fast allen Familien blühte das Schnapsgewerbe, in den christlichen Familien mehr als in den muslimischen Familien. Im Krankheitsfalle gingen die Leute zum Zauberer, oder man ließ die Patienten unversorgt liegen. Die sanitären Verhältnisse waren katastrophal. Fast alle Kranken waren hochgradig anämisch (blutarm), eine Folge der einseitigen Ernährung mit Mais und der starken Verseuchung mit Darmparasiten (Hakenwürmer, Spulwürmer, Amöben). Für uns war die Erhebungsarbeit aufschlußreich und interessant, wenngleich wir uns davor hüteten, das Ergebnis absolut zu nehmen. Aber der Versuch trug dazu bei, die Situation der Landbevölkerung besser zu verstehen.

Der Unfall

20. 9. 1968 – Wenn ich den letzten Monat aus meinem Tagebuch ausradieren könnte, um ihn damit ungeschehen zu machen, täte ich das gerne. Aber das, was geschehen ist, läßt sich nicht einfach wegwischen: Am 7. September ist Schwester Gundula Fröse beim Baden im Langano-See ertrunken. Sie war eine ausgezeichnete Mitarbeiterin in der missionsärztlichen Arbeit und stand mir auch menschlich sehr nahe.

Die Verunglückte hatte vor, nach Deutschland zu fliegen, um eine ernsthafte Erkrankung auszukurieren. Die Ausreisepapiere waren beantragt. Sie wollte die Zeit bis zum Abflug überbrücken und fuhr mit Bekannten zum Langano. Er liegt 200 Kilometer von Addis Abeba entfernt und gehört zum ostafrikanischen Grabenbruch. Mit seinem weichen, in der Farbe wechselnden Wasser, den buschigen Ufern und den Schirmakazienwäldern, die ihn umgeben, ist der See ein Ferien- und Wochenendparadies, nicht zu vergessen die vielfältige Vogelwelt, auf die man in dieser Region stößt. Die Menschen, die hier leben, gehören zu den Arussi. Sie sprechen Oromo.

So schön der See ist, so heimtückisch kann er sein. In jedem Jahr forderte er Opfer. Erst vor vier Wochen waren zwei Europäer

mit ihrem Schlauchboot in einer Strömung auf dem See gekentert. Einer konnte sich schwimmend retten, der andere wurde drei Wochen später tot ans Ufer gespült.
Dann geschah das Unglück mit Schwester Gundula. Engländer, die in der Nähe des Badeplatzes in einem Ferienhäuschen Urlaub machten, hatten an dem betreffenden Tag eine gute Schwimmerin mit einer weißen Badekappe beobachtet. Ihren Berichten zufolge konnte vom Ufer aus nicht festgestellt werden, ob es sich um eine Äthiopierin oder eine Ausländerin handelte.
So ließ sich nur vermuten, daß die Schwimmerin Schwester Gundula war. Die Engländer sprangen sofort in ein Boot, als die weiße Kappe plötzlich von der Seeoberfläche verschwunden war. An der Unglückstelle konnten sie aber die Schwimmerin nicht entdecken und mußten nach vergeblicher Suche zurückkehren.
Die deutsche Botschaft erhielt eine Benachrichtigung. Ein Botschaftsvertreter fuhr mit seinem kleinen Sohn zum Langano, nahm die Personalien der Verunglückten auf und veranlaßte ein Fernschreiben an den Bruder von Schwester Gundula in Pinneberg. Mitarbeiter der Mission suchten zwei Tage und drei Nächte am Ufer nach der Verschwundenen. Wir klopften das Gestrüpp ab, untersuchten Felsspalten. Während dieser Suche dachte ich an Schwester Gundulas Mutter. Sie hatte ihren Mann im Zweiten Weltkrieg verloren. Er war auf eine Mine gefahren. Die Mutter hatte ihm einen Gedenkstein gesetzt. Sollte sie den Namen der Tochter hinzufügen müssen?
Am dritten Tag – es war am Morgen gegen sieben Uhr – sahen wir durch das Fernglas etwas Weißes, das auf der spiegelblanken Seefläche schwamm. Unsere Leute fuhren sofort mit dem Boot hinaus. Wenig später trug einer der Missionare die Ertrunkene an Land. Die einheimische Polizei erschien und ordnete an, die Tote zur Obduktion ins Menelik-Krankenhaus nach Addis Abeba zu überführen. Dort wurde der Totenschein mit dem Hinweis »Tod durch Ertrinken« ausgestellt und der Leichnam zur Beerdigung freigegeben. Pastor Hans-Otto Harms, der Feldleiter der Hermannsburger Mission in Äthiopien, hielt in der deutschen Kirche

der Landeshauptstadt die Traueransprache. Er legte den Choral »Mitten wir im Leben sind von dem Tod umfangen« aus.
Nach diesem Unglücksfall hatte ich die Lust verloren, meinen alten Plan, in diesen Tagen nach Kenia zu reisen, zu verwirklichen. Ich blieb im Land und zog mich in das Galila-Palast-Hotel am Qoqasee zurück. Ich war im Hotel der einzige Gast in einer gepflegten Umgebung. Die blühende Pracht der Amaryllen, Oleander und Malven empfand ich als scharfen Kontrast zu meiner inneren Verfassung.

1969

14. 1. 1969 – In Aira fand die Jahresversammlung der evangelischen Kirche statt. Viele Gäste schliefen in den Schlafräumen der Schule, die während der Weihnachtsferien leer standen. Etliche hatten sich auf die Veranda gelegt, weil die Schulbetten verwanzt waren. Alle Privathäuser waren belegt, in den Ananasbüschen hatte der Leiter des Pastorenseminars in Addis Abeba seine Zelte aufgeschlagen. Die schwedische Entwicklungshelferin Schwester Gurli kochte eimerweise Kaffee und ermunterte damit die müden Konferenzmitglieder. Abends trafen sich in den Privathäusern die Pastoren, Ältesten und Evangelisten beim Tee, um über den vergangenen Tag zu sprechen.
Ein norwegischer Kollege aus Yirgalem hielt ein Referat über Diakonie, das wir gerne gehört hätten. Abgesehen davon, daß wir als Nichttheologen nicht eingeladen waren, herrschte im Hospital Hochbetrieb, so daß wir an der Konferenz schon aus zeitlichen Gründen nicht teilnehmen konnten. Außerdem brachte sie uns zusätzliche Arbeit. Viele Teilnehmer hatten die Gelegenheit wahrgenommen, sich untersuchen zu lassen. Das Labor quoll über von Urin, Stuhl und Blutproben. Einige Gäste waren krank geworden und mußten stationär behandelt werden.
Es war darüber gesprochen worden, mich nach Bodji zu versetzen, um die missionsärztliche Arbeit des nördlichen, von der

schwedischen Mission bearbeiteten Teils der West-Synode mit dem südlichen Teil zu koordinieren. Was sollte aus Aira werden? Bislang hatte Aira nur einen Arzt, der die Aufgaben im Hospital und in den Kliniken kaum schaffte. Wer kümmerte sich um die ungezählten Kranken in den Dörfern ohne ärztliche Hilfe?

Hilferuf eines Pastors

27. 1. 1969 – Der Pastor der Gemeinde Tschogenao im Gandji-Gebiet schrieb uns einen Eilbrief, in seiner Gemeinde seien viele Menschen erkrankt und schon drei Kranke gestorben. Der Pastor hatte den Brief direkt nach Aira geschickt und dabei den verantwortlichen Heilgehilfen in Gudji-Getare übergangen, der tief beleidigt war, aber dann doch mit uns nach Tschogenao fuhr.

Als wir in Tanossi, dem nächst größeren Marktflecken der Gemeinde, ankamen, war gerade Wochenmarkt. Es wimmelte von Menschen. Auf den Wegen torkelten Angetrunkene, die uns nur Schritt fahren ließen. Zwei Männer schleppten eine »Bierleiche« mit baumelnden Beinen und baumelndem Kopf in ein Haus. Hoffentlich war in Tschogenao keine ansteckende Krankheit ausgebrochen. So ein Markttag mit Massenansammlungen von Menschen würde die Krankheit sehr schnell weiterverbreiten.

Der Gemeindepastor und einige Kirchenälteste warteten am Weg, sprangen in unseren Landrover, um uns die Hütten, in denen Kranke lagen, zu zeigen. Da eine Epidemie befürchtet wurde, hatten die Einwohner die Kranken vorsorglich in ihren Hütten isoliert.

Vor der ersten Hütte stand eine leere Kalabasse, ein Brotkorb und eine leere, etwas rostige Konservendose. Die Nachbarn versorgten die Kranken, indem sie die Mahlzeiten vor der Tür abstellten und dann später das Geschirr wieder abholten.

In einer armseligen Grashütte lag eine alte Frau auf einer Palmblattmatte und hob bei unserem Besuch segnend ihre knochigen Hände, daneben hockte ein junger, hohläugiger Mann mit

einem dicken Milztumor. Achtlos lag eine Wasserpfeife in einer Ecke.
In einem zweiten, hinter Kaffeesträuchern verborgenen Haus fanden wir acht kranke Personen einer Familie. Der Fußboden war mit einer spärlichen Schicht Schilf ausgelegt. Dem Vater schien es am besten zu gehen. An der Mutter hingen vier splitterfasernackte, knochendürre Kinder wie Kletten. Sie waren nur mit einer dünnen, zerfetzten Wolldecke zugedeckt. In anderen Hütten sah es ähnlich aus. Wir untersuchten die Kranken, nahmen bei allen Blutproben ab. Das Krankheitsbild war in allen Fällen das gleiche: Schüttelfrost, Fieber, Erbrechen, Durchfälle: Anzeichen für Malaria. Wir ließen dem Gemeindepastor Resochin-Tabletten (Mittel gegen Malaria) da und machten den Heilgehilfen von der Gudji-Getare-Klinik, der wieder versöhnt war, zum Hauptverantwortlichen. Wir empfahlen, den Kleinkindern jeden Sonntag nach dem Gottesdienst Malariaprophylaxe zu verabreichen, und versprachen, sofort wiederzukommen, falls unsere Verdachtsdiagnose nicht stimmte. Die Untersuchung der Blutproben im Labor bestätigte: Sie stimmte.

Ein einziges Mal: Schlafkrankheit

11. 2. 1969 – Die schwedische Missionsschwester der Klinik in Bodji überwies einen 15jährigen Jungen mit unklaren Beschwerden. Er kam aus der Gegend des Blauen Nil und hatte sieben Monate zu Hause in der Hütte gelegen, ehe er drei Wochen stationär in Gimbi behandelt worden war. Sein Zustand hatte sich verschlechtert. Der Junge war schläfrig, sprach unzusammenhängende Sätze, verweigerte die Nahrung. Zuckerkrankheit konnten wir ausschließen. Bei einer Rückenmarkspunktion fanden wir im Liquor (Rückenmarksflüssigkeit) Trypanosomen (Erreger, die Schlafkrankheit verursachen). Ich stutzte, denn bislang hatte ich noch keinen Fall dieser Art festgestellt. In der Hospital-Apotheke fehlte natürlich ein erforderliches Präparat. Auch Hospitäler und

Kollegen in Addis Abeba konnten uns nicht helfen. Dann hörten wir, daß ein amerikanischer Missionsarzt an der Sudangrenze Schlafkrankheitsfälle behandelt hatte, der uns mit der Spezial-Medizin aushalf; nur leider kam die Behandlung zu spät. Nach einer vorübergehenden Besserung starb der Junge. Dieser Fall »Schlafkrankheit« blieb zum Glück der einzige, den ich in 27 Jahren zu Gesicht bekam.

Unser Heilgehilfe in Dapo-Gatscho hat seinen Dienst aufgekündigt; um sich selbständig zu machen, hat er eine Apotheke in Lalo-Qille eröffnet.
»Dapo-Gatscho ist zu einsam. Ich bin noch jung und denke oft an unseren früheren Evangelisten«, erklärte er mir seine Kündigung. »Ich habe eine Freundin, aber sie wird nie nach Dapo-Gatscho ziehen. Sie ist an die Stadt gewöhnt. Ich weiß, daß ich als Vertreter der evangelischen Kirche mich gut benehmen muß. Seitdem Kifle weg ist, bin ich viel allein. Ich glaube nicht, daß ich immer so leben kann, wie die Kirche und Sie es erwarten.« Wir sprachen lange miteinander. Ich dankte ihm für seine Ehrlichkeit, bat ihn, sich jeden Schritt reiflich zu überlegen. Er änderte aber seine Pläne nicht. Ich nahm schließlich seine Kündigung an.

Ein Bänkelsänger wird wieder fröhlich

18. 3. 1969 – Bei den Besuchen in Tschallia wartete jedesmal Angusse auf mich. Er ist ein fröhlicher Asmari (Bänkelsänger), der bei Festen und Hochzeiten auf seiner einsaitigen Massenqo (eine Art Geige) spielt und dazu selbstgedichtete Moritaten singt. Die Leute mochten ihn gern. Er war ein guter Asmari.
Dann traf ihn ein schwerer Schicksalsschlag. Ein Tropengeschwür, das sich durch seinen linken Unterschenkel fraß, machte ihn gehunfähig.
Der ehemals heitere Musikant sitzt jetzt als Bettler am Eingang zum Marktplatz von Tschallia. Das Bein hält er angewinkelt. Die

Wunde ist bloß mit einem schmutzigen Lappen bedeckt, manchmal auch nur mit einem Fetzen Zeitungspapier. Ein Schwarm lästiger Fliegen umgibt ihn. Meinen Augen bietet sich jedesmal ein Bild des Jammers. So ein Mensch ist schnell ein Ausgestoßener und wird von den Leuten gemieden.

Die Passanten machten meistens einen großen Bogen um ihn. Nur wenige warfen ihm gelegentlich eine Scherfe (kleinste Geldmünze) in den Schoß. Dabei wandten die Spender den Kopf ab und hielten sich die Nase zu.

Wenn Angusse zur Klinik humpelte, um sich einen neuen Verband zu holen, hockte er stets alleine am Tor, bis Taje kam und ihn versorgte. Seine Familie hat ihn in einer halbverfallenen Hütte untergebracht. Dort fristete er sein kümmerliches Leben. Seine Frau war ihm schon vor längerer Zeit weggestorben.

Immer wieder flehte mich der Schwerkranke an, ich möge ihn von seinem schrecklichen Bein befreien. »Tun Sie es und machen Sie mich glücklich«, bat er inständig. Als endlich ein Bett frei war im Hospital, bauten wir den Patienten erst einmal mit vitaminreicher Kost und Eisen auf, denn seine Blutwerte waren katastrophal. So überstand er den schweren Eingriff der Amputation gut. Von Angusse war eine Last gewichen. Es stellten sich wieder Besucher ein, und bald mied ihn niemand mehr. Frau Wesenick, Ehefrau eines Missionars, nähte ihm eine Stumpfkappe aus weichem Leder, die er schonte und nur »im Dienst« oder sonntags anlegte. Mit einer Spezialbehandlung befreiten wir unseren Patienten auch von Darmparasiten. Mit Freude beobachtete ich, daß es Angusse täglich besser ging. Er verlor seine fahle Hautfarbe und gewann wieder an Körpergewicht. Sein Gemüt hellte sich auf, und er lernte mit seinen Krücken umzugehen.

Nach der Entlassung nahm ihn die Dorfgemeinschaft als ihren beliebten Musikanten und Dichter wieder auf. Schon bald war er wieder der begehrte Asmari, der bei allerlei Festen aufspielte. Er besang die schönen Mädchen und erzählte Geschichten aus seinem Leben. Sein Repertoire schien unerschöpflich. Ein guter Bänkelsänger ist auch ein Moralist. Die Jugend und die Gemeinde ver-

stand es, wenn er hin und wieder ernsthaft mahnte, nicht Geld und Gesundheit in den Kaffeehäusern zu vertun.
Angusse fand ein halbes Jahr nach der Entlassung aus dem Hospital auch sein Glück in anderer Beziehung wieder: Er freundete sich mit einer Frau an, die bereit war, ihr Leben mit ihm zu teilen und ihm als behinderten Menschen beizustehen.
Angusse war nicht müßig und trug zur Bewältigung des gemeinsamen Lebens seinen Teil bei. Auf dem Markt in Tschallia eröffnete er einen Verkaufsstand mit Rasierklingen und Kerzen. Aus Sympathie kaufte ich ihm gerne etwas ab. Als ich einmal zu dem angegebenen Preis etwas hinzulegte, straften mich die herumstehenden Käufer mit anklagenden Blicken.
»Sie verdirbt die Preise«, zischten sie böse.
Ich verstand, worum es ging, und beruhigte sie mit dem Hinweis, daß mein Zugeld eine Spende für die Familie des Standbesitzers war.
Angusse handelte weiter. In ganz besonderen Fällen holte er seine Massenqo hervor, geigte, sang und erzählte den Zuhörern sein Leben.

Khakianzug und Krach

6. 4. 1969 – Ein offizieller Besuch aus Deutschland hat sich angesagt. Er entstieg dem kleinen Missionsflugzeug in einem für uns ungewohnten Aufzug. Der Gast trug einen Tropenhelm auf dem Haupte und einen neuen, glänzenden Khakianzug. Aus der rechten Brusttasche lugte eine Tabakspfeife hervor. Zwei optische Geräte, ein Fernglas und eine Kamera, baumelten an ihm. Abends saß er im Sessel und informierte uns, daß die Finanzlage der Mission schlecht sei. Er sprach von sogenannten »pressure groups«, die Geld lieber in die Entwicklungshilfe steckten, als sie der Mission zur Verfügung zu stellen. Nach dem Gespräch blieb der Gast im Sessel sitzen und hörte mit geschlossenen Augen Bach-Musik.

Wir führten ihm in der Klinik Inango-Kobera ein Beispiel missions-ärztlicher Wirklichkeit vor. Er fand die Klinik bescheiden und den dort amtierenden Heilgehilfen »finster«. Ich atmete seufzend durch: Wir konnten uns die Mitarbeiter nicht immer aussuchen. Die Mängel in den Außenstationen ließen sich oft nicht ohne weiteres abstellen. Hier zum Beispiel wohnte der Heilgehilfe noch immer im Pastorenhaus, weil es an Wohnraum fehlte.
»Wo ist der Gemeindepastor?« fragte der Gast. Der Ortsgeistliche erschien nur sonntags, um den Gottesdienst zu halten. Die Gemeinde fühlte sich verlassen, und dem Heilgehilfen fehlte in seiner Arbeit das Gegenüber.
Als sich der Gast in der Umgebung umsah, nutzte ich die Gelegenheit zum Gespräch mit dem Heilgehilfen. »Meinen Sie nicht, daß Sie sich mehr zur Gemeinde halten sollten?« fragte ich ihn vorsichtig.
»Was schert mich die Gemeinde. Die Gemeinde bin ich«, antwortete er barsch. Er beklagte sich, daß wir ihn nur zweimal im Monat besuchen. Das sei zu wenig. Ich wollte keine »Szene« verursachen und vermied eine weitere Auseinandersetzung.
Auf der Pritsche der Klinik lag ein hochfiebriger, 14 Jahre alter Junge. Da Verdacht auf Hirnmalaria bestand, ordnete ich seine Überführung nach Aira an. Der kritische Heilgehilfe quittierte das hämisch: »Warum wollen Sie den verrückten Jungen mitnehmen? Er hat den Teufel.«
»Ist die Krankheit ansteckend?« wollte der Gast wissen.
»Wahrscheinlich nicht. Ich sage es Ihnen später«, antwortete ich etwas kurz angebunden. Meine Nerven waren durch das ganze Drumherum strapaziert. Die Sache mit dem Heilgehilfen machte mir zu schaffen. Er kam mir undurchsichtig vor. Tatsächlich stellte sich später heraus, daß er sich durch überhöhte Preise an den Patienten bereicherte. Das Geld steckte er in den Erwerb von Kaffee, Land und einer Mühle.
Abends unterhielten wir uns mit dem Gast über anstehende Klinik- und Hospitalfragen. Er hatte in Inango-Kobera einiges gesehen und mitbekommen. Die Zeit war jedoch viel zu kurz, um die

Probleme erschöpfend besprechen zu können. War ein neuer Sachverhalt gerade im Gespräch, wurde mit einem »Sehen Sie mal zu, wie es sich weiter entwickelt« das eben angesprochene Thema schon wieder gewechselt.

Das Schlammbad

14. 4. 1969 – Seit Schwester Annemarie in Dapo-Gatscho Regie führte, weitete sich die Arbeit immer mehr aus.
Die Patienten kamen von weither. Sie waren im Durchschnitt zwei bis drei Tage unterwegs. Wir mußten eine zweite junge Schwester zur Entlastung entsenden.
Der Landrover wurde beladen. Manfred Zach wollte eine Nähmaschine, einen Eis- und einen Karteikartenschrank nach Dapo-Gatscho befördern. Hartmut Schönherr, ein junger, gerade neu ins Land gekommener Missionar, begleitete ihn. Ich schloß mich der Fuhre an.
Die Wege waren trocken, so daß einige Schlammlöcher mit Geschick umfahren werden konnten. In Abständen mußte Hartmut Schönherr immer wieder vom Auto abspringen, um mit einer Axt Äste und Zweige, die die Durchfahrt behinderten, abzuhauen. Die Fahrt verlief trotzdem erstaunlich reibungslos. Aber nur bis zu jenem Punkt hinter dem Dembi-Fluß, der uns zum Verhängnis wurde. Dort sackten wir in einem tiefen Loch mit zähem Schlamm ein. Und dies ausgerechnet an einer Stelle, wo kaum ein Auto entlang kam. Mit den Fingern kratzten wir den Schlamm aus den Landrover-»Eingeweiden« und versuchten, das Fahrzeug mit einem Baumstamm hochzuwuchten. Alles Wühlen, Graben und Schwitzen half nichts. Da weit und breit keine Verstärkung in Sicht war, legten wir uns in die Fahrzeugkabine zum Schlafen, um am nächsten Tag mit frischen Kräften weiterzumachen. Nach 16stündigem unfreiwilligem Aufenthalt erschien in Gestalt eines beleibten Jüngers Mohammeds der »rettende Engel«. Er schaukelte mit seinem Toyota den Berg herunter und

stoppte an der Unfallstelle. Der Mann besah sich den Schaden, und als er erkannte, wer da festsaß, beschimpfte er uns erst einmal: Unser Schlammbad sei die gerechte Strafe Allahs, denn mit unserem Evangelium hätten wir die Leute unruhig gemacht. Nach der Strafpredigt fühlte er sich offenbar erleichtert. Unter Stöhnen und Ächzen half er, das »christliche Fahrzeug« wieder flottzumachen. Nach dreistündiger Quälerei fiel er einem seiner »Brüder von der Landstraße« – in diesem Fall war es Manfred Zach – erleichtert und glücklich um den Hals.

Die Schwerarbeit hatte Kräfte gefordert. Eine Stärkung in einem kleinen Wirtshaus am Wege war unumgänglich. Wir taten uns gut an kalten Hühnerschenkeln, frischem Rührei, Brot, lauwarmem Bier und Coca Cola. Das servierende Mädchen betrachtete unsere verdreckten Gesichter, Beine und die ebenfalls nicht frisch gebliebene Kleidung mitleidig.

Wir sollten doch noch in Dapo-Gatscho ankommen.

Der kleine Zauberer

Am Nachmittag besuchten wir Abba Karorssa. Er glich mit seinen vorstehenden Backenknochen, seinen Schlitzaugen, die eine Trachomerkrankung noch enger zusammengezogen hatte, einem dunkelhäutigen Tartaren. Alle seine Vorfahren waren Qalu gewesen. Die Klinik in Dapo-Gatscho hatte Abba Karorssa beim Auskurieren einer Krankheit geholfen; seitdem hielt er sich zur evangelischen Gemeinde. Als wir ihn in seiner Rundhütte besuchten, saß einer der Söhne am Webstuhl und stellte Baumwolltücher her. Die Schwiegertochter sorgte an der Spindel für das Garn. Wir wurden gebeten, auf einem Schemel Platz zu nehmen und uns mit warmem Maisbrot und Salzkaffee zu versorgen. Ein Enkel des alten Abba Karorssa paukte in einem Buch für die Dorfschule.

Der Hausherr lag mit Kopfschmerzen auf dem Bett. Ein grünes Stirnband sollte ihm Linderung verschaffen.

»Lesen Sie uns bitte aus dem Buch vor«, bat er und zog unter seinem Kopf die Bibel hervor. »Ich habe sie unter den Kopf gelegt, damit die Kopfschmerzen verschwinden.«
Die Reste seines heidnischen Opferplatzes fanden wir unter schattigen Wadessabäumen. Es waren drei Steinhaufen, in denen noch rostige Speerspitzen steckten. Wir durften uns eine davon mitnehmen. »Ich selbst opfere nicht mehr. Ich will auch nicht, daß die Leute zu mir kommen. Den Rest des Platzes werde ich auch noch zerstören«, sagte der ehemalige Qalu beim Abschied.
Als wir gegangen waren, rannte sein gebildeter Enkelsohn mit einem aufgeregten Gockel unterm Arm hinter uns her. »Für Sie, vom Großvater«, keuchte er und übergab das Geschenk.
Abba Karorssa besuchte den Konfirmandenunterricht und ließ sich konfirmieren. Sechs Jahre später starb er als Christ.

»Die Sonne« wird verlobt

19. 4. 1969 – Die älteste Tochter von Qenjasmatsch »Plinkelauge« sollte verlobt werden. Sie war ein siebzehnjähriges Mädchen, gut gewachsen und munter, mit einem lustigen, runden Gesicht, das den Babyspeck noch nicht verloren hatte. Sie hieß Tsehai, die Sonne.
Der in Aussicht genommene Verlobte war Lehrer und kam aus einem guten Hause. Als Freunde des Hauses wurden der Direktor der Aira-Schule mit Frau und ich zur Verlobung eingeladen. Wir folgten der Einladung.
Der Festraum war durch einen Vorhang in zwei Räume geteilt worden, rechts für die Familie der Braut, links für den Bräutigam mit Gefolge. Ein Böllerschuß kündete die Ankunft des Bräutigams und seines Gefolges an. Mit todernsten Gesichtern, als ob sie zur Beerdigung geladen waren, den Ehrfurchtszipfel über die Schulter geschlagen, betraten sie das Haus. Nur der Junglehrer Tschala, der uns als kleiner Junge im Hause geholfen hatte, grinste zu uns herüber. Das Gefolge des jungen Mannes und die Freunde

der Braut saßen als Parteien getrennt, aßen, tranken und sprachen nicht miteinander. Es wurde Akaji (in Butter geröstete Getreidekörner), Brot, Wott, Dadi und Cognac gereicht.
Als die Gäste sich gesättigt behaglich zurücklehnten, setzten sich der Vater und der Bruder des Mädchens zu den Gästen. Der Verlobungsvertrag wurde in drei Kopien angefertigt und jede mit einer Sicherheitsnadel zusammengesteckt. Jetzt kam der Hauptakt: Wie teuer würde Tsehai sein? 1000 Dollar? Man ging auf 650 herunter. Schließlich einigten sich die Parteien auf 500 Äthiopische Dollar. Als Vorzüge der Braut fielen ins Gewicht: Jugend, Schönheit, Jungfräulichkeit, gute Familie, drei Jahre Schulbildung. Man konnte sich wegen eines Stückes Land, das der junge Mann dem Schwiegervater schenken sollte, nicht einigen. Der Bräutigamsvater war nicht gekommen, und sein Vertreter konnte darüber nicht entscheiden.
»Soll ich dem Bräutigam nicht helfen?« fragte ich leise den Schulleiter und rief dem Qenjasmatsch zu: »Machen Sie ihn doch glücklich. Tsehai ist doch keine Kuh.« Ich hätte lieber schweigen und mich besser benehmen sollen. »Warum habe ich Sie nur eingeladen? Sie sitzen doch auf meiner Seite. Jetzt verderben Sie mir das Geschäft«, antwortete der Qenjasmatsch halb ärgerlich, halb belustigt. Der Handel ging weiter: ein Kleid für die Mutter, Schuhe für die Oma, einen Mantel für den Schwiegervater, ein Gewehr für denselben... Das war teuer!
Der Bräutigam hatte das Gewehr schon mitgebracht und übergab es dem künftigen Schwager. Der probierte es vor der Tür aus. Es funktionierte und wurde angenommen.
Ein Lehrer vermittelte zwischen den Parteien. Er rannte hinter den Vorhang, zischelte mit dem Bräutigam, dessen Freunden, sprang zurück vor den Vorhang und tuschelte mit Qenjasmatsch »Plinkelauge«. Das Schauspiel wiederholte sich Dutzende Male. Schließlich trat die Braut im Sonntagskleid ein, über das sie einen selbstgestrickten rosa-grün-gestreiften Pullunder gezogen hatte. Stricken konnte Tsehai also auch! Der junge Mann durfte seine zukünftige Frau sehen, mußte dafür aber 50 Äthiopische Dollar in

Schillingen berappen. Wir hörten die fröhlich klimpernden Münzen, die Tsehai in ihr Täschchen sammelte. Es wurde geklatscht, und die Vorhänge wurden zurückgeschlagen. Die Parteien begegneten sich. Die Leute kamen, aßen, tranken und sprachen miteinander, und es gab noch eine fröhliche Feier.

So viele Väter…

16. 5. 1969 – Seit einigen Tagen kam Ajane (Gnade) zu uns. Sie war ein gutgewachsenes, hellhäutiges Mädchen mit flinken Augen und taubstumm. Seit einer Hirnmalaria oder Hirnentzündung in der Kindheit war sie taub. Das Sprechen hatte sie bis auf einige unverständliche, unartikulierte Wortfetzen verlernt. Sie war die Tochter unseres Vorarbeiters und lebte in der Nachbarschaft. Im Unterschied zu den anderen Mädchen sah sie immer adrett aus. Im Handarbeitsunterricht hatte sie sich einen weißen Nesselrock genäht, ihn mit einer bunten Kante bestickt und immer sehr darauf geachtet, daß er auch weiß blieb. Die 16jährige arbeitete als Kindermädchen in einem Missionarshaus und rückte bald zum Hausmädchen auf. Sie begriff schnell, war fleißig und freundlich. Abends holte sie ihr Vater, in eine Netela (dünnes Baumwolltuch) gehüllt, mit geschultertem Speer ab, um seine Tochter sicher nach Hause zu bringen.

Jetzt fühlte sie sich krank. Wir verständigten uns mit Fingern und Mh, Mh, Hm recht gut. Sie sah blaß aus und zeigte auf die Magengegend. Ich untersuchte sie einmal, zweimal und konnte nichts anderes feststellen als eine Schwangerschaft im siebten Monat. Ajanes Mutter wurde gerufen und informiert. Diese raufte sich die Haare, zerrte verzweifelt an ihrer Bluse und rannte laut schimpfend davon: »Wir haben das Kind der ›Mission‹ gegeben, sie hat die Tochter nicht gehütet. Wer ist der Vater? Wo findet sie jetzt noch einen guten Ehemann?«

Der Vater brachte den Fall zur Anzeige, und unser Häuptling trat in Aktion. Auf dem Marktplatz in Aira wurde ein öffentlicher

Gerichtstag einberufen, alle in Frage kommenden Männer, unsere Angestellten, Lehrer und Schüler in Reih und Glied aufgestellt, und Ajane schritt die Reihe ab. Da sie taubstumm war, zeigte sie auf drei in Frage kommende »Väter«. Alle drei arbeiteten in unseren Haushaltungen. Sie wurden nach Gulisso gebracht und gegen Kaution entlassen.

Das Urteil setzte uns in Erstaunen: Das Mädchen war eine nicht registrierte Hure, die ohne festen Preis arbeitete. Die Mutter hatte die Rolle der Zuhälterin gespielt. Der Vater war – wie wir – völlig ahnungslos. Das Urteil veranlaßte die Suche nach weiteren »Beteiligten«. Unsere Heilgehilfen liefen auf einmal mit gesenkten Häuptern herum, waren höflicher und fleißiger. Die Schüler schrieben bessere Arbeiten.

Die Sache verlief sich dann im Sande. Das Kind wurde im Hospital geboren: ein kräftiger, 3710 Gramm schwerer und tief-schwarzer Junge. Das Baby wurde eingeschlossen und von der Mutter nur unter Bewachung gestillt. Unsere äthiopischen Mitarbeiter hatten Sorge, die Mutter könne dem Kinde etwas antun. Es kam immer wieder vor, daß uneheliche Kinder von der Mutter oder der Familie ausgesetzt oder gar umgebracht wurden. Ajane gewöhnte sich an den Sohn, ging mit ihm ins Elternhaus zurück – und ihrem »Gewerbe« weiter nach.

Wassergeschichten

22. 5. 1969 – Der Lichtmotor war kaputt und nach Addis Abeba geschickt worden. Als er »repariert« mit dem Lastwagen zurückkam, fehlte eine Schraube, und wir saßen weiter im Dunkeln.

Das Wasser reichte immer nur bis neun Uhr morgens. Die Pumpe schaffte es nicht, Hospital, Schule und Haushaltungen zu versorgen. So konnte es passieren, daß ich mir nicht einmal nach einem Eingriff die Hände waschen konnte. Werner Lins, der Stationstechniker, brachte auf dem Hospitaldach einen Tank mit 400 Liter

Fassungsvermögen an, der wenigstens bis elf Uhr das Hospital mit Wasser versorgte.
Schwester Gurli erheiterte uns mit einer Wassergeschichte aus Addis Abeba, die uns tröstete. »Der Wasserminister in Addis Abeba hatte das Wasser für den Stadtteil, in dem der Palast lag, abgestellt. Königin Juliane hielt sich gerade als Gast des Kaisers im Palast auf und wollte baden. Das Wasser fehlte. Der verantwortliche Minister wurde entlassen.«
1. 6. 1969 – Heute wurde Dr. van Riesen der Gemeinde in Aira vorgestellt. Ich war froh und dankbar, daß die ärztliche Arbeit geteilt werden konnte. Die Außenkliniken hatten es dringend nötig, besser betreut zu werden und brauchten eine volle ärztliche Kraft. Das ließ sich jetzt verwirklichen.
Zusammen mit Frau van Riesen fingen wir in einem Büroraum eine Kinderklinik an. Täglich wurden über 100 Kinder unter fünf Jahren behandelt. Mütter und Väter erhielten Beratung sowie Unterricht in Hygiene und Ernährung.
25 Prozent der behandelten Kinder waren hochgradig anämisch (blutarm), fast alle untergewichtig, alle verwurmt. Ein vier Monate alter Säugling wog nur 1600 Gramm. Wir nahmen ihn auf, aber er starb noch am gleichen Tag. Die Mutter hatte das Kind nicht stillen können. Es war mit süßem Tee aus einer schmuddeligen Plastikflasche gefüttert worden.
In Tschallia standen wir vor einem neuen Problem. Schwester Marianne war nach Deutschland zurückgekehrt. Der Heilgehilfe, der ihr geholfen hatte, übernahm die Verantwortung für die Klinik. Wir fuhren wöchentlich nach Tschallia, um Ato Hambissa, so hieß der Betreffende, einzuarbeiten. Schwester Gurli blieb einige Wochen in Tschallia, um zusammen mit Hambissa die Laborarbeit zu überholen. »Außer einem schlechten Mikroskop ist nichts da«, erklärte sie verzweifelt, schrieb eine Liste über die dringendsten Reagenzien, Gläser, Glaskolben, Pipetten und dgl. und brachte Herrn Hess, der in Addis Abeba für uns einkaufte, in große Verlegenheit. Wo sollte er die Dinge auftreiben? Es dauerte Monate, bis eine Kiste mit der Aufschrift »Vorsicht Glas« in Tschallia eintraf.

3. 7. 1969 – Je intensiver wir die Kliniken bearbeiteten, um so mehr Mängel und Unzulänglichkeiten wurden sichtbar, um so häufiger stießen wir an unsere eigenen Grenzen.
In Inango-Kobera deckten wir den Betrug des Heilgehilfen auf. Der Heilgehilfe von Gudji-Getare, ein ruhiger, ehrlicher, fachlich unsicherer Mann bat um Ablösung, weil er sich überfordert fühlte. Die Klinik in Dapo-Gatscho erlitt einen schweren Schlag, von dem sie sich lange nicht erholen sollte: Korruption, menschliches Versagen der Heilgehilfen, egoistische und korrupte Häuptlinge versetzten der gerade begonnenen Arbeit schwere Rückschläge.
Warum scheiterten so viele Heilgehilfen in den Kliniken, auch die, die innerhalb der Hospitalgemeinschaft in Aira gute Arbeit getan hatten? Hatten wir sie falsch geführt oder nicht richtig eingeschätzt? Hatten wir ihnen mit der schweren Aufgabe eines verantwortlichen Klinikheilgehilfen zu viel zugemutet? Hatten unsere Kliniken überhaupt einen festen Platz innerhalb der Gemeinde? Gewiß, es wurden viele Kranke behandelt und geheilt. Aber war das genug? Ist die christliche Arbeit nur für die Behandlung von Patienten zuständig?
Anfang Juli ging Schwester Annemarie nach einem fünfjährigen Dienst in Dapo-Gatscho für ein Jahr nach Deutschland. Wir wählten als verantwortlichen Heilgehilfen einen intelligenten und sauberen jungen Mann aus, der sein Handwerk verstand. Seine einzige Sorge war, er werde nicht genug zu essen bekommen. Als ich ihm einmal Makkaroni mitbrachte, bedankte er sich wortreich. »This is the only way to survive«, (nur so kann man überleben) sagte er überschwenglich. Er ließ eine junge Frau aus Aira kommen, die ihn bekochen sollte, und machte mit ihr aus der Klinik ein Bordell. Während meiner Besuchstage schickte er sie stets fort. Aber die Sache flog schließlich doch auf. Die Zustände waren untragbar. Der Mann mußte abgelöst werden. Diesmal schickten wir zwei Heilgehilfen nach Dapo-Gatscho und gaben

ihnen unsere Hospitalkochfrau Hada Dagime mit, die für ihr leibliches Wohl sorgen sollte.
Der Verantwortliche der beiden hat in Kone und Gudji gearbeitet, besaß also gute Klinikerfahrung. Er war klug und fachlich einer unserer besten Mitarbeiter. Ein Kollege, der mich einmal ein Jahr vertreten hat, hielt ihn für so geeignet, daß er ihn zum Medizinstudium mit nach Deutschland nehmen wollte.
Hada Dagime wohnte mit ihrer sechsjährigen Enkeltochter im früheren Lagerraum des Wellblechschuppens. Wir achteten auf die Pflege des »geistlichen Innenlebens«, Andachten im Haus und Gottesdienstbesuche in der Gemeinde. Ich hegte große Hoffnung, daß der Problemknoten Dapo-Gatscho damit so gut wie gelöst war.
Irrtum. Es dauerte nicht lange, bis mich eine neue Hiobsbotschaft aus dieser Klinik erreichte. Es sollte alles noch viel schlimmer kommen.
Die Heilgehilfen, so wurde uns gemeldet, haben sich mit dem Evangelisten überworfen und aufeinander geschossen. Einer unserer Missionare ging mit auf Fahrt, um mich zu unterstützen. Der Tag war heiß, der Weg staubig, die Luft flimmerte vor Hitze; das Gras war lang und trocken, schlug in die Kabinen und schüttete eine Wolke von spitzen, kleinen, scharfen Grasspälten über uns aus. Gegen Mitternacht erreichten wir todmüde Dapo-Gatscho. Von den Mitarbeitern trafen wir nur Hada Dagime im wachen Zustand. Sie wollte unbedingt noch mit uns reden.
»Ich habe eine harte Rede für Sie«, zischte sie mir ins Ohr und zupfte dabei Gräser aus meinem Pullover, die als ungewollte Dekoration bei der langen Autoreise in meinem Kleidungsstück hängengeblieben waren. Der lähmenden Müdigkeit wegen verschoben wir die Unterredung auf den nächsten Tag.
Schon bei Tagesanbruch stand Hada Dagime hinter mir, um ihre Sorgen loszuwerden. »Die Heilgehilfen sind schlecht. Sie sind jeden Abend betrunken. Erst vor wenigen Tagen hat einer der beiden meine Tür eingeschlagen und wollte sich an mich heranmachen. Er war volltrunken. Und dann der Schuß auf den Evangelisten. Ich habe Angst um mich und das Kind.«

Ein ganzes Bündel harter Beschuldigungen, die mir unglaublich vorkamen. Hada Dagime war eine über 50 Jahre alte, biedere, zahnlose Frau.

Der Evangelist sollte noch schlimmere Dinge berichten. »Die Heilgehilfen haben Patientinnen vergewaltigt«, lautete sein ärgster Vorwurf. Wir riefen die Mitarbeiter zusammen, um den Dingen auf den Grund zu gehen.

Aussage stand gegen Aussage: Kein Mitarbeiter, der nicht einen anderen beschuldigte. Es war fast unmöglich, Licht ins Dunkel der Ereignisse zu bringen. Lediglich die Pistolenkugel, die noch in einer Klinikwand steckte, war ein Beweis, daß Außergewöhnliches geschehen war. Um Zeit zu gewinnen, stimmte ich einer Versöhnungszene unter den Mitarbeitern zu, wohl wissend, daß dies nur ein fauler Friede sein konnte. Da im Grunde nichts richtig geklärt war, beschloß ich, in acht Tagen unangemeldet auf der Bildfläche zu erscheinen.

Der zweite Besuch kam für die Herren Heilgehilfen tatsächlich überraschend. Manfred Zach und Qes Tassisa befanden sich in meiner Begleitung. Der Evangelist wartete diesmal mit Zeugen auf. Es handelte sich um junge, einfache Bauersfrauen, die als Patientinnen in die Klinik gekommen und von den Heilgehilfen mißbraucht worden waren. Die Beschuldigten leugneten hartnäckig, verstrickten sich aber in Widersprüche. Uns blieb nichts anderes übrig, als die Klinik zu schließen und die beiden in Aira weiter zu vernehmen. Nur widerwillig kamen sie unserer Aufforderung nach. Die Heilgehilfen konnten aber weiter nichts Überzeugendes zu ihrer Verteidigung aufbieten. Mit ihrer fristlosen Entlassung zogen wir einen Schlußstrich unter die untragbaren Zustände. Die Auseinandersetzung schwelte allerdings noch eine Weile weiter, denn die Entlassenen reagierten mit Gegenanzeigen und Schmähbriefen, wenn auch erfolglos.

Als Verantwortliche fragten wir uns selbstkritisch, was die negative Entwicklung begünstigt hat. Welche Fehler gingen auf unser Konto? Der Skandal in Dapo-Gatscho führte dazu, daß die Kirchengemeinde in Aira ihre Verantwortung für die missionsärztliche Arbeit besser erkannte. Der Kirchenvorstand beschloß, das Hospital bei der Betreuung der Heilgehilfen künftig zu unterstützen. Eine Neuorganisation des Hospital- und Klinik-Ablaufes, der schon geplant war, ließ uns für die Zukunft hoffen.

Verstärkung und Neuordnung

10. 7. 1970 – Schwester Annemarie ist nach ihrem Jahresurlaub aus Deutschland zurückgekehrt. Sie hat die Leitung in Dapo-Gatscho wieder übernommen. Eingetroffen ist auch Dr. Kretschmer mit seiner Familie. Damit arbeiten jetzt drei Ärzte in Aira. Für mich war damit der Zeitpunkt gekommen, der Verwirklichung alter Pläne näherzurücken. Die Leitung der Mission und der Westsynode der Äthiopischen Evangelischen Mekane-Yesus-Kirche waren damit einverstanden, daß die Klinik in Tschallia als Zentrum der Außenkliniken ausgebaut wird. Mein Umzug dorthin bedeutete die Entlastung des Hospitals von der Überwachung der Außenstationen. Die nicht immer positiven Erfahrungen mit den bei uns ausgebildeten Heilgehilfen legten es nahe, in Tschallia ein Praktikum einzurichten. Geeignete Heilgehilfen sollten nach dem Examen die Gelegenheit haben, sich in einem praktischen Jahr auf die Arbeit eines verantwortlichen Klinikheilgehilfen vorzubereiten.
Der Ausbau zum Klinikzentrum in Tschallia schien uns gerechtfertigt. Denn das Land war verhältnismäßig dicht besiedelt (50 000 Menschen in einem Umkreis von 30 Kilometern). Als Vorteil sahen wir an, daß der örtliche Häuptling ein fortschrittlicher Mann war, mit dessen Unterstützung wir rechneten, weil er sich zum Christentum bekannte. Die Klinik genoß das Vertrauen der Bevölkerung. Sie wurde stark in Anspruch genommen. Ihre technischen und baulichen Voraussetzungen waren gut. In Notfällen konnte sogar ein einmotoriges Flugzeug auf einer Piste unweit der Klinik landen.
Als Hilfskraft zog Gari mit mir nach Tschallia. Ich habe den Wechsel nie bereut.

Kapitel 5: Außenkliniken

Es ist viel schwerer,
einen Tag von Anfang bis Ende in großer Aufmerksamkeit durchzuhalten
als ein Jahr in großen Absichten und hochfliegenden Plänen.

Christian Morgenstern

Tschallia war ein kleines, unbedeutendes Dorf, 17 Kilometer von Aira entfernt. Es liegt in einer hügeligen, grünen Landschaft, an drei Seiten von Sümpfen umgeben, die auch in der Trockenzeit nicht ganz austrockneten. Wenn wir von Aira kamen, mußten wir über den Tulu Naur oder – wie wir ihn nannten – Tulu Tschallia reiten oder fahren. Der Berg befindet sich etwa zwei Kilometer vom Dorfeingang entfernt. Aus der Luft betrachtet wirkt er wie ein Waldmeisterpudding mit einem »Petersilienkranz« aus Eukalyptusbäumen garniert. Auf der Kuppe des Berges lebte ein kleiner Häuptling mit seinen Söhnen und Frauen, der dafür verantwortlich war, daß der Weg über den Berg befahrbar blieb. Wir hielten gerne auf der Höhe der Erhebung an und beschauten uns das Land. Auf dem Tschallia-Berg lagen Räubersoldaten begraben, die in den dreißiger Jahren dieses Jahrhunderts zusammen mit ihrem Hauptmann das Dorf und seine Umgebung unsicher gemacht haben.
Zum Dorf führte eine Eukalyptusallee, die »Balambaras Avenue«, die auch in der Trockenzeit immer feucht war und in der Regen-

zeit eine schlammige Autofalle werden konnte. In diesem Jahr legte der Leiter der Handwerkerschule, Herbert Lübbeke, zusammen mit Balambaras Gamada den Weg trocken und baute einen Bohlenweg.

Im Zentrum Tschallias liegt der Marktplatz, eine große, weite Fläche, die von braunen Lehmhütten mit inzwischen rostig gewordenen Wellblechen umgeben ist. In zwei kleinen Suqis (Läden) konnte man Pullover, Knöpfe, Kleiderstoff, Taschenlampen, Streichhölzer, Zigaretten und Kerzen stückweise, billige Seife und anderes kaufen. Alles war etwas teurer als in Gulisso und in Addis Abeba. Die Speiselokale erkannte man am bunt bemalten Sockel: himmelblau, rosa, giftgrün, rot. Man konnte dort nur auf Vorbestellung essen. Dadi und Araqi wurden hingegen immer ausgeschenkt.

Zweimal in der Woche war Markttag: mittwochs wurden Schafe, Hühner, Kühe und Getreide aller Art angeboten, am Sonnabend alles andere, was der Mensch zum Leben braucht. Jeder Bauer und Händler hatte seinen angestammten Verkaufsplatz. In einer Ecke des Marktplatzes häuften sich Getreide, Mehl, Kaffee, Zwiebeln, Knoblauch. Auf Holzbettgestellen wurden Kurzwaren, Baumwollgarn, Häkelnadeln, einzelne Nähnadeln, Haarpomade, Kerzen, Sicherheitsnadeln, auf anderen Wottgewürze, in Zeitungspapiertüten abgepackt, angeboten. In der Mitte des Marktplatzes hockten unter einem schattigen Wadessabaum Frauen und verkauften Butter per Glas. Sie roch würzig und schmeckte ranzig.

An einer Hauswand hing der Sonntagsbraten, übersät mit Fliegen, derweil trockneten hinter dem Hause Kuhhäute, die vor sich hinstanken. Ein Rudel hungriger Köter umkreiste sie gierig.

Auf einem Leitergestell hingen Baumwollkleider, Baumwollhemden, Schammas mit bunten Borten, dazu weiße, passende Kleider, bunte Stoffe, Pullover. Ein Schneider saß vor seiner Hütte und ratterte auf einer Singer-Nähmaschine mit dunklem Zwirn über weiße Stoffe.

Fast in jedem Haus wurde Alkohol angeboten: gelber Honigwein und selbstgebrannter Schnaps, der wie Tee aussah und wie Benzin

roch. Der etwas besser destillierte Schnaps schmeckte leicht nach Anis. In den Hütten war es dunkel, das einzige Fenster nur halb geöffnet, die Türen geschlossen.
Das Schwatzen und Gemurmel der Leute, unterbrochen von Rufen und Schreien, hörte sich von weitem wie Motorengeräusch an.
Der Markttag war das gesellschaftliche Ereignis der Woche. Man traf dort Freunde und Bekannte, hörte Neuigkeiten und erzählte selbst bereitwillig Geschichten aus dem Dorfe.
Am Eingang des Marktplatzes stand eine Motormühle, die für Tschallia und Umgebung das Getreide mahlte. Balambaras Gamada hatte an die Mühle ein Verwaltungsbüro angebaut, einen kleinen, lehmverputzen, niedrigen Raum, mit einem Tisch, einem Stuhl und einer Bank möbliert. Auf dem Tisch lagen neben dem äthiopischen Wimpel Schnellhefter mit Akten und Schriftstücke. Suchte er ein bestimmtes Papier, mußte er viel Zeit mitbringen. An die Wand hatte man ein ausgefranstes Bild von Haile Selassie angebracht, das nach der Revolution durch ein Bild von Comrade (Genosse) Mengistu ersetzt wurde. In diesem Raum wurde beraten, es wurden Urteile gefällt, kleine Übeltäter in das Dorfgefängnis gesteckt, Schwerverbrecher nach Gimbi oder Nekamte überführt.
Auf einer Anhöhe, durch einen Kranz von Eukalyptusbäumen vom Dorfe abgegrenzt, lebte, regierte und herrschte der Häuptling von Tschallia bis zur Revolution. Dann mußte er sein Land verlassen. Er war ein kluger Mann mit angeborener Autorität, 240 Pfund schwer, fortschrittlich denkend, offen für jede neue Arbeit. Er konnte schmieden, tischlern, weben, betätigte sich als Imker und im Handel. In einem Nachbardorf fand er Eisenerz. Gerne benutzte er seinen Geländewagen, einen Unimog, und bearbeitete seine Felder mit einem Traktor, kaufte jährlich Land auf, herrschte über ein großes Gebiet und lachte gern ein lautes, kollerndes Lachen, bei dem die Wände wackelten.
Seine Frau war eine stattliche, hochgewachsene Dame, stolz, unnahbar und autoritär. Uns war sie immer eine hilfsbereite, müt-

terliche Freundin gewesen. »Es gibt nur eine Frau in Wollega, die den Namen ›Gifti‹ (Herrin) zu Recht trägt«, stellte einmal ein Äthiopier aus Eritrea fest. Und das war für ihn Gifti Urge, so hieß die Häuptlingsfrau.

Balambaras Gamada hatte der evangelischen Kirche und der Mission Land gegeben, die darauf eine Kirche, Schule, Klinik und eine Handwerkerschule baute. Das Häuptlingsehepaar fehlte an keinem Sonntag im Gottesdienst, saß dann auf der ersten Bank, vor sich auf einem runden Tisch ihre Kirchenutensilien Gesangbuch, Bibel und Brille.

Etwas unterhalb der Häuptlingshöhe befindet sich die evangelische Kirche, ein länglicher, weiß gekalkter Lehmbau. Eine orthodoxe Kirche ist nicht vorhanden. Vor und neben der Kirche ruhen unter Steinen und grasbewachsenen Hügeln die Toten von Tschallia. Kühe grasen friedlich zwischen den Gräbern und halten das Gras kurz.

Ganz in der Nähe der Kirche befindet sich der Missionsplatz. Die Klinik ist ebenfalls ein weiß gekalkter Lehmbau mit neun Räumen. Unter einem Wadessabaum und unter einer kleinen, überdachten Veranda warteten die Patienten. Morgens steht ein Evangelist oder ein Klinikarbeiter in der offenen Kliniktür, um den Tag für Patienten und Personal mit einer Andacht zu beginnen.

Die Schwerkranken wurden in einem 1970 gebauten Haus aus Ziegelsteinen, das mit der Klinik verbunden ist, untergebracht. Es war mit privaten Geldern und ohne Wissen der Missionsleitung in Deutschland gebaut worden. Es trug deswegen die Bezeichnung »der schwarze Bunker«.

An einem ständig qualmenden Waschkessel steht der Wäscher in einer schwarzen Rauchwolke und wäscht tagaus, tagein Klinikwäsche.

Dem »Bunker« gegenüber wohnt der verantwortliche Heilgehilfe mit seiner Familie. Er hatte sich hinterm Haus einen Gemüsegarten und vorm Haus einen Blumengarten angelegt. Zwischen Schwesternhaus und Klinik hockten sich unter dem Wellblechdach eines Minihauses, des sogenannten Pfeifenhauses, Patienten, deren Angehörige und Stationsarbeiter, gurgelten ihre Wasserpfeife und störten uns in der Mittagspause. Nachts schliefen dort die Wächter. Sie wachten auch manchmal auf, um ihres Amtes zu walten. Etwas unterhalb des Schwesternhauses war ein Wohnhaus für eine Missionarsfamilie gebaut worden. Die Handwerkerschule mit Mitarbeiter- und Schulhaus, Internat für die Lehrlinge und Werkstätten befanden sich etwas weiter unten.

Die schnelle Truppe

Die Klinikmitarbeiter nannten wir die »schnelle Truppe«. Wir arbeiteten und lebten gut zusammen. Es gab zwar hin und wieder Ärger, auch mußten Mitarbeiter wegen schlechter Führung entlassen werden, aber die gute Atmosphäre in der Klinik litt darunter nicht.

Taje war unser Dienstältester. Wegen seiner großen, vorstehenden Zähne nannten wir ihn das »Pferdegebiß«. Er sprach etwas Deutsch, bei Schwester Erika aufgeschnappt. Inzwischen Brillenträger geworden, sah er gerne bedeutungsvoll über den Rand der Fassung hinweg. Er hat ein frommes, schlichtes Gemüt; er pumpte alle Neuankommenden an, indem er klagend auf seine riesige Familie hinwies. In der Arbeit war er langsam und sorgfältig, sprach mit den Patienten nur das Nötigste, weswegen sie ihn nicht gerade liebten.

Harme (Mutter von) Disassa war ein Sozialfall geworden. Sie hatte einen faulen Sohn und viele Enkelkinder, von denen etliche in der Klinik geboren worden waren. Einmal wäre sie fast verunglückt: Schwester Erika hatte in den Backofen ihrer Küche eine geschlossene Würstchendose gelegt und sie vergessen. Ein Knall und eine zitternde Harme Disassa riefen die Vergeßliche auf den Plan: Die Dose war explodiert, die Ofentür in eine Ecke geflogen, und die Würstchen klebten an der Decke.

Unter ihrer Schamma trug Harme Disassa lange Leinennachthemden mit Spitze und Lochstickerei, die sie sich von der Klinik geliehen hatte, so lange, bis Schwester Erika sie in den Waschtopf steckte und weißkochte. Derweilen saß Harme (Mutter) Disassa in der kleinen Klinikküche, in eine Schamma gehüllt, pulte Bohnen aus und wartete, bis das Hemd trocken war. Sie kochte den Frühstückskaffee, kratzte im Klinikgarten und paßte auf Patienten auf. Die Frauen mochten sie, weil sie immer freundlich und geduldig war. Wir schätzten sie wegen ihrer Bereitwilligkeit. Hatte sie eine Aufgabe übernommen, konnte man sich auf sie verlassen.

Dem Klinikwäscher konnten wir nicht recht trauen. Er kochte die Wäsche stundenlang und verbrauchte dabei Unmengen von Feuerholz. Die Textilien wurden aber nicht sauber. »Wir müssen das Waschpulver selbst in den Kessel schütten«, meinte eine unserer Mitarbeiterinnen. Sie hatte nämlich gesehen, wie der Wäscher das Waschpulver unter seiner Schamma nach Hause trug.

Zucker-Nagassa war ein junger Bursche mit lachenden Augen und einer traurigen Geschichte. Er war zuckerkrank und mußte sich täglich Insulin spritzen. Er arbeitete deswegen unter Aufsicht in der Klinik. Trotzdem mußten wir ihn mindestens zweimal im Jahr im Koma nach Aira bringen. Dort wurde er dann neu auf Insulin eingestellt. Das passierte meistens nach Festtagen. Er kochte einen exzellenten Kinderbrei und fütterte mit zärtlicher Hingabe abgemagerte Kinder. Dann heiratete Nagassa eine im Dorf als Diebin bekannte, viel ältere Frau. Sie lag oft mit ihm in Streit und beeinflußte ihn so negativ, daß er schließlich im Gefängnis landete.

Während die Frau in Häuser der Marktkaufleute einbrach, stieg er durchs Apothekenfenster und entwendete Medikamente. Der Diebstahl wurde aufgedeckt, Nagassa mußte entlassen werden, beide wurden verurteilt und bestraft. An einem Sonnabend bot sich dem Volk auf dem Markt ein demütigendes Schauspiel: Das Diebespaar war mit dem Diebesgut behängt worden, um von johlenden Gassenjungen über den Markt getrieben und von mitleidslosen Wächtern ins Gefängnis zurückgeprügelt zu werden. Dort starb Nagassa, von niemandem beweint. Er wurde

in einer Ecke des Friedhofes, nur in eine Schamma gewickelt, verscharrt.
»Abscheulich! Er war doch nur ein kleiner Dieb«, entsetzten wir uns. Das fanden unsere Mitarbeiter nicht. »Warum sollten wir ihn bemitleiden? Er war ein schmutziger, gemeiner Dieb. Die Gurage (Volksstamm, der zwischen Addis Abeba und Jimma wohnt) hacken den Dieben sogar die Hände ab«, sagte T., der an keinem Sonntag in der Kirche fehlte. Um seine Abscheu zu bekräftigen, spuckte er auf den Boden.
Hada Marta hatte als Putzfrau einige Jahre unter Schwester Vera und Schwester Marianne gearbeitet. Sie war eine fleißige und freundliche Mitarbeiterin, die aber wegen eines kleinen Vergehens entlassen werden mußte. Sie hatte in einem Kopfkissen Kaffee aus dem Besitz der Klinikküche nach Hause getragen. Ihr Mann war krank, die Kinder unversorgt. So mußte sie für den Unterhalt der Familie aufkommen. Nach einer Verwarnung stellten wir sie später wieder ein und hatten es nicht zu bereuen.
Der schwarze G. war die einzige Fachkraft. Er kam aus Aira und war der Sohn eines Sklaven. Er hatte zunächst im Süden Äthiopiens gearbeitet und kam dann als examinierter Heilgehilfe zu uns. G. war pünktlich, in der Arbeit zuverlässig, strebsam, überempfindlich. Er hatte eine rabenschwarze Haut und überlange Beine. Er litt unter Komplexen, die ihn »zerfraßen«, und war peinlich sauber. Niemand trug so weiße Leinenschuhe, die selbst in der Regenzeit, wenn Matsch und Lehm das Schuhwerk verdreckten, stets wie nagelneue Bettlaken glänzten.
Im Hause wirkte Deressa, kochte selbständig und verpfefferte die Wott, wenn Gäste kamen, die er nicht mochte.
Gari half ihm in der Küche und pflasterte aus zerbrochenen Ziegelsteinen einen festen Weg zur Klinik und zum Klo. Er wohnte zusammen mit G. im Mitarbeiterhaus und aß mit mir.
Die Zusammenarbeit mit der Gemeinde in Tschallia war gut. Ich hatte bestimmte Vorstellungen, wie die Klinikarbeit in das Gemeindeleben eingebaut werden sollte. Die bitteren Erfahrungen in den Außenkliniken hatten gezeigt, wie wichtig es war, daß

Kirche und Kliniken zusammenwirkten. Es war uns selbstverständlich, daß wir aktiv am Gemeindeleben teilnahmen. Gegenseitiges persönliches Engagement war für mich die Grundlage guter Zusammenarbeit. Würde Tschallia eine christliche Klinik werden, nach der sich unsere anderen Kliniken ausrichten konnten? Ich bemühte mich, ein Beispiel in diesem Sinne zu geben. Das hieß auch, daß wir in Tschallia die Heilgehilfen auf ihre verantwortliche Tätigkeit in den Außenkliniken vorbereiten mußten, indem sie beispielsweise nach ihrem Examen ein praktisches Jahr in Tschallia durchliefen.

1. 7. 1970 – Meine ersten Wochen in Tschallia vergingen mit Auf- und Umräumungsarbeiten. Die Apotheke mußte gesichtet und die vorhandenen Medikamente registriert werden. Ein Behandlungszimmer wurde in einen Verbandsraum und ein Labor unterteilt. Die Laboruntersuchungen machte ich zunächst selbst, weil keine Fachkraft zur Verfügung stand. Ein Karteikartenschrank ersetzte Kästen und Pappkartons, die bisher die Datei darstellten. Schwester Annemarie hatte den Karteischrank bei einem Heimaturlaub in Form von Spenden »zusammengepredigt« und ihn uns überlassen.

Es wurde eine Wochenstation mit einem Entbindungszimmer eingerichtet. Sämtliche Räume und Möbel erhielten einen neuen Anstrich. Die »schnelle Truppe« zog gut mit, wenngleich einige meinten: »Wenn wir zuviel arbeiten, werden wir krank. Bislang haben wir nie am Sonnabend und Sonntag gearbeitet.«

»Seht mich an, ich arbeite ebensoviel wie ihr und lebe noch«, erwiderte ich, und sie ließen sich von der Notwendigkeit überzeugen.

An drei Nachmittagen in der Woche unterrichtete ich alle Mitarbeiter in Krankenpflege. Auch der Wäscher und die Kochfrau lernten, einen Patienten sauber und bequem zu betten. Sie waren stolz und fühlten sich akzeptiert.

In den Kirchen ließ ich abkündigen, daß die werdenden Mütter jeden Montagnachmittag zur Schwangerenberatung in die Klinik kommen könnten.

Obbo Dilba – der Sanfte in Inango Kobera

Im Herbst sollte Obbo Dilba mit seiner Familie nach Inango-Kobera gehen. Er blieb einige Monate in Tschallia, um auf die Arbeit eines verantwortlichen Außenklinikheilgehilfen vorbereitet zu werden. Dilba war in Aira zum Heilgehilfen ausgebildet worden, ein friedfertiger, geduldiger und zuverlässiger Mann. Er hatte eine resolute, tüchtige Frau, die als Schülerin die Beste in der Handarbeitsstunde gewesen war und später Kirchenvorsteherin in Tschallia wurde. Der älteste Sohn hieß Gamatschis, d. h. »der, der Freude macht«. Für Dilba war seine Frau nur die »Hada Gamatschis«.
Schwester Gundula hatte Dilba in die Laborarbeit eingeführt. Wenn er »a little bit Amöba« (nur einige Amöben) fand, stimmte das. Wir konnten uns auf seine Untersuchungsergebnisse verlassen. Er war vorsichtig und ängstlich, dosierte eher zu niedrig als zu hoch und vergewisserte sich lieber mehrmals, wenn ihm eine Anordnung fraglich schien.
Einmal sollte er einem Typhuspatienten Chloramphenicol spritzen. Es ergab sich folgender Dialog:
»Chloramphenicoli?« fragte er.
»Yes, Dilba.« Er zog ab und kam zurück.
»Chloramphenicoli, one grammi?«
»Yes, Dilba.«
»Cloramphenicoli, one grammi intravenously?«
»Yes, Dilba.«
»Chloramphenicoli, one grammi, intravenously now?« vergewisserte er sich ausdrücklich noch einmal.
Erst jetzt war er zufrieden und schritt zur Behandlung.
Die Patienten liebten ihn. »Er ist geduldig und gütig«, sagten sie. Die ihm entgegengebrachte Liebe hinderte sie aber nicht daran, Dilbas Gutmütigkeit auszunutzen und ihm auf der Nase herumzutanzen. Wenn die Leute ihn dann zu sehr reizten, versuchte er, sich mit seiner hohen, etwas zittrigen Stimme Ordnung zu verschaffen. Wenn sie ihn dennoch nicht ernst nahmen, verzog er

sich ins Schwesternzimmer des »schwarzen Bunkers«, machte die Tür hinter sich zu und drehte Tupfer.

Dilba litt an einer Kälteallergie und schnupfte besonders abends fürchterlich. Meistens lief er dann mit einer zugebundenen Nase herum. Er begleitete mich in die Inango-Kobera-Klinik um seinen späteren Arbeitsplatz kennenzulernen.

14. 7. 1970 – Zweimal wöchentlich fuhren wir nach Inango-Kobera. Diese Besuche waren immer voller Überraschungen. Wenn wir abends um acht Uhr nicht zurück waren, fuhren der Fahrer der Handwerkerschule oder Missionar Willi Kalmbach – wir nannten ihn Qes Willi – von sich aus los, um uns aufzuspüren. Nicht selten saßen wir fest, und das Klinikauto mußte aus irgendeinem Loch gezogen und abgeschleppt werden.

In diesem Jahr wurde ich gezwungenermaßen Spezialistin für Dreck- und Schlammlöcher sowie abnorme Autogeräusche, die sich bei einem gebrochenen Differential, einer zersplitterten Achse oder defektem Chassis einzustellen pflegen. Es gab auf dem Weg von Tschallia nach Inango-Kobera nicht nur ein Loch, in dem wir uns nicht irgendwann einmal festgewühlt hätten. Ausweichen konnte man ihnen nur selten.

Am Abend vor dem Inango-Tag kochte Deressa einen großen Topf Makkaronigulasch und packte den Verpflegungskarton: Kaffeemehl, Geschirr, Löffel, Salz, Kaffeekessel. Daneben stellte ich die Hebammentasche, von uns »Schanta Lubu« (Lebensrettungstasche) genannt. Wir durften nichts vergessen. Das konnte peinlich werden. Morgens um sechs Uhr frühstückte ich ausgiebig mit einer kleinen Mannschaft: dem Heilgehilfen Dilba, dem Autofahrer, einem jähzornigen, technisch sehr begabten, aber rücksichtslos fahrenden Mann, und dem Beifahrer. Es gab Kaffee mit viel Zucker, Brot, Butter, Marmelade und für jeden ein Ei. Das übliche äthiopische Frühstück ist allgemein kärglicher: Salzkaffee mit einigen gerösteten (plombenfeindlichen) Maiskörnern. Das war alles. Obbo Dilba las die Tageslosung. Danach brachen wir auf.

In der Nacht hatte es geregnet. Die Wege waren tief und morastig. Selbst die ansonsten kleinen und harmlosen Löcher zeigten

sich jetzt als trübe Tümpel. Bei einem Manöver durch ein derartiges Hindernis brach eine Achse. Wir waren erst zehn Kilometer gefahren und hatten dafür zwei Stunden gebraucht!
»Das Auto weigert sich zu fahren. Ich gehe nach Aira und besorge mir ein Ersatzteil«, knurrte Tadesse, der Fahrer. Sollten wir auch umkehren? Bis Inango-Kobera waren es noch mehr als zwölf Kilometer Matschweg. Als Tadesse versprach, uns am Nachmittag mit dem reparierten Auto dort abzuholen, brachen wir auf. Inzwischen war es neun Uhr geworden. Auch in der Regenzeit kamen bis zu 100 Patienten in die Außenklinik. Zwei Stunden werden sie mindestens auf uns warten müssen.
Dilba und ich steckten die notwendigsten Instrumente in die Taschen und stapften los. Das große Gepäck: Hebammenkoffer und Verpflegungskarton mit dem Makkaronigulasch ließen wir im Auto.
Die Koberabrücke war überschwemmt. Zum Glück waren wir nicht die einzigen, die, bis zu den Hüften im Wasser einsinkend, hinüber balancieren mußten. Vom Koberafluß aus waren es noch acht Kilometer bis zur Klinik. Ein ehemaliger Patient bot mir sein Maultier an. Ich zögerte: »Nehmen Sie es, er tut es gerne«, ermunterte mich Dilba. Als wir in Sichtweite der Außenklinik waren, kamen uns einige wartende Patienten entgegengelaufen, besahen sich mitleidig unsere verdreckten Beine und waren froh, daß sie nicht umsonst gewartet hatten.
Hoffentlich keine Entbindung! dachte ich. Der Wunsch ging in Erfüllung, aber vier Verletzte wurden gebracht, deren Wunden genäht werden mußten. Erst mit der untergehenden Sonne hatten wir es geschafft, und der letzte Patient ging versorgt nach Hause.
Jetzt könnte eigentlich Tadesse kommen, war mein Wunsch. Wir kochten uns einen Kaffee und beobachteten den Weg.
Dilba hatte sich ein Handtuch um den Kopf gewickelt. »Es wird kalt«, kicherte er unter dem Tüchergewirr hervor. Er hockte sich neben den Nachtwächter vor der Klinik und tauschte Geschichten aus Aira und Inango-Kobera aus. »Ich habe die Augen der

Makina gesehen«, meldete er um 20.30 Uhr vergnügt. Tatsächlich sah man in der Ferne auf dem Gute-Likassa-Berg zwei Lichter, die sich sehr langsam fortbewegten. Das könnte ein Auto aus Tschallia sein. »Jetzt wird die Stimme der Makina bald zu hören sein«, wünschten wir. Es blieb aber still. Ich hatte mich in die Apotheke gesetzt und beschäftigte mich bei Kerzenschein mit Statistiken, die immer wieder von den Behörden von uns verlangt wurden.

»Die Augen der Makina sind jetzt erloschen. Diese Nacht werden wir hier verbringen müssen. Ich werde jetzt die Betten richten«, erklärte der fürsorgliche Dilba, stellte neben die Pritsche das einzige Wasserglas, eine Kerze, Streichhölzer und einen Nachttopf.

Um 23.30 Uhr wurde es jedoch lebendig.

»Das ist die Stimme der Makina.« Dilbas Stimme überschlug sich vor Aufregung. Es war tatsächlich der Unimog, der sich durchs Gebüsch quälte. Wo war nur Tadesse geblieben?

Da wir überfällig waren, hatten sich Willi Kalmbach und Hermann Bennhöfer um 21 Uhr mit dem Unimog auf die Strecke begeben, um uns zu suchen. Sie berichteten folgende Geschichte:

In einer Kneipe in Gulisso waren sie auf den betrunkenen Klinikfahrer Tadesse gestoßen. Zwei Taxis hatten vergeblich versucht, den feststeckenden Wagen aus dem Schlammloch zu ziehen. Mit dem Unimog konnte er flott gemacht und anschließend repariert werden. Tadesse weigerte sich jedoch, mit dem Fahrzeug in Gulisso zu warten, wie unsere beiden Helfer ihm empfohlen hatten. Er stellte seinen Beifahrer in den Regen und drückte ihm mit den Worten »vielleicht wird sie in Tschallia gebraucht«, die Hebammentasche in die Hände. Alles andere überließ er seinem Kollegen und setzte sich nach Aira ab.

Nachts um ein Uhr kehrten wir nach Tschallia zurück. In den frühen Morgenstunden wurde noch eine Frau zur Entbindung gebracht. Kurz darauf gebar sie – Gott sei Dank – ohne Komplikationen einen prächtigen Jungen. Wir kamen endlich zur Ruhe.

24. 7. 1970 – Aus Inango-Kobera brachte ich immer Schwerkranke mit. Sie wurden in Tschallia stationär aufgenommen, durchuntersucht und behandelt.

Gari wartete an solchen Tagen mit dem Tee auf mich. Während ich unter der Eimerdusche den Dreck abspülte, versorgte er auch die neuen Patienten mit Tee und »Lomiwasser« (Zitronengetränk). Oft wurde er dabei in der Klinik noch aufgehalten: Ein Kranker bat um Wasser zum Fußewaschen, ein anderer wollte ein Wasserglas, ein dritter konnte nicht allein zur Toilette gehen und so weiter.

Mir war schon seit einiger Zeit aufgefallen, daß Gari mißmutig und brummig seine Arbeit tat und patzige Antworten gab. Vor einigen Tagen hatte ich ihm seinen langen »Intelligenzfingernagel« mit einer großen Verbandsschere abgeschnitten. »Kopfarbeiter« ließen sich den Nagel am kleinen Finger wachsen als Zeichen, daß sie nicht mit der Hand arbeiteten. Außerdem diente er als Ohrenreiniger.

An einem Abend eröffnete mir Gari, er müsse zu schwer arbeiten, ich solle ihm das Gehalt auszahlen, er wolle aus dem Mitarbeiterhaus ausziehen, sich am Marktplatz ein Haus suchen und sich selbst versorgen. Es gebe da ja Wirtshäuser.

Es kam für mich gar nicht in Frage, seine Forderungen zu erfüllen. Aber hatte ich Gari vielleicht überfordert? Er war zwar erst 15 Jahre alt, sah aus wie 18, war kräftig und groß und in der Schule guter Durchschnitt. Ich war froh, daß ich mit seinem Vater in Verbindung stand und nicht allein für den Jungen verantwortlich war. Der Vater besuchte mich von Zeit zu Zeit in Tschallia und erkundigte sich nach seinem Filius. Jetzt schrieb ich ihm einen Brief, er möge kommen, denn Gari mache mir Sorgen.

Drei Tage später berieten wir gemeinsam bei Wott und Kaffee Garis Zukunft. Auch dem Vater war es aufgefallen, daß sein Sohn sich verändert hatte, er habe großspurig geredet und auf seine Eltern und Geschwister von oben herabgeschaut.

»Er hat es bei Ihnen zu gut gehabt«, sagte der Vater vorsichtig. »Es bekommt unseren Kindern nicht, wenn man ihnen alle Sorgen abnimmt. Sie werden bei den ›Forendjis‹ (Europäern) sehr schnell hochmütig. Ich möchte Gari nicht nach Hause holen. Schließlich bezahlen Sie ihm das Schulgeld und sorgen für ihn in jeder Weise.« Die Kritik mußte ich hinnehmen. Wir einigten uns, daß Gari in den Ferien nach Hause fährt, um bei der Feldarbeit zu helfen. Während der Schulzeit sollte er bei einer Tante am Tulu Aira wohnen. Er mußte dann zwar täglich einen Schulweg von einer dreiviertel Stunde zurücklegen, brauchte aber die Ausbildung in der Klinik nicht abzubrechen. Schulgeld und Mittagessen steuerte ich für den Jungen weiter bei.
Gari brummte und maulte, was den Vater gar nicht beeindruckte. Es stellte sich später heraus, daß diese Entscheidung richtig gewesen war.

Unerwartete Hilfe

2. 8. 1970 – Die schwedische Entwicklungshelferin Gurli, Krankenschwester und medizinisch-technische Assistentin, hatte schon in Aira als Laborantin gearbeitet. Sie bot sich an, einige Wochen in Tschallia zu helfen und Arbeiten zu übernehmen, zu denen ich nicht kam. Sechs Wochen waren eine kurze Zeit, aber besser einige Wochen Hilfe als gar keine. Meine Zeit war mit der täglichen Routinearbeit in der Klinik und den zusätzlichen Fahrten nach Inango so ausgefüllt, daß ich zu der eigentlichen Aufgabe, die ich in Tschallia sah, kaum kam.
Wir schrieben ein Skriptum über Krankheitsverhütung, übersetzten es ins Oromo und unterrichteten Jugendleiter und Evangelisten danach. Nachmittags ging Schwester Gurli in die Wochenstation, wusch und wickelte mit den Müttern Babies und zeigte ihnen, wie man einfache Babyhemdchen nähte. An zwei Tagen in der Woche übte sie, bestaunt von Patienten und deren Angehörigen, mit Dilba, Gari und dem für die Klinik Kone vorgesehenen

Heilgehilfen in Theorie und Praxis Laboruntersuchungen. Dabei nahm sie auch das Mikroskop auseinander, säuberte es, setzte es wieder zusammen – es fehlte nie ein Schräubchen – und ließ manchmal auch einen Patienten durch die Linse schauen. Danach richtete sie mit ihren Schülern das Labor ein.

Sechs Wochen später schickte das Gesundheitsministerium Schwester Gurli an die Grenze des Sudan nach Ghilo River, um dort die »Schlafkrankheit« zu behandeln und die Heilungschancen zu prüfen.

Über Funk war uns mitgeteilt worden, das Rote Kreuz werde eine Chartermaschine für Schwester Gurli schicken, die sie nach Ghilo River bringen sollte. Wir sollten die Landebahn für den Piloten gut zeichnen. So fuhren Hermann Bennhöfer und ich zur Landewiese, nahmen einen Sack Kalk und eine Schaufel mit und sorgten für die gewünschte Landehilfe. »Eigentlich hätten wir eine Windhose aufhängen sollen, aber es wird zu spät werden, sie müßte erst genäht werden«, meinte Hermann Bennhöfer. Ein Bettlaken dafür war uns zu schade, wir waren knapp mit Bettwäsche. Der Kreidestrich leuchtete weiß und unübersehbar. Ein weißes Kreuz wäre wahrscheinlich noch besser und auffälliger gewesen, aber unser Kalksack war leer. So fuhren wir – mit uns zufrieden – zurück zur Station.

Gegen Mittag brummte ein Flugzeug, schien zum Landen anzusetzen, umkreiste Tschallia, flog noch einmal im Tiefflug über das Dorf und dann davon. Sollte sich ein anderes Flugzeug nach Tschallia verirrt haben? Zwei Stunden später brummte es wieder über uns, und tatsächlich landete eine einmotorige Maschine, der der Stationsmissionar von Aira entstieg.

»Der Pilot ist sehr ärgerlich. Sie haben mit Ihrem weißen Strich zu verstehen gegeben, daß Landen gefährlich ist«, sagte er grinsend zu uns, »aber ich habe ihm gleich gesagt, daß die Leute in Tschallia als Bodenpersonal nicht zurechnungsfähig sind.«

Der Pilot grollte mit uns. »Ich dachte, Sie wollten sich einen Scherz mit mir machen. Gut, daß Sie kein weißes Kreuz gestreut haben. Das hätte ›absolutes Landeverbot‹ bedeutet.« Woher sollten wir die Landevorschriften wissen? Der Pilot bugsierte Schwester Gurli und das Gepäck in die Maschine und flog in Richtung Westen davon. Ich dachte an unsere freundlichen Missionspiloten. Sie hätten uns sicher gedulig, vielleicht etwas mitleidig lächelnd, eine Flugverkehrsstunde gegeben.

Dilba in Bedrängnis

20. 9. 1970 – Inzwischen war das Heilgehilfenhaus in Inango-Kobera fertiggestellt worden. Dilba erklärte sich bereit, zusammen mit seiner Frau nach Inango-Kobera zu gehen. Ich atmete auf. Die wöchentlichen Schlammfahrten waren damit zu Ende. So fuhr ich nur noch alle 14 Tage dorthin.
Die Leute nutzten Dilbas Gutmütigkeit aus, kamen zu jeder Tages- und Nachtzeit und diskutierten mit Ausdauer über die Bezahlung. Bei meinem Klinikbesuch in Inango-Kobera fand ich oft ein Tohuwabohu vor. Eine Mutter legte z. B. ihr dreijähriges Kind auf den Schreibtisch. »Es hat eine Bussa (Malaria) und braucht eine Spritze«, forderte sie.
An den Fenstern lungerten Angehörige von Patienten und beklagten sich, sie müßten zu lange warten. In der Tür stand ein Bauer und wollte Geld eintauschen. Die Patienten drängelten und schubsten sich gegenseitig. Dilba jammerte: »Die Leute gehorchen mir nicht. Diese Arbeit macht mich zu einem alten Mann.«
»Er kann nicht nein sagen. Die Leute tanzen ihm auf der Nase herum. Zuviel Güte schadet nur«, meinte Ato Imana, der Fahrer der Handwerkerschule in Tschallia, der mich manchmal nach Inango-Kobera fuhr. Er griff nach einem Stock und brachte in kurzer Zeit Ordnung in den verwilderten Haufen.
Dilba war vorsichtig im Dosieren, verordnete haufenweise Vitamine, Kalktabletten und Eisentabletten und forderte kaum Geld. Seine fleißige Frau baute Mais an, pflanzte Kartoffeln, Karotten und Pfeffer und half halbtags in der Klinik.

Das Geld bewahrte Dilba im Pappkarton im Kleiderschrank auf. Seine Kasse stimmte nie – er hatte immer zuviel Geld!
Wir forderten die Schwangeren über die Gemeinden von Kobera auf, alle 14 Tage zur Schwangerenberatung zu kommen. Gerade in Inango und Umgebung starben oft Frauen unter der Geburt.
An dem Pastor des Ortes hatte Dilba eine gute Stütze. Das Heilgehilfenehepaar freundete sich mit seiner Familie an. Die Frauen versuchten, die Frauen der Gemeinde zu sammeln, um mit ihnen Handarbeiten wie Sticken, Nähen, Häkeln zu üben.
Wenn ich einmal verregnet und naß in Inango-Kobera eintraf, zerfloß Frau Dilba vor Mitleid. »O, Sie erkälten sich«, jammerte sie, rannte nach warmem Wasser, zog mir die nassen Schuhe aus und ließ es nicht zu, daß ich in die Klinik ging, bevor ich Kaffee getrunken hatte.
Dann starb der zweitälteste Sohn des Pastors an einer Meningitis (Gehirnhautentzündung). Der Pastor bat um seine Versetzung und ging. Dilba blieb mit seiner Familie traurig zurück, um einige Monate später ebenfalls um seine Ablösung zu bitten.
»Die Arbeit tötet mich. Ich will zurück nach Tschallia«, flehte er in immer neuen Briefen. Wir erfüllten seine Bitte und hatten in ihm einen bereitwilligen, zuverlässigen Mitarbeiter.

Das »Honigwasser«

2. 10. 1970 – Im Oktober bekam die Handwerkerschule einen neuen Direktor. Er kam aus Asmara, war Ingenieur, intelligent, umsichtig und verstand sein Handwerk. Seine Frau war Gemeindeschwester, Amharin und hieß Jemarwuha, das heißt Honigwasser. Ich brauchte acht Tage, um den Namen zu lernen. »Sagen Sie einfach ›Addis Wuha‹ (neues Wasser)«, schlug der Ehemann vor, aber ich hatte schließlich meinen Stolz. Außerdem paßte der Name ausgezeichnet zu der sanften und grazilen Namensträgerin. »Man mag sie gerne ansehen«, sagte einer unserer Pastoren wohlgefällig.

Schwester Jemarwuha übernahm die Schwangerenberatung, die Gemeindearbeit und die Leitung der Klinik an den Tagen, wenn ich die Außenkliniken besuchte. Sie unterrichtete in der Tschallia-Schule Gesundheitslehre, Jungen und Mädchen getrennt, und kochte den Frauen im Nähkreis eiweißreichen Kinderbrei vor. Nachmittags beriet sie die Frauen in ihren Hütten und kam oft deprimiert über das, was sie in den Häusern gesehen hatte, zurück.
»Man sollte die Leute gar nichts fragen. Je mehr wir fragen, umso mehr Antworten bekommen wir. Helfen können wir doch nicht. Das Leben der Leute ist hoffnungslos«, sagte sie. Ein anderes Mal beklagte sie sich über die Leute von Tschallia: »Ich weiß nicht«, sagte sie, »ich habe oft den Eindruck, die Menschen hier wollen gar nicht besucht werden. Oder lehnen sie mich ab? Es scheint oft so, als ob Sie als Europäerin den Leuten nähergekommen sind, als ich es als Amharin bin. Ich bin ihnen fremder als Sie. Neulich hat ein Mann mir die Tür vor der Nase zugeschlagen. Warum gibt es in Äthiopien so viele verschiedene Völker und Sprachen?«
Diese törichten Leute von Tschallia! Waren sie deswegen so abweisend, weil das freundliche »Honigwasser« Amharin war und nicht ihre Sprache sprach? Als ob es nicht sowohl unter den Amharen wie auch unter den Oromos kluge und dumme, saubere und schmutzige, stolze und unterwürfige, gute und schlechte, ehrliche und korrupte Vertreter gäbe. Die Leute von Tschallia sollten für die angebotene Hilfe dankbar sein. Sie mußten lernen, daß viele Gesundheitsprobleme oft nur an Ort und Stelle behandelt werden konnten. In diesem Sinne sprach ich am Sonntag nach dem Gottesdienst zur Gemeinde, unterstützt von Pastor Aschana.
Die Marktleute wurden danach tatsächlich umgänglicher. »Sie mag uns tatsächlich«, (mit »sie« war »Honigwasser« gemeint); »die Hakim (das war ich) hatte vielleicht doch recht,« meinte der Händler Rago verlegen grinsend, öffnete die Tür und bot Schwester »Honigwasser« einen Stuhl an.
»Sie ist ein gutes Kind. Es ist nur schade, daß sie unsere Sprache nicht spricht«, meinte die Häuptlingsfrau.

Schwester »Honigwasser« und ich arbeiteten gut zusammen. Die beiden Heilgehilfen gewöhnten sich schwer an ihre Gegenwart. Beide waren eifersüchtig und fühlten sich übergangen, wenn Schwester Jemarwuha in meiner Abwesenheit die Leitung der Klinik übernahm.

Ihr Ehemann machte ähnliche Erfahrungen. Er setzte sich voll ein. Obwohl er von den meisten Mitarbeitern und Handwerkerschülern respektiert wurde, lehnten andere ihn ab, wahrscheinlich, weil er Tigre war (Volksstamm in Nordäthiopien). So wurde unserem hitzigen Klinikchauffeur der selbstbewußte Lehrer der Handwerkerschule zur Anfechtung. Nach einer Auseinandersetzung mit ihm rannte der schnell erregbare Autofahrer nach Hause, holte sein Gewehr, zerschnitt den Klinikautoreifen und schoß durchs Küchenfenster auf Jemarwuha. Zum Glück verfehlte die Kugel ihr Ziel. Die Schwester kam mit dem Schock davon. Dieser Zwischenfall wirbelte viel Staub auf. Der Schütze wurde zu einer hohen Geldstrafe verurteilt. Das Gewehr durfte er allerdings behalten. Er wunderte sich sehr, daß er fristlos entlassen wurde. Zusammen mit seinen Brüdern blockierte er mit dicken Bäumen den Weg nach Aira, so daß wir den weiten Weg über Gulisso fahren mußten.

Das Ehepaar traute sich kaum noch, das Haus zu verlassen. Außer Qes Aschana und Gifti Urge hatte niemand aus der Gemeinde Schwester Jemarwuha nach dem Zwischenfall besucht und getröstet. Sie verließ verbittert und enttäuscht Tschallia, um sich eine Arbeit in Addis Abeba zu suchen. Ihr Ehemann ging ein Jahr später. Die Freundschaft, die zwischen mir und Jemarwuha gewachsen war, blieb bestehen.

Cholera

14.11.1970 – Überall sprach man von der Cholera, im Radio, in der Kirche, auf den Märkten, in den Schulen. Im Süden Äthiopiens waren viele Fälle aufgetreten. Man rechnete mit 30 000 Kranken

Die Cholera bewege sich in westlicher Richtung fort, wurde über Radio mitgeteilt. Ich stellte mir eine solche Epidemie in Tschallia vor und wagte nicht, den Gedanken zu Ende zu denken.
Sonntags vermahnten wir nach dem Gottesdienst die Gemeinde, Toiletten zu bauen, kein ungekochtes Wasser zu trinken, in der Küche sauber zu sein. Auf der Klinikveranda hing zur Warnung eine riesengroße Schautafel, die die Übertragung der Cholera darstellte: In einem sehr blauen Fluß wusch ein Mann sich die Füße, am Ufer hockten Jungen und verrichteten ihre Notdurft, eine Kuhherde trabte durch den Fluß und ließ Kuhfladen in den Fluß plumpsen, eine Frau schöpfte Wasser und gab auf dem Weg zur Hütte ihren Kindern davon zu trinken.
Aus Schweden wurde Impfstoff geschickt. Man sagte uns, wenn die Bevölkerung vor Auftreten der ersten Fälle durchgeimpft werde, verringere sich die Sterblichkeitsrate von 50 Prozent auf 1 Prozent. Wir teilten unser Einzugsgebiet in Bezirke ein, stellten einen Plan auf und forderten die Häuptlinge und Kirchenvorsteher auf, mit ihren Leuten zur Impfung zu kommen. Häuptlinge, Lehrer, Evangelisten, Kirchenvorsteher halfen uns, mit den Massen fertigzuwerden. Auch der Richter von Tschallia, Obbo Tola, erschien persönlich, gewappnet mit einem Fliegenwedel, einer Nilpferdpeitsche, gefolgt von sechs kräftigen Knaben, und sorgte für Ordnung.
Der Lehrer Danje brachte es tatsächlich fertig, eine ordentliche Reihe aufzustellen und pfiff mit seiner Trillerpfeife die aus der Reihe Tanzenden zur Ordnung zurück. Die Schlange fing bei der Klinik an, war länger als 500 Meter und endete hinter der Kirche. Den Anfang bildeten Mütter mit Kindern, dann folgten Omas und Opas, danach Frauen, Männer, Schulkinder, und den Schluß bildeten rabiate, drängelnde Burschen. Wir impften jeden Nachmittag 2000 bis 3000 Leute. Es flossen Bäche von Schweiß. Obbo Tola sah erschöpft aus. »Diese Arbeit ist schlimmer als ein Gerichtstag«, seufzte er, verzichtete auf die Teestunde nach getaner Arbeit und ging lieber nach Hause. »Ich muß mich hinlegen.«

In kurzer Zeit wurden allein in Tschallia 20 000 Leute geimpft. Es trat kein Cholerafall auf. In den Häusern kochten viele Frauen das Trinkwasser ab. Der Seifenverbrauch stieg. Ob das so bleiben würde?

Alltag

20. 11. 1970 – »Es warten schon viele Leute auf der Veranda, wie Boqolo (Mais).« Deressa war am Morgen an der Klinik vorbeigegangen und hatte die wartenden Kranken gesehen. Um acht Uhr wurde die Klinik aufgeschlossen. Die »schnelle Truppe« war bis auf den Wäscher, der immer zu spät kam, erschienen. Taje nahm sich die Bibel vom Wandbrett, um eine kurze Morgenandacht zu halten. Danach gingen alle an die Arbeit. Oldjira teilte auf der Veranda Nummern aus und malte Karteikarten. Seit einiger Zeit war er Brillenträger und hatte gewisse Probleme, seine Brille nicht zu verlieren.

Ein anderer Mitarbeiter kümmerte sich um die Schulkinder, denen wir eine Sprechstunde von acht bis neun Uhr eingeräumt hatten. Hundessa, der neue Heilgehilfe, richtete den Behandlungstisch, löste Penicillin und Streptomycin auf (Mittel gegen Tbc) und stellte die gebräuchlichen Medikamente auf. Hada Marta und der Zucker-Nagassa machten Betten. Taje steckte Thermometer und holte die Fieberkurven, während ich Visite bei den stationären Patienten machte.

Im Männersaal lag der siebenjährige Josef mit einer schweren Hirnmalaria. Der Vater und sein älterer Bruder hatten sich in der Nachtwache abgewechselt und warteten auf die Mutter mit dem Frühstück. Die Angehörigen versorgten die Patienten selbst mit Essen. Die Töpfe wurden kontrolliert, manchmal probierten wir auch, worüber sich die Angehörigen sehr freuten.

»Josefs Vater hat den Wasserhahn nicht zugemacht«, knurrte Mengescha. Dabei sah er den Übeltäter vernichtend an. Wasser war kostbar – ganz besonders in der Trockenzeit. Jeden Abend wurden

vier Regentonnen vollgepumpt. Die Menge mußte für einen Tag reichen.
In einer Ecke lag ein Kind mit Tetanus. Die anderen Patienten hatten sich nach draußen verzogen und ließen sich von einer Frau füttern. »Sie hat Dadi mitgebracht, das ist verboten«, reklamierte Taje, nahm den Kessel, roch daran und stellte ihn vor die Küchentür.
Alle zehn Krankenbetten waren belegt. Hada Marta war in die winzige Küche gegangen und wusch Wassergläser ab.
»Wir brauchen eine Katze. Die Mäuse haben den Seifenpulversack angefressen. Unsere Mausefallen reichen nicht.«
In der Wochenstation war es ruhig. Drei Mütter freuten sich über gesunde Babies. Eine Großmutter schenkte Kaffee aus und stopfte den jungen Frauen Breikugeln in den Mund. Im Kinderbettchen »krähte« Matthäus. Er war als fünf Monate altes, schwer unterernährtes Kind zu uns gekommen. Seine Mutter war an einer Tuberkulose gestorben, der Vater wurde mit dem Kind nicht fertig und suchte bei uns Hilfe. Er besuchte seinen Sohn zweimal wöchentlich. Aus dem faltigen, weinerlichen Baby war nach guter Aufbaukost ein glatter, munterer Junge geworden, der seinen Brei »mümmelte« und von den Frauen verzogen wurde.
In der Poliklinik war Hochbetrieb. Täglich kamen 200 bis 300 Kranke, viele Malaria-Fälle darunter, sowie hustende, blasse Kinder. Alle Kinder waren verwurmt und verkrätzt. Obgleich wir alle Fenster aufgerissen hatten, war die Luft zum Schneiden. Es fehlte ein Raum für Mütter und Kinder.
Einer der Helfer hatte sich ins »Labor« verzogen und untersuchte Hämoglobin (Blutfarbstoff), Stuhl, Urin und »dicke Tropfen« auf Malaria und Rückfallfieber. (Ein dicker Blutstropfen wird auf einen Objektträger gebracht, getrocknet, gefärbt und kann dann unterm Mikroskop angesehen werden.)
Gegen ein Uhr waren alle Patienten versorgt. Die »schnelle Truppe« verschwand: Mittagspause bis drei Uhr. Ich zog mich auch zurück und hoffte, nicht gestört zu werden.

Es tauchte aber fast immer jemand auf, so daß ein Mittagsgast stets mit einkalkuliert wurde.
Deressa war ärgerlich. Die Arbeiter hatten sich unter der Regentonne die Füße gewaschen und viel Wasser verplempert. Jetzt saßen sie im Pfeifenhaus, schwadronierten und ließen die Wasserpfeife kreisen.
Ein Lastwagen brachte sechs Kisten aus Tübingen, die ausgepackt werden mußten. Vereinzelte Nachmittagspatienten mußten behandelt und die stationären Kranken versorgt werden. Ein Ältester einer Nachbargemeinde brachte einen amharisch geschriebenen Brief, unterzeichnet mit etlichen Fingerabdrücken: wir sollten kommen, lautete der Text. Im Dorf sind viele Leute an einer fieberhaften Krankheit erkrankt.
Herr Bennhöfer steht im Kreißsaal und repariert mit einer Gummisohle die Vakuumpumpe. Einer unserer Mitarbeiter hatte sie gekocht, dabei hatten sich die Dichtungen gelöst. Der Vakuumextraktor für die Geburtshilfe, den ich aus Deutschland mitgebracht habe, ist nicht mehr wegzudenken.
Als eine ins Dorf entsandte Mitarbeiterin zurückkam, standen die Medikamente aus der Tübinger Wunderkiste schon in Reih und Glied im Apothekenregal; die Kranken waren versorgt; die Vakuumpumpe zog wieder, und der Gemeindeälteste war zufrieden darüber, daß wir morgen nachmittag in sein Dorf kommen wollten, nach Hause gegangen. Es war nichts Außergewöhnliches passiert, und wir freuten uns auf einen gemütlichen Abend.
Aber es kam wieder einmal anders.
Um 22 Uhr meldete der Nachtwächter eine Frau zur Entbindung an. Djale, so ihr Name, war eine 30jährige Bauersfrau aus Galao mit einem freundlichen Gesicht, lustigen Wangengrübchen und harten, verarbeiteten Händen. Sie hatte sieben Kinder geboren, fünf davon waren unter oder gleich nach der Geburt gestorben. In der Schwangerenberatung hatten wir ihr geraten, sie sollte zur Entbindung nach Aira gehen. Das Hospital habe mehr Möglichkeiten zu helfen, und die Chancen, ein gesundes Kind zu bekommen, seien dort größer. Jetzt hatte Djale sich nach Tschallia tragen

lassen. Warum konnte sie nicht tun, was wir ihr geraten hatten? »Die Männer weigerten sich, mich nach Aira zu tragen, der Weg sei ihnen zu weit«, entschuldigte sie sich.

Während wir uns um die Frau kümmerten, verschwanden die Träger mit dem Bettgestell. Wie sollte es nun weitergehen? Das Klinikauto befand sich in Aira. Über den Birbir sollte eine Brücke gebaut werden, und es war noch nicht zurückgekommen. Das »Synodenauto« stand aufgebockt über der Grube neben dem Generatorenhaus. Es blieb nur der Unimog. Tadesse, der Fahrer, kräuselte seine Nase, als ich mit gemischten Gefühlen Djale auf den Beifahrersitz setzte und selbst mit einem Mitarbeiter auf die Ladefläche kroch, um von hinten die Frau zu halten.

Tadesse war diesmal nüchtern und fuhr sanft und gleichmäßig, soweit es mit dem schaukelnden Unimogungetüm möglich war. So erreichten wir ohne Zwischenfälle den Baqalfluß vor Aira und – stoppten.

»Wo ist denn die Brücke?« rief der Fahrer entsetzt. Die Brücke über den Baqal war verschwunden, nur drei dicke Balken verbanden die Ufer miteinander. Tadesse kratzte sich verlegen. »Ach so, das habe ich vergessen, Mister Lins wollte eine neue Brücke bauen, aus Zement, stark und sicher. Er ist sicher nicht fertiggeworden«, sagte er.

So blieb uns nichts anderes übrig, als die nicht gerade federleichte Frau über die Balken zum Hospital Aira zu tragen.

Die Gomi-Kinder

25. 11. 1970 – Regelmäßig alle 14 Tage fuhr ich nach Inango-Kobera, um Dilba zu besuchen. Die Patienten wußten das und stellten sich darauf ein. Dilba ließ Kranke mit unklaren Diagnosen kommen, um sie mir vorzustellen, wir besprachen Klinik- und persönliche Probleme, nachmittags war Schwangerenberatung. So waren die Besuchstage in Inango-Kobera volle, runde

Arbeitstage. Ich war froh, daß ich Tschallia in den guten Händen des Honigwassers wußte.
Die Nacht zum Dienstag, an dem ich nach Inango-Kobera fahren mußte, hatte ich mit Frau Schakane im Kreißsaal zugebracht. Sie gefiel mir gar nicht, hatte kaum Wehen. Es handelte sich um eine Steißlage, oder waren es vielleicht sogar Zwillinge? Würde die Mutter bis zum Morgen das Kind haben?
Der Morgen kam. Schwester Honigwasser betrachtete voller Sorge Schakane. »Müssen Sie wirklich nach Inango-Kobera fahren? Können Sie Schakane nicht nach Aira bringen? Ich möchte nicht so gern mit ihr allein bleiben.« Schwester Honigwasser schien nicht glücklich zu sein. Das verstand ich.
Die Wege waren glatt und trocken, vielleicht etwas staubig, aber man konnte in einer Stunde in Aira sein. So fuhr ich mit Frau Schakane und einem Gast aus Deutschland, der Aira kennenlernen wollte, los. Dieser lernte Aira an diesem Morgen nicht kennen, weil meine Schakane beschlossen hatte, am Gomifluß unter einer schönen schattigen Schirmakazie Zwillinge zu bekommen. Es ging alles ganz schnell. Die Mutter war glücklich, und die beiden kleinen Mädchen rosig und ausgewachsen. Der Gast erblaßte, und Imana, der Fahrer, vergnügt über diese Abwechslung, fuhr mit der kostbaren Ladung zurück nach Tschallia, um Mutter und Kinder in die Obhut von Schwester Honigwasser zu geben. Die Kinder wurden Marge und Margitu genannt. Im Entbindungsbuch stand unter Geburtsort: Laga Gomi (Gomifluß). Inango-Kobera erreichte ich mit zwei Stunden Verspätung.

Streik

1.12.1970 – Während die jährlichen Missionskonferenzen sich in der Hauptsache mit der Integration der Missionsarbeit in die äthiopische evangelische Kirche befaßten, traf sich das von Qes Daffa ins Leben gerufene Medizinische Komitee mindestens vier-

mal im Jahr, um aktuelle Fragen zu besprechen. Dem Gremium gehörten Vertreter der kirchlichen und der medizinischen Arbeit an.
In Inango-Kobera schien sich die Einheit Kirche–Klinik–Schule, ›Gemeindezentrum‹ genannt, zu bewähren.
Ende 1970 streikte der Oberkursus der Heilgehilfenschule. Das Medizinische Komitee, dem ich damals vorstand, wurde einberufen und sollte darüber beraten. Die Schüler des Oberkurses hatten einen Beschwerdebrief geschrieben: Es ging um zu niedriges Taschengeld, um nicht genug Unterrichtsstunden, um zu schwere praktische und entehrende Arbeit und um sandiges Brot.
Der Konflikt brach aus, als die Studenten eine vorher nicht angekündigte Arbeit schreiben sollten. Das paßte ihnen nicht. Sie packten ihre Bücher zusammen und verließen das Klassenzimmer. Ein äthiopischer Mitarbeiter in leitender Stellung fand diese Haltung der Heilgehilfenschüler ungeheuerlich. In seiner Ausbildungszeit war ein derartiges Verhalten undenkbar gewesen.
Wie sollten diese jungen Menschen mit ihrem gebrochenen Verhältnis zur praktischen Arbeit und ihrer Selbstüberschätzung einst verantwortlich in Kliniken arbeiten? Das Komitee beschloß, die Schule vorübergehend zu schließen. Die Streikenden verließen Aira, um in Apotheken oder kleineren Kliniken einen Arbeitsplatz zu finden. Die Mädchen baten darum, im Hospital arbeiten zu dürfen. Diese Bitte wurde erfüllt. Vierzehn Tage später begann ein neuer Kursus mit drei Mädchen und zwei reumütig zurückgekehrten Schülern. Die drei Rädelsführer wurden nicht wieder aufgenommen. So wurde es wieder friedlich in Aira.
In Tschallia war es ruhig geblieben. Die Arbeit war überschaubarer als in Aira. Wir hatten engeren Kontakt zu den Mitarbeitern, merkten so schnell aufkommende Unzufriedenheit und konnten meistens durch klärende Gespräche die Gründe, die dazu geführt hatten, aus dem Wege räumen. Wir waren dankbar, daß die Schule als ein immer währender Unruheherd nicht wie in Aira in der nächsten Nachbarschaft der Klinik lag.

8. 1. 1971 – Aus Deutschland waren Weihnachtsgäste gekommen, die Mitte Januar mit dem »Oma-Bomber« wieder zurückfliegen wollten. Die Lufthansa hatte über Weihnachten einen verbilligten Charterflug nach Äthiopien eingerichtet. Viele Angehörige nutzten die Gelegenheit, Freunde und Verwandte in Äthiopien zu besuchen. Da hauptsächlich die ältere Generation diese Gelegenheit nutzte, hieß das Flugzeug kurz der »Oma-Bomber« .
Mit einem Lastwagen war eine Kleiderspende aus Deutschland für Aira und Tschallia eingetroffen. Die Freunde in Deutschland mögen es mir verzeihen: Ich brachte es nicht fertig, wie ein Weihnachtsengel die gespendeten Kostbarkeiten als Geschenke zu verteilen und damit neben Dank vielleicht auch Neid und Eifersucht zu provozieren. Damit bestand die Gefahr, daß wir am wahren Sinn des Weihnachtsfestes vorbeigingen. So packten wir die Kleider in die Schränke und warteten auf Notzeiten, die bald kamen.
Über Weihnachten war Dirriba als landwirtschaftlicher Experte aus Harrar gekommen, um mich zu besuchen. Er war zufrieden mit dem gewählten Beruf und informierte mich über die verschiedenen Marktpreise für Eier, Milch, Butter und Kühe. Er war enttäuscht von Aira. »Ich habe es verloren«, sagte er. Für ihn war der Ort ein Stück Heimat gewesen. Dazu gehörten Frau Rebbin, Qes Daffa, Schwester Tine, Qes Tasissa, Gofta Didi, Traute Freimann, Abba Fite, Manfred Zach und ich. Von diesen traf er nur noch Schwester Tine an. Er sollte die Erfahrung machen, daß man an keinem Ort in alte Beziehungen zurückkehren kann.
Am Tag vor dem Heiligen Abend lud ich die »schnelle Truppe« zu einer scharfen, von Deressa gekochten Wott ein. Es wurde gegessen, getrunken, viel gesungen, und Dirriba erzählte aus der »großen Welt«.
Den Heiligen Abend verbrachten wir in der Tschallia-Kirche. Zur Feier des Tages war die Kirche neu gekalkt und mit selbst-

gezogenen Bienenwachskerzen geschmückt und beleuchtet worden.
Die Sitte des Tannenbaums war in Tschallia nicht eingeführt worden. Nur die Türen waren mit Palmenzweigen geschmückt. Vorm Altar sangen viele Kinder, die ein brennendes Licht fest in der Hand hielten, sehr laut und etwas schrill und sagten selbstgedichtete Verse auf. In der Weihnachtsnacht blieb die Kirche geöffnet. Ganz unentwegte Gemeindeglieder blieben sitzen und durchbeteten und durchsangen die Heilige Nacht.

Geduldsfaden gerissen

9. 1. 1971 – Schwester Annemarie hatte in Dapo-Gatscho viel zu tun. Dabei half ihr eine aufgeweckte deutsche Studentin. Täglich kamen 200 Kranke, die oft drei Tage und länger unterwegs waren, um sich behandeln zu lassen. Sie wohnten, aßen und schliefen in einer Art Feldhüterhütte so lange, bis sie meinten, sie seien gesund. Inzwischen war das Evangelistenhaus fertig geworden. Die Evangelistenfrau kannte sich im Pflegeberuf, den sie schon im Hospital in Aira ausgeübt hatte, aus. Sie stand Schwester Annemarie als nützliche Mitarbeiterin zur Seite.
Ein äthiopischer Baumeister wohnte mit seiner jungen Frau und einem Säugling seit einigen Monaten in Dapo-Gatscho, um am Missionarshaus und Kirchbüro zu bauen. Er forderte stolze Preise für seine Arbeit. Seine Frau jammerte: »Dapo-Gatscho ist sehr einsam. Ich habe keine Freunde hier.« Sie hatte sich in das Oberteil ihres Perlonkleides Löcher geschnitten, um ihr Baby auf bequeme Weise stillen zu können.
Vor der Klinik saß immer eine betagte Leprapatientin. Wenn wir uns ihr näherten, strahlte ihr Gesicht wie eine aus einer Runkelrübe ausgeschnittene Laterne. Sie streckte uns ihre klauenartig verformten Hände entgegen und bettelte. Die alte Frau holte sich in der Klinik täglich ihre Mahlzeit und die Medizin ab.

Wir hatten den monatlichen Besucherrhythmus beibehalten, blieben zwei bis drei Tage in Dapo-Gatscho, sahen uns Patienten an, sprachen mit Schwester Annemarie und trafen uns abends mit den Mitarbeitern zur Abendandacht.
Nach Möglichkeit benutzten wir für An- und Abfahrt einen kurzen Weg bis zum Birbir-Fluß. Hatten wir jedoch viele Medikamente, schwere Pakete oder auch Möbel zu transportieren, nahmen wir den weiten Weg durch das unberührte, menschenleere Dembital. Unsere Gemüter entspannten sich, wenn wir die Wildnis sicher passiert und die heimtückischen Schlaglöcher der Straße ohne Achsenbruch überwunden hatten. Beim Übersetzen mit schweren, unhandlichen Gegenständen, die im Einbaum verstaut werden mußten, gab es immer wieder einmal unangenehme Überraschungen: Das Entbindungsbett für die Klinik Dapo-Gatscho war in Aira angekommen. Da man es in einzelne Teile zerlegen konnte, meinten wir, der Transport im Einbaum sei problemlos. Das Kopfteil bekamen wir auch gut hinüber, aber beim schweren Fußteil geschah es dann. Es rutschte beim Umladen in den Einbaum ab und ging langsam im Birbir unter. Ein beherzter Helfer konnte es kurz vor dem Versinken gerade noch hochwuchten. Das wäre ein Verlust gewesen!
Als im Laufe der Zeit immer mehr Gäste kamen, die die einsame Klinik im Busch besuchen wollten, erhöhten die Fährleute den Fahrpreis und forderten oft phantastische Beträge. Schwester Annemarie und ich waren die einzigen, die noch für einen annehmbaren Preis herübergerudert wurden.
Es gab oft ein großes Palaver und ein schier endloses Handeln, wenn neue Gäste übergesetzt werden wollten. Einmal riß unserem Techniker Werner Lins dabei der Geduldsfaden. »Ich werde gratis das andere Ufer erreichen«, sagte er wütend, zog sich aus, band sich die Kleider auf dem Kopf fest und durchschwamm den Fluß. Der sportliche Akt wurde von uns ängstlich, von den Fährleuten aber ehrfürchtig bestaunt.
Der tapfere Schwimmer wurde dann zum Baumeister einer Brücke über den Birbir. Es waren Pfeiler aus Stahlbeton geplant,

die T-Eisenbalken tragen sollten. Die Kosten wurden zum Teil von den Regierungsbezirken getragen. Nach sechs Monaten Bauzeit war die Brücke fertiggestellt. Mit der Freigabe an den öffentlichen Verkehr wurde Dapo-Gatscho aus der Isolation herausgeholt und erhielt Anschluß an »die große Welt«.

Ein verlorenes Schaf

12. 1. 1971 – Inständiges Bitten und Betteln des Distrikt-Pastors, wir mögen in seiner Region dem Unwesen der »Injektors«, die nach Gutdünken Spritzen verabreichten und Medikamente verteilten, ein Ende bereiten, veranlaßte uns, in der geschlossenen Klinik in Gudji-Getare wieder einen Polikliniktag einzurichten. Der Dienst oblag mir, und so hieß es, für den verabredeten Tag Vorbereitungen zu treffen. Der Verpflegungskarton wurde gepackt. Deressa kochte wieder seine Standard-Makkaroni, die »Schanta Lubu«. Spritzen, andere Instrumente und Trinkwasser für alle Fälle wurden bereitgestellt, dann noch die Arbeitsgruppe für Gudji bestimmt.

Die erste Mannschaft war eine ziemlich zusammengewürfelte Truppe: der Landwirtschaftsfachmann Dirriba, der noch einige Tage Ferien hatte, der Koch Deressa, der Chauffeur Tadesse, der Evangelist Itafa, der Heilgehilfe Mengescha, Schwester Ingrid, eine Norwegerin, und meine Wenigkeit.

Die norwegische Mission hatte zwei Missionsschwestern nach Aira und Tschallia geschickt, damit sie vor ihrem Einsatz im nördlichen Synodenbezirk die ärztliche Missionsarbeit kennenlernen sollten.

Was würden wir in Gudji-Getare vorfinden? Immerhin hatte die Klinik einige Monate leer gestanden.

Um sechs Uhr brachen wir in Tschallia auf. Es war noch kühl, die Nebel hingen in den Bäumen, die Sonne war noch nicht aufgegangen. Vor uns lag eine 40 Kilometer lange Strecke, trocken und staubig.

Vor der Klinik auf der Veranda warteten schon Kranke auf uns. An der Hauswand im Schatten des Daches standen zwei Stühle, auf die man Schwerkranke gebunden hatte, damit sie nicht herunterfielen. Der Klinik sah man die lange Vakanzzeit an: Die Tische waren übersät mit toten Insekten, und Spinnengewebe ersetzten Fenstervorhänge. Der Staub wirbelte in dicken Flocken auf, als wir ihn wegwischten. Die Wassertonne war leer, das Latrinenhaus zusammengebrochen. Die Patienten verfolgten neugierig unsere Bestandsaufnahme und versprachen uns etwas gönnerhaft, eine Stunde warten zu wollen. Es leuchtete ihnen ein, daß eine Klinik sauber sein mußte.

Die Floh-Fiddu war wütend und schimpfte: Eins ihrer Schafe war ins Klinik-Klo gefallen. Es hatte noch zwei Tage gelebt. Sie hatten sich vergeblich bemüht, es zu befreien. »Warum haben Sie dem Tier keine Gnadenkugel gegeben?« fragte ich die Floh-Fiddu leicht angewidert. »Erschießen? Nein! Wir wollten es doch essen«, entrüstete sie sich und verlangte Schadenersatz.

Ato Itafa, einer meiner Gesundheitsschüler in Aira, hielt den Kranken die Morgenandacht, ermahnte sie und beruhigte die Floh-Fiddu. Das Schaf sei ungesetzmäßig in einen fremden Hof eingedrungen.

Dagaffu und Dagaffa

15. 2. 1971 – Es passierte eine fast unglaubliche Geschichte, deren Ende ich miterlebte. In einem Dorf in der Nähe der Stadt Bedelle, wo sich unsere Handwerkerschule befand, hatte eine Frau ein Kind geboren. Da die Nachgeburt nicht ausgestoßen wurde, lief der Ehemann nach Bedelle, um Missionar Meyer zu bitten, seine Frau zur Weiterbehandlung zum Gesundheitsamt zu bringen. Die fast bewußtlose Frau überstand den Transport. Sie wurde sofort von einer Hebamme untersucht, die Zwillinge feststellte und die Geburt einleitete. Aus unerklärlichen Gründen warteten die Angehörigen nicht ab, sondern brachten die Frau fort zu Freunden.

Dort wurde das zweite Kind geboren, am Tag darauf das dritte. Jetzt bekamen es die Verwandten mit der Angst zu tun und brachten Mutter und Kinder zurück ins Gesundheitsamt, aber zu spät. Die Mutter starb kurz darauf.

Zwei Lehrlinge, die in der Stadt eingekauft hatten, verbreiteten die Geschichte vom Schicksal der toten Mutter und den drei hilflosen Babies in der Handwerkerschule. »Drei kleine Würmchen ohne Mutter«, seufzte Gertrud Meyer, die Frau des Missionars, und warf ihrem Mann einen vielsagenden Blick zu. »Erwin, da müssen wir etwas tun«, meinte sie und verschluckte dabei wohl das Ende ihrer Rede, »obwohl wir selber sechs eigene Kinder haben.«

Am Tag darauf fragte der junge und sympathische Arzt vom Gesundheitsamt fast schüchtern und etwas verlegen, ob die Missionsleute nicht helfen könnten. Er selber sei nicht verheiratet und kenne niemanden, der die Kinder annehmen könnte.

Wir sahen drei weiße Gestalten den Berg zur Kirche heraufkommen: Der Vater der Kinder, der Häuptling des Dorfes und ein Kirchenältester trugen jeder ein kleines Bündel sehr vorsichtig im Arm. Noch ehe sie die Bündel ablegen und auswickeln konnten, rief Gertrud Meyer schon: »Hier hinein!« Sie hatte die drei Männer kommen sehen und rasch eine Plastikwanne als Behelfsbettchen hergerichtet. Das erstgeborene Kind war ein Mädchen. Es starb noch am Abend, den Strapazen ohne Mutter nicht gewachsen. Meyers und eine Lehrerfamilie der Handwerkerschule nahmen je einen der Jungs auf. Die Kinder wurden Dagaffu und Dagaffa genannt. Dagaffu blieb in Äthiopien, und Dagaffa wurde später von einem Heidelberger Universitätsprofessor adoptiert.

Die Handwerkerschule baute in Kone eine neue Klinik aus Ziegelsteinen. Die Kosten beliefen sich auf 30 000 Äthiopische Dollar. Viel Geld, gewiß, aber dafür standen auch zwei solide Ziegelbauten und ein kleineres Badehaus mit Decken aus Hartfaserplatten, Fliesenböden und einer angemessenen Einrichtung auf dem Klinikplatz, der inzwischen von der Kirche gekauft worden war. Ein Brunnen wurde gegraben, der die Klinik mit Wasser versorgen

sollte. Eins der Gebäude war als Klinik gedacht, in das andere Haus zog der verantwortliche Heilgehilfe.
Die neue Klinik wurde mit einem Fest eröffnet, zu dem der Bezirksverwalter, die Dorfgrößen, Vertreter der Handwerkerschule Bedelle, der Kirche und Mission eingeladen waren. Unser Freund, der orthodoxe Priester, war Ehrengast.
Pastor Harms eröffnete die Versammlung mit einer geistlichen Ansprache. Der Bezirksverwalter lobte überschwenglich die Verdienste der Mission, dankte in öligen Worten der Handwerkerschule und fragte nebenbei, ob die Mission nicht mit einem Landwirtschaftsprojekt im Didessatal anfangen wolle. Der Mission versprach er im Falle der Verwirklichung beste Zusammenarbeit. Dann ließ er sich wohlgefällig auf seine zwei nebeneinanderstehenden Stühle nieder. Der Mann war von massiger Gestalt – fast so breit wie lang – und wog schätzungsweise 220 Pfund.

Oli, der »Schimpfprediger«

3. 3. 1971 – Den Evangelisten Oli nannten wir das Maschinengewehr Gottes. Er gehörte anfangs zu den besten Evangelisten. Oli predigte mit Überzeugungskraft und begeisterte die Jugendlichen. Er leitete einfallsreich und engagiert Jugendfreizeiten. In etlichen Komitees wollte man auf seine Mitarbeit nicht verzichten. »Oli schimpft mal wieder«, sagten die Leute, wenn sie seine typische Redeweise hörten. »Seine Rede sprüht.«
Er heiratete ein zierliches junges Mädchen aus Gandji mit weit auseinanderstehenden, etwas kleinen Augen. Die engen Lidspalten gaben ihm ein katzenähnliches Aussehen.
Die beiden bauten sich am Ende der Welt, nämlich vor den Kormesümpfen in unmittelbarer Nähe einer alten, borkigen Schirmakazie ein Haus. Man wußte nicht, stützt der Baum das Haus oder das Haus den Baum. In der Regenzeit verschwand es in tief herunterhängenden Wolken. In der Trockenzeit, wenn der Mais abgeerntet war, stand es sehr allein in seiner kahlen Umgebung.

Dann wurde aus dem Evangelisten Oli ein Diakon, der nun im weißen Talar predigte. Er verstand nur nicht, daß mit der neuen Würde die Gehaltserhöhung ausblieb.
Olis Nachbar und Freund, der in seinem Leben eine wichtige Rolle spielte, war auch Evangelist. Er hatte eine stattliche, gutaussehende Frau und eine Schar munterer Kinder. Olis Familie zählte vier Kinder, die nicht richtig wachsen wollten. Malariamücken, denen es in den Kormesümpfen gut gefiel, sorgten dafür, daß der Familie der Weg zur Klinik nicht unbekannt wurde.
Dann erkrankte Olis Frau. Sie hustete ständig. Ich stellte eine offene Lungentuberkulose fest und schickte sie nach Aira, denn in der Klinik in Tschallia wurden keine Lungenkranken aufgenommen. Acht Wochen später kam sie zur Familie zurück. Ihre Krankheit war nicht mehr ansteckend, doch die Patientin noch schonungsbedürftig. Wir standen der Familie in der mutterlosen Zeit bei und halfen dem Vater. Oli staunte über all das und schien es nicht recht zu verstehen.
»Warum habt ihr das getan? Warum habt ihr euch überhaupt um uns gekümmert? Unsere Nachbarn und Freunde hätten das nicht getan, weil sie alle mit sich selbst zu tun haben«, stellte er fest.
Warum sagte er das? Es war einfach nicht wahr, daß es keine Nachbarschaftshilfe gab. Oder hatten wir etwa durch unsere selbstverständliche Hilfe den Nachbarn gar keine Gelegenheit gelassen, sich um die Familie zu kümmern?
In den acht Wochen ihrer Abwesenheit hatte sich Olis Frau verändert. Sie war zwar noch genauso schweigsam, versorgte Haus und Familie unlustig wie eh und je und stritt wie früher mit den Nachbarn. Während Olis lange Nase noch spitzer geworden war und seine Hosenbeine schlotterten, sah man sie jetzt in blütenweißen neuen Kleidern, die mit breiten, bunten Borten besetzt waren, in der Kirche und auf den Märkten.
Die Familie fing an, kleine Feste zu geben, zu denen wir auch geladen waren, und tischte auf. Konnte Oli sich das leisten? Um die eigene Haushaltskasse aufzubessern und den steigenden Ansprüchen gerecht zu werden, fing die Frau an, Schnaps zu brennen

und zu verkaufen. Oli bat mich eines Tages um eine Unterredung. »Ich habe keinen Frieden mehr im Hause. Meine Frau ist zwar gesund, aber sie schimpft den ganzen Tag, zankt sich mit den Nachbarn und schlägt die Kinder. Sie ist eifersüchtig auf alle, die mehr haben als wir, und macht gute, alte Freundschaften kaputt. Sie kauft sich neue, teure Kleider, lädt sich Gäste ein, bewirtet sie, als ob wir reiche Landbesitzer wären. Sie hat keine Schulbildung, das ist sicher der Grund. Wir sind nun einmal kleine Leute und werden es bleiben«, beklagte er sich. Ich sprach lange mit den Eheleuten, mit jedem einzeln. Die Frau weinte und beteuerte, sie wolle sich bescheiden. Oli predigte wieder laut und gewaltig, aber seine Worte hatten die rechte Kraft verloren. Olis Frau schielte weiter auf die, die mehr hatten als sie selbst, und Oli schielte auf uns.

Die Enkeltochter des Kaisers zu Besuch

9.4.1971 – Es geschah nicht oft, daß sich offizielle Regierungsleute in den Westen Äthiopiens verirrten. Der Kaiser besuchte während seiner Regierungszeit ein einziges Mal Wollega. Er ließ sich damals am Wege nach Dembi-Dollo begrüßen und hinterließ dem Hospital Aira eine Geldspende von 100 Äthiopischen Dollar, die wir an arme Patienten weitergaben. Das einzig wirklich Erfreuliche seines Besuches war, daß die Wege zuvor gemacht und Brükken repariert oder gebaut wurden. Die Lieblingsprovinz des Kaisers war Hararge, die früher zum Besitz seines Vaters gehörte. Die Provinz Wollega war für ihn uninteressant. Die Bevölkerung bestand fast ausschließlich aus Oromos. Alle Hospitäler in den Provinzen waren Missionshospitäler.
Des Kaisers Enkeltochter Aida heiratete den Provinzgouverneur von Wollega, der einige Jahre regierender Chef der Provinz war und dann nach Addis Abeba ins Parlament ging. Vor einigen Jahren hatte er Aira besucht, jetzt ließ er sich und seine Frau beim Häuptling von Tschallia anmelden. Er wollte mit seinem Gefolge sogar über Nacht bleiben. Zum ersten Mal wurde dem kleinen

Dorf Tschallia solche Aufmerksamkeit geschenkt. Die Ankunft der hohen Gäste wurde mit einigen Salutschüssen angekündigt. Der Marktplatz war gefegt, am Eingang zum Dorf waren Ehrenpforten errichtet, Kirche und Schule mit Palmen bekränzt, die Wege geharkt und die Brücken ausgebessert worden. Selbst wir brachten unsere Klinik auf Hochglanz. Hada Marta schrubbte die Veranda zweimal, die Mitarbeiter schlugen sich ihre schönsten Feiertagsschammas um die Schultern, und Matthäus wurde in eine himmelblaue Strampelhose gesteckt.

Der Häuptling bekränzte sein schönes neues Haus mit Palmen und lila Bougainvillea und lieh sich für die hohen Gäste die ihm notwendig erscheinende Ausstattung zusammen: Betten und Matratzen aus dem Missionsgästezimmer, Sofa, Sessel, Tisch und Gaslampe vom Direktor der Handwerkerschule, Tischwäsche, Töpfe, Bestecke und Reis für eventuelle Magenkranke von Kalmbachs und mir.

Das Volk ging, angeführt vom Häuptling, den hohen Gästen entgegen: die Männer mit zurückgeworfenem Ehrfurchtszipfel der Schamma, sich tief verneigend, die Frauen in ihre hohen Lilili-Laute ausbrechend, die Erde küssend. Es wimmelte von gewehrtragenden Männern, bekannten und unbekannten Würdenträgern und Polizisten. Frau Kalmbach hatte viel zu tun, die vielen durstigen Gäste mit Tee und Lomiwasser zu versorgen.

Die Gäste besuchten Kirche, Schule, Klinik, Handwerkerschule, lobten die Arbeit und fragten nach den Schwierigkeiten. Prinzessin Aida ließ sich Matthäus vorführen, der sein freundlichstes Gesicht machte, fragte nach den anderen Kindern und der Kindersterblichkeitsrate in Wollega. Sie versprach uns, die Tschallia-Klinik in die Unicef-Verteilerliste aufnehmen zu lassen. Sie hielt ihr Versprechen.

Schon am folgenden Tag verschwanden der Regierungsspuk, die Ehrenbögen und das festliche Gepränge. Der Häuptling lud uns zum Resteessen ein, und Gifti Urge nannte die Prinzessin Mutscha turu (ein gutes Kind), womit sie sicher recht hatte. Der Alltag zog wieder in Tschallia ein.

Er hieß Farada und war Küster und freiwilliger Evangelist, der keine Evangelistenversammlung und keinen Fortbildungskursus versäumte. Er kannte seine Bibel auswendig, die von ihm angegebenen Bibelstellen stimmten immer. Farada konnte nicht schreiben, hatte ein kindliches, einfältiges Gemüt und dichtete zu allen Festen ellenlange Gedichte, die er mit leiser, etwas singender Stimme lispelnd vortrug. Auf kurzen, krummen Beinen bewegte er sich trippelnd vorwärts. Ein relativ großer Kopf saß auf einem viel zu kurzen Körper.

Seine Frau mag als junges Mädchen hübsch gewesen sein. Jetzt sah sie verhärmt und abgearbeitet aus. Eine Tochter hatte als Kleinkind eine Kinderlähmung durchgemacht und war gehbehindert. Sie besuchte die Schule in Aira und sollte später Lehrerin werden. Die beiden acht- und zehnjährigen Buben gingen in die Dorfschule.

Unseren Klinikmitarbeitern war der Dorfpoet als der »verrückte Farada« gut bekannt. Vor einigen Jahren hatte er das gesamte Klinikpersonal fast zur Verzweiflung gebracht, indem er sich wöchentlich einmal zur Klinik tragen ließ. Mit weit heraushängender Zunge hechelte er wie ein Hund und lallte, daß er elektrische Ströme im Kopf habe.

Die Zunge brachte jemand vom Personal in die anatomisch normale Lage und beruhigte den seltsamen Patienten. Dann wurde er nach Hause getragen – bis er bald mit denselben Symptomen zurückkehrte.

Schließlich schickte ihn die Gemeinde Tschallia nach Addis Abeba ins Haile-Selassie-Hospital zur gründlichen Untersuchung. Nach 14 Tagen kehrte er »ohne krankhaften Befund«, aber mit seinem »elektrisch geladenen Gehirn« wieder zurück. Die Gemeinde zahlte der Familie zehn Äthiopische Dollar Krankengeld im Monat und den Kindern das Schulgeld. Das reichte nicht hin und nicht her. Deshalb brannte die Frau Schnaps und verkaufte ihn auf dem Markt. Etwas anderes hatte sie nicht gelernt.

Farada legte sich ins Bett und trat vorerst nicht mehr in Erscheinung.
Auf Bitten des Gemeindepastors, den Faradas Rückzug beunruhigte, stattete ich der Familie einen Besuch ab.
Farada lag mit winklig gebeugten Beinen auf einem durchgelegenen Bettgestell. Er pflegte sich an einer Leine, über der seine Schamma hing, hochzuziehen. Da er das Bett nicht verlassen konnte oder wollte, benutzte er einen durchgeschnittenen Pappkarton, der auf einem dicken Nagel steckte, als Nachttopf. Seine Frau kümmerte sich um den Verstörten. »Seine Beine weigern sich, sich strecken zu lassen. Er liegt schon acht Monate so«, sagte sie mit hoffnungsloser Stimme.
Was sollten wir tun? Ein Fall für die Psychiatrie? Aber eine psychiatrische Klinik gab es hier nicht. Ich dachte an die Frau und die drei Kinder. Wenn wir ihn wenigstens so weit bringen könnten, daß er allein zur Toilette gehen konnte.
So legten wir Farada in die Klinik, massierten ihn, übten mit ihm und fütterten ihn. Taje wurde als Pfleger abgeordnet. Er versorgte ihn mit großer Geduld und Beharrlichkeit.
In drei Wochen war er tatsächlich so weit, daß er nach Hause gehen konnte. Was niemand für möglich gehalten hatte, war eingetreten: Farada lief wieder. Wollte er etwa nur Aufmerksamkeit auf sich ziehen?
Jetzt erwachte auch bei unseren Klinikmitarbeitern das Interesse für den Mann. Sie setzten sich zusammen, berieten und beschlossen: »Er muß arbeiten. Von seiner Dichtkunst kann er nicht leben. Er kann ja noch nicht einmal schreiben, um seine Verse zu Papier zu bringen.«
Wir gaben der Gemeinde Mittel, damit sie das monatliche Krankengeld erhöhen konnte und die Familie nicht auf die Schnapsbrennerei angewiesen war. Farada wurde vorgeschlagen, Matten und Taschen zu flechten. Die Jugendlichen besorgten die notwendigen Gräser und verhalfen ihm zu einem neuen Beruf. Er produzierte nach einer »Lehrzeit« Matten, Taschen und Hüte, die seine Söhne auf dem Markt verkauften.

Wir besuchten ihn regelmäßig in seiner Hütte, sahen ihm bei der Arbeit zu und hörten uns seine neuesten Gedichte an.
Die erste fertiggestellte Strohtasche überreichte er mir feierlich als Dank für die Mühe, die wir uns mit ihm gemacht hätten. Der Klinik widmete er ein sechs Strophen langes Gedicht, in dem er die Schrecken der Amöben- und Hakenwurmerkrankung und ihre Verhütung schilderte.

Die Amöbe
von
Farada Garba

(Übersetzung:
Manfred Zach)

Die Amöben sind ekelhafte Tiere.
Aus dem Wasser durchbohren sie die Därme
wie eine sich schnell bewegende Schlange.
In den Därmen rumoren sie
und lassen die Menschen sehr abmagern.
Das Aussehen der Menschen wird zusehends
schlechter, und Blutarmut tritt ein.

Der Kampf mit den Amöben ist hart.
Kocht ja das Wasser ab!
Amöben machen den Menschen Not
und beschämen sie danach auch noch.
Der Kampf damit ist böse
und reißt Wunden in die Därme.

Amöben führen zu blutigem Durchfall,
sie stechen wie die Bienen.
Ihr Fressen geschieht im Magen,
sie beißen Stücke ab wie Heuschrecken.
Sie rufen Menschen zum Tod
und lassen sie schnell rennen.

Menschen sitzen und stöhnen,
es wird ihnen heiß bis in den Kopf hinein.
Menschen vergießen viele Tränen,
und ihre Herzen schlagen schnell.
Solche Menschen sehen erbärmlich aus,
ihr Gesicht nimmt häßliche Züge an.

Sie werden zu Elendsgestalten
und nehmen ein böses Ende.

Die Amöben fressen sie
und strecken sie zu Boden.
Es folgt der Schlaf,
der sie ständig überwältigt.
Unsere Ärzte sagen uns das alle Tage.
Unsere Leute hören das,
die Klugen verstehen das.
Bitte, laßt nicht nach,
gebt euch unermüdlich Mühe!
Gott der Herr bewahrt uns davor,
er macht das schwere Joch für uns leichter.

6. 6. 1971 – Die Regenzeit hat angefangen. Die Außenklinikfahrten wurden wieder mühsam und sehr feucht. Als neueste Errungenschaft ist eine Autowinde angeschafft worden, damit wir uns notfalls selbst aus den Drecklöchern herausziehen können.
In die Ambulanz kommen jetzt nur noch 80 bis 100 Patienten am Tag. Der »schwarze Bunker« ist allerdings nach wie vor belegt. Die »Flaute« wurde genutzt, um die Klinik zu streichen und den Injektionsraum mit buntgeblümten, abwaschbaren Tapeten zu tapezieren.
In einem Nachbardorf hat ein Kirchenältester zum dritten Male geheiratet. Seine erste Frau war vor 18 Jahren im Wochenbett gestorben. Er heiratete bald wieder. Die zweite Frau erkrankte an einer Wochenbettpsychose, von der sie sich nie mehr erholte. Seitdem war sie nicht zurechnungsfähig, sie schrie, randalierte und lief nackend in der Gegend herum. Als der Ehemann nun zum dritten Mal eine Ehe einging, wurde er wegen Polygamie vom Abendmahl ausgeschlossen.
Die dritte Frau war eine ruhige, freundliche, gutaussehende Person, die bereits zwei Kinder hatte und die Geistesgestörte in einer kleinen, für sie gebauten Hütte versorgte. »Sie ist mir nicht im Wege. Manchmal ist sie sogar ganz normal und hilft mir im Haus und auf dem Feld. Es passiert zwar, daß sie plötzlich grundlos Töpfe zerbricht. In der Regenzeit ist sie umgänglicher als in der Trockenzeit«, sagte sie mir.

Dem Ehemann paßte es nicht, daß die Gemeinde ihn vom Abendmahl ausgeschlossen hatte. Er besorgte sich von zwei Häuptlingen Bescheinigungen, die die Unzurechnungsfähigkeit und Gemeingefährlichkeit der Kranken bescheinigten. Auch von mir erhoffte er ein ärztliches Gutachten, um eine Überführung nach Addis Abeba ins Nervenkrankenhaus zu bewirken.
Das einzige Nervenkrankenhaus in Äthiopien, das Emmanuel-Hospital, verfügte über 350 Betten, war aber mit 500 stationären Patienten immer katastrophal überbelegt. Es hatte keinen guten Ruf. Täglich stritten sich über 100 Geisteskranke um Schlaf- und Essensplätze.
Um mir ein richtiges Bild zu machen, ritt ich mit Pastor Olana an einem regenverhangenen Nachmittag in das Nachbardorf, um den Evangelisten und seine Frauen zu besuchen.
Die Kranke hockte vor der Hütte und grüßte scheu mit ängstlichen Augen, während die beiden Kinder der dritten Frau zutraulich mit ihrer Schamma spielten. Auf Fragen antwortete die Verstörte leise, und sie war zeitlich und örtlich erstaunlich orientiert. Wir sprachen lange mit dem Ehemann über seine kranke Frau. Warum konnte sie nicht in ihrer alten, ihr bekannten Umgebung bleiben und versorgt werden? Ich dachte an Pastor Olana, der neben seiner uralten halbtauben Mutter einen ideotischen Bruder, seine chronisch kranke Schwester und ein mongoloides Kind betreute. An die Zustände im Emmanuel-Hospital denkend lehnte ich es ab, die Einweisung der Kranken dorthin zu befürworten.
Der Ehemann versuchte es dann später noch einmal, seine zweite Frau im Emmanuel-Hospital unterzubringen. Der zu Rate gezogene Arzt war nicht so geduldig wie wir. Er setzte ihn mit der kranken Frau vor die Tür und schickte ihn zurück nach Wollega.
Dort zog die Kranke wieder in ihre Hütte ein. Die Ehe wurde schließlich geschieden, und der Mann wurde wieder zum Abendmahl zugelassen. Seine Frau versorgte weiterhin die Kranke geduldig und freundlich, unterstützt von Freunden, Nachbarn und dem Ehemann.

12. 9. 1971 – Der Richter von Tschallia, Obbo Tola, stand in dem Ruf, fast alle Kriminalfälle lösen zu können. Er war ein gerechter Richter und sehr menschlich. Obbo Tola rief je nach Schwere des Falles ein »Idili« (Gerichtshof) ein, zu dem alle Bürger erscheinen mußten. Jeder einzelne wurde allein verhört und befragt.

Seit einigen Wochen vermißten wir in der Klinik Spritzen. Jede zerbrochene Spritze mußte abgegeben werden. Nachmittags zählte Jemarwuha die Spritzen durch. Die Anzahl stimmte wieder!

Donnerstags fuhr ich immer nach Gudji-Getare. Da wir morgens schon früh aufbrachen, legte ich mein Handwerkszeug am Abend zuvor verpackt auf den Labortisch: Hebammenkoffer, Spritzenkasten, Instrumente, steril verpackt, Medikamente.

Am Donnerstagmorgen stellte der Fahrer Tadesse den Klinikwagen vor die Labortür. »Wir müssen los, in Gudji wartet immer schon eine Menge Patienten. Haben Sie Ihre Sachen?« drängelte er. Natürlich – aber nein: Der Spritzenkasten war verschwunden. Sollte das ein schlechter Scherz sein? Jeder wußte, daß ich in Gudji-Getare wenig Zeit hatte. Wo sollte ich plötzlich 20 sterile Spritzen herbekommen? Wer hatte den Kasten genommen? Ich war doch am Mittwoch bis abends spät noch in der Klinik gewesen. Bis abends um 12 Uhr hatte ich den Tätigkeitsbericht geschrieben, den Hermannsburg angefordert hatte, war dabei ziemlich unlustig und mürrisch gewesen. Was sollte ich denn hineinschreiben? Dann kam die Frau eines bekannten Evangelisten zur Entbindung. Da sie noch etwas Zeit hatte, ließ ich den Ehemann bei ihr wachen. »Rufen Sie mich bitte, wenn Ihre Frau mich braucht. Es ist ja nicht das erste Kind.« Es war stockfinster. Im Halbschlaf horchte ich mit einem Ohr auf Klopfen. Um zwei Uhr rief mich der Ehemann. Um vier Uhr kam ein gesundes Kind zur Welt. Als die Mutter versorgt und der Kreißsaal aufgeräumt war, fühlte ich mich sehr schlafbedürftig. Im Unterbewußtsein merkte ich, daß irgend etwas nicht stimmte, aber ich war zu müde, um

der Sache nachzugehen. In zwei Stunden mußte ich ja schon wieder aufstehen.
Jetzt war es kurz vor sieben. Der Diebstahl konnte nur in der Zeit zwischen 12 Uhr und 2 Uhr passiert sein. Aber wer besaß eine solche Dreistigkeit? Die Nachtwächter schworen bei Gott und Christus, sie hätten nichts gesehen. Es sei doch so dunkel gewesen, versuchten sie sich zu rechtfertigen. Hier ging es aber um mehr als nur um 20 Spritzen, fünf Pinzetten und Kornzangen. Wer konnte mit dem Material etwas anfangen?
Irgend etwas mußte zur Klärung getan werden. Deshalb ging ich zu Obbo Tola und zeigte den Diebstahl an. Dann fuhr ich nach Gudji. Am Sonntag wurde in der Predigt die Dieberei erwähnt. Am Sonntagnachmittag rief Obbo Tola ein Idili zusammen. Das Ergebnis war deprimierend. Beide Heilgehilfen und beide Nachtwächter, ebenfalls Hada Marta wurden eingesperrt. Zwei Stunden später wurden Hada Marta und die Heilgehilfen wieder entlassen.
Acht Tage später brachte ein Schuljunge einen glänzenden Kasten. »Ich habe ihn im Kaffee gefunden«, sagte er. Es war der Spritzenkasten. Die Instrumente fehlten zwar, aber 18 Spritzen lagen – etwas verdreckt – in dem Behälter. Die Mitarbeiter liefen zusammen. »Jetzt ist doch die Sache erledigt. Die Spritzen sind wieder da«, meinte jemand.
Erledigt? Es fehlten doch Instrumente und zwei Spritzen. Die Frage war noch nicht beantwortet: Wer hat den Kasten gestohlen? »Der Diebstahl muß aufgedeckt werden, sonst ist das Vertrauen zerstört«, stellte ich den Mitarbeitern gegenüber fest. Dann trat Gifti Urge auf den Plan. Sie hatte auf ihrer Häuptlingshöhe alles mitbekommen. Das »Buschtelefon« war eben unübertrefflich. »Hoffentlich finden Sie bald eine Lösung«, sagte sie. Sie war eine kluge Frau, die ihre Leute besser kannte als ich. »Solange der Spitzbube nicht gefunden ist, lastet der Verdacht auf allen Mitarbeitern.«
Erneut wurde ein Idili zusammengerufen. Die Leute stöhnten, es gab endlose Verhöre, Beschuldigungen, Vermutungen. Gegen Abend teilte mir Deressa mit, daß diesmal der schwarze G. und beide

Nachtwächter eingesperrt worden sind. G. hatte ihm einen verworrenen Brief für mich mitgegeben: »Denken Sie über meine Unschuld nach. Und wenn Sie es nicht tun wollen, tut es Gott«, stand in schlechtem Englisch auf einer herausgerissenen Heftseite. Abends war ich bei einer Mitarbeiterin eingeladen. Plötzlich meldete der Nachtwächter G. an. Er war aus dem Gefängnis entlassen worden. Er stand, in eine Fransendecke gehüllt, mit verheultem Gesicht vor uns und sah aus wie ein trauriger Zirkusclown. Er schluchzte und stammelte, verglich sich gar mit John F. Kennedy, den auch schuldlos ein furchtbares Schicksal getroffen habe. Er habe sich erschießen wollen, bekundete G. dramatisch. Zum Glück hatte der Tischler Daniel ihm vorher die Pistole abgenommen und sie in unseren Safe gelegt.
Am nächsten Tag bat mich G. um ein Entlassungsschreiben. Ich nahm mir Zeit und versuchte, ihm ein Geständnis abzuringen. Daß er der Dieb gewesen sein muß, war mir ziemlich klar nach der auffälligen Begegnung am Abend zuvor, doch es fehlte das Geständnis. Die Tränen flossen wieder, und G. murmelte zwischen dem Schluchzen etwas von äthiopischer Freiheit und Abhängigkeit. Er beteuerte weiter seine Unschuld.
G. bekam sein Entlassungsschreiben. Ich schrieb ihm ein Papier, das ihm nicht schaden, aber auch nicht nützen konnte. Bevor ich nach Deutschland in Urlaub fuhr, bat ich Obbo Tola, mir die Wahrheit zu sagen. »Es war G.«, sagte er traurig, »G. hatte zuletzt nur noch Angst, Sie würden ihm kein Entlassungszeugnis schreiben.«
Wie konnte das alles passieren? G. war der Sohn eines Sklaven, war Heilgehilfe geworden und wollte jetzt nach Addis Abeba, um sein Abitur zu machen. Als freier Heilgehilfe arbeitend, wollte er sich mit »Spritzen und Medikamenten« den Lebensunterhalt verdienen. Der Nachschublieferant sollte die Klinik in Tschallia sein. Das war der billigste Weg. So dachte er.
Was hatten wir mit unserer europäischen Lebensweise und unserem Streben nach Erfolg und Bildung unbewußt in diese Köpfe gepflanzt, daß sie uns in dieser falschen Weise nachzuahmen versuchten und dabei in große Versuchungen gerieten?

Kapitel 6: Unruhige Jahre

Wem Gott das Recht der Klage gönnt,
der darf sich kaum beklagen,
weil er ihm mit der Plage gönnt
die Schulter, sie zu tragen.

Rudolf Alexander Schröder

4. 10. 1972 – Wenn man Deutschland schnell vergessen will, muß man vom Frankfurter Flughafen abfliegen. In einem Labyrinth von Gängen versuchte ich mit hängender Zunge und allerlei Gepäck, mich zurechtzufinden, um die Maschine nach Addis Abeba rechtzeitig zu erreichen. Ich stolperte über nicht funktionierende Rollgänge, bekam falsche Auskunft, rannte weiter, richtete mich nach Nummern und Pfeilen und erreichte völlig außer Atem eine Minute vor der angeblichen Abflugzeit das Informationsbüro der Fluggesellschaft. Eine wippende, attraktive Stewardeß sagte etwas herablassend: »Warum sind Sie denn nur so gerannt? Das Flugzeug geht doch erst um 22.30 Uhr. Der Flugplatz in Athen ist kaputt, und die Maschine geht nur in Djiddah runter.« Das hätte man mir auch vorher sagen können. Aber immerhin hatte ich so über eine Stunde Zeit, mich zu verpusten.

5. 10. 1972 – Nach einem einjährigen Europaaufenthalt kehrte ich mit neuen Plänen und Ideen nach Äthiopien zurück. Ich hatte die Zeit in Europa genutzt, um mich in Liverpool in einem Tropen-Hygiene-Kurs medizinisch wieder auf den neuesten Stand zu

bringen. Freunde holten mich in Addis Abeba vom Flugplatz ab und winkten mir verheißungsvoll zu. Was hatte das zu bedeuten? Dann sprang auch schon H. H. über die Absperrung, zog mich mit einem Angestellten der Ethiopian Airlines in eine Ecke und fragte leise nach meinem Visum. Natürlich besaß ich ein Visum. Ich hatte mir vorschriftsmäßig vor einem Jahr die erforderlichen Papiere für drei Monate ausstellen lassen, dann eine Verlängerung beantragt, weil der Tropen-Hygiene-Kurs noch nicht abgeschlossen war. Darauf erhielt ich den Bescheid, die Nummer des Visums sei verwechselt worden, ich möge mich gedulden. Geduld hatte ich in Äthiopien gelernt. Schließlich stellte mir die äthiopische Botschaft in Bonn die Verlängerung aus.

»Ihr Visum gilt nicht. Wußten Sie nicht, daß es zwischen dem Außenministerium und der äthiopischen Botschaft in Bonn Differenzen gegeben hat?« zischte mir H. H. ins Ohr. Woher sollte ich das wissen? »Reisen Sie als Tourist ein und nehmen Sie sich eine Flugkarte nach Nairobi, um den Leuten zu zeigen, daß Sie Transitpassagier sind«, schlug er mir vor. Verrückte Welt. Ich verstand das alles nicht, gehorchte aber. Dabei stand in meinem Reisepaß als Wohnsitz: Addis Abeba. Das Kirchenbüro stellte mir einen Antrag auf Verlängerung des Visums um drei Monate aus, der danach wieder neu beantragt werden sollte. Man erzählte mir, Visa, Arbeitserlaubnis und Aufenthaltsgenehmigung könnte man auf dem schwarzen Markt kaufen. Ein Einreisevisum koste etwa 800 Äthiopische Dollar. Jetzt wußte ich, was mit meinem Visum passiert war.

Wieder in Tschallia

7. 10. 1972 – Morgens um sieben Uhr flog die kleine Missionsmaschine in Richtung Tschallia ab. Ich freute mich auf den Ort, die Mitarbeiter, Freunde und die Arbeit. Ato Berhe und Ato Imana holten mich ab. Schwester Annemarie war am Morgen zum Langanosee geflogen, um an der Freizeit der Mitarbeiter teilzunehmen.

Die Matschwege und die schmutzig erscheinende Klinik stießen mich ab. Hatte ich alles in einem Jahr vergessen?
Deressa wirkte in der Küche und kochte einen »strammen Kaffee«. Meinen diesbezüglich großen Bedarf hatte er nicht vergessen. Das Fenster im Wohnzimmer war immer noch zerbrochen und lud zum Einsteigen ein. Deressa hatte den Fußboden frisch gebohnert. Von Schwester Annemarie fand ich Rosen, die in einer Vase steckten, mit einem Willkommensgruß aus Psalm 34 vor: »Schmecket und sehet, wie freundlich der Herr ist. Wohl dem, der auf ihn trauet.« Ato Berhe hatte mir eine Flasche Fanta und eine Flasche Ambo (Mineralwasser) in den Eisschrank gelegt. Daß er daran gedacht hatte!
Die »schnelle Truppe« war größer geworden. Dilba lief mit verbundener Nase herum und begrüßte mich vergnügt kichernd. Qes Aschanas Tochter Lydia wirkte in den Patientenräumen. Der lange Hundessa, der später eine Außenklinik übernehmen sollte, saß wichtig hinterm Schreibtisch. In der Verwaltung arbeitete ein neuer Sekretär, den ich in Aira als Lehrer an der Bibelschule kennengelernt hatte und der dort wegen schlechter Führung entlassen worden war. Warum hatte man ihn nur eingestellt? Aber ich wußte, daß wir uns nicht immer die Mitarbeiter aussuchen konnten. »Rothose« Oldjira war wegen wiederholter Trunkenheit und Randalierens entlassen worden.
Im »schwarzen Bunker« lag eine alte Frau mit einer Gehirnmalaria. Meine erste Handlung war, die Kranke an einen Resochin-Tropf zu hängen in der Hoffnung, sie werde gesund werden.
Es kamen viele Leute zur Begrüßung: Freunde, Gemeindeälteste, Evangelisten, einer gab dem anderen die Hand. Wie gut, daß Gari einer unter ihnen war. Er half Deressa in der Küche und wusch die Tassen ab, die für weitere Gäste bereitstehen sollten.
9. 10. 1972 – Nach einem Jahr Abwesenheit war mir gar nicht mehr bewußt, wie anstrengend ein Tag in der Poliklinik sein kann. Das Geschreibsel auf den Karteikarten von Schwester Annemarie und Dilba konnte ich kaum lesen, aber wahrscheinlich hatten beide beim Entziffern meiner Schrift die gleichen Schwie-

rigkeiten gehabt. Im letzten Jahr fand in der Klinik die Umstellung auf den äthiopischen Kalender statt, daran mußte ich mich auch erst gewöhnen.
Vor der Klinik und meinem Hause warteten bettelnde Schulkinder und drängten mir aus Schulheften herausgerissene, schmutzige, ausgefranste Bettelbriefe auf. Der Inhalt war immer derselbe: »Wir sind arm, haben keinen Vater und keine Mutter, haben nur Gott und dich und bitten dich in Jesu Namen: Bezahl das Schulgeld für uns. Wir wollen jede Arbeit, die du uns gibst, tun. Es sendet dir seinen Frieden dein Sohn...«
10. 10. 1972 – Nachmittags kamen die Lungenkranken. Wir hatten unser Gebiet in vier Bezirke eingeteilt und riefen nach Plan durch die Gemeinden die Tuberkulosen jeden Dienstagnachmittag zur Sprechstunde. Patienten, die säumig waren, wurden namentlich in der Kirche aufgerufen. Einige waren ärgerlich, einige schämten sich, die meisten folgten aber der Extraeinladung. Ich hatte immer Bedenken, wenn die Lungenkranken in der Vormittagsklinik zwischen anderen Kranken, Müttern und Kindern saßen, husteten und ihre Tuberkel in die Umgebung streuten. Deshalb war mir die neue Regelung sehr willkommen.
12. 10. 1972 – Ein sanfter, feiner Regen hatte den oberflächlichen Staub aufgesogen. Am Mittag kehrten die Konferenzteilnehmer zurück: Kalmbachs, Hermann Kruse, ein junger, tüchtiger Tischler aus Hermannsburg, der Hermann Bennhöfer abgelöst hatte, und Schwester Annemarie. Eine Freundin aus Mando – wir nannten sie die Klinikklette – saß mit einer Flasche Farsso unterm Mangobaum und wartete darauf, daß ich aus der Klinik kam und sie zum Essen einlud, um mit ihr dann anschließend den Farsso zu trinken. Das war alles lieb gemeint. Wenn sie nur nach dem Mittagessen etwas spazierengehen würde, wünschte ich mir, denn die Mittagspause war immer sehr kurz.
Nachmittags fuhr ich nach Galao. Mein treuer Begleiter Ato Olana, der inzwischen Pastor geworden war, begleitete mich. Er hatte mich gebeten, die Kirchenvorsteher auf der Ältestenversammlung zu unterrichten. Pastor Olana war grau, sein Rücken unter

der Last seiner Sorgen noch krummer geworden. »In Tegi soll Flecktyphus sein«, unterrichtete er mich. Das mußte untersucht werden.

15. 10. 1972 – Heute dauerte der Gottesdienst in Tschallia fast vier Stunden. Es wurden 33 Konfirmanden konfirmiert, zwei Paare getraut, und 500 Gemeindeglieder gingen zum heiligen Abendmahl. Zum Schluß stellte sich der neue Gemeindepastor mit Schwung und vielen Worten der Gemeinde vor.

Der Bräutigam des ersten Brautpaares war niemand anderes als Pastor Aschana. Vor sechs Monaten war seine Frau gestorben, die jetzt neben Horst Spingies unter einer teuren Zementplatte begraben lag. Sein Auge war auf eine reiche Witwe in himmelblauen Strümpfen und rosa Strickjacke gefallen. Sie war allerdings noch nicht konfirmiert. Die Konfirmation wurde nachgeholt und das Paar anschließend eingesegnet.

Pastor Aschana trat vor die Versammelten und bat darum, seine Frau als Schwester in die Gemeinde aufzunehmen. Vor sechs Monaten habe sie mit ihm getrauert, jetzt wolle sie sich mit ihm freuen. Sein Haus stehe allen offen.

Der zweite glückliche Bräutigam war Ato Imana, der Fahrer der Handwerkerschule, ein zuverlässiger, freundlicher und sicherer Chauffeur. Er lebte von seiner ersten, erblindeten Frau getrennt, zahlte dieser eine Abfindungssumme und sorgte für die beiden Kinder, die er mit ihr hatte. Als zweite Frau wollte er ein hübsches, resolutes, kräftiges Mädchen heiraten, mit der er einen Sohn hatte, den er »Abdju«, den Traum, genannt hatte. Bevor die erste Ehe nicht geschieden war, konnte die zweite nicht gesegnet werden. Inzwischen war auch die Scheidung nachgeholt worden: Ato Imana konnte mit der zweiten Frau kirchlich getraut werden. Der Bräutigam war erleichtert und glücklich.

16. 10. 1972 – Die Wasserpumpe war kaputt, und es mußten Wasserträger und Eimer organisiert werden. Ein Eimer Wasser kostete 10 Pfennige. Teures Wasser. Wenn es nur regnen wollte! Die Tonnen waren leer, die Luft regenschwer, aber der Regen blieb in den Wolken hängen.

Inzwischen war Schwester Annemarie wieder nach Dapo-Gatscho zurückgekehrt. Die Klinik Tschallia stellte einen neuen Chauffeur ein: Er hieß Teschome, hatte ein breites, freundliches Gesicht, eine glänzende, schwarze Haut, war gutmütig, lachte gern und unterhielt mich auf den Fahrten zu den Außenkliniken gerne mit seinen Liebesgeschichten. Er war Taxifahrer in Nekamte gewesen und hatte bislang seine Vehikel nur über gute, glatte Straßen gefahren. Sonnabends trank er mehr, als ihm gut tat. Peinlich wurde es, wenn in der Nacht zum Sonntag Patienten nach Aira gebracht werden mußten. Es konnte passieren, daß der Nachtwächter vergeblich versuchte, Teschome zu wecken. »Er weigert sich, wach zu werden«, sagte er dann verzweifelt. Dann half nur das altbewährte Weckmittel: ein Wassereimer über den friedlich schlafenden Teschome ausgegossen machte ihn munter und ersparte ihm das Morgenbad. Teschome konnte weder lesen noch schreiben, so daß es uns ein Rätsel war, wie er die Fahrprüfung bestanden hatte. Er fuhr mit Kraft und Schwung und hatte einen ungeheuren Verschleiß an Achsen, Differentialen und anderen Ersatzteilen. Bei seinen Versuchen, mit seinem Fahrzeug aus heiklen Situationen herauszukommen, ließ er es an Einsatzwillen und Ideen nicht mangeln.

Einmal hatte er den Ganghebel in der Hand, schwenkte ihn wie einen Pumpenschwengel hin und her und meinte trocken: »Marschi kaputtida«. Wir standen 40 Kilometer von Aira entfernt zwischen Gudji-Getare und Tschogenao. »Sollen wir jetzt laufen?« fragte ich besorgt.

»Gid hindjiru« (etwa: Das macht nichts). »Ich habe nur eine halbe Stunde zu tun«, versuchte er mich zu trösten, grinste dabei hoffnungsvoll. Dann legte er sich ins Zeug, bastelte, schraubte und war eine halbe Stunde später tatsächlich wieder startbereit. Er schaltete mit den Fingern im Getriebe und brachte uns heil nach Hause.

Leider häuften sich solche Zwischenfälle. Als er innerhalb von acht Wochen drei Differentiale zerbrochen und viermal den Landrover umgeworfen hatte, wurde ihm gekündigt. Er nahm die Kündigung einsichtig und gelassen hin.

»Diese Wege weigerten sich, mir gerecht zu werden«, verteidigte er sich mühsam. Meinen Vorschlag, in einer Werkstatt in Addis Abeba zu arbeiten, lehnte er ab, verdrückte aber eine dicke Träne, als ich ihm in Anspielung auf seine Gefährdung im Straßenverkehr sagte: »Ich werde sehr traurig sein, wenn ich eines Tages von deinem tödlichen Unfall höre.« »Gid hindjiru, Waqajo djira« (Gott ist da), antwortete er zuversichtlich, ging zurück nach Nekamte, um dort eines der klapprigen Taxis zu fahren.

Von der Luftwaffe zur Theologie

19. 10. 1972 – In der Klinik in Gudji-Getare arbeitete der muntere und freundliche Daniel. Er versorgte mit Schwung und viel Reden die Patienten. Die älteren Frauen nannte er einfach »Harme« (Mutter) und kitzelte sie dabei freundlich unter dem Kinn.
Ins neue Pastorenhaus, das einen weiten Blick auf die grünen Hügel von Gandji-Dongoro erlaubte, war Pastor Amanssa eingezogen. Seine Verlobte übte den Beruf einer Heilgehilfin aus. Sie zeichnete sich durch ein ruhiges, vernünftiges Wesen aus und konnte außerdem gut rechnen.
Nach dem Dienst in der Klinik kamen wir regelmäßig im Pastorenhaus zum Essen zusammen. Bei einer solchen Gelegenheit sprach mich Amanssa über den Tisch hinweg an und sagte: »Sie sind schuld, daß ich Pastor geworden bin.«
Ich erinnerte mich, wie Amanssa als Schuljunge Missionar Spingies geholfen hatte, wo immer sich Gelegenheit dazu bot. Bei dem Unfall mit dem Unimog war er im Gegensatz zu Horst Spingies mit einem Schock davongekommen. Nach dem Unfall lag er wochenlang im Hospital und konnte sich nicht erholen. Er hatte den Missionar sehr geliebt.
Um ihn in seinem Schmerz zu trösten, riet ich ihm damals: »Führe das zu Ende, Amanssa, was Qes Spingies angefangen hat.«
Nach dem Schulabschluß ging Amanssa zur Luftwaffe nach Addis Abeba. Dort ging er im Hause von Pastor Harms ein und aus.

Schließlich wechselte er den Beruf, studierte Theologie und wurde Pastor.
15. 11. 1972 – In Aira arbeitete ein neuer Kollege. Er war Allgemeinmediziner, machte lange einsame Abend- und Nachtspaziergänge und breitete gerne vor uns seine oft unverständlichen Ideen aus, ohne jemals eine Antwort oder Diskussion abzuwarten. Er war ein guter Arzt, sprach ein Kauderwelsch aus Oromo und Deutsch und regte sich furchtbar auf, wenn die Patienten nicht das taten, was er wollte. Die Leute mochten ihn.
Ich freute mich immer über seine Arztbriefe, die er den Kranken mitgab. Es waren kleine durchgeschnittene verschriebene Karteikarten, auf die er Lob und Tadel, Unmut und Zufriedenheit notierte. Da stand zum Beispiel: »Dieser Mensch kann nicht hören. Er ist liederlich und brachte schon zum dritten Mal sein zweijähriges Kind, verwurmt und verkrätzt. Seien Sie streng mit ihm.«

Fegefeuer – oder Sauna?

17. 11. 1972 – »Sie bekommen eine sehr nette Mitarbeiterin. Sie hat von Bodji bis Tschallia gesungen und mir aus ihrem ›spiritual life‹ (geistlichen Leben) erzählt.« So führte einer unserer Missionare Schwester Agitu ein. Ich war gebeten worden, mit ihr drei Monate zu arbeiten, damit sie die Klinik- und Gemeindearbeit kennenlernen konnte.
Ich wollte mir Mühe geben.
»Sie ist freundlich und willig, hat in Gondar ihr Schwesternexamen gemacht, lacht und singt gerne und vergißt darüber manchmal, daß das Leben nicht nur aus Singen und Lachen besteht. Sie soll den Gesundheitsdienst in Bodji und Umgebung übernehmen, hat aber noch keine Erfahrungen«, schrieb die schwedische Schwester aus Bodji.
Schwester Agitu lebte mit mir zusammen. Wir lernten uns kennen und schätzen. Sie war ein munteres, pummeliges, etwas plattnasiges Mädchen mit flinken Augen. Die Leute mochten sie.

Es war ihr selbstverständlich, daß sie sich der Gemeinde vorstellte. Ohne Hemmungen hielt sie nach der Sonntagspredigt eine lange Rede über ihren Werdegang und sang als Zugabe ein amharisches Lied. Agitu unterrichtete in der Schule, in den Frauenkursen und in der Ambulanz mit Begeisterung Gesundheitslehre.
»Ihr habt gehört, daß in der Bibel steht, wer das Gesetz kennt, wird nach dem Gesetz gerichtet. Ihr habt nun vernommen, was ihr tun müßt, um nicht krank zu werden. Wenn ihr das nicht tut, habt ihr die Folgen zu tragen«, hörte ich sie vor den ambulanten Patienten dozieren. Dabei malte sie die Folgen in den schrecklichsten Farben. Das Fegefeuer war im Vergleich dazu bloß eine Sauna.
Die Mitarbeiter nahmen Agitu nicht ganz ernst, so bei ihrem Bemühen, streitende Mitarbeiter zu beschwichtigen. Der Wäscher beschimpfte den langen Heilgehilfen Hundessa, dessen Bruder unerlaubterweise im Bügelzimmer die Familienwäsche gebügelt hatte. Dieser wiederum warf dem Wäscher vor, er habe während der Arbeitszeit Familienwäsche gewaschen. Taje beklagte sich über Lydia, sie mache keine Betten und er müsse jeden Tag fast 50 tropische Geschwüre verbinden. Hada Marta sei während der Arbeitszeit zum Markt gegangen und habe keine Spritzen gekocht. Agitu stellte sich auf die Waschbank und versuchte von höherer Warte, den Streit zu schlichten. Sie predigte Moral, und dabei erhitzten sich die aufgebrachten Gemüter noch mehr.
»Sie hören nicht auf mich, obgleich ich eine Schwester bin«, beklagte sie sich bei mir. Sie hatte es gut gemeint, nur den rechten Ton nicht getroffen. »Du redest zu viel und schnell, Agitu. Vergiß nicht, es kommen täglich 250 bis 300 Kranke in die Poliklinik, und wir haben kein freies Bett mehr. Alle sind nervös, auch wir, laßt uns darüber sprechen«, beruhigte ich sie. Einige Tage später riefen wir alle Mitarbeiter zu einer Mitarbeiterversammlung. Der ganze Stab konnte seine Klagen und Fragen vorbringen, und wir suchten gemeinsam nach einer Lösung. Agitu führte Protokoll.
Diese Mitarbeiterversammlungen wurden das Rückgrat der Klinikmannschaft.

Lydia Aschana war Agitus Freundin und Vertraute, mit der sie die freien Nachmittage verbrachte. Sie saßen dann meistens unter einem Mangobaum und häkelten an einer Bettdecke aus weißem Baumwollgarn.

Wenn ich abends aus einer der Außenkliniken zurückkam, wartete Agitu immer mit dem Abendessen auf mich. Sie bot mir oft pfeffrige Bratkartoffeln an, die ziemlich scheußlich, aber dafür lieb schmeckten.

Nach drei Monaten ging Agitu nach Bodji zurück. Wir waren beide traurig. »Ich werde dich vermissen«, sagte ich ihr, und das war die Wahrheit.

»Ich gehe jetzt ohne meine Mutter zurück«, antwortete Agitu und schneuzte dabei kräftig in ihr blumenbesticktes Nesseltaschentuch.

Hausbesuche

15. 12. 1972 – Ich habe gerne meine Patienten in ihren Häusern besucht. Meistens begleitete mich Taje als Führer. Er wußte jeden Abkürzungsweg, kannte jedes Haus, jeden Baum und Strauch. Die Leute zeigten sich bei den Besuchen allgemein aufgeschlossen. Da ich nicht unter Zeitdruck stand, hörte ich ihnen gerne zu, versuchte, sie zu verstehen und ihnen zu raten. Ich erfuhr, wie hoch der Pachtpreis war und wie viel sie verdienten. Nebenbei untersuchte ich die Kinder.

Innerhalb eines Monats stieß ich bei diesen Hausbesuchen allein in Tschallia auf vier unbehandelte Tb-Kranke, darunter zwei Männer mit offener Lungentuberkulose und einen lungenkranken Schüler. Oft war ich deprimiert. Wie konnten wir helfen?

In einem Hause war der Vater an einer Lungentuberkulose erkrankt. Einige Tage zuvor hatte ich mit ihm über Familienplanung gesprochen und war auf Widerstand gestoßen. »Kinder sind eine Gabe Gottes. Ich will Kinder«, sagte er, »viele Kinder«, und brach das Gespräch ab. Er hatte drei Kinder, eine zwölfjährige und eine sechsjährige Tochter und einen zweijährigen Sohn. Drei Kinder waren gestorben. Seine Rundhütte am Rande des Marktes von Tschallia verschwand im Unkraut und Gestrüpp. Die Wände waren nicht mit Lehm beworfen, so daß der Wind durch die Wandlücken pfiff. Der gesamte Hausrat bestand aus einem Sarg, einigen Tonscherben, zwei henkellosen Tassen, einem Tontopf mit angerührtem Maisbrei, einer Konservendose und einem Haufen Lumpen. Seine blasse Frau saß neben dem Feuer. Sie war schwanger.

Die Tochter kam vom Holzsammeln zurück. Sie wurde von der viel zu schweren Last fast zu Boden gedrückt.

»Und wovon lebt ihr?« fragte Taje. Die Frau zuckte die Schultern. »Waqajo beka« (Gott weiß es), sagte sie müde, »Kibitu (die 12jährige Holzsammlerin) hilft manchmal der Nachbarin, und Issan (Er = damit war der kranke Ehemann gemeint; sie gebrauchte die Höflichkeitsformel, die dritte Person Plural) wird manchmal von seinem Bruder, dem Schlachter und Schmied, gerufen, um ihm zur Hand zu gehen.«

Die sanitären Verhältnisse waren katastrophal, der Unrat lag vor der Hütte und lockte die Hyänen an.

Deressas Frau hatte eine Tuberkulose gehabt, war aber ausgeheilt. »Hast du kein Klo? Die Würmer fressen euch auf«, fragte ich ihn bei einem Besuch. Deressa lachte. »Nein, warum? So etwas ist für Europäer gut.«

Ich bestellte seine sechs Kinder in die Klinik zur Durchuntersuchung und zeigte ihm das Ergebnis: alle Kinder verwurmt, drei Kinder hochgradig anämisch. Das berührte den Vater nicht sehr. »Na und, es gibt doch Medizin.« Mir taten die Kinder leid. Ich gab ihm Geld, damit er ein Klo baut. Er nahm es, verneigte sich dankend und kaufte sich dafür einen bunten Pullover, eine blaue Hose und einen Regenschirm.

Je weiter wir uns von Tschallia entfernten, um so kümmerlicher lebten die Menschen.

Am Fuß des Kormeberges lebte eine achtköpfige tuberkulöse Weberfamilie vom Spinnen, Weben und Töpfern und verdiente in drei Tagen zwei Schillinge. Sie kaufte für sechs Schillinge Baumwolle, die Großmutter zupfte sie, der Hausvater spann auf einer Spindel das notwendige Baumwollgarn, und ein Sohn webte daraus ein Tuch, das für acht Schillinge auf dem Markt in Tschallia verkauft wurde. Die Hausfrau stillte gerade einen friedlichen Säugling, der die letzte Kraft aus der Mutter sog. Sie brannte Schnaps. Ich hatte es längst aufgegeben, gegen die Schnapsbrennerei zu reden. Wovon sollte die Familie leben?

In einer kleinen Hütte, nur vier Kilometer von Tschallia entfernt, lebten acht Leute ohne Bett und ohne Fenster. Die Mutter war vor sechs Jahren nach einem Blutsturz gestorben. Zwei Kinder mit aufgetriebenen Bäuchen und eingefallenem Brustkorb wurden von einer Nachbarin versorgt und aßen fast ausschließlich Mais. Diese Besuche waren niederdrückend, die Menschen in ihrer Hoffnungslosigkeit deprimierend. Ob die Handwerkerschule helfen konnte? Aber diese mußte Möbel, Fenster, Türen produzieren, um das Budget zu erfüllen, und war mit Aufträgen so eingedeckt, daß die Maschinen bis spät in den Abend hinein liefen, so daß weder Zeit noch Geld blieb, um den Leuten zu zeigen, wie sie ihren Lebensstandard mit einfachen Mitteln verbessern konnten.

Oft kam es vor, daß wir auf unseren Wegen durch die Felder in Häuser gerufen wurden. So bat uns ein alter Mann, wir sollten nach seinem Sohn sehen. Er hatte mit einer offenen Tuberkulose in Aira gelegen und war entlassen worden. Der alte Vater besaß eigenes Land, ein großes Haus, eine Kaffeeanpflanzung, nur keinen gesunden Sohn. Der junge Mann war geistig schwer behindert. Er saß, stumpf vor sich hinstarrend, auf einer Matte vorm Haus, an den Zipfeln seiner Schamma nagend, und lallte unverständliche Worte vor sich hin. Der Vater wollte und konnte nicht begreifen, daß der Zustand seines Sohnes trotz Medizin und guter Verpflegung hoffnungslos war. »Ich habe doch nur einen Sohn«, klagte er.

In einem sogenannten »Medical diaconical committee«, das eigentlich mehr ein Gesprächskreis als ein Komitee war, versuchten wir, gemeinsam mit der Gemeinde, Schule, Klinik und Hand-

werkerschule die fast unlösbar scheinenden sozialen Fragen zu beraten und Lösungen zu finden. Es fanden sich viele freiwillige Helfer – Jugendliche, Frauen, Evangelisten, Pastoren und Mitarbeiter.
»Ich wußte gar nicht, was Diakonie bedeutet«, sagte ein Heilgehilfe. »Ist Diakonie Barmherzigkeit?« frage ein in Addis Abeba ausgebildeter Pastor. Und dabei ist die Antwort so einfach: sehen, mitfühlen, tun. Dazu ein bißchen Liebe. Christus hat es uns doch vorgemacht.
27. 12. 1972 – In der Nacht wurde eine Schwerkranke aus einem Nachbardorf gebracht. Sie hatte schon einige Tage zu Hause gelegen. »Konntet ihr nicht am Tage kommen?« Ich war nicht sehr begeistert. »Aber Gifti, nachts haben Sie doch mehr Zeit.«
1. 1. 1973 – Einige Tage danach weckte mich der Nachtwächter Terefe: »Gifti, Gifti, ein Kranker!« Es war Oli, der sich zu später Stunde auf dem Nachhauseweg befand. Als er an der Klinik vorbeikam, fiel ihm ein, daß er seine Erkältung behandeln lassen könnte. »Und deswegen lassen Sie mich wecken?« Ich war ärgerlich. »Ich dachte, wir sind Freunde«, antwortete er unbeeindruckt.

Jadette – ein äthiopisches Schicksal

15. 1. 1973 – Olis Nachbarin hieß Jadette. Sie war die zweite Frau eines Trunkenboldes, mit dem sie zwei Kinder hatte. Das dritte Kind mußte bald kommen. Das Haus bestand nur aus einem Mittelpfeiler und einem Grasdach, das von 12 bis 14 im Kreis aufgestellten Bäumen gehalten wurde. »Er weigert sich zu arbeiten«, sagte die Frau. »Er« war ihr Mann und meistens betrunken. Oft schlief er seinen Rausch im Mais aus. Mutter und Kinder suchten dann bei Oli Schutz vor den Hyänen, die gierig ums Haus strichen. Der häusliche Friede im Hause Olis litt unter der dauernden Belastung der Nachbarfamilie. »Dabei ist der Mann nicht arm. Er hat Land und Vieh. Seine erste Frau wohnt in Korme

und wird ebenso schlecht behandelt wie Jadette«, erzählte uns Oli und fuhr fort: »Das Kind kann doch hier nicht geboren werden. Haben Sie keinen Platz in der Klinik?« So nahmen wir Jadette mit und brachten sie im »schwarzen Bunker« unter. Bei der Schwangerschafts-Untersuchung stellte sich eine schwere Anämie, eine hochgradige Verwurmung und eine Nierenbeckenentzündung heraus. Die Kinder Jadettes wurden bei einem Onkel untergebracht. Die Angelegenheit des Ehemanns erörterte ich mit dem Häuptling. »Solange der Mann kein Dieb und kein Mörder ist, kann ich wenig machen«, sagte er, zwang ihn aber schließlich, das Haus fertig und hyänensicher zu bauen.

Vier Wochen später wurde Jadette in der Klinik von einer gesunden Tochter entbunden.

30. 1. 1973 – Täglich kamen 200 bis 300 Patienten in die Poliklinik. Die »schnelle Truppe« seufzte. Dilba verzog sich immer häufiger ins Schwesternzimmer und stöhnte: »Es frißt in meiner Schulter, mein Kopf schlägt, in der Brust sticht es.« Heute klagte er über Hämorrhoiden. Täglich untersuchte er seinen Stuhl und teilte mir dann die Anzahl der gefundenen Amöbenzysten mit. Wenn man auf ihn einging, beruhigte er sich schnell und arbeitete selbständig und gut. »Hoffentlich verliere ich mit ihm nicht einmal die Geduld. Wenn er nur ausgewechselt werden könnte«, dachte ich. Dilba war dem Streß des Stoßbetriebes, den wir in jeder Trockenzeit erlebten, nicht gewachsen. Hinzu kamen die unruhigen Nächte in der Klinik. Es war gar nicht daran zu denken, einen Heilgehilfen für den Nachtdienst abzustellen. Wir brauchten jeden Mitarbeiter für die Bewältigung des Dienstes am Tag.

Drillinge in der Kaufhaustasche

3. 2. 1973 – Tagsüber war es so heiß, daß ich mich mindestens zweimal umziehen mußte. Ich konnte verstehen, daß viele Kranke gerade jetzt abends und nachts zu uns kamen.

Im »schwarzen Bunker« lag Terefe mit einer Schwangerschaftsnephritis (Nierenentzündung). Sie stand kurz vor der Geburt. Wir rechneten mit Zwillingen. Sie hatte sich in ihrem akuten Zustand mit ihren geschwollenen Beinen acht Kilometer durch die Hitze zur Klinik geschleppt. Nun nicht noch eine Eklampsie, war meine stille Hoffnung für Terefe.
Womit ich insgeheim gerechnet hatte, trat ein: Zur Welt brachte Terefe Drillinge – drei Jungs, 2400, 2200 und 1800 Gramm schwer. Vier Stunden später traten doch eklamptische Krämpfe bei der Mutter auf. Während wir uns um Terefe kümmerten, nahmen sich drei junge Mütter, die auf der Wochenstation mit gesunden Babies lagen, der drei kleinen Neugeborenen an. »Unsere Milch reicht in der ersten Woche auch für zwei Kinder«, meinten sie und schlossen Mutter und Kinder in ihr Abendgebet mit ein. Gott erhörte die Gebete. Zwei Tage später war Terefe wieder ansprechbar und erholte sich so gut, daß wir die Drillinge in die rote Tragetasche aus dem Celler Kaufhaus packen konnten: Hunde, Hundessa und Hunduma – die Namen der Kinder – reisten mit Terefe nach Aira, wo sich die Mutter im Hospital vollständig auskurieren sollte.
Die Arbeit auf der Entbindungsstation war gewiß die anstrengendste, aber auch die schönste Aufgabe. Die Patientinnen waren für jede kleine Zuwendung dankbar. Oft erzählten sie mir aus ihrem Alltag, manchmal las ich ihnen etwas vor und ließ mich von den Müttern korrigieren. Die Mütter, die entbunden hatten, litten mit den Frauen, die unter der Geburt stöhnten, und freuten sich mit ihnen, wenn ein neuer kleiner Äthiopier zum ersten Mal sein Stimmchen erhob.
Auf der Wochenstation hungerte niemand. Auch die Ärmsten der Armen wurden satt. Im allgemeinen wurden die Wöchnerinnen von ihren Angehörigen gut versorgt. Diejenigen, die reichlich hatten, teilten mit denjenigen, die weniger hatten. An Markttagen wurde die Entbindungsstation geschlossen. Es war immer wieder vorgekommen, daß unberechenbare, angeheiterte Marktbesucher den Wöchnerinnen Schnaps und Dadi brachten

und einmal sogar eine Flasche Dadi über ein Baby ausgossen. Dem galt es vorzubeugen. An einem der Markttage überraschte ich eine lustige Großmutter in der Wochenstube dabei, wie sie aus einem blauen Wasserkessel duftenden Dadi in die Wassergläser goß, um sie den Patientinnen anzubieten. »Wie sind Sie denn hereingekommen?« fragte ich sie, »die Tür war doch verschlossen!«

Sie sah schuldbewußt an sich hinunter. »Durchs Fenster. Ich bin ganz dünn«, erwiderte sie verschmitzt kichernd, nahm ihren Dadikessel und verschwand durch die Tür.

15. 2. 1973 – Der Februar war ein furchtbarer Monat. Die Wochenstation war überfüllt. Im Gästehaus warteten drei Frauen, die alle am Ende der Schwangerschaft waren, aber noch keine Wehen hatten, unter ihnen eine Schwangere mit 10 Prozent Hämoglobin. Ich hatte kein freies Bett für sie. Abends brachte der Ehemann sie zur Entbindung. »Das kann ja gar nicht gutgehen«, murmelte ich auf Deutsch vor mich hin. »Hol tief Luft«, ermunterte ich die Frau in Oromo, »das Kind werden wir schon bekommen. Wenn ich nur nicht immer allein wäre«, seufzte ich. Plötzlich stand Sauditu, die Pastorenfrau aus Tschallia, die am Tage zuvor ein kräftiges Mädchen geboren hatte, neben mir. »Ich helfe Ihnen«, sagte sie, tat es, stützte die Frau, redete ihr gut zu, wischte die Stirn der Frau trocken, hielt deren Hand und war da. Es wurde ein munterer, kräftig schreiender, 1200 Gramm schwerer Winzling geboren, der am kommenden Tag in der roten Tragetasche mit der Mutter zur Bluttransfusion und dem Vater als Blutspender nach Aira weiterreiste.

15. 4. 1973 – Ato Desta, verantwortlicher Heilgehilfe von Inango-Kobera, plagten schwere Sorgen. Ein früherer Klinikhelfer hatte sich selbständig gemacht. Ein Kind war eine halbe Stunde nach der von ihm verabreichten Injektion gestorben, ein anderes Kind trug Lähmungen davon. Die Eltern zeigten den »Injektor« an, der später zu einigen Monaten Gefängnis verurteilt wurde. Soviel hatten die Leute also doch schon gelernt, daß sie nicht mehr alles passiv hinnahmen.

100 Mann im Gefolge

15. 4. 1973 – Ein neuer Provinzgouverneur besuchte Tschallia. Er war Amhare, hatte in Amerika studiert und sprach ein gutes Englisch. Er beanstandete, daß in der Klinik nur Oromo gesprochen wurde. »Mögen die Leute Sie?« fragte er mich unnötigerweise. Darüber hatte ich noch nie nachgedacht. Ato Berhe, der dabeistand, grinste über meine Verlegenheit. Der Gouverneur war von der Arbeit in Tschallia angetan, beanstandete aber, daß die Synode in Aira eine neunte Schulklasse aufgemacht hatte.
»Das Land braucht Bauern und Handwerker, aber kein Heer von Studenten, die nur unzufrieden sind, demonstrieren und keine Berufsaussichten haben«, sagte er. Das waren kluge Einsichten. Es wäre nur besser gewesen, wenn die Regierung diese schon früher gehabt und praktiziert hätte.
Der Gouverneur wurde mit seinem fast 100 Mann starken Gefolge im Häuptlingshaus bewirtet. Gifti Urge hatte nicht nur diesen Troß zu versorgen, sondern mußte außerdem noch die Fastenzeit beachten, in der die orthodoxen Christen kein Fleisch essen durften.

Mit Zwirn und Nadel unterwegs

30. 4. 1973 – »Können wir in Gudji-Getare nicht auch eine Frauenarbeit anfangen?« fragte Qes Amanssa. Wakete, die Leiterin der Klinik, erklärte sich bereit zu helfen. So fuhren Frau Kalmbach und ich mit Wolle und Stricknadeln, Stoffen, Zwirn und Nähnadeln zu ihr, um die Arbeit »einzufädeln«. »Ich will mit Schülerinnen anfangen. Die Frauen können noch nicht einmal mit Nadel und Faden umgehen. Ich traue mir nicht zu, auch die Erwachsenen zu unterrichten«, erklärte uns Wakete.
Wir vereinbarten, daß Stoffe und Wolle von den Schülerinnen bezahlt werden, Nadeln und Garne sollte die Klinik gratis beisteuern. Wakete verkaufte leere Tablettendosen und tat den

Erlös in den »Handarbeitsfonds«. An zwei Nachmittagen im Monat kamen regelmäßig acht Mädchen in der Klinik zusammen und nähten und strickten unter Waketes Anleitung Röcke und Pullover.

Hilfe für ein Paradies

18. 5. 1973 – Drei Herren von »Brot für die Welt« und vom Kirchlichen Entwicklungsdienst besuchten Wollega, um an Ort und Stelle zu planen, zu raten und zu beschließen.
Wir saßen in meinem kleinen Wohnzimmer mit Blick in den Garten: eine Wiese mit einer großen, blühenden Agave, Palmen, rote, leuchtende Weihnachtssterne, ein lila blühender Bougainvilleabaum und drei alte Rosenstöcke. »Sie haben ein kleines Paradies um sich herum«, sagte einer der Gäste. Dessen war ich mir bewußt.
Nebenan wirtschaftete Deressa in der Küche. Die diskutierenden und beratenden Gäste waren ihm unheimlich. »Sie müssen doch etwas essen«, sagte er, rief Hada Gamatschis und übergab ihr die Küchenleitung: Wott für die normalen Mägen und Würstchen mit Kartoffelsalat für die empfindlichen.
Die Gäste fanden die Tschallia-Klinik dürftig, planten eine neue Klinik und ein weiteres Mitarbeiterhaus.
»Sie brauchen eine Schwester«, stellten sie fest. Wem sagten sie das? Für Dapo-Gatscho und Gudji-Getare wurden Mitarbeiterhäuser beantragt. Auf der Fahrt ins Inland hatten die Gäste die Klinik in Inango-Kobera besucht, die auf sie einen guten Eindruck gemacht hatte: Ein sauberes Haus und ein ruhiger, selbständig arbeitender Heilgehilfe, stellten sie fest.
Die Versprechungen, die sie uns machten, hielten sie.
28. 6. 1973 – Im Medizinischen Komitee war meine Versetzung nach Bodji beschlossen worden. »Das lassen wir uns nicht gefallen. Der Arzt muß in Tschallia bleiben, sonst trete ich aus der Kirche aus«, drohte der Häuptling. Es war beanstandet worden,

daß die Klinik Tschallia von einem Arzt geleitet wurde, obgleich das Hospital Aira nur 17 Kilometer entfernt war. Das stimmte, man hatte allerdings nicht die Bevölkerungsdichte (50 000 Menschen in einem Umkreis von etwa 20 Kilometern) berücksichtigt. Wir arbeiteten in Tschallia etwa wie eine große Landpraxis und nahmen dem Hospital damit Aufgaben ab. Der Schwerpunkt sollte auf der Diakonie liegen.
Der Kirchenvorstand beanstandete den Beschluß des Medizinischen Komitees und reichte eine Eingabe bei der höchsten Synodeninstanz, beim Synodenausschuß ein. Dort kam es zur Abstimmung. 60 Prozent der Ausschußmitglieder stimmten für mein Bleiben in Tschallia, 40 Prozent dagegen. Der Kirchenvorstand in Tschallia beruhigte sich, der Häuptling triumphierte und trat nicht aus der Kirche aus.

Überfall auf »Bruder Atom«

2. 7. 1973 – Drei Studenten aus Deutschland reisten in den Semesterferien nach Äthiopien, um die Arbeit auf dem »Missionsfeld« kennenzulernen.
Darunter befand sich ein Physikstudent, der den Spitznamen »Bruder Atom« trug. Sein Fachgebiet, über das er eine Arbeit vorgelegt hatte, war die Atomphysik. Der junge Herr erlebte sehr bald eine bedrohliche Situation: »Bruder Atom« wurde auf dem Weg von Aira nach Tschallia zusammengeschlagen. Er wollte das Land kennenlernen und zu Fuß gehen, aber ohne schützende Begleitung. Der Weg war lang, und die Luft war heiß. Er zog Jacke und Hemd aus und warf die Kleider über die Schulter. »Bruder Atom« war ein wohlgebauter, kräftiger junger Mann mit dichtem Haupthaar und langem Bart. Die Sonne hatte seinen Brustkorb paprikarot verfärbt. Darüber kräuselten sich viele schwarze Haare.
Hackende und jätende Frauen sahen den jungen entblößten Adonis durchs Maisfeld schreiten und erkannten in ihm ... vielleicht

einen Bulgu (Kobold, Menschenfresser). Sie warfen sofort die Hacken fort und rannten kreischend und schreiend zur Hütte. Die Ehemänner, vom Geschrei der Frauen aufgeschreckt, griffen zu Steinen und Stöcken und bearbeiteten den armen Fremdling. Gott sei Dank kam in diesem Augenblick ein Schüler, der die verstörten Bauern beruhigte.
Als »Bruder Atom« uns diese Geschichte erzählte, erschraken wir sehr. Das hätte auch ins Auge gehen können. »Wollen Sie Ihre Angreifer nicht anzeigen? Der nächste Europäer könnte totgeprügelt werden?« fragten wir. »Bruder Atom« berichtete uns, er habe mit den Leuten gesprochen und ihnen vergeben, Gott sei Richter. Das war richtig, aber irgendwie war die Geschichte nicht in Ordnung. »Was hat der Gast nun unternommen?« fragte Dilba neugierig. »Er hat gesagt, Gott sei der größere Richter«, sagte ich ihm. Dilba kratzte sich am Kopf. »Waqajo turuda, garu Balambaras waja.« »Gott ist gut, aber (in diesem Falle) ist Balambaras besser«, sagte er und verschwand sehr schnell in der Klinik.
»Bruder Atom« legte im Kreißsaal Wasser und brachte ein Waschbecken an, das etwas zu hoch geraten war, aber seinen Dienst tat. Das fließende Wasser in diesem Raum war eine dringend erforderliche und darum willkommene Verbesserung.
In der Bibelstunde für Mitarbeiter und Handwerkerschüler begleitete der Student mit Schwung und gekonnt auf der Laute die Lieder. »Dieser Mensch hat viel Kraft, er ist jung und weckt uns auf«, sagte Dilba. »Kann er nicht hierbleiben?«

Mit dem »Maisläufer« unterwegs

2. 8. 1973 – Die Synode hatte für die Waisen der evangelischen Gemeinden eine Geldzuwendung bekommen. Darum riefen die Superintendenten ihre Evangelisten, Pastoren und Diakone zu einem »Waisenkomitee« zusammen, das darüber entscheiden sollte, wie das Geld verteilt wird. Irgend jemand sprach von der Grün-

dung eines Waisenhauses. Der Plan scheiterte dann daran, daß niemand da war, der ein Waisenhaus führen konnte. »Gott sei Dank«, dachte ich.
Weil ich in Tschallia gut Bescheid wußte – es gab kaum ein Haus, das ich nicht von innen gesehen hatte – rief man mich zu dem Komitee hinzu. Pastor G. führte die Sitzung straff und ohne viel Palaver. Vor der ersten Sitzung sollten die Teilnehmer die Waisen in ihren Bezirken ermitteln und aufsuchen.
Oli wußte nur vom Schicksal einer Halbwaise in seiner unmittelbaren Nachbarschaft. Das Kind lebte bei der Oma, ging in die Dorfschule, und die Gemeinde bezahlte das Schulgeld.
Der Diakon aus Galao berichtete von dem kümmerlichen Leben eines geistig behinderten Kindes. Der arbeitsscheue Vater trug das ziemlich hilflose Wesen, um Mitleid zu erregen, mit sich herum und jammerte: »Nehmt das Kind, und ich werde fleißig.« Die Mutter war mit einem schweren chronischen Gelenkrheumatismus bettlägerig. Nur Qes T. aus Wato hatte sich gut auf diese Sitzung vorbereitet. Wir nannten ihn unter uns »den Maisläufer«. Er war ein fleißiger Gemeindepastor, der ständig durch die Felder lief, um seine Gemeinde zu besuchen. Seine zierliche und liebenswerte Frau unterstützte ihn nach besten Kräften.
»In den meisten Fällen haben Gemeinde und Familie nach dem Tod des Familienvaters eine vernünftige Lösung für die Hinterbliebenen gefunden. Es wäre mir nur lieb, wenn Sie als Arzt mit mir die Waisen aufsuchen könnten, wir könnten dann zusammen einen Bericht schreiben«, bat er mich. Ich sagte gerne ja. So fuhr ich mit Teschome an einem schönen klaren Sonnentag nach Wato. Der Mais war noch nicht geerntet, die Hütten lagen in den Feldern versteckt. Qes T. erwartete mich. »Wir müssen sechs Familien besuchen«, bereitete er mich vor.
Zuerst führte er mich zu einem größeren Hof. Der Vater war bei Imker-Arbeiten vom Blitz erschlagen worden und hatte Frau, sieben Kinder, Haus sowie Land hinterlassen. In der Erntezeit halfen Gemeindeglieder und Freunde. Erst in zwei Jahren war damit zu rechnen, daß die beiden ältesten Söhne den Hof selber bewirt-

schaften konnten. »Ich habe schon mit den Mitgliedern der evangelischen Jugendgruppen gesprochen und bin ganz sicher, daß sie den beiden helfen werden«, sagte Pastor T.
»Hier werden wir helfen müssen«, erklärte er im zweiten Haus, einer kümmerlichen, windschiefen Hütte. Der Vater war vor einem Jahr gestorben und hatte Frau und drei Kinder hinterlassen. Die Witwe erhielt für ihre Arbeit beim Bauern täglich 25 Cent in Naturalien.
»Das ist doch nicht genug?« stellte ich entsetzt fest. »Nein, das ältere Mädchen wurde zur Oma geschickt, ein Kind starb vor vier Wochen. Aber selbst für die Mutter und ein Kind sind 25 Cent zu wenig. Wir werden regelmäßig Getreide schicken müssen«, meinte Pastor T.
Bei einem weiteren Besuch hatten wir es mit einer sehr energischen jungen Frau zu tun, die vor ihrer Hütte kniete und auf einem Stein Maismehl rieb. Neben ihr lag in einem Haufen Lumpen ein vergnügt krähender, gut ernährter, zehn Monate alter kleiner »Schmutzfink«. An der Wand hing an einem langen, rostigen Nagel eine Babyflasche aus Plastik mit einem angekauten Schnuller. »Füttern Sie Ihr Baby mit Löffel und Tasse, das ist sauberer, die Flasche macht das Kind krank«, riet ich der Frau. Die lachte: »Das tue ich schon. Die Flasche war sehr schön und hat fast zwei Dollar gekostet, deshalb hebe ich sie auf«, erklärte sie uns. Ich nahm mir vor, diese junge Frau zum Frauenkursus einzuladen. Würde sie kommen?

»Großer Mann – Große Kraft«

11. 9. 1973 – Meine im Zusammenhang mit meiner Rückkehr verlorengegangenen Papiere waren wieder da und wurden mir aus Addis Abeba mit einem Begleitschreiben zugeschickt. »Wir brauchen keine neuen Papiere zu beantragen, die alten fanden sich wieder und müssen in Gimbi verlängert werden«, schrieb Frau Fadda, die die Angelegenheit bearbeitet hatte.

Ich habe nie erfahren, in welcher Schublade die Papiere wieder aufgetaucht sind. Sie waren eben wieder da. In Tschallia hatte ich die Unterlagen nicht vermißt und mich auch ohne sie sicher gefühlt. Ich hätte aber nie ohne sie das Land verlassen können.

Imana hatte in Gimbi zu tun. »Ich besorge Ihnen Ihre Stempel«, versprach er, kam aber am nächsten Tag verärgert ohne Papiere zurück. »Im Rathaus hat man mir gesagt, sie kennen Elisabeth Knoche nicht.« – Wenn ich etwas erledigen wolle, solle ich mich selber bemühen, habe einer der Schreiberlinge erklärt.

Meine Papiere waren zwei Jahre nicht verlängert worden. Da mußte ich mit 3000 bis 5000 Äthiopischen Dollar Strafe rechnen. Balambaras Gamada, der von dieser Sache gehört hatte, bot seine Hilfe an: »Meine Frau hat zu mir gesagt, daß ich Sie nicht alleine zum Rathaus fahren lassen kann. Sie bekommen dort Schwierigkeiten, denn alle Briefe und Anträge sind amharisch geschrieben. Damit werden Sie nicht fertig. Ich werde Sie begleiten.« Das war mir nur lieb.

In der Landroverkabine wurde es eng: Platz nahmen der Chauffeur Imana, daneben Balambaras Gamada, 130 Kilogramm schwer, und ich (auch nicht gerade ein Fliegengewicht). Balambaras Gamada war ein unterhaltsamer und humoriger Reisegefährte. Er ließ es nicht zu, daß ich in der Mitte saß. »Am Fenster sitzen Sie bequemer«, meinte er. Imana rollte die Augen: Jetzt war das große Häuptlingsbein im Wege, wenn er schalten mußte. Als wir in einem Dreckloch festsaßen, stieg Balambaras aus und schob den Wagen heraus.

»Großer Mann, große Kraft«, meinte er humorvoll grinsend. So erreichten wir noch am Vormittag Gimbi. Im Rathaus saßen an fünf Tischen elf Schreiberlinge, tranken Tee, sahen gelangweilt hoch, als wir eintraten. Unter ihnen befand sich auch »Freund A.«, der vor vielen Jahren Manfred Zach wegen Majestätsbeleidigung angezeigt hatte. Hier war A. also gelandet. Er sah recht jämmerlich aus. »Er ist schon morgens betrunken«, flüsterte mir Imana ins Ohr. Balambaras war im Nebenzimmer bei einem Bekannten hängengeblieben.

»Sie sind hier nicht geführt«, sagte der Hauptschreiber, als ich ihm meine Sache vorgetragen hatte. »Das kann nicht sein.« Darauf wühlte er in einem Berg Akten, fand meine Unterlagen, warf einen Blick darauf und schob sie wieder nach unten. »Die Papiere sind verfallen, neue nicht ausgestellt. Oder wollen Sie bezahlen? Das macht 5000 Äthiopische Dollar oder drei Monate Gefängnis«, sagte er forsch. Natürlich wollte ich nicht bezahlen. Es war doch nicht meine Schuld, daß die Papiere verschwunden waren. Zum Glück ging die Tür auf, und Balambaras erschien mit seiner kolossalen Figur im Rahmen. Seine gewaltige Stimme dröhnte: »Haben Sie Ihre Papiere?« Alle elf Schreiberlinge sprangen sofort auf, standen neben ihren Arbeitsplätzen stramm und warfen mir giftige Blicke zu.

»Tolo, tolo (schnell, schnell), der Regen kommt«, drängte Balambaras.

»Erzählen Sie niemandem, daß Sie kein in Äthiopien anerkanntes Visum besitzen. Ich erledige Ihre Sache selbst«, zischte er mir leise ins Ohr. In einer Stunde hatte ich alle Unterschriften in der Hand, die zur Verlängerung erforderlich waren. Von der ganzen Verhandlung habe ich kein Wort verstanden: Die Unterhaltung wurde in Amharisch geführt. Jetzt war ich wieder ein registrierter Bürger, der auch in Urlaub fahren konnte.

Hunger

9. 10. 1973 – Nach der Hungerkatastrophe in den nördlichen Provinzen Äthiopiens Tigre und Wollo fing die Herrschaft des Kaisers an zu zerbrechen. In drei aufeinanderfolgenden Jahren waren die Ernten in diesen Provinzen schlecht gewesen. In diesem Jahr hatte der Regen drei Monate zu spät eingesetzt. Das führte zur Katastrophe. Die Leute aßen ihr Saatgut auf, verkauften ihre letzten dürren, knochigen Rinder für drei bis fünf Dollar pro Stück. Viele hungerten, und viele starben. Die Studenten der Universität Addis Abeba verzichteten auf ihr Frühstück und sammelten

50000 Äthiopische Dollar für die Hungernden in Wollo. Das Geld kam nie an. »Brot für die Welt« überwies der orthodoxen Kirche als Hungerhilfe 150000 Äthiopische Dollar. Auch dieses Geld erreichte die Hungernden nicht. Die Studenten demonstrierten und rebellierten und machten die Weltöffentlichkeit auf die Zustände in Äthiopien aufmerksam. Kaiser Haile Selassie stritt eine Hungersnot in Äthiopien ab und behauptete: Im Land hungert niemand. Man müsse ihm das Gegenteil beweisen.

Die Regierung versuchte dann, die Wollo-Oromos in die westliche, regenreiche Provinz Wollega umzusiedeln, wo ebenfalls Oromos wohnten. Dort kam es zu Streitigkeiten: Jeder fürchtete, vom anderen umgebracht zu werden. Schließlich bot die Regierung den Wollo-Oromos das Didessatal an. Sie verzichteten, dort sei es zu heiß und ungesund.

Das alles machte in ausländischen Zeitungen, im Radio und Fernsehen Schlagzeilen. Das deutsche Magazin »Stern« rückte mit Reportern, Geld und Lebensmitteln an, um den Hungernden zu helfen.

Es wurden Lager eingerichtet, wo die Halbverhungerten aufgefangen wurden. Kirchen und andere Organisationen halfen. Verglichen mit dem, was ich in Wollo sah, leben unsere Leute in Wollega wie im Schlaraffenland. Einer unserer Mitarbeiter in Addis Abeba war für die Geldverteilung in einigen »Hungerlagern« verantwortlich, die er in regelmäßigen Abständen besuchte. So hatte ich Gelegenheit, Wollo kennenzulernen.

Wir fuhren auf einer guten Straße mit dem Missions-Peugeot gen Norden über Debre-Birhan (Berg des Lichtes) und passierten drei Tunnel des Mussolini-Passes. An den Straßenrändern bettelnde Kinder in Schaffellen und bunten Bindfädenkappen. Abgemagerte, knochige Ponies zogen wackelige, zweirädrige Karren auf schiefen Rädern. Je weiter wir nach Norden kamen, um so trockener wurde das Land: gelbe, ausgedörrte Getreidefelder, Bäume ohne Früchte, leere Flußbetten und ein verdunsteter See.

In Komboltscha, 400 Kilometer nördlich von Addis Abeba, war von der äthiopischen Regierung ein Ernährungszentrum eingerichtet worden. Bis dorthin hatten sich die Danakil geschleppt (sie leben nordöstlich in der Danakilwüste zwischen Dire Dawa und dem Somaliland), zusammen mit ihren hungernden Kuhherden. An den Straßen lagen Kuhkadaver, umgeben von einer Wolke gefräßiger Aasgeier, denen es in dieser Zeit sehr gut ging. Die Stadt war merkwürdig still, die Läden leer. 1200 heimatlose Hungernde kampierten im Freien auf dem Marktplatz. In zwei schnell errichteten Wellblechschuppen lagen Schwerkranke. Eine halbtote Frau hing an einem Infusionstropf.

»Krankheiten?« Ich fragte einen weißbekittelten Äthiopier, der durch den Wellblechschuppen ging und müde antwortete: »Durchfälle – Cholera – wir wissen es nicht. Wir geben aber allen Kranken Terramycin und Chloramphenicol. Ja, Medikamente haben wir. Die Kinder sind alle unterernährt. Sie erhalten täglich drei Mahlzeiten, Indjera und Schiro (Erbsen) oder Schumbura (äthiopische Hülsenfrucht), Wott. Die kranken Kinder bekommen Eier und Faffa.« Unicef hatte säckeweise Faffa, ein eiweißreiches Kindermehl, gestiftet. Aus den gelbroten Faffatüten bastelten sich die Kinder Fliegenwedel, tanzten und sangen mitten im Elend und Hunger. Eine Mutter goß einem schreienden kleinen, dürren Buben mit einer Konservendose Wasser über den knochigen Rücken.

»Es gibt keine Toiletten. Wir haben zur Zeit 260 Kranke und täglich 5 Tote«, sagte der Äthiopier.

Wir schliefen im Ras-Hotel, waren die einzigen Gäste, aßen mit schlechtem Gewissen ohne Appetit gebratenes Fleisch, tranken Bier und schliefen in Betten ohne Wanzen.

In anderen Lagern sah es ähnlich aus. In einem vom Deutschen Roten Kreuz geführten Lager war eine Masernepidemie ausgebrochen. Hier wurden die Waisenkinder versorgt. In einer Rundhütte kauerten 30 Kinder, in graue Wolldecken eingemummelt, auf dem Boden und schmiegten sich an eine freundliche Heimmutter im geblümten Nachthemd – wie Küken an die Glucke.

Die Erwachsenen lagen in Wellblechbaracken auf dem Boden. Die Durchfälle hatten die Decken durchgefeuchtet, die schwarz von

Fliegen waren und nach Urin und Kot stanken. »50 Prozent aller Leute sind krank. Nein, Wurmkrankheiten zählen wir nicht. Alle Leute sind verwurmt. Wir können nicht mehr als 1000 Leute versorgen. Im Anfang starben täglich 15 bis 18 Menschen, jetzt haben wir nur noch drei bis fünf Tote am Tag«, sagte uns ein Kollege.
Diese Hungersnot kostete über 40 000 Menschen das Leben.

Unruhen in der Hauptstadt

8. 3. 1974 – Aus Addis Abeba kamen keine guten Nachrichten: Geschäfte, Post, Luftwaffe streikten. In den Straßen demonstrierten Jugendliche und riefen: »Weg mit dem Kaiser.« Der Herrscher war zum Merkato (Markt von Addis Abeba) gefahren und hatte Geld unter die Leute gestreut, danach kehrte er unbehelligt zum Palast zurück. In den Gefängnissen revoltierten die Gefangenen. Sie verprügelten und erschlugen sich. Lebensmittel, Medikamente wurden immer teurer. Man sprach von einem Teuerungszuschlag von 40 bis 60 Prozent. Bislang blieb es im Inland ruhig. Dann wurde wieder mit dem bereits verbotenen Schilling gehandelt. Der Schilling stieg im Wert. Einige Kaufleute nahmen keine Dollarnoten mehr an. Die »schnelle Truppe« stöhnte: »Wir können für unser Geld nichts mehr kaufen.«
Man sprach von Landreform. Großgrundbesitzer fingen an, sich zu ängstigen. Freunde rieten dem Häuptling von Gudji-Getare, sein Land zu einem niedrigen Preis zu verkaufen und selbst nur so viel zu behalten, wie er wirklich brauchte. Er hatte 15 Gascha Land (1 Gascha = 40 Hektar). Der Häuptling von Tschallia besaß 60 Gascha Land. Ein übervorsichtiger junger Häuptling aus dem Gandjigebiet, der uns beim Bau der Birbirbrücke geholfen hatte, verkaufte fast seinen ganzen Besitz.
25. 3. 1974 – Imana brachte aus Addis Abeba neue Nachrichten: Der Radiosender »Radio Voice of the Gospel«, vom Lutherischen Weltbund unterhalten, steht unter militärischer Kontrolle und wird zensiert.

Einfuhrverbot für ausländische Waren.
Einwohner von Asmara verlangen, korrupte Minister und Generäle sollen verurteilt werden.
Einem Geldhändler aus der Bevölkerungsgruppe der Gurage, der Falschgeld gedruckt hatte, wurden als Strafe beide Hände abgehackt.
Der Flugplatz ist geschlossen.
Auch in den Südprovinzen sind Unruhen ausgebrochen. Die Arussi haben die Amharen beschossen und deren Plantagen abgebrannt.
Kinder tanzen durch die Straßen von Addis Abeba und singen: »Negus qoschascha« (Der Kaiser ist Dreck). Ab und zu fallen Schüsse, aber noch hat die Polizei die Stadt unter Kontrolle.

Beschwerde

11. 4. 1974 – Aus Dapo-Gatscho hat mir der Häuptling einen Brief geschrieben, in dem er sich über Daniel beklagt. »Dieser Heilgehilfe muß entlassen werden. Sein Benehmen ist schlecht«, schrieb er. Ich konnte das nicht glauben. Sollte Daniel sich so verändert haben? Was mochte in Dapo-Gatscho vorgefallen sein? Ich informierte mich an Ort und Stelle selbst. Obwohl es bei meiner Ankunft spät geworden war, empfing mich der Häuptling noch zum Gespräch.
»Ihr Heilgehilfe hat mich zwei Stunden warten lassen. Das ist gegen die Ordnung. Er weigerte sich, mir ein Attest für einen zusammengeschlagenen Freund zu schreiben, der einen Gerichtstermin hatte. Mein Freund ist nicht selbst in der Klinik erschienen, aber genügt mein Wort diesem Daniel nicht?« beklagte er sich.
Daniel hatte also ein Gefälligkeitsattest nicht schreiben wollen und den hohen Herrn wie alle anderen Patienten behandelt. Ich hatte den Bittbrief der Ältesten der Gemeinde von Gudji-Getare bei mir, in dem sie darum baten, man möge Daniel in Gudji

lassen. Ich hielt das Schreiben dem Häuptling unter die Nase. »Die Leute schätzen Daniel«, bekräftigte ich. Der Häuptling sah nur die Unterschriften und glaubte, seine Bauern aus Dapo-Gatscho hätten diesen Brief geschrieben. Daraufhin wurde er unsicher und lenkte ein. »Können Sie keinen anderen Heilgehilfen schicken? Die Heilgehilfen, die Sie entlassen haben, waren besser.«

Daher wehte also der Wind. »Erstens«, antwortete ich ihm, »haben wir den Heilgehilfen verboten, Gefälligkeitsatteste zu schreiben. Zweitens haben unsere Heilgehilfen gelernt, daß jeder Kranke gleichmäßig behandelt werden muß. Drittens bitte ich Sie sehr höflich: Wenn Sie sich in Ihrer Ehre als Häuptling gekränkt fühlten, weil Sie zwei Stunden warten mußten, dann vergessen Sie es bitte. 200 Patienten kann man nicht in einer Stunde versorgen. Ato Daniel kann versetzt werden, aber die Klinik Dapo-Gatscho wird keinen anderen Heilgehilfen bekommen. Außerdem wurde ich von der Handwerkerschule Tschallia beauftragt, Sie an Ihre Schulden von 200 Äthiopischen Dollar zu erinnern.« Der Häuptling schwieg und schwitzte.

Meine Nachforschungen ergaben, daß es sich genauso verhalten hatte, wie ich angenommen hatte. Der Häuptling und seine Freunde hatten zu den unmöglichsten Zeiten eine bevorzugte Behandlung gefordert und verschiedentlich Gefälligkeitsatteste verlangt.

Daniel war vergnügt, schimpfte erleichtert über den Häuptling, freute sich, daß ich diesen abgeblitzt hatte und reagierte sich am Abend so ab, daß er mit Imana einen Buschbock und ein fettes Wildschwein schoß.

Ostern 1974

13. 4. 1974 – Die Gemeinde von Tschallia hatte die Jugendgruppen des Distrikts zu einer Osterfreizeit eingeladen. Der Hauptreferent für den Ostersonnabend-Abend hatte abgesagt. Wer sollte

ihn vertreten? Der Gemeindepastor war nach Aira gefahren, um die Hochzeit seines Schwagers vorzubereiten, und der Superintendent fuhr zu seinem Schwiegervater nach Korme, um dort das Osterschaf zu essen. Warum fühlten die sich nicht verantwortlich für die Osterfreizeit?

Ato Oli und der Jugendleiter fühlten sich alleingelassen und baten zwei Stunden vor Anfang des Abendgottesdienstes Hermann Kruse und mich auszuhelfen. Wie konnten wir das? Wir waren weder Pastoren, noch hatten wir uns vorbereitet. Eine Stunde später standen die beiden wieder vor der Küchentür. »Die Jugendlichen warten auf Sie«, bettelten sie. Uns taten die jungen Leute leid. Mit Groll im Herzen auf die Ostern feiernden Pastoren und Mitleid mit der jugendlichen Gemeinde packten wir zwei Diapositivserien zusammen: eine Reihe aus der Arbeit der Handwerkerschule in Tschallia und zwölf Bilder aus Jerusalem von der Freitags-Kreuz-Prozession vom Palast des Kaiphas bis zur Grabeskirche. Diese beiden Lichtbildervorträge mußten den Abend füllen. Die Auswahl der Lieder überließen wir dann Ato Oli und dem Jugendleiter. Es wurde ein gelungener Abend.

Die Gemeinde sang durch die Osternacht bis in den Morgen hinein und grüßte sich mit »Misratscho, ja, namota. Jesus dua kaera!« (Ihr Leute! Eine frohe Botschaft! Jesus ist vom Tode auferstanden!)

15. 4. 1974 – An diesem Ostersonntag heiratete Lydia. Hochzeiten und Verlobungen wurden gerne Ostern gefeiert. Wir waren zur Hochzeit eingeladen worden und saßen an langen Holztischen vor einer guten Hochzeitswott neben dem ältesten Sohn aus der ersten Ehe unseres Häuptlings, einem Regierungsbeamten aus der Gegend von Nedjo. Dieser lobte das neue sozialistische Äthiopien und sagte ihm eine große Zukunft voraus.

»Ich habe Verbindungen zum Gesundheitsministerium in Addis Abeba. Tschallia und Aira müssen ausreichend mit Schwestern und Ärzten besetzt werden. Jetzt wird alles besser«, versprach er.

19. 4. 1974 – Ich war erst um Mitternacht zu Bett gegangen und nicht sehr ausgeschlafen. In der Klinik war viel zu tun. Als ich nach der zweiten Entbindung in die Poliklinik zurückkam, lag auf der Pritsche eine tote Frau. Sie mußte unterwegs gestorben sein. Oder etwa nicht? Worqu stand wie ein richtender Engel vorwurfsvoll neben der Pritsche. »Sie wurde in der Nacht um drei Uhr gebracht, aber Terefe hat sich geweigert, Sie zu rufen«, berichtete er empört. Der Nachtwächter wurde gerufen.

»Terefe, diese Frau ist tot. Warum hast du mich nicht gerufen?« fragte ich ihn.

»Sie rufen? Das wollte ich nicht. Sie konnten sich gestern abend ja kaum noch auf den Beinen halten. Ich habe doch Augen im Kopf«, antwortete er. – Er schien sich keiner Schuld bewußt.

»Aber die Frau ist tot, Terefe«, entgegnete ich.

»Das sehe ich«, meinte er gelassen, »soll ich Sie dafür sterben lassen?«

So nicht, Terefe!

»Er zerstört den Namen der Klinik«, antwortete Worqu entrüstet und scharf. Es war schon das dritte Mal, daß Terefe mich nachts nicht geweckt hatte, wenn noch Kranke gekommen waren. In den beiden Fällen davor war es gutgegangen. »Ich rufe die Hakim nicht. Du bekommst dein Kind nicht jetzt. Irgendwann muß sie ja auch mal schlafen«, bestimmte Terefe und wies eine Frau ab, die nachts zur Entbindung gekommen war. Eine andere Wöchnerin rief mich. Die Frau wurde entbunden und Terefe verwarnt.

Acht Tage später traf ich morgens um sieben Uhr – ich war auf dem Weg nach Gudji-Getare – vor der Poliklinik einen unglücklichen Vater, der sein krampfendes Kind auf dem Schoß hielt. Das Kind war an Wundstarrkrampf erkrankt. Der Mann wartete bereits seit zwei Stunden. Terefe hatte den akuten Fall nicht gemeldet und verstand nicht, daß er etwas falsch gemacht hatte. Als Konsequenz tauschten wir ihn mit dem Wächter der Handwerkerschule aus. Terefe bewachte nun Holz und Möbel.

26.4.1974 – Das Medizinische Komitee ist in Bodji zusammengetreten. Aus Kone waren schlimme Nachrichten gekommen. Die Patienten hatten das Vertrauen in die Klinik verloren. Nur einige sogenannte Reiche ließen sich immer noch umsonst behandeln oder bezahlten die Medikamente mit Cognac. Sollte das wirklich wahr sein? Wir hatten zwar regelmäßig alle drei Monate die Klinik in Kone besucht, aber was waren vier Besuche in einem Jahr? Um den Vorwürfen auf den Grund zu gehen, fuhren wir zu dritt nach Kone. Missionar Meyer, dem die Dorfbewohner ein langes Anklageschreiben gegen den Heilgehilfen mit der Forderung seiner Ablösung zugeschickt hatten; Ato Desta, ein Advokat aus Bedelle, und ich.

Die Situation in Kone war schlimmer, als wir befürchtet hatten. Der Heilgehilfe hatte sich gegenüber der Klinik in der Arbeitszeit ein Haus mit Klinikgeldern und mit Hilfe des Klinikpersonals gebaut. In der Klinik ließ er sich selten sehen, nur einige »Nama guda« (große Leute) waren von ihm behandelt worden.

Das Klinikgebäude sah schmuddelig aus, übersät mit Papierfetzen und schmutzigen Wattetupfern. Unsere Nachforschungen bestätigten die Vorwürfe der Dorfbewohner. Unter diesen Umständen konnte der Heilgehilfe die Klinik nicht mehr verantwortlich führen. Erschwerend kam hinzu, daß das Klinikpersonal sich gestritten und aufeinander geschossen hatte. Es blieb uns nichts anderes übrig, als den Heilgehilfen zu versetzen. Da wir keinen Ersatz hatten, mußten wir die Klinik schließen.

Während wir mit dem Heilgehilfen abrechneten, hatten sich vor der Klinik etwa 50 Männer versammelt, alle gut genährt, gut beschuht und in gute Straßenanzüge gekleidet. Zwei von ihnen trugen Aktendeckel. Sie übergaben ein Schreiben, in dem sie sich für das Verbleiben des Heilgehilfen aussprachen. Da die Herren eine prompte Antwort von uns erwarteten, richtete Ato Desta nach der Lektüre zuerst das Wort an die Bittsteller.

»Ihr müßt verstehen, daß eine Klinik ohne Patienten nicht gehalten werden kann. Wie Ihr wißt, hat Kone auch die angebotene

Gesundheitslehre und den Erwachsenenunterricht abgelehnt. Deshalb müssen wir annehmen, daß eine Klinik und ihre Angebote hier unerwünscht und überflüssig sind.«
Es gab noch einiges Hin und Her, aber wir blieben dabei, die Arbeit in der Klinik Kone sollte so lange eingestellt werden, bis sich eine Lösung mit einem charakterfesten Heilgehilfen gefunden hatte.

Kirchenpräsident in Haft

8. 5. 1974 – Aus Addis Abeba kam die Nachricht, daß die kaiserlichen Minister im Zuge der Revolutionsbewegung inhaftiert worden sind. Unter ihnen befindet sich auch Seine Exzellenz Ato Emmanuel Abraham, Minister und Präsident unserer Äthiopischen Evangelischen Kirche Mekane Yesus. Es war im Lande allgemein bekannt, daß Ato Emmanuel einer der wenigen Minister im kaiserlichen Kabinett war, der keine Bestechungsgelder entgegengenommen hatte. Ministerkollegen hatten ihm geraten: »Armer Mann, nimm deine Bibel und geh nach Hause.« Im Gefängnis hat Ato Emmanuel ihnen – wie später bekannt wurde – Abend für Abend aus der Heiligen Schrift vorgelesen. Er selber wurde nach einem Jahr Gefangenschaft entlassen. Andere Inhaftierte wurden noch länger festgehalten, viele hingerichtet. Kaiser Haile Selassie wollte seine Minister im Gefängnis besuchen, wurde aber von einem Korporal abgewiesen.
15. 5. 1974 – Der Heilgehilfe in Inango-Kobera hat gekündigt. Seine Frau ist Amharin, und sie fürchtete sich, in den unruhigen Zeiten unter den ihr fremden Oromos zu leben.
Das Rumoren im Volke veranlaßte uns, mit erhöhter Sorgfalt am Überwachungsdienst der Außenkliniken festzuhalten. Neben der üblichen Arbeit war jetzt besondere Fürsorge für verunsicherte Mitarbeiter ein Gebot der Stunde.
In Dapo-Gatscho war es noch ruhig. Ato Daniel zeigte sich vergnügt wie immer, denn er genoß weiter das Vertrauen der Menschen,

die mitunter von weither zur Klinik kamen. Äthiopien schien hier noch in Ordnung zu sein.
An einem Sonntag begleitete ich Missionar Hörnlein zur neuen Gemeinde in Gambala. Das halbfertige Dach der kleinen Graskirche gewährte noch einen freien Blick in den blauen Himmel. Ein einfaches Brett, das auf einer Astgabel befestigt war, diente als Altar, der bedenklich schwankte, wenn das Abendmahl ausgeteilt wurde. Die Gemeinde saß auf Baumstämmen, unterm Dach piepten Vögel, und in den Ecken hörten zwei Feldmäuse mit dicken Schwänzen und gespitzten Ohren der Sonntagspredigt zu. Ato Supa, der Evangelist der Gemeinde, predigte schlicht über die Liebe Gottes und Jesus Christus, der auch der Heiland der Gemeinde Gambala sein wolle. Ich fühlte mich hineingenommen in die Christenversammlung, die mir bisher unbekannt war.
Als Vertreter der missionsärztlichen Arbeit nutzte ich die Stunde, um der Gemeinde einen kurzen Hygiene-Unterricht zu geben. Sie wußte darüber buchstäblich nichts, und alle meine Worte schienen in ein tiefes Loch zu fallen.
Nach dem Gottesdienst lud Ato Supa uns in sein neues Bambushaus ein. Er war Vater eines zweiten Sohnes geworden und nannte ihn Lukas. Haus und Hof waren sauber gefegt. Die Wände und die Tür bestanden aus Bambus, das Dach aus einem sauber gearbeiteten Rohrgeflecht. Wir saßen an den Wänden, aßen warmes Maisbrot und tranken Salzkaffee, hatten gute Gespräche und erfuhren viel vom Leben, den Sorgen und Krankheiten der Leute hier, aber nichts über Unruhen im Lande.
Bis hierher war die Revolution noch nicht gekommen.

Barfuß nach Hause

9.6.1974 – Diesen Klinik-Besuch in Gudji-Getare werde ich nicht vergessen. Bevor ich morgens in Tschallia abfuhr, vereinbarte ich mit Hermann Kruse einen »SOS-Abholdienst«: Wenn ich um 24 Uhr nicht zurück war, sollte er losfahren, um mich zu suchen.

Es gab zwei Wege, die nach Gudji-Getare führten, einen kurzen über den Frantschiti-Fluß und eine längere Umgehungsstrecke zum Birbirfluß.
Es hatte nachts geregnet, und bei unserem Aufbruch nieselte es noch. Auf der Umgehungsstrecke mußte sich der Landrover durch Schlamm und Matsch arbeiten. Beinahe wären wir samt Fahrzeug im Tal gelandet, wenn nicht ein Baum den Absturz verhindert hätte. Es zeigte sich wieder einmal, daß auch vermeintlich sichere Wege ihre Tücken haben. So beschlossen wir, auf dem Rückweg die Strecke über den Frantschiti zu nehmen; wir fuhren gegen vier Uhr ab. Zunächst ging alles glatt. Wir kamen ohne Schwierigkeiten über einige Hindernisse hinweg, bis wir in einem tiefen Loch versackten.
»Der Schlamm hat beide Hinterräder gefressen«, sagte Chauffeur Teschome lakonisch. Außer einem Beil, einem Wagenheber und einem Speer, den er sich von einem verspäteteten Affenhüter auslieh, stand dem wackeren Teschome kein Werkzeug zur Verfügung. Zum Überfluß fing es wieder an zu regnen und unser Loch füllte sich mit einer schönen sämigen, braunen, schlammigen Sauce. Aus meiner Beifahrer-Praxis wußte ich, daß wir ohne fremde Hilfe niemals aus diesem Dreckloch herauskommen konnten. Eine Nacht im verdreckten, unbequemen Landrover zu verbringen, war keine Erholung. So machte ich mich auf meine Gummisohlen. Mit dem Speer schälte ich einen Distelstock glatt und marschierte los.
Inzwischen war der Zeiger auf sechs Uhr vorgerückt. Es wurde langsam dunkler und stiller. Hier und da vernahm ich noch Vogelstimmen und lachende Affen, bald aber nur noch das Regengeplätscher und ein Aufplatschen, wenn ich in Schlammlöcher trat. Nach einer halben Stunde stieß ich auf den ersten Menschen. Er war wohl von einem Markt gekommen, angetrunken und glotzte mich mit verschleiertem Alkoholblick an. Als ich schon einige Schritte von ihm entfernt war, dämmerte ihm, daß ich auch zu den Zweifüßlern gehöre. Jedenfalls rief er mir lallend nach: »Warten Sie. Ich suche

Ihnen einen Schlafplatz. Sie können nicht alleine laufen. Es ist dunkel.«

Das war nicht ganz zutreffend, denn inzwischen war der Mond aufgegangen, der mir den Weg zeigte. Oft sackte ich bis zu den Knien im Schlamm ein. Dann zog ich mich an Bäumen hoch, angelte nach steckengebliebenen Schuhen, warf sie über die Schultern und stiefelte barfuß weiter.

Eineinhalb Stunden später erreichte ich das erste Gehöft, in dem noch die Feuer brannten. Sollte ich dort bleiben? Es wäre sicher sehr viel gemütlicher gewesen, in der Hütte bei freundlichen Leuten am Feuer zu sitzen und Salzkaffee aus kleinen Tassen zu trinken, als im Regen weiterzulaufen. Eine sehr junge Frau rief mir zu: »Warten Sie doch, wo wollen Sie hin? Bleiben Sie bei uns, Sie können nicht allein gehen.« Aira war noch acht Kilometer entfernt.

Sie beschwor ihren Ehemann, mich zu begleiten. Ich nahm das Angebot an. Unterwegs erzählte mir mein unbekannter Ritter seine Lebensgeschichte: Sein Vater hatte fünf Frauen und vierzig Kinder. Er verwarf meinen Distelstock, schnitt einen besseren aus Eukalyptus und lobte sich dabei gewaltig. So latschten wir weiter. Den vereinzelten Leuten, die wir auf dem Weg trafen, rief er fröhlich zu: »Ihr Auto ist vom Schlamm gefressen worden. Sie muß nach Aira. Nein, sie will nicht übernachten.«

Ab und zu legten wir eine Verschnaufpause ein und hörten auf ein fernes Motorengeräusch. Der Mond blieb uns treu. Ein Komet fegte mit einem breiten Schweif über den Himmel. Mein Schlammkollege hatte mich auf ihn aufmerksam gemacht. Er redete ununterbrochen.

»Hinmukaina« (werden Sie nicht zu Holz), sagte er und meinte damit, ich dürfe nicht müde werden. Nach seiner Schätzung war es nicht mehr weit. So strampelten wir weiter durch Pfützen und Maisfelder, an verschlafenen Hütten vorbei, das Baqaltal hinunter und wieder hinauf.

Im Hospital in Aira war noch Licht. Der Generator wurde dort immer um 22.30 Uhr abgestellt. Wir waren so verdreckt, daß ich nicht wagte, mich hinzusetzen, und mir als erstes eine Zeitung als

Sesselschoner und einen Cognac zum Aufwärmen geben ließ. Unsere Freunde in Aira brachen in großes Bedauern aus. Sie gaben meinem Ritter zu essen und ein Bett. Den Fahrer schickten sie zum Frantschiti, um Teschome zu befreien. Schwester Dora, eine neue Mitarbeiterin, spülte mich mit dem Gartenschlauch ab.

Semsem sah die Mutter sterben

2. 7. 1974 – Die Klinik Tschallia bekam eine neue Schwester. Schwester Ilonka war vom österreichischen Entwicklungsdienst nach Äthiopien geschickt worden und hatte in einem Auffanglager für die hungernden Wollo-Flüchtlinge sechs Monate geholfen. Dort hatte sie sich eines kleinen Waisenkindes angenommen.
Das Kind Semsem – es war sicher eine kleine Mohammedanerin – sprach Amharisch, mit den Kindern ein gebrochenes Oromo und mit uns gebrochen Deutsch. Es hatte große Einlebensschwierigkeiten in Tschallia.
Semsem sprach nie von zu Hause. Schwester Ilonka wußte, das Kind hatte seine sterbende Mutter in der elterlichen Hütte zurückgelassen, war mit Nachbarn geflohen, hatte unterwegs wie ein kleines Küken vergessene Getreidekörner vom Wege aufgepickt, überlebte und erreichte ein Ernährungszentrum, erkrankte dort an einer Gelbsucht, erholte sich und wurde gesund.
Semsem war ein stabiles, vitales, selbstbewußtes Kind. Schwester Ilonka, Semsem und ich lebten zusammen und wurden so eine kleine Familie auf Zeit.

Der Kaiser ist abgesetzt

12. 9. 1974 – Gespannt verfolgen wir die Sendungen der »Deutschen Welle«, die täglich in Amharisch, Englisch und Deutsch sendet. Kaiser Haile Selassie ist abgesetzt worden. General Mikael Aman Andom ist an die Spitze eines Militärrates getreten.

Wie der Sender meldete, wurde der Kaiser in ein Militärhospital gelegt. Ghana, Nigeria, England und selbst der »Gorilla von Uganda«, Idi Amin, sollen dem Herrscher Asyl angeboten haben. Ihm wurde verboten, Äthiopien zu verlassen.
In Tschallia sorgten vier Polizisten für Ordnung. Fünf Bürger des Ortes, darunter unser Evangelist Oli, haben Häuptling Balambaras Gamada und seine Frau Urge angezeigt. Ihr Vorwurf lautet: Unterdrückung der Armen und Korruption. In der Nacht wurden drei junge Leute von den Anhängern des Häuptlings zusammengeschlagen.
»Gehen Sie bei Dunkelheit nicht mehr ins Dorf«, warnte uns unser Nachbar, ein Patensohn des Häuptlings.

»Die Maus«

21. 10. 1974 – Die Mutter der »Maus« war eine junge Frau, die nach der Geburt ihres Siebenmonatskindes mit einer Hirnmalaria zu uns gebracht wurde und vier Tage danach starb. Das kleine Bübchen sah aus wie eine kleine Spitzmaus. »So groß wie eine Bierflasche«, sagte Imana, als er das Kind sah. Wir sprachen aber nur von der Maus. Es wog 1500 Gramm, trank Pelargon und wimmerte wie meine kleine Katze nach der Mutter. Hada Marta schüttelte bedenklich den Kopf: »Das Kind schafft es nicht. Es ist zu klein.«
Ich packte die »Maus« in eine rote Baby-Tragetasche, stellte sie tagsüber in die Sofaecke und nachts auf meinen Schreibtisch im Schlafzimmer. Das Baby mußte alle drei Stunden gefüttert werden; so war es einfacher für mich.
Bei gutem Wetter stand die Tasche auf einem Gartentisch auf der Veranda. Wenn Wario, der Anstreicher, oder Imana, der Fahrer, vorbeikamen und hineinschauten, mit den Fingern schnipsten oder mit der Zunge schnalzten, antwortete das Baby mit einem breiten Grinsen. Elias, der Vater, stellte sich pünktlich zweimal in der Woche ein. Er spielte mit seinem von Tag zu Tag menschlicher

gewordenen Sohn, gab ihm die Flasche und liebte ihn sehr. »Wann kann ich ihn holen?« fragte er oft.

Die »Maus« und ich gewöhnten uns sehr aneinander. Ich fürchtete den Tag, an dem ich das Kind zurückgeben mußte. Ich wußte, daß ich ihm bei aller Fürsorge nicht die Familie ersetzen konnte. Das Kind war sehr anfällig. Wenn es zu jämmerlich piepte, holte ich es zu mir ins Bett. Deressa knurrte noch nicht einmal, wenn er anschließend mehr Bettwäsche zu waschen hatte.

Als das Kind zwei Monate alt war, wurde es getauft. Wir fanden gute Paten und setzten uns mit Vater Elias zusammen, um einen passenden Namen für das Kind zu finden.

»Wieso denn, es hat doch einen Namen. Sie sagen doch Hantuta (Maus) zu ihm«, meinte der Vater.

»Maus ist kein Name, nur ein zärtlicher Ausdruck. Später werden seine Schulkameraden darüber lachen«, entgegneten wir. Der eine Pate schlug Mustafa vor. Aus der Küche kam ein Protestruf: Deressa hatte sehr genau zugehört. »Das geht nicht. Mustafa ist ein muslimischer Name«, gab er zu bedenken.

»Dann Moses.« »O nein, ist das Kind am Fluß gefunden worden?«

»Oder Hirpo?«

»Das ist langweilig«, meinte Tedjitu, die sich als zweite Patin um das Kind kümmern wollte. »Hirpo bedeutet soviel wie Ersatz für die verstorbene Mutter.«

Schließlich einigten wir uns auf Kenassa, d. h. »Sein Geschenk«, denn schließlich sollte die Maus ein Kind Gottes werden. Acht Monate später heiratete Vater Elias wieder. Seine zweite Frau war ein kräftiges, etwas grobes freundliches Mädchen, das Kenassa wohlgefällig annahm. Aufgepäppelt wurde Kenassa samt Bettchen und einer kleinen Baby-Ausrüstung der Familie zurückgegeben.

Als ich ein Jahr danach aus einem Urlaub zurückkehrte, teilte mir Kenassas Pate mit, daß der Kleine krank geworden und gestorben sei. Ich war sehr traurig.

Es blieb die Erinnerung an ein kleines Kind, an viele Abende, wenn ich müde von den Außenkliniken zurückgekommen war und mich auf die Maus gefreut hatte, und ein Foto, das ein sehr schwarzes lachendes Baby zeigte, bei dem Wassertropfen auf der Nase glänzten, die sich nach dem Baden gebildet hatten.
Das Geschenk Gottes war zum Geber zurückgegangen.

Der neue Geist

Unter Vorsitz von Ato Oli war in Tschallia ein Gemeinderat gebildet worden, der den Häuptling abgesetzt hatte. Der Kirchenvorstand wurde »entfeudalisiert«, d. h. man entließ drei Kirchenälteste, die zu reich waren. Die Jugendlichen spielten in der Kirche ein sozialkritisches Theaterstück, bei dem die Hauptfigur, ein Feudalherr, deutliche Züge von Balambaras Gamada trug. Gifti Urge war verbittert, sehr einsam und freute sich über jeden Besuch. In der Kirche sah man sie nicht mehr. »Sie wollen uns nicht mehr und haben uns angezeigt. Ich mag nicht mehr mit ihnen auf der gleichen Bank in der Kirche sitzen«, sagte sie.
Balambaras Gamada war still geworden. Die Gerichtsfälle wurden jetzt in Bodji oder Gulisso verhandelt. In Tschallia trieben vermehrt große und kleine Diebe ihr Unwesen: Es wurde in einer Woche in sieben Häusern eingebrochen.
Die »Deutsche Welle« berichtete, der Kaiser sitze mit seiner Familie weiter in Arrest.
Studenten und Schüler demonstrierten in den Straßen von Addis Abeba und trugen Riesenplakate mit der Aufschrift: »Haile Selassie füttert seine Hunde, aber in Wollo verhungern die Leute.«
5. 11. 1974 – Kibitu und ich arbeiteten gerade friedlich im Kreißsaal, als wir einen schauerlichen, durch Mark und Bein dringenden Notruf von ungezählten Leuten vernahmen: »Hu, hu, hu, hu.«

Teschome war mit voller Ladung auf dem Weg von Aira zurück den Tullu Naur heruntergefallen. Der Landrover hatte sich überschlagen, er selbst lag unterm Auto, ein junger Lehrer war herausgeflogen und lag bewußtlos im Tal. Hada Gamatschis hatte sich das Schlüsselbein gebrochen. Die anderen Mitfahrenden waren mit Prellungen und einem Schock davongekommen.
Unnötigerweise lief das ganze Dorf aufgeregt zusammen und blockierte den Weg. Gewehrträger, Männer mit Speeren und Knüppeln bewaffnet, versperrten die Kliniktür. Dilba lachte irr und schien den Verstand zu verlieren. Das hätte gerade noch gefehlt. Nur das nicht. Aber seine verletzte Frau brachte ihn wieder in die Wirklichkeit zurück. »Sei still, ich lebe ja«, fuhr sie ihn an.
Teschome legte ich mit Rippenbrüchen in das letzte freie Bett in den schwarzen Bunker, einen schwerverletzten Lehrer mit einer Gehirnerschütterung und Prellungen in mein Haus, setzte seinen Kollegen als Nachtwache daneben und schloß die Tür ab. Die anderen Fahrgäste wurden nach Hause gefahren.
In der gleichen Nacht brachte der Häuptling von Tullu Naur seine Frau zur Entbindung. Er kam gerade im rechten Augenblick. So konnte ich meinen Ärger auf die schlechten Wege, insbesondere den Weg über den Tullu Naur, auf ihn herunterprasseln lassen. Er hörte sich geduldig meinen Wortschwall an. Als ich mich entladen hatte, warf er vorsichtig ein »Aber der Unfall passierte doch da, wo der Weg gut und glatt war.« Das stimmte tatsächlich. Trotzdem ließ er am kommenden Tag den ganzen Weg über den Tullu Naur hacken und verwandelte ihn in eine Straße, die glatt wie ein Kinderpo war. Der Fahrer Teschome hatte in Aira ein Glas Dadi zuviel getrunken. Teschome, die verletzten Lehrer und Hada Gamatschis wurden gesund, das Auto mußte für viel Geld in Addis Abeba repariert werden.
Nach diesem Unfall vertrauten wir Teschome kein Auto wieder an.

Kapitel 7: Ethiopia Tikdem – Äthiopien zuerst

Von guten Mächten wunderbar geborgen,
erwarten wir getrost, was kommen mag.
Gott ist bei uns am Abend und am Morgen
und ganz gewiß an jedem neuen Tag.

Dietrich Bonhoeffer

Dieses Wort hing im Eingang meines Hauses und begleitete mich jeden Tag. Am 29. November 1974 war General Teferi Banti, ein Oromo, Vorsitzender des Provisorischen Militärrates geworden. Am 20. Dezember wurde der äthiopische Sozialismus proklamiert. Etwa 60 000 Studenten und Oberschüler sollten aufs Land geschickt werden, um die Bevölkerung ideologisch zu schulen. Unsere Schüler und Lehrer, allen voran Worqu und Hundessa, trugen stolz das Abzeichen: Ethiopia tikdem.

In Tschallia hatte sich ein Gemeinderat gebildet, der in drei Parteien zerfiel: die erste Gruppe bestand aus den vernünftigen Leuten des Dorfes, lehnte Balambaras Gamada als Leiter und Führer ab, aber wollte ihn nicht aus der Dorfgemeinschaft ausstoßen.

Die zweite Gruppe war radikaler. Sie forderte für Balambaras Gamada, dessen Familie und Freunde Ausschluß aus der Dorfgemeinschaft und Kirche. Eine dritte, sehr kleine, gemäßigte Gruppe vermittelte. Sie glaubte, man könne sich mit Balambaras Gamada arrangieren. Er müsse nur gezwungen werden, den Pachtzins zu senken.

Wir Missionsleute hielten uns mit unserer Meinung zurück. Daß wir gegen die blutige Revolution und gegen den Kommunismus waren, war bekannt. Das Volk mußte selbst seinen Weg finden. Balambaras Gamada und Gifti Urge hielten wir die Treue.
1. 1. 1975 – In ganz Äthiopien sind die Banken und Versicherungen verstaatlicht worden. Die gemäßigte Partei des Gemeinderates Tschallia versuchte vergeblich, das Volk mit Balambaras Gamada zu versöhnen. Andere Häuptlinge hatten sich mit der neuen Situation abgefunden, die Landtaxen gesenkt und sich zurückgezogen. Die Leute von Tschallia wollten keine Versöhnung. »Er hat sich unser Land unrechtmäßig angeeignet«, sagten sie böse. Gifti Urge war in den letzten Monaten grau geworden und um Jahre gealtert. »Wir bleiben nicht in Tschallia. Es hat wenig Zweck. Das Land ist in Unordnung, die Menschen sind völlig aus den Fugen geraten«, meinte Balambaras Gamada.

Ein Fahrtenbericht aus dem Kilometerbuch

27. 1. 1975 – Dapo-Gatscho mußte besucht werden. Da der Funk kaputt war, konnten wir Schwester Annemarie unseren Besuch nicht mitteilen und wollten sie überraschen. Ich wollte über Gudji-Getare nach Dapo-Gatscho fahren. Pastor Gobbu von Tschallia stellte uns seinen Synodenlandrover mit Fahrer Imiru zur Verfügung und trug uns auf, sehr vorsichtig mit dem Differential umzugehen. Das hintere Differential gehörte der Synode, das vordere Differential Missionar Schade.
Wir fuhren morgens um 11 Uhr in Tschallia ab, erreichten um ein Uhr den Montagsmarkt, überquerten um 2.18 Uhr die Birbirbrücke (Manfred-Zach-Brücke) und waren um 3 Uhr in der Klinik in Gudji-Getare. Wir waren 37 Kilometer in vier Stunden gefahren.
Die meisten Patienten waren bereits behandelt nach Hause gegangen. Auf uns warteten 10 Kranke und 10 Schwangere. Nach

vier Händen Wott, zwei Glas Dadi (Honigwein) fuhren wir 55 Minuten später weiter.
Um 5.10 Uhr trafen wir auf dem leeren Marktplatz von Kolba-Faro ein. Hinter Awandar-Konta am orthodoxen Wellblechheiligtum mit zwei kleinen Türmchen, die Vater und Sohn genannt werden, bogen wir um 6.15 Uhr abends rechts an einer Mühle vorbei zum Dembital ab. Die Spitze des Tulu Djorgo zeichnete sich im roten staubigen Dunst ab.
Um 6.45 Uhr mußten wir das Licht einschalten, weil sich der Mond hinter Wolken versteckt hatte. Wir passierten die Dembibrücke. In der ersten Ortschaft stießen wir auf zwei fröhliche, schwankende Gestalten, die nach Alge gebracht werden wollten und sehr erstaunt waren, daß wir den Weg besser kannten als sie. Das Dorf Buno-Wabeko hinter dem Wabekofluß, der sich wie die Örtze durch Hermannsburg durch die Wiesen schlängelte, schlief schon. Wir fuhren durch hohes Gras mit unsichtbaren Schlaglöchern. Wo war die Abfahrt nach Dapo-Gatscho?
Ein verspäteter Viehhirte erklärte uns den Weg: »Biegen Sie links bei einem Wellblechhaus ab, das Leute hat.« Das Wellblechhaus fanden wir, aber es stellte sich als ein überdachtes Grab heraus. Ein zweiter Bauer riet uns: »Fahren Sie zurück zu einem Homibaum und biegen Sie dann ein.« Wir fanden den Homibaum, aber keine Abzweigung, sondern landeten auf einem geraden Weg, der zu glatt war, um richtig zu sein. Ein dritter Mann gab uns die richtige Auskunft. Abends um 22.35 Uhr erreichten wir Dapo-Gatscho. Wir waren 170 Kilometer gefahren.
2. Tag. In der Klinik war viel zu tun. Außer einer Infusion bei einem Kind fiel nichts Besonderes an.
Schwester Annemarie hatte für den Abend ein Klinikkomitee angesetzt. Der Lepraarbeiter Alemayehu für Dapo-Gatscho und Umgebung ging seine eigenen Wege. Seine Berichte stimmten von oben bis unten nicht.
Er wohnte in Dupa, einem Flecken, etwa 30 Kilometer von Dapo-Gatscho entfernt, der schon zur Nachbarprovinz Illubabor gehörte und eigener Verwaltungsbezirk war. Alemayehus Lehm-

haus hatte zwei Räume, spärlich möbliert, ein unbenütztes Klo und ganz in der Nähe einen Backofen.
Er arbeitete in einer Regierungsklinik, die zur Zeit unbesetzt war. Der letzte Heilgehilfe war wegen Korruption verhaftet worden. Überall lagen schmutzige Wattetupfer, Papierfetzen, alte, verschmierte Binden herum, der Tisch klebte, zwei Reagenzgläser waren sicher seit Wochen nicht mehr abgewaschen.
»Die Klinik gehört mir nicht«, entschuldigte sich Alemayehu, »ja, einmal in der Woche unterrichte ich die Schüler in der Grundschule in Gesundheitslehre. Nein, die Märkte kann ich nicht besuchen, mein Maultier ist krank.« So beschrieb Alemayehu seine Arbeit. Wir arbeiteten einen Stundenplan mit genauen Richtlinien für ihn aus. Ob er sich daran halten wird?
3. Tag. »Heute fahren wir um 7 Uhr ab, sonst wird es zu heiß«, bestimmte Imiru. Aus 7 Uhr wurde 10 Uhr. Daniel hatte während seiner Urlaubsvertretung in Dapo-Gatscho Honig gekauft und ihn in Ziegenledersäcke abgefüllt. Er mußte in Kanister umgefüllt werden, weil die Bienenleute die Säcke zurückforderten. Abba Tamene, ein Arbeiter aus Aira, der in Dapo-Gatscho Fenster und Türen reparierte, wollte seiner Schwiegermutter einen Sack Pfeffer und Mais schicken. Drei Patienten sollten nach Aira gebracht werden. Schwester Annemarie legte uns zwei Flaschen Farsso ins Handschuhfach. »Es wird heiß werden«, sagte sie fürsorglich.
Ich sah mir meine Fahrgäste und Ladung bedenklich an. »Wir sind sehr stark«, meinten die drei Patienten unbeeindruckt, »und können auch schieben.« Sie machten es sich zwischen Honig, Pfeffer- und Maissäcken bequem. Zwei Stunden später erreichten wir den Ort Dibe vor dem Dembifluß. Wir waren 43 Kilometer zügig durch trockene, steinige Flüsse gefahren, an einer kleinen, offenen Grashütte vorbei, in der weißhaarige, langbärtige alte Männer wild gestikulierend über ein langes Schriftstück berieten, umfuhren einen umgefallenen Urwaldriesen mit Geschick und wenig Schaden, rollten über eine tote, stinkende Riesenschlange und waren mit uns eigentlich sehr zufrieden. Ein Baumzweig

hatte den Pfeffersack aufgeschlitzt. Eine rote, staubige Pfefferwolke verteilte sich gleichmäßig unter uns, reizte Nasen und Augen. »Es frißt in unseren Augen«, jammerten die Patienten niesend. »Und in unseren auch«, ergänzte ich, suchte nach Leukoplast und verklebte den Riß.
Inzwischen war es Mittag geworden. Der Farsso kochte, unsere Kehlen waren trocken. In der einzigen Schänke in Dipa gab es weder Tee noch Kaffee noch Cola, nur leere Bierflaschen. »Und unser Farsso ist ungenießbar«, knurrte Imiru, hängte beide Flaschen in den Fahrtwind, spendierte die größere Flasche den drei Patienten und die kleine sich und mir. Um 14.15 Uhr erreichten wir Dabasso. So schnell waren wir noch nie gefahren, 40 Kilometer in zwei Stunden war eine Leistung. Der Pastor der kleinen evangelischen Gemeinde von Dabasso lebte in einem blau angestrichenen Haus und lud uns zu Erbsenwott und Tee ein. Für Imiru, dessen Laster er kannte, erbettelte er sich zwei Zigaretten.
Vor Gudji-Getare trafen wir Hundessa mit seinem Helfer und einem dudelnden Radio. Sie waren in einer Nachbargemeinde gewesen und hatten nach dem Gottesdienst Gesundheitslehre unterrichtet. Nachdem wir den Pfeffer- und Maissack abgeladen hatten, rollten wir um 7 Uhr abends in Aira ein, gaben die Patienten in die Obhut der Schwester Tine und fuhren heimwärts.

Weder Recht noch Autorität

5. 2. 1975 – Jetzt ist auch die ausländische und äthiopische Industrie verstaatlicht worden. Der amharische Sender teilte mit, daß die Länder, die das sozialistische Äthiopien nicht anerkennen, die Entwicklung des Landes verhindern. Worqu saß vor seinen Karteikarten, las Mao und ließ die Patienten warten.
»Verstehst du denn das, was du da liest?« fragte ich ihn.
Er warf mir einen bösen Blick zu. »Nein, aber ich muß das Buch lesen«, antwortete er, legte dann aber doch seine Lektüre beiseite und widmete sich den Karteikarten der Klinik.

15. 2. 1975 – Über Eritrea wurde der Ausnahmezustand verhängt. Das bedeutete Bürgerkrieg für Äthiopien.
15. 3. 1975 – Über Fernschreiben wurde ich zu meiner sterbenden Mutter nach Deutschland gerufen. Ich war dankbar, daß ich für acht Tage bei ihr sein konnte.
17. 4. 1975 – Am 4. März ist die Landreform proklamiert worden. Jedem Bauern wurden ca. 10 Hektar Land zugesichert. Es wurden Bauerngenossenschaften gebildet.
Die letzten Meldungen hatten die Bauern in einen Glückstaumel versetzt. Jetzt waren sie alle Landbesitzer! Was war aus den friedlichen Leuten geworden? 400 Jugendliche waren zur Klinik gerannt und hatten anmaßende Forderungen gestellt. »Auch Kliniken müssen der Masse dienen. Sie müssen sich in den Dienst der Revolution stellen!« schrien sie und forderten die Bauern auf, ihr Recht zu wahren. Schwester Ilonka war in meiner Abwesenheit mit den Menschenmassen nicht fertiggeworden und hatte die Klinik stundenweise schließen müssen. Die Patienten rauften und zankten sich um den günstigsten Platz in der Wartehalle.
Daniel, der die Klinik in Inango-Kobera übernommen hatte, berichtete ähnliches. Junge Leute hätten die arbeitenden Leute beleidigt und die Patienten aufgewiegelt. Es gäbe weder Recht noch Autorität. Die Bauern hätten nicht gewagt, die Jugendlichen, die Zukunft Äthiopiens, in ihre Schranken zurückzuweisen. Balambaras Gamada und Gifti Urge verließen Tschallia. Ihr Haus und ihr Land waren verstaatlicht worden.
Als wir uns von ihnen verabschiedeten, stand der vollbepackte Landrover vor der Tür. Sie vergossen keine Träne. Balambaras Gamada hatte aber sein kollerndes Lachen verloren. Gifti Urge konnte ihre Bitterkeit und Enttäuschung nicht verbergen. »Wir kommen wieder, wenn alles vorbei ist«, sagte sie.
Im Dorf regierte die Bauerngenossenschaft unter Oli, dem Gemeindediakon. Der Elternrat der Schule setzte den Direktor ab. Er hatte den Schülern am Tage der Proklamation nicht schulfrei gegeben. Sie blieben der Schule trotzdem fern. Der Direktor

rügte die Schüler zwar nicht, sagte aber: »Heute tanzt ihr, morgen weint ihr.« Der Satz reichte als Entlassungsgrund.
Deressa mischte kräftig im Elternrat der Schule mit und verfolgte den Direktor der Schule, den Häuptling von Tschallia und dessen Frau mit einem abgrundtiefen Haß. Er hatte sich Geld gespart und Land gekauft, das ihm einige Jahre später wieder abgenommen wurde. Er kündigte und wurde sofort mit der Vergütung von drei Monatsgehältern entlassen. Seine eigene Familie brach auseinander. Einige Jahre später kam er reumütig zurück und wurde als Nachtwächter eingestellt.
15. 5. 1975 – Auf dem Markt von Tschallia regierte der Mob. Im Kirchenbüro saß der Gemeindediakon Oli und schrieb eine Anzeige nach der anderen. Es war jetzt alles ganz einfach. Unbequeme Leute wurden als Imperialisten- und Feudalistenfreunde aus dem Wege geräumt und eingesperrt. Zum Überfluß war der Häuptlingssohn zurückgekommen, hatte vergeblich versucht, die Leute von Tschallia gegen die Bauern aufzuwiegeln, er bekam dafür Prügel und handelte sich eine mehrmonatige Gefängnisstrafe ein. Ich schloß nachts meine Tür ab.

Semetscha – der Arbeitsdienst

30. 5. 1975 – Der Semetscha-Dienst, den die neue Regierung eingerichtet hatte, entsprach unserem Arbeitsdienst während des Dritten Reiches. Nachdem Ende 1974 der äthiopische Sozialismus ausgerufen worden war, wurden Anfang 1975 60 000 Studenten und Studentinnen, Schüler und Schülerinnen aufs Land geschickt. Sie sollten den Bauern helfen, sie unterrichten und ihnen Sozialismus beibringen. Diese jungen Leute wurden in schnell aufgebaute Lager gebracht. Es gab davon etwa 500. Auch in Gulisso, neun Kilometer von Tschallia entfernt, war ein solches Lager eingerichtet worden.
»Jetzt wird alles besser, die Wege werden geebnet, Straßen werden gebaut, und kein Landrover bleibt mehr im Dreckloch stecken«,

sagte einer unserer Pastoren über die Semetscha-Kinder, wie er die jungen Leute nannte, und zwinkerte dabei etwas spöttisch mit einem Auge.
Tatsächlich wurde das von uns gefürchtete Autograb, ein tiefes, großes Schlammloch, zwischen Gulisso und der Adventistenklinik, vom Semetscha-Trupp mit Steinen zugeworfen.
Die Semetscha-Mitglieder trugen Soldatenuniformen, eine Mütze mit leuchtendem Sowjetstern und schwere Militärstiefel. Sie lernten, mit der Waffe umzugehen, und freuten sich, wenn die Leute sich fürchteten.
In der ersten Zeit respektierten die Bauern die bewaffneten jungen Leute. Es kam später manchmal zu Zwischenfällen, vor allen Dingen dann, wenn die jugendlichen Revolutionshelden zu schwungvoll das dörfliche Leben ändern wollten. Todesfälle wurden verschwiegen. »Eine Revolution ohne Tote ist keine Revolution«, sagte man als Entschuldigung.
Die erste Erfahrung mit diesem Arbeitsdienst machte ich in der letzten Woche. Es war am späten Nachmittag. Wir hatten die Klinik geschlossen, als uns lautes Geschrei aufschreckte. Unter Johlen und Gröhlen, Trommeln und Pfeifen waren die Dorfleute, angeführt von Semetscha-Kindern, zum verlassenen Häuptlingshof gezogen. Wir hörten krachendes Holz, klirrende Fenster, Geschrei von vielen Menschen. Das ganze Dorf war unterwegs. Dann bewegte sich der Haufen in Richtung Klinik. Die jugendlichen Revolutionäre, unter denen sich auch Mädchen befanden, waren alle bewaffnet. Ein pausbäckiges Mädchen hielt ihren Karabiner wie einen Regenschirm, der sich nicht öffnen lassen wollte. Die Dorfleute trugen Stöcke, Knüppel, Speere, einige unter ihnen Gewehre. Der sonst so sanfte kleine Dorfschneider M. hüpfte zwischen dem Haufen hin und her, stolz ein langes Teffmesser schwingend. »Wir kämpfen für die Freiheit. Die neue Zeit ist da. Ist das nicht gut?« Dabei sah er fast liebevoll auf sein langes Messer und auf mich. Ich stimmte ihm nicht zu: »Zum Teffschneiden ist Ihr Messer sicher gut, aber jetzt hätten Sie es zu Hause lassen sollen.« Er wurde unsicher und verdrückte sich. Ein

Semetscha-Knabe mischte sich ein. »Sie sind wohl Christ?« fragte er. »Sonst wäre ich nicht hier«, antwortete ich ihm und fügte noch schnell hinzu: »Zerstörung und Gewalt haben selten etwas Gutes vollbracht.« Er schwieg.

Etwas später erfuhren wir, daß die Semetscha-Burschen sich gestritten hatten. Die eine Gruppe wollte das Häuptlingsgehöft niederbrennen, die andere Gruppe war dagegen. Beide Gruppen heizten sich gegenseitig auf, bis Willi Kalmbach, der gerade aus Gimbi zurückgekommen war, die hitzigen Wirrköpfe in seinen Landrover packte und sie nach Gulisso ins Lager schaffte.

Wir blieben mit den gemäßigten jungen Leuten zurück. Wir unterhielten uns mit ihnen, fragten nach der Schule, ihrem Elternhaus, ihren Zukunftsplänen und hatten aufgeschlossene, freundliche Gesprächspartner.

Die Straßen waren unsicher geworden. Auf den Fahrten in die Außenkliniken passierte eigentlich immer etwas. Jeden Morgen betete ich um das rechte Wort zur rechten Zeit. In der Nähe von Inango-Kobera zogen Jugendliche durch die Dörfer, von Semetscha-Burschen aufgestachelt, raubten Getreide, Geld und Waffen, die sie dann unter den kleinen Bauern verteilten. Eine junge Frau wurde erschossen, weil sie ihren Mann vor Plünderern warnen wollte. In Nole-Kaba zeigten Evangelisten ihre eigenen Pastoren als Imperialistenfreunde an. Das Recht war bei den Starken.

Ein betrunkener Bauer hielt auf dem Rückweg von Gudji-Getare unseren Landrover an, fuchtelte mit seinem Gewehr herum und lallte furchterregend verworrene Sätze. »Aber, aber, Sie werden doch Ihrer Mutter keine Schwierigkeiten machen?« Mir fiel nichts Besseres ein. Seine glasigen Augen füllten sich mit Tränen. »Hadako, hadako« (meine Mutter, meine Mutter), schluchzte er und torkelte zur Seite.

Auf einer Fahrt nach Dapo-Gatscho kam es fast zu einem unangenehmen Zwischenfall. Es war heiß, die Sonne stach, und die Wege waren sehr trocken. Neben mir saß eine junge Mutter, die in Aira durch Kaiserschnitt entbunden hatte. Das Baby hatten wir warm zwischen Handtüchern in einen Milchkarton gepackt

und einem mit uns fahrenden Lehrer auf den Schoß gelegt. Eine Stunde hinter Lalo-Qille stießen wir auf Menschenmassen. Die sonst so gemütlichen, interessierten Bauern hatten noch nicht einmal einen Blick für die »Makina«, so hieß der Landrover.
In dicken Menschentrauben stürmten sie die Berge hinauf und herunter. Alle waren bewaffnet: Sie hatten Speere, Gewehre, Ankassen (eine Art Speer), Stöcke, Knüppel und Messer in den Händen. Sogar Frauen waren unter ihnen und fuchtelten mit Stöcken und Messern herum. Wir waren neugierig geworden und fragten einen Einzelläufer, einen weißgelockten, alten Mann, der sein Tempo dem Alter entsprechend herabgesetzt hatte: »Wohin rennt ihr?«
»Was weiß ich. Die Semetscha-Leute haben uns nach Lalo-Qille gerufen, darum laufen wir«, sagte er und rannte weiter. Bald danach kam ein wilder Haufen von etwa 50 Männern den Berg heruntergestürzt, stoppte das Auto und trommelte mit Speeren und Knüppeln an die Windschutzscheibe.
»Wen haben Sie im Auto?« schrie ein riesengroßer Mann böse und beugte sich mit seinem nackten Oberkörper in die Fahrzeugkabine hinein. Die junge Frau kroch ängstlich in sich zusammen.
Mir kam meine eigene Angst zugute: Sie entlud sich in einem Schwall von Kraftausdrücken, die mir in Oromo, Englisch und Deutsch einfielen. Dann antwortete ich auf die Frage des Mannes: »Das sehen Sie doch. Eine junge Mutter und ein Baby. Machen Sie sofort Platz! Die Frau wird ohnmächtig.« Imiru, der Fahrer, schwieg und sah mich von der Seite an.
»Sie haben tatsächlich nur ein Baby im Auto.« Der aufgebrachte Mann beruhigte sich, drehte um und befahl seinen Leuten weiterzulaufen. Imiru gab Gas, ich schimpfte noch eine Viertelstunde auf Deutsch vor mich hin, langsam ruhiger werdend. Ich ließ anhalten, um zur endgültigen Abkühlung Orchideen auszugraben, die ich in meinen Garten pflanzen wollte.
Am nächsten Tag erfuhren wir in Lalo-Qille, daß die Semetscha-Burschen die Bauern aufgehetzt hatten, die Läden und Restaurants von Lalo-Quille als Volkseigentum einzunehmen. Diesmal

kam der Bezirksverwalter den »Helden« zuvor. Er rief die Bauern zusammen, beruhigte sie und verhinderte so sinnloses Stehlen und Rauben. Im Grunde taten mir diese jugendlichen Randalisten leid. Im Radio hörten sie nur Hetzparolen: Nieder mit dem Feudalismus! Nieder mit dem Imperialismus! Nieder mit dem Kapitalismus! Nieder mit dem Bürokratismus! Nieder mit der Kirche! Es lebe Äthiopien!

Sprach man mit den Semetscha-Burschen allein, konnte man sich vernünftig mit ihnen unterhalten. Traten sie in Masse auf, benahmen sie sich abscheulich. Auch Gari wurde eingezogen und nach Asossa an die Sudangrenze geschickt. Er unterrichtete Gesundheitserziehung und schrieb mir begeisterte Briefe, daß er ganz für sein Mutterland leben, arbeiten und sogar sterben wolle. Nach einigen Monaten bekam er Urlaub und besuchte mich. Er setzte sich in den Sessel, las Mao und stellte seine schweren Militärstiefel vor die Tür.

»Dessitu kann sie putzen«, sagte er herablassend.

Dessitu war Schülerin, hatte Gari abgelöst und half mir im Haus. Es gab danach ein langes Gespräch über Mao und Christus, Sozialismus und Stiefelputzen. Gari putzte fortan seine Stiefel selber.

Seine Mütze liebte er sehr. Er nahm sie noch nicht einmal beim Kochen in der Küche ab.

Am zweiten Tag lag seine Mao-Lektüre bereits in der Küche auf dem Wäschekorb. Und am dritten Tag fragte er bescheiden, ob er mir in der Klinik helfen dürfe. Den Rest seines Urlaubes – er hatte zehn Tage bekommen – verlebte er in Horda-Sutschi bei seinen Eltern.

Wenn ich die Klinik in Gudji-Getare besuchte, wurde mir regelmäßig ein sehr junger, traurig blickender Semetscha-Junge vorgestellt.

»Er kann nicht schlafen. Nachts schreit er, manchmal weint er«, lautete seine Krankengeschichte. Der Junge kam aus der Provinz Godjam, sprach nur Amharisch, verstand aber Englisch. Er hatte Heimweh und war dankbar, daß Pastor Amanssa ihn regelmäßig besuchte. Er ließ sich von mir uninteressiert, traurig vor sich hinstierend, untersuchen und gab gleichgültige Antworten. Nur als ich ihm auf Englisch sagte: »Dir fehlt die Mutter«, erhellte sich plötzlich sein Gesicht. »Können Sie mich nicht heimschicken?« bettelte er. Wir schrieben ein ärztliches Gutachten und warteten ab. Der junge Mann wurde bald versetzt. Ich habe nie wieder etwas von ihm gehört.

Die Bauern wurden zu Bauerngenossenschaften (Mabera) zusammengeschlossen. Nicht nur die Jugendlichen hatten Maß und Ziel verloren, auch das Volk schien aus den Fugen geraten zu sein. Die Bauern feierten und betanzten die neue Freiheit, der Alkoholismus stieg, und es wurde wenig gearbeitet. Schüler der Handwerkerschule in Tschallia zeigten ihren Lehrer an, weil sie die Tischlerei ausfegen sollten. Das stände nicht in ihrem Vertrag. Der Fall wurde der Bauerngenossenschaft vorgelegt, deren Vorsitzender sich aber distanzierte. »Das ist eine interne Angelegenheit«, sagte er.

Bauern aus Tschallia hatten den Unimog der Handwerkerschule beschlagnahmt. Der Leiter der Handwerkerschule wollte für die Dorfschule ein Klo bauen und nahm Steine, die der Häuptling einige Monate vorher zusammengetragen hatte. Der Vorsitzende der Mabera hatte bereits zugestimmt, aber versäumt, seine Bauern zu informieren. Daraufhin nahmen sie den Unimog und beschimpften Ato B., den Leiter der Handwerkerschule.

»Du hast Steine des Volkes entwendet.« Die aufgeregten Gemüter beruhigten sich dann aber bald.

Schwerarbeiterzulage

Das Arbeitsklima in der Klinik war nicht gut. Die »schnelle Truppe« hatte sich verändert. Als ich von einem Wochenendbesuch aus Dapo-Gatscho zurückkam, legte mir der Heilgehilfe Hundessa einen Arbeitsplan vor, den alle Mitarbeiter unterschrieben hatten. Nach diesem Plan sollte die Arbeitszeit morgens um

8.30 Uhr mit einem Frühstück für alle Angestellten beginnen und bis 12.30 Uhr dauern. Der Nachmittagsdienst war von 15 Uhr bis 17.30 Uhr angesetzt worden. Nach dem Frühstück sollten die ambulanten Patienten gerufen werden. Die Behandlung war kostenlos. »Das wollen die Bauern so«, betonte Worqu, der Wortführer. »Außerdem muß die Klinik den Angestellten Schwerarbeiterzulage bezahlen.«

Schwester Ilonka sah mich an, ich sah sie an, wir blieben aber ruhig, warfen allerdings ein, daß dieser Plan wohl nicht praktikabel wäre. Wer sollte morgens das Frühstück bereiten? Die stationären Patienten hatten die Planer völlig vergessen. Wie sollten in drei bis vier Stunden 200 bis 300 Patienten untersucht und behandelt werden?

Wir wurden beschimpft, wir seien Rassisten und nutzten die Angestellten aus. Am gleichen Abend wurde ein zusammengeschlagener, bewußtloser Mann zu uns gebracht. Einer unserer Angestellten, der zu der Planungsgruppe gehörte, hatte den Mann in volltrunkenem Zustand bewußtlos geschlagen. Die Bauern schickten einen Begleitbrief und forderten die sofortige Entlassung dieses Angestellten. »Er taugt nichts, er verdient keine Hilfe«, schrieben sie. Der Angestellte wurde entlassen, und vorübergehend wurde es ruhiger in der Klinik. Über die neue Arbeitszeit sprach niemand mehr. Bis auf Hundessa erschienen die Mitarbeiter pünktlich um 8 Uhr.

9. 6. 1975 – Wir hören von allerlei neuen Vorschriften und Entwicklungen im Lande:

- Es dürfen keine Angestellten entlassen werden.
- Ohne Genehmigung der Mabera dürfen keine Tonbänder, Filme und Diapositive nach Deutschland geschickt werden.
- Die Stationen werden aufgefordert, kein Naphta (Dieselöl) an Privatpersonen zu verkaufen.
- Zwischen Assab und Addis Abeba sollen Widerstandsgruppen Brücken gesprengt haben.
- In Addis Abeba ist das Benzin so knapp geworden, daß nur noch 15 Liter pro Woche an Privatpersonen ausgegeben werden.

1. 7. 1975 – Schwester Ilonka ist mit Semsem nach Deutschland geflogen. Wegen einer unklaren Niereninfektion hatte ich sie zur Abklärung der Diagnose nach Addis Abeba geschickt. Der norwegische Kollege riet ihr, nach Deutschland zu fahren. Auf die Laboruntersuchungen in den Hospitälern konnte man sich nicht mehr verlassen. Von acht angesetzten Urinkulturen waren sieben vertauscht worden oder nicht mehr auffindbar. Die allgemeine Unordnung hat selbst den medizinischen Sektor nicht verschont.
Das bedeutete Abschied von Schwester Ilonka – schade; ich habe gerne mit ihr zusammengearbeitet.
1. 8. 1975 – Es sind zwei neue, berufserprobte Schwestern eingetroffen. Eine davon ist Hebamme und Säuglingsschwester, die andere Krankenschwester. Sie hat vier Jahre in Uganda gearbeitet. Beide haben ihre Ausbildung in der DDR erhalten. Schwester Margret als Schwester und Hebamme übernahm die Entbindungsstation und die stationären Patienten, Schwester Barbara die Kinderklinik, für die noch kein Raum gebaut worden war. Außerdem wollte sie mit einem Impfprogramm in den Dörfern beginnen.

Der Zehnte

Um die Kirchenkasse aufzufüllen, dachte die Kirchenleitung daran, die Abgabe des Zehnten einzuführen. Alle Angestellten der Kirche sollten 10 Prozent ihres Gehaltes an die Kirche abführen. Im April 1976 wurde auf der Generalsynode in Nedjo die Abgabe des Zehnten offiziell beschlossen. In Aira und Tschallia gab es nur noch ein Thema: der Zehnte. Pastoren und Evangelisten waren moralisch verpflichtet, ihn zu bezahlen, die diakonischen Mitarbeiter weigerten sich aber. Ich mochte keinen Druck auf die Mitarbeiter ausüben, die Gehälter waren nicht so hoch, als daß die Abgabe des Zehnten die Mitarbeiter nicht empfindlich getroffen hätte. Wie sollten wir uns verhalten? Was würde passieren, wenn

die Kirche die Gehälter nicht mehr bezahlen konnte? Woher sollten wir Geld für Medikamente nehmen?
Da die Regierung offiziell angekündigt hatte, alle diakonischen Institutionen zu übernehmen, gingen der Präsident der Westsynode und zwei Kollegen aus Aira und Mendi zum Gesundheitsministerium in Addis Abeba und machten den Vorschlag, der Regierung die gesamte medizinische Arbeit der Westsynode anzubieten. Es kam zu einem Gespräch mit dem Gesundheitsbeamten, der die beiden Kollegen mit der Auflage entließ, es dürfe kein Gehalt geändert werden, nur die kleinen Gehälter müßten angehoben werden. Die Einbehaltung des Zehnten sei gesetzwidrig und könne nur auf freiwilliger Basis passieren. In zwei Tagen sollten sich die drei Herren zu einem abschließenden Gespräch wieder einfinden, wurde ihnen gesagt. Als sie zum verabredeten Termin erschienen, war der Beamte, der mit ihnen verhandelt hatte, nicht mehr da. Entweder war er befördert, versetzt oder entlassen worden. Sein Nachfolger wußte von keinem Gespräch und war zur Verhandlung nicht bereit. So blieb alles beim alten.

Affen – Nutznießer des Systems

Bislang hat der Landeigentümer für seine Pächter gedacht, geplant, die Saat gekauft. Der Pächter tat die Arbeit. 30 bis 70 Prozent des Ernteertrages fiel an den Landeigentümer. Der Pächter bekam so viel, daß er leben konnte.
Jetzt war er Landbesitzer geworden. Über dem Jubel und Stolz, den die Revolution in ihm auslöste, hatte er die Arbeit vergessen. Die Traktoren pflügten zwar, der Mais wurde gesät und wuchs, wurde aber schlecht oder gar nicht gehackt. Die Affen tobten in den Maisfeldern, wurden frecher und dicker. Niemand fühlte sich verantwortlich.
Das Fleisch war sehr billig geworden, die Steuern erniedrigt, die Butterpreise hielten sich. Die Ernte brachte aber wenig ein. Die Bauern machten die Häuptlinge für alle Schwierigkeiten, die

jetzt zur Erntezeit auftraten, verantwortlich. Durch das Radio wurden die ehemaligen Landeigentümer aufgefordert, in ihre Dörfer zurückzugehen und sich mit den Bauern einzurichten. Einige kamen wieder. Balambaras Gamada kehrte nicht zurück, sondern ging nach Addis Abeba, um dort eine Bar aufzumachen, die er Tschallia Buna Bet (Tschallia-Kaffee-Haus) nannte.
Der Treibstoff ist knapp geworden. Aira mußte schon in Tschallia Benzin kaufen.
Die Bettelei hat wieder zugenommen. Wir hatten in Aira die Erfahrung gemacht, daß man Bettlern nur helfen kann, wenn man ihnen Arbeit gab. Dank dieser Erfahrungen hatte sich das Proletariat in Tschallia in Schranken gehalten. Trotzdem kamen arbeitsscheue Menschen häufiger, als uns lieb war. Ein Mann mit dicken Elephantiasisbeinen erschien in regelmäßigen Abständen und forderte Geld und Verpflegung. Als wir ihm eine leichte Arbeit anboten, rang er die Hände. »Arbeit? Oh nein! Ich?« rief er und kam nie wieder.

Gewalt auf dem Klinikgelände

9. 8. 1975 – Auf den Märkten erzählte man sich, Schulen und Kliniken würden jetzt von den Bauern übernommen. Die Bauernschaft verstand sich im neuen System als gesellschaftlich tragende Schicht. Hundessa und Worqu benahmen sich unmöglich. Sie sahen sich wohl schon als Klinikdirektoren. Beide traktierten die Patienten, schnauzten sie grundlos an, beleidigten uns, arbeiteten schlecht und oberflächlich, so daß man jede Injektion überprüfen mußte. Sie übten einen verheerenden Einfluß auf die Mitarbeiter aus. Fast täglich hörten wir den Marktmob johlend und plündernd zum Häuptlingsgehöft hochstampfen.
Evangelisten, die bei den revolutionären Umzügen nicht mitmachen wollten, wurden mit vorgehaltenem Gewehr dazu gezwungen. Unsere Nerven waren bis zum Zerreißen gespannt. Wir

beteten nicht nur »Herr, gib uns das rechte Wort zur rechten Zeit und laß uns schweigen, wenn es gut ist«, sondern auch um Geduld und starke Nerven.
Im Frauenkursus erzählte eine Teilnehmerin, daß die verantwortlichen Marktleute alle Gewehre beschlagnahmt und unter die Bauern verteilt hätten. Dann kam der 9. August 1975. Es war ein Marktsonnabend. Der Himmel war blau und klar.
Freunde hatten uns gebeten, vorsichtig zu sein. Man spreche davon, daß die Massen Kirchenbüro und Klinik ein- und ausnehmen wollten. Missionar Kalmbach befand sich mit Familie in Addis Abeba, und das Kirchenbüro befand sich in seinem Haus, war also unbewacht.
Die Atmosphäre in der Klinik war spannungsgeladen. Die Patienten saßen still und geduldig auf der Bank, wagten kaum, uns anzuschauen, und bezahlten anstandslos. Es war 12 Uhr mittags geworden. Hada Marta rannte wie ein aufgescheuchtes Huhn durch die Klinik, die anderen Mitarbeiter arbeiteten ruhig, eifrig und aufmerksam. Worqu war schon nach Hause gegangen, obgleich er bis 12.30 Uhr arbeiten mußte. Ich sah darüber hinweg. Nur Hundessa stolzierte wie ein Hahn gravitätisch durch die Klinik.
Was würde dieser Sonnabend bringen? Warum hatten uns die Freunde gewarnt?
Es mußte etwas an dem Gerede sein, denn gegen ein Uhr erschien der Maberachef mit einem Begleiter. Sie patroullierten mit geschulterten Gewehren auf den Wegen zwischen Klinik und unseren Wohnhäusern hin und her.
»Rufen Sie uns, wenn irgend etwas nicht in Ordnung ist, Sie brauchen sich nicht zu fürchten.« Mehr bekam ich aus ihnen nicht heraus. Ich bezweifelte, daß die beiden Männer mit einer entfesselten Horde Menschen fertig würden. Deshalb ging ich zu Hermann Kruse und Imana und bat sie, nicht den Compound zu verlassen. »Man sagt, das Volk will das Kirchenbüro plündern und die Klinik einnehmen«, erklärte ich ihnen.
»Völlig unmöglich, das ist nur Geschwätz«, meinte Imana.

Um 2.30 Uhr ging der Lärm los. Vom Marktplatz hörten wir lautes Geschrei, das immer lauter wurde, je näher die Leute heranrückten. Dann fielen Schüsse, ganz in der Nähe. Bald darauf wurden die ersten Verletzten, umringt von einem gestikulierenden Menschenhaufen, herangetragen. Ein Verletzter hatte einen Lungenschuß und kollabierte. Ein zweiter, ein junger Mann, wurde mit einem völlig zerfetzten Unterarm zur Klinik gebracht. Der dritte Verletzte war unser Gärtner: Ein Schuß war durch seinen Oberschenkel in Blase und Darm eingedrungen. Den Verletzten mit dem Lungenschuß und unseren Gärtner schafften wir nach Aira, was nicht einfach war, denn brüllende Menschenmassen umringten und blockierten das Auto. Unsere beiden Beschützer standen mit ihren Gewehren hilflos in der Labortür. Mit brachialer Gewalt mußten die Menschentrauben beiseite geschoben werden, damit das Auto abfahren konnte. Schwester Barbara und drei Männer – gedacht als eventuelle Blutspender – fuhren mit. Daß der schwerverletzte Gärtner unterwegs nicht verblutete, hatte er Schwester Barbara zu verdanken. Dr. Kretschmer hatte drei Stunden zu tun, den Schwerverletzten zusammenzuflicken. Er wurde gesund. Der Mann mit dem zerfetzten Unterarm blieb in Tschallia. Da die Sehnen nicht verletzt waren, konnten wir ihn hier selber versorgen.
Hundessa hatte uns nicht geholfen, sondern war schnell verschwunden. Er hatte nur im Vorbeigehen, so ganz nebenbei, einer unserer Schwestern gesagt: »Die Schützen sind Bauern aus Wato. Sie liegen im Dorfgefängnis, einer von ihnen soll halbtot sein, vielleicht ist er schon gestorben.«
Es blieb uns nichts anderes übrig, als die Verletzten im Gefängnis aufzusuchen. Ich wußte, daß die Leute von Tschallia, blind vor Haß, nicht einen Finger krümmen würden, um den verletzten Angreifern zu helfen. Bei Einbrechen der Dunkelheit fuhren Hermann Kruse, Schwester Margret und ich zum Markt. Wir trauten uns nicht, zu Fuß zu gehen. Mitten auf dem Marktplatz ging der Motor aus. Auch das noch! Aufgeregte Männer umringten uns, sie waren alle bewaffnet. Selbst die friedlichsten Dorf-

menschen und stillsten Kirchenchristen warfen uns feindselige Blicke zu. Ein Pastor und einige Evangelisten ließen schnell ihre Waffen hinter dem Rücken verschwinden.
»Was wollen Sie hier? Sie sollen den Leuten aus Wato nicht helfen. Sie haben unser Blut vergossen, jetzt sollen sie leiden!« schrie grollend ein Barbesitzer und schwenkte seine Flinte. Andere lenkten ein. »Sei still, Nama miti, Forendji male.« (Das hier sind doch nur die Europäer und keine Menschen!) Eigentlich hatten wir uns immer zu den Menschen gezählt. Schließlich wurden wir – zwar widerwillig – zum Dorfgefängnis geführt. Auf der Erde hockten die gefangenen Bauern aus Wato, stöhnten, klagten über Kopfschmerzen. Ein Mann lag bewußtlos auf dem Boden. Unter seinem Kopf hatte sich eine schmutzige Lache aus Dreck, Wasser und Blut gebildet.
»Das ist Obbo Daballo. Er hat in Notwehr reagiert«, erklärte mir der frühere Häuptling von Wato weinerlich, der zu den Gefangenen gehörte.
»Hier kann er nicht bleiben«, bestimmten wir. Die erbosten Leute von Tschallia dachten allerdings anders.
»Sie dürfen ihm nicht helfen. Unser Blut ist geflossen, und jetzt soll seines fließen«, schrie der Gefängniswächter böse, ein breitgesichtiger Schlägertyp.
»Der Mann wird in der Klinik versorgt«, schrie ich zurück, »was euch fehlt, ist die Polizei und das Wort Gottes!«
Zwei alte Tb-Patienten standen bekümmert in der Tür. »Sie hat recht«, sagten sie, »wir haben den Verstand verloren.« Damit machten sie mir Mut. Zusammen mit den Gefangenen schafften wir den Verletzten in die Klinik. Die Untersuchung ergab 12 tiefe Kopfplatzwunden neben vielen kleinen, ein blutendes Ohr, am ganzen Körper Prellungen.
»Wenn Sie ihn versorgt haben, muß er ins Gefängnis zurückgebracht werden. Eine Matte oder eine Matratze ist dort verboten«, befahl der Vorsitzende der Tschallia-Mabera. Wir wagten nicht, ihn in der Klinik zu lassen. Dort wimmelte es von aufgebrachten Leuten aus Tschallia.

Zuhause stand Gari, der gerade Urlaub hatte, in seiner flotten Semetscha-Uniform, die Mütze auf den Locken, in der Küche und kochte Hühnersuppe. Ich war so müde, daß ich mich noch nicht einmal über seine Mütze ärgerte. Von Zeit zu Zeit rannte er zum Marktplatz, um die Ursache dieses Sonnabendspukes zu erfahren und die Stimmung der Leute zu testen. Folgendes hatte sich ereignet: Vor zwei Tagen hatten die Leute von Tschallia unter Tanzen und Singen die Getreidespeicher des Häuptlings geplündert. Nun hatten sie sich noch die Wegegelder geholt. Früher mußte jeder Bürger dem Häuptling einen Betrag zahlen, um Straßen und Wege in Ordnung halten zu können. Der Stellvertreter des Häuptlings, der in Tschallia wohnte, verwaltete das Geld. Die Nachbardörfer hörten davon und wurden zornig.
»Wir sind auch unterdrückt worden und wollen unseren Anteil«, forderten sie. Das Dorf Wato hatte eine Abordnung nach Tschallia geschickt, um seinen Anteil zu holen. Die Leute von Tschallia weigerten sich. Daraufhin nahm Obbo Daballo, ein bekannter Löwen- und Büffeljäger, sein Gewehr, drehte sich um, um mit einem ärgerlichen »Ihr hört noch von mir« nach Hause zu gehen. Die aufgeregten, zum Teil angetrunkenen Leute von Tschallia rannten hinter ihm her. Obbo Daballo floh, versteckte sich im Maisfeld, schoß dreimal und traf dreimal. Er war ein guter Schütze. Darüber gerieten die Tschallia-Leute außer sich, fingen ihn, warfen ihn zu Boden und bearbeiteten ihn mit Knüppeln, Speeren, Schuhen, Gewehrkolben. Der Großwildjäger stellte sich tot, was ihm das Leben rettete.
Unabhängig von diesem Kleinkrieg zwischen den Dörfern hatten einige asoziale Elemente aus Tschallia tatsächlich geplant, die sogenannte Mittelschicht (Händler und Restaurantbesitzer des Dorfes), das Kirchenbüro, die Klinik und uns auszuplündern. Der Kleinkrieg zwischen den Dörfern hatte sie von ihren Plänen abgebracht.
11. 8. 1975 – Dieses Drama hatte noch ein Nachspiel. Das Buschtelefon hatte wieder einmal sehr gut gearbeitet. Am Montag früh erschienen die Verantwortlichen der nächsthöheren Dienststelle

aus Bodji-Tschoqorssa. Ich hatte sie nicht kommen sehen, sondern nur bemerkt, daß Hundessa das Spritzenzimmer verlassen hatte und die Patienten unruhig geworden waren. So ging ich ihm nach und kam gerade in dem Augenblick, als Hundessa mit den Regierungsleuten bereits verhandelte und den Kopfverletzten aufsetzen wollte, damit er verhört werden konnte. Der Wortführer der Regierungsleute war ein früherer Schüler aus Aira, in einem Missionarshaus aufgewachsen und ein 150prozentiger Revolutionär, nannte mich nur Madam und sprach gereizt und tadelnd:

»Sie haben die Verletzten nicht gleichermaßen gerecht behandelt. Zwei Patienten aus Tschallia haben Sie nach Aira gefahren, ein Verletzter aus Tschallia liegt im Krankenzimmer. Warum liegt der Kopfverletzte aus Wato in einer Abstellkammer? Warum haben Sie die Patienten nicht gleichmäßig behandelt? Wir müssen in dieser großen Zeit unserem Volke dienen. Ethiopia tikdem!«

Das reichte mir. Ich war ärgerlich. Hundessa verzog sich und ging an seine Arbeit. »Dann fangen Sie damit an. Wir dienten Ihrem Volke bereits, als Sie noch in die Hosen machten. Würden Sie bitte die Behandlung und Unterbringung der Patienten uns überlassen. Der Kopfverletzte darf nicht verhört werden, und jetzt habe ich keine Zeit mehr.« Ich war nervös, unfreundlich und sehr müde, drehte mich um und ging zu meinen anderen Patienten. Die Begleiter des Schülers aus Aira schämten und entschuldigten sich und verschwanden.

Schwester Margrets Wochenstube

20. 8. 1975 – Es hatte sich herumgesprochen, daß in der Tschallia-Klinik ernährungsgeschädigte Kinder aufgepäppelt wurden. Wir hatten täglich zwölf Babies und Kleinkinder zu versorgen, dazu vier bis fünf Neugeborene, die mit ihren Müttern auf der Wochenstation lagen. Jetzt gehörten auch noch sieben »Hungerkinder«

zu unseren Dauergästen. Schwester Margret versorgte sie als Hebamme und Säuglingsschwester mit Phantasie, Liebe und Geschick. Die Kinder blieben in der Klinik so lange, bis sie das Sollgewicht erreicht hatten, und wurden dann nach Möglichkeit den Eltern zurückgegeben. Wenn die Kinder keine Eltern mehr hatten oder die Familienverhältnisse ungeordnet waren, sahen wir uns nach Adoptiveltern um. Ich möchte hier drei kleine Freunde vorstellen:

Firissa,

heißt »sein Freund«. Der Vater, ein ehemaliger Tagelöhner beim Häuptling, war als arbeitsscheuer Arbeiter bekannt und an einer Tuberkulose erkrankt, die er nicht behandeln ließ. Die Bauern legten keinen Wert auf seine Mitarbeit. Seine Frau hatte ebenfalls Tuberkulose, war blutarm und hatte sieben Schwangerschaften gehabt. Als wir ihm sagten, seine Frau dürfe keine weiteren Kinder mehr haben, war er beleidigt. »Kinder sind eine Gabe Gottes«, brummte er und ließ sich nicht mehr in der Klinik sehen. Ein Jahr später gebar die Frau zu Hause einen kleinen Jungen und starb zwei Tage danach. Sie hinterließ fünf Kinder, einen tuberkulösen Mann, eine halbeingefallene Hütte, einige Lumpen, in die sich die Kinder wickelten, und einige Quadratmeter verkrautetes Land, auf dem kümmerlicher Mais wuchs. Als ältestes Kind mußte nun die 14jährige Kibitu den Haushalt führen. Das Baby schrie unaufhörlich und überforderte sie.
»Er schreit wie eine Tromba« (Trompete), klagte Kibitu, »was soll ich mit ihm machen?« und brachte den kleinen Bruder zu uns. Kibitu boten wir an, in der Klinik zu lernen, wie sie den kleinen Bruder behandeln mußte. Aber der Vater gab dazu keine Erlaubnis.
»Wer soll für mich den Brei kochen?« jammerte er.
Nachmittags kam Kibitu, um den Bruder mit einer Portion Milch für den Abend nach Haus zu holen. Morgens brachte sie ihn wieder.

»Er schreit immer noch«, sagte sie. Der kleine Junge litt unter Hunger, denn die Abendmahlzeit hatten die Geschwister ausgetrunken. Fortan behielten wir Firissa in der Klinik und gaben der großen Schwester Faffa und Milch für die Geschwister mit. Aus dem zornig schreienden kleinen Jungen wurde nach und nach ein friedlicher Knabe. Als Firissa laufen konnte, adoptierte ihn eine Kirchenvorsteherin, die ihm regelmäßig zu essen gab und ihm zweimal jährlich ein neues Hemd kaufte.

Kibitu heiratete später einen jungen Bauern aus dem Nachbardorf und wurde eine gute Frau und Mutter, die regelmäßig an den in Tschallia laufenden Frauenkursen teilnahm. Ihr Vater und zwei seiner Kinder starben, die übrigen Geschwister wurden in der Nachbarschaft in Obhut gegeben.

Simbirro

Wir nannten die kleine Belainesch Simbirro, »das Vöglein«. Eine junge Frau hatte den drei Monate alten Säugling zu uns gebracht.

»Mein Mann ist mir weggelaufen. Das Kind will nicht trinken und weigert sich zuzunehmen«, sagte die Mutter und zerrte lachend ihre Brust aus dem zerrissenen Pullover hervor. »Sie ist trocken.«

Die Mutter war ein hellhäutiges, lustiges Wesen mit weit auseinanderstehenden, flinken Augen. Die Kleiderfetzen hatte sie sich elegant umgeschlungen.

»Ich schenke Ihnen mein Kind«, sagte sie fröhlich. Aber so leicht wollten wir es der Mutter nicht machen. Wir nahmen Mutter und Kind auf und zeigten ihr, wie sie den »kleinen Vogel« zu versorgen hatte. Sie hüpfte bei allen Arbeiten, lachte viel und hätte sicher unseren männlichen Mitarbeitern den Kopf verdreht, wenn sie nicht so grenzenlos unordentlich, faul und schmutzig gewesen wäre. Aus dem »kleinen Vogel« wurde mit den Jahren ein Pfau, der den Charme der Mutter geerbt hatte.

Sambate

Das Sonntagskind Sambate (Sambata heißt Sonntag) war ein halbjähriges, kleines Mädchen und wog zwei Kilogramm, als es zu uns kam. – »Erstaunlich, daß das Kind noch lebt«, sagte Schwester Margret, als die Eltern das Kind zu uns brachten. Der Vater erinnerte in seiner zu kurz geratenen Gestalt an einen Gnom. Er stotterte und hatte ein Gesicht wie ein Nußknacker. Außer Samuel, dem Sekretär, verstand ihn niemand. Die Mutter war etwas länger und litt an Blutarmut. Wir nahmen beide auf, Mutter und Kind. Jadette, so hieß die Frau, war gutmütig, langsam und verstand nicht, daß sie ihr Kind füttern sollte.

»Warum soll ich dem Kind die Milch geben, es schläft doch«, sagte sie. Sie verstand nicht, daß Sambate vor Schwachheit zu müde war, um sich bemerkbar zu machen. Als die Mutter sich erholt hatte, wurde sie entlassen, um für den Mann und den fünfjährigen Sohn zu sorgen. Sambate blieb über ein Jahr bei uns. Einige Monate später teilten uns die Nachbarn mit, die Mutter sei gestorben und der Vater nicht in der Lage, das Kind aufzuziehen. Sie selbst würden sich um den großen Jungen kümmern, wir sollten uns der kleinen Tochter annehmen. Wir sahen uns in Ruhe nach einer geeigneten Adoptivmutter um.

So wurden viele solcher Kinder in der Klinik aufgepäppelt. Waisenkinder blieben so lange bei uns, bis sie laufen konnten. Dann erst suchten wir nach Adoptiveltern. Lebte die Mutter noch, nahmen wir sie und das Kind auf und versorgten beide so lange in der Klinik, bis wir meinten, die Entlassung verantworten zu können. Wir versuchten, den Kontakt mit der Familie zu behalten.

Wir mußten sehr vorsichtig sein, daß wir die Verantwortung für das Kind nicht ganz übernahmen. Oft zweifelten wir, ob es richtig war, was wir taten. Es war ja so einfach, einem kleinen, verhungerten, verkommenen Ding Liebe, Futter und ein Dach zu geben. Man fühlte sich manchmal sogar noch barmherzig. Wir wußten aber genau, daß bei aller Liebe und Fürsorge die Mutter und die Familie im Grunde nicht ersetzt werden konnten.

1. 9. 1975 – In Nedjo sollte das Medizinische Komitee tagen. Im ganzen Lande war es unruhig. Schüler, Studenten und Semetscha-Burschen schürten wieder die Bauern auf. Sie sollten das alte System völlig zerstören. »Revolution ist Bewegung und Zerstörung!« heizten sie sich gegenseitig an.
Mr. David brachte mich mit dem kleinen Flugzeug der MAF nach Nedjo zum Komitee. Wir umkreisten den Ort, aber was war nur auf der Landebahn los? Sie war weiß und schien in ständiger Bewegung zu sein. Als wir tiefer hinuntergingen, kamen wir hinter das Rätsel: Menschen, viele Menschen mit fliegenden weißen Natalas, die aufgeregt hin und her liefen. Sie machten dem Flugzeug zum Landen Platz.
Vor einigen Jahren hatte Balambaras Gamada neben der Landebahn ein Restaurant gebaut. Gerade an unserem Anreisetag wurde es als Zeichen des verhaßten Feudalismus unter Jubel und Geschrei geplündert. Die alarmierte Polizei schoß in die Menge. Die Plünderer feuerten zurück. Ein Mann war auf der Stelle tot, fünf weitere Männer lagen schwerverletzt im Graben. Ein Junge mit einem Unterkieferbruch wurde gerade abtransportiert. Er hatte Glück, in der kleinen Klinik von Nedjo waren an diesem Tage drei Ärzte anwesend. Mr. David ließ mich aussteigen und startete in Richtung »Blue Nile Valley«. Ein Auto war nicht gekommen, um mich abzuholen. So machte ich mich zu Fuß auf den acht Kilometer langen Weg. Überall in Richtung Flugplatz rennende Leute. Ein Semetscha-Bursche mit einem Kindergesicht rief mit leuchtenden Augen: »This is the battle of Christ. I have to go and to fight.« (Das ist der Kampf für Christus. Ich muß gehen und kämpfen.) Er war sehr verdutzt, als ich ihn am Ärmel zurückzog. »Laß das, da wird geschossen, du kannst nicht helfen. Vielleicht erwischt dich auch eine Kugel. Dann ist deine Mutter traurig und ich auch. Denn du bist noch viel zu jung.« Er zögerte, sah mich an, nahm mir die Tasche ab und ging mit mir zurück in die Stadt. Das Medizinische Komitee verlief außerprogrammäßig.

Die Verletzten vom Flugplatz mußten versorgt und ein 15jähriger Junge operiert werden.
7. 9. 1975 – Hundessa ist entlassen worden.
Der Hintergrund war folgender: In Tschallia war ein Nachtdienst eingerichtet worden. Hundessa und M. wechselten sich im Bereitschaftsdienst ab, so daß ich nicht jede Nacht aufstehen mußte. Das Stationskomitee hatte uns freundlicherweise ein Nachtwachenzimmer mit zwei Betten zur Verfügung gestellt, welches Hundessa mißbrauchte und als Bordell benutzte. Er wurde wegen Mißbrauchs von Klinikeigentum entlassen. Er zeigte zwar die Klinik an, kam aber mit seiner Anzeige nicht durch. Zwischen Weihnachten und Neujahr tauchte er noch einmal auf. Er stürzte mit dunkler Sonnenbrille und im himmelblauen Straßenanzug in die Klinik und warf ein amharisch geschriebenes Stück Papier auf den Tisch. »Unterschreiben Sie«, forderte er.
In dem Brief stand, ich sollte allen seinen Geldforderungen nachkommen. Einer unserer Mitarbeiter hatte ihn übersetzt. »Das ist Erpressung«, stellte ich fest und jagte Hundessa damit einen solchen Schrecken ein, daß er sich hinfort von der Klinik fernhielt.
5. 12. 1975 – Mulunesch, die Frau des Heilgehilfen der Klinik von Inango-Kobera, war hohlwangig und großäugig aus Addis Abeba zurückgekommen. Sie blieb in Aira und wurde dort von einem toten Kind entbunden. Ihr Ehemann Daniel kehrte nach Inango-Kobera zurück, bis er selbst an einer schweren Hepatitis erkrankte, nach Aira ging und ins Leberkoma fiel. Die Familie bewachte ihn. Seine junge Frau Mulunesch hockte wimmernd auf einem Nebenbett, die alten Eltern lagen auf der Erde und schlugen verzweifelt ihre Köpfe auf die Matte. Der Vater weinte.
»Vor 6 Jahren habe ich ihn nach Aira gebracht, und jetzt wird er mir genommen.« Daniel wurde nach Addis Abeba geflogen, von drei Freunden begleitet, die Tag und Nacht wachten und eine Gebetskette bildeten. Was niemand für möglich gehalten hatte, trat ein: Nach einer Woche erwachte Daniel aus dem Koma und kehrte nach vier Wochen nach Aira zurück. Seine Frau starb ein halbes Jahr darauf. Die Klinik Inango-Kobera blieb vakant.

1976 beginnt: überraschender Besuch

2. 1. 1976 – Ich war in Gudji-Getare. Am Karteikartenschrank stand ein stattlicher, großer, breitschultriger Herr mit grauen Schläfen und zog Karten heraus. Irgendwie kam er mir bekannt vor. Das konnte doch nicht möglich sein – es war Dirriba. Aus dem kleinen Schuljungen in viel zu kurzen Hosen war ein seriöser Gentleman geworden. Er arbeitete in Alemaja in der Nähe Harrars als landwirtschaftlicher Lehrer und wollte seinen Urlaub bei seinen Verwandten in Wollega verbringen. Dirriba blieb fast eine Woche in Tschallia, er besuchte von da aus seinen Bruder in Sirba-Mole, einem Nachbardorf von Tschallia, und kam sehr still von dort zurück. Vor der Revolution war Dirribas Bruder ein kleiner Pächter gewesen, und da er fleißig war, hatte er immer sein Auskommen gehabt. Mit der Landreform wurde er Landeigentümer. Er freute sich seines Lebens als freier Mann und fing an zu trinken. Zur Arbeit kam er nur noch wenig.

»Es war zu Hause schrecklich. Ich konnte nicht mehr bleiben. Dort gehöre ich nicht mehr hin«, sagte Dirriba traurig. Er hatte seine Nichte, ein 14jähriges, feingliedriges, flinkes Mädchen, mitgebracht und wollte das Kind mit nach Harrar nehmen. Dort sollte es ihm im Haushalt helfen. Das Mädchen hieß Ganame (Ganama heißt der Morgen). Die Kleine schlief bei mir im Zimmer. Tagsüber ging Ganame ins Nachbarhaus, das wir die »Knilcheburg« nannten – es wohnten dort drei Junggesellen, ein deutscher Entwicklungshelfer, ein Lehrer und der Leiter der Handwerkerschule. Ganame half in der Küche, Dirriba machte sich in der Klinik nützlich.

Es ergab sich dann, daß wir gemeinsam nach Addis Abeba fuhren. Dirribas Urlaub ging dem Ende zu, und ich wollte in Addis Abeba einkaufen. Ganame sang unentwegt »Abet, abet, ja motiko, diniko mal nagoti, ato gargarsakoti.« (Ja, ja, mein König, was können mir meine Feinde tun? Du bist meine Hilfe.) Cordula Kalmbach hatte Ganame das Lied gelehrt.

Es machte Spaß, das Kind auf dem Markt in Addis Abeba einzukleiden, weil es sich so freuen konnte. Einige Tage später mußten Dirriba und »der Morgen« abreisen. Ich brachte beide zum Bus und enttäuschte Ganame sehr, als ich mich verabschiedete. »Du gehst nicht mit uns? Du gehörst doch zu meinem Essuma« (Onkel), sagte sie leise und vergoß dicke Tränen. Später schrieb Dirriba mir: »Ich hätte es mir einfacher vorgestellt, ein Mädchen zu erziehen. Ganame ist verspielt, faul in der Schule, unordentlich, gehorcht nicht. Wahrscheinlich werde ich sie nach Wollega zurückschicken müssen.«
Sieben Jahre später brachte ein Bauer seine Zweitfrau zur Entbindung in die Tschallia-Klinik. Diese Frau war keine andere als Ganame. Ihr kleiner Sohn hatte fast etwas Ähnlichkeit mit Dirriba.

Bereichert

21. 1. 1976 – Ein Radiosprecher schimpfte auf den Imperialismus. Die Semetscha-Burschen gaben die Parolen weiter: Die Europäer beuteten das Land aus und bereicherten sich; Kliniken und Hospitäler müßten dem Volke gehören.
Der Missionar von Bedelle, Dieter Lorenz, war nach einem Gottesdienst in einer Nachbargemeinde von Bauern zusammengeschlagen worden. Während die Semetscha-Burschen einen Beobachtungsposten im Busch bezogen, schlugen die Bauern auf ihren Pastor ein.
In Dapo-Gatscho hatten Lehrer und Semetscha-Burschen Leute gegen die Klinik aufgehetzt und warfen selbst Schwester Annemarie Ausbeutung vor. Sie beanstandeten ihre Kuh und enteigneten die Mühle, die der Gemeinde übergeben worden war. Vier Wochen später wurde diese Mühle der Gemeinde zurückgegeben, weil die politischen Mahlpreise höher lagen als die kirchlichen. Der Evangelist von Dapo-Gatscho warf Schwester Annemarie vor, sie habe gute Medikamente nur zahlungskräftigen Patienten gegeben.

16. 2. 1976 – Mit welchen Problemen wir uns zusätzlich herumschlagen mußten, zeigt das Beispiel der Kinik in Gudji-Getare. Sie ist von der Mabera in ein Gefängnis umgewandelt worden. Hineingesperrt hat man 30 Landbesitzer, die zuvor durch Folterqualen gegangen sind: zusammengetrieben in einem Waldstück, wurden sie geprügelt und mit einem glühenden Eisen bearbeitet.

»Ich habe das Schreien nicht mehr ertragen können«, sagte unser Heilgehilfe. Er war schon drauf und dran wegzulaufen und hätte es vermutlich auch getan, wenn ich nicht gekommen wäre, um nach dem Rechten zu sehen. Ich nahm mir den Leiter der örtlichen Mabera vor und sparte nicht mit Vorwürfen. »Die Klinik ist kein Gefängnis. Wie können Kranke in einem Haus gesunden, in dem Menschen gequält werden? Wenn die Gefangenen nicht verschwinden, schließe ich die Klinik!« Daraufhin wurden einige Gefangene entlassen, einige in das Dorfgefängnis verlegt. Die Folterungen hörten auf.

Auch in Inango-Kobera gab es mit der Bauerngenossenschaft Schwierigkeiten. Die Bauern beanstandeten, daß in der Klinik wöchentlich nur ein Sprechtag für ambulante Patienten stattfand. Sie forderten, die Klinik müsse permanent besetzt sein. Andernfalls wollten sich die Bauern selber um einen geeigneten Heilgehilfen kümmern.

Ich wies die Herren daraufhin, daß sie die Klinik gerne übernehmen könnten, dann aber mit allen Konsequenzen: Verantwortung für das Personal, Medikamente und die laufenden Kosten.

Dazu waren die Mabera-Vertreter nicht bereit. Sie entschlossen sich, sechs Monate zu warten, bis acht unserer Heilgehilfenschüler ihre Ausbildung abschließen würden. Möglicherweise fand sich unter ihnen einer, den wir nach Inango-Kobera schicken konnten.

In Tschallia war es nach Hundessas Abgang etwas ruhiger geworden. Worqu versuchte allerdings immer wieder, das Personal gegen uns aufzuwiegeln. Er hatte ständig ein paar stereotype ideologische Vorwürfe auf den Lippen. Vorzugsweise beschimpfte er uns Europäer und nannte uns »Imperialisten« und »Rassisten«. Sein Verhalten sorgte monatelang für Spannungen und Szenen unter den Mitarbeitern. Schließlich platzte mir der Kragen, und ich trug den Fall dem Ortsvorsitzenden der Mabera vor. Der Mann zeigte sich aufgeschlossen, und wir fanden eine Lösung. Wir führten einen Ringtausch durch: Worqu wurde Mathematiklehrer an der Schule; ein Lehrer der Schule erhielt den Posten des Gemeindesekretärs, und derselbe trat an Worqus Stelle in der Klinik. Damit war der innerbetriebliche Frieden hergestellt.

April 1976: Propaganda und Bürgerkrieg

Unsere »Klinik für Kinder unter fünf Jahren« ist fertiggestellt worden. Sie besteht aus einem großen Raum, der an die Wartehalle angebaut worden ist. Schwester Barbara hat ihn mit Geschmack und Fantasie eingerichtet. Sie ist auch für diese Abteilung zuständig. Für die Klinik der Erwachsenen bedeutete die Einrichtung Entlastung.

Am 29. April ist in Addis Abeba das Politbüro gegründet worden. Die Propaganda, die täglich aus dem Radio bellt, ist noch schärfer geworden. Das Programm der nationalen demokratischen Revolution wurde bekanntgegeben. Weitere Häuptlinge und Landbesitzer sind enteignet und inhaftiert worden.

16. 5. 1976 – In Eritrea im Norden Äthiopiens halten die Unruhen an. Die Regierung hat ein Neun-Punkte-Programm herausgegeben, das ihre Ziele zur Klärung des Konflikts umreißt.

Es wird erzählt, daß 400 bis 500 medizinische Arbeiter in den Norden geschickt worden sind. Für militärische Operationen sind Busse und Lastwagen eingezogen worden. Der Verkehr ist dadurch schwer beeinträchtigt.

Unter den Semetscha-Burschen ist es stiller geworden. Krieg kann Tod bedeuten. Die Bauernmiliz exerzierte in roten Mützen.

10- bis 15jährige Schuljungen, mit Holzgewehren ausstaffiert, brüllten laut: »Steht auf, steht auf, Äthiopier, die Eritreer sind unsere Feinde. Wir ziehen in den Krieg für unser Mutterland Äthiopien. Eritrea gehört uns.«
Die älteren Schuljungen wurden in Addis Abeba militärisch geschult. Nur wenige kamen zurück.
In Dapo-Gatscho hatten sich vier Bauerngenossenschaften zusammengetan und eine Räuberbande gebildet, die marodierend durchs Land zog und alles, was nicht niet- und nagelfest war, mitnahm.

Danjes Hochzeit

Daß es in dieser unruhigen Zeit möglich war, eine Hochzeit ohne Revolutionsparolen und ohne Zwischenfälle zu feiern, war uns allen ein Wunder. Ato Danje, Lehrer an der Horst-Spingies-Schule, mit dem wir befreundet waren, wollte heiraten. Brautführer waren der Leiter der Handwerkerschule, Ato B., und ein Freund aus Addis Abeba.
In der Frühe schmückte Frau Kalmbach die Braut. Das Hochzeitskleid war geliehen und zu weit, wurde aber von geschickten Händen zurechtgeheftet. Die Braut sah entzückend aus mit ihrem Kranz aus Oleanderblüten im Lockenhaar. Missionar Willi Kalmbach traute das Paar in der Tschallia-Kirche. Zum Anlaß des Tages wurden zwei Eßzimmerstühle aus Kalmbachs Wohnzimmer vor den Altar gestellt, auf denen das Brautpaar während der kirchlichen Zeremonie Platz nahm. Danach zog die ganze Gemeinde zum Brauthaus. Alle verfügbaren Autos, mit Eukalyptuszweigen und Bougainvillea geschmückt, waren beladen mit fröhlichen Menschen. Singende und trommelnde Mädchen und hüpfende Männer umgaben die Gesellschaft. Der Brautführer aus Addis Abeba hatte eine neue Hochzeitssitte eingeführt: Spazierfahrt ins Blaue mit der ganzen Hochzeitsgesellschaft und Picknick im Freien. Sie hatten sich den Manifluß als Ziel ausgesucht.

Das Glück dauerte nicht lange. Vier Jahre später wurde Ato D. gefangengesetzt und lebt seitdem in Addis Abeba im Gefängnis. Seine Frau zog mit den beiden Kindern in die Landeshauptstadt, um in der Nähe ihres Mannes zu sein.

Ilamä – »Sieh mal«

Juli 1976 – Für den entlassenen Hundessa war ein praktischer Heilgehilfe eingestellt worden. Wir nannten ihn Ilamä. Das hieß soviel wie »sieh mal«. Ilamä war seine Lieblingsvokabel. Er leitete jeden Satz damit ein und überbrückte kurze Atempausen, wenn er zwischen seinen langen Geschichten, von denen er unzählige wußte, Luft holen mußte. Ilamä wußte alles, hörte alle Sender ab, hatte in jedem Dorf Freunde und war überall in Wollega zu Hause.

»Das Schlimme ist, daß jetzt alle Leute bewaffnet sind«, sagte er und erzählte anschließend schauerliche Geschichten von Menschen, die mit dem Gewehr nicht umgehen konnten und sich aus Versehen erschossen hatten.

Ilamä hatte einen Geburtsfehler. Sein rechter Augapfel war stark aus der Augenhöhle herausgetreten, und es sah aus, als ob er im nächsten Augenblick herausfallen würde. Über dem Auge wölbte sich ein dicker Hautwulst. Das störte ihn wenig. Einmal wurde ich Zeuge, als Imiru, der Fahrer, seinen Arm liebevoll um Ilamäs Schulter legte und ihn »häßlicher Zwerg« titulierte. »Imiru«, rief ich entsetzt. »Wieso«, sagte Ilamä gelassen, »ich bin sehr schön«, und rollte dabei vergnügt seinen Augapfel.

Ilamä hatte sechs Töchter, eine war hübscher als die andere. Von Herzen wünschte er sich einen Sohn, der ihm auch geschenkt wurde und den er Abdi, die Hoffnung, nannte.

Ilamä begleitete mich oft in die Außenkliniken. Er wurde selten nervös, keine Arbeit war ihm zuviel, immer hatte er einen Witz parat, und selbst in den schwierigsten Situationen war er voller Einfälle.

Inango-Kobera wurde immer noch jede Woche angefahren. Wie lange sollte dieser wöchentliche Service noch dauern? An einem Dienstag beluden wir wieder unseren Landrover. Es hatte die ganze Nacht geregnet. Die Koberabrücke war überschwemmt, und von der Brücke war nichts mehr zu sehen. Vorm Fluß standen fünf Lastwagen, die es nicht wagten, die Brücke zu passieren, bevor das Wasser gefallen war. Am Wege lagerten Mitreisende, unter einem Baum lag ein hochfiebernder Mann, den wir mit Medizin versorgten und der uns dafür segnete.

»Ich weiß, wo die Brücke ist. Sie ist ja nur überschwemmt. Wir versuchen es«, sagte der Fahrer hoffnungsvoll, schlängelte sich an den Lastwagen vorbei und passierte sicher die Brücke. Wir waren nicht ausgestiegen.

Ilamä und ich versorgten die zahlreichen Patienten aus Inango und ordneten mit einbrechender Dunkelheit die Karteikarten in die Karteikästen ein. Jetzt hätte eigentlich der Landrover zurück sein müssen. Erst spät abends um 10 Uhr kam das Fahrzeug mit trüben Scheinwerfern den Berg hinaufgeschlichen. Der Lichtkontakt war gerissen, geflickt worden, hatte aber nicht gehalten.

Der angetrunkene Fahrer wirkte ebenso unsicher wie der defekte Landrover. Aber es blieb uns nichts anderes übrig, als uns beiden anzuvertrauen.

Als wir den Berg von Gute-Likassa (fünf Kilometer vor Tschallia) hinunterrutschten, fielen die Scheinwerfer ganz aus. Eine Taschenlampe, die der Beifahrer aus dem heruntergekurbelten Fenster hielt, war nur dürftiger Ersatz.

»Es sind nur noch drei Kilometer«, tröstete Ilamä. Kurz darauf gab die Taschenlampe auch noch ihren Geist auf, so daß wir mit der Kühlerhaube, quer im schlammigen Weg stehend, an einem Eukalyptusbaum landeten.

»Das macht nichts. Ich kenne den Weg wie mein Portemonnaie«, sagte der Fahrer und hinderte uns daran, den Rest des Weges zu laufen. Er machte den Wagen flott und fuhr im Schneckentempo, den Weg erahnend, uns heil und müde nach Tschallia. – »Gott hat uns geholfen«, seufzte Ilamä erleichtert. Und das hatte er auch getan.

Überall entstanden evangelische Gemeinden, auch jetzt noch. Als nach einem Gottesdienst im Nole-Kaba-Gebiet, einer Region zwischen Gandji und Gimbi, die Gemeinde gefragt wurde: »Warum wollt ihr eine evangelische Gemeinde? Warum wollt ihr eine Kirche bauen?«, antworteten die einen: »Wir haben gehört, die Mekane-Yesus-Kirche hilft den Leuten. Wir wollen Hilfe.« Die anderen wiederum meinten: »Die Kirche hat überall Kliniken gebaut. Wir möchten eine hier am Ort haben. Wir brauchen Hilfe für unsere Kranken. Die Zauberer sind zu teuer und helfen nicht.« Es stimmte, die Menschen im Nole-Kaba-Gebiet lebten in angstvoller Abhängigkeit von einem einflußreichen Qalu.

Dabasso lag etwa 30 Kilomter von Gudji-Getare entfernt, auf halbem Wege zwischen Aira und Dapo-Gatscho. Seit zwei Jahren gab es dort eine evangelische Gemeinde. Das Dorf bestand aus 60 Häusern, einer Grundschule für sechs Schuljahre, einem Marktplatz und einer Mühle.

Die Westsynode der Mekane-Yesus-Kirche hatte ein Pastorenhaus und ein Kirchenbüro gebaut. Nun forderte die Gemeinde auch noch eine Klinik. In das Pastorenhaus zog ein junges, gerade aus Deutschland gekommenes Missionarsehepaar ein. Der neue Mitarbeiter setzte sich sehr für seine Gemeindeglieder ein. Das Medizinische Komitee beschloß, die klinische Arbeit zunächst in einem gemieteten Hause zu beginnen. Der frühere Häuptling von Dabasso, ein reicher Großgrundbesitzer, war in den ersten Tagen der Revolution rechtzeitig verschwunden, was ihm das Leben gerettet hat. Das Haus stand jetzt leer und wurde der Synode als Klinik angeboten. Im Revolutionstaumel hatten die Leute von Dabasso das Wellblechdach durchschossen, Fenster und Türen herausgebrochen und die an sich noch gut erhaltenen Lehmwände schwer beschädigt. Diese Ruine sollte die Klinik werden. Wir waren nicht gerade begeistert über die zusätzliche Aufgabe, aber Beschluß war Beschluß, wir hatten uns zu fügen. Die Handwerkerschule Tschallia renovierte das Haus, lieferte Qualitätsmöbel und pinselte das Gebäude kunterbunt an. Ein Jahr später zog der erste Heilgehilfe in die Klinik.

Neues Jahr und neues Geld: 1977

6. 1. 1977 – Die neue Landeswährung heißt »Birr«. Der Äthiopische Dollar mit dem Kaiserbild wurde abgeschafft. Die Hundert-Dollar-Noten verloren ihre Gültigkeit und wurden um 10 Prozent abgewertet. Die kleinen Geldscheine (1, 5, 10 und 20 Dollar) behielten zunächst noch Gültigkeit bis Januar 1977.
In Addis Abeba standen vor allen Banken lange Schlangen, von der Polizei in Schach gehalten. Man sprach hinter vorgehaltener Hand von einem Attentat auf einen der neuen Machthaber, Oberstleutnant Mengistu Haile Mariam, das aber fehlschlug. Studenten streikten gegen den Derg (Militärrat) und forderten eine Demokratie. Die Polizei schoß in die Menge und tötete sechs Studenten.
Die Klinikarbeit machte wenig Freude. Die Mitarbeiter verlangten mehr Geld, wollten aber weniger arbeiten. Jede Extraleistung sollte bezahlt werden. Arbeiten, die nicht ausdrücklich in der Dienstanweisung aufgeführt waren, wurden abgelehnt. Praktische Krankenpflege empfanden die Heilgehilfen als Zumutung.
Das Radio schimpfte auf Kapitalisten und Imperialisten. Dilba legte sich an seinen freien Tagen ins Bett, ließ sich von seiner Frau füttern und las die Offenbarung. Wir selbst rechneten damit, höchstens noch ein bis zwei Jahre in Äthiopien bleiben zu können. Die Mitarbeiter fanden unsere Sorge übertrieben und lachten uns aus. Wir hatten mehr und mehr den Eindruck, als ob alles zerbrechen sollte: Kirche, Institutionen, Ordnungen, selbst der neue Glaube an den Sozialismus und den Fortschritt.
Unsere Fahrten nach Inango-Kobera sind endgültig eingestellt worden: Die Koberabrücke hat die starken Regenfälle der letzten

Tage nicht überstanden. Niemand fühlte sich verantwortlich, eine neue Brücke zu bauen. Beim letzten Besuch standen am Ufer schon keine Autos mehr, lediglich einige Händler mit ihren Lasteseln. Sie balancierten über einen einzigen dicken Baumstamm, unter sich den gurgelnden, ockergelben Fluß. Ich bewegte mich auf allen vieren zum anderen Ufer. Ilamä, der mich begleitete, krabbelte hinterher.

Hinrichtungen in Addis Abeba

In Addis Abeba sind wieder Unruhen aufgeflammt. Das Missionsgrundstück und das Lehrlingswohnheim wurden nach Waffen durchsucht. In den Straßen wimmelt es von Militär; an jeder Ecke stehen Soldaten mit schußbereiten Waffen. Nachts fallen oft Schüsse. Verglichen mit der Landeshauptstadt ist Tschallia eine friedliche Sommerwiese.

In der Regierung tobt der Machtkampf. Der »Ethiopian Herald« meldete, daß Oberstleutnant Teferi Banti und andere wegen »konterrevolutionärer Aktivitäten« hingerichtet worden sind. Oberstleutnant Mengistu Haile Mariam ist am 11. Februar 1977 zum Vorsitzenden des provisorischen Militärrates ernannt worden.

Einen Monat später wurde der evangelische Sender »Stimme des Evangeliums«, der seine Station in Addis Abeba hat, verstaatlicht und mußte den Betrieb im Dienst der Kirchen einstellen. Fortan verkündete er unter der Bezeichnung »Stimme des revolutionären Äthiopien« eine andere Botschaft.

Als Warnung vor konterrevolutionären Umtrieben und zur Abschreckung sind auf dem Markt von Addis Abeba sechs junge Milizsoldaten, darunter ein junger Mann aus Aira, erschossen worden. Die alte Mutter, eine Witwe, durfte nicht besucht werden. Weinen (Beileidsbesuche) verboten, hieß es.

Unser Laborgehilfe Mamo hatte einige Tage später eine Zeitung neben dem Mikroskop liegen, in der die Hinrichtung beschrieben und ein Foto vom Standgericht veröffentlicht worden ist.

Ärger in Dapo-Gatscho

14. 4. 1977 – Der Lichtmotor für die Klinik in Dapo-Gatscho arbeitete nicht mehr. Dadurch war die Arbeit eines jungen Technikers, der vorübergehend in Dapo-Gatscho eingestellt worden war, überflüssig geworden. Nach den Bestimmungen bekam jeder Angestellte, der entlassen wurde, für ein Dienstjahr ein Monatsgehalt, für jedes weitere Dienstjahr ein Drittel des Monatsgehaltes als Überbrückungsgeld. Im Falle eines Bankrottes mußten zwei Monatsgehälter als Überbrückungsgeld gezahlt werden. Jetzt klagte der Techniker sein Überbrückungsgeld ein und zeigte den Gemeindepastor als zuständigen Verantwortlichen und Unterzeichnungsberechtigten an. Der nicht sehr verantwortungsbewußte Pastor war meistens in Urlaub und ließ die Anzeige auf mich überschreiben.
»Macht nichts, Europäer werden nicht eingesperrt«, meinte er. Es gab eine häßliche Auseinandersetzung, die so endete, daß der Pastor sich seiner Verantwortung völlig entzog und die Klinik bezahlen soll. Der Vorsitzende der Bauerngenossenschaft von Dapo-Gatscho war Muslim, fairer als der Gemeindepastor: Er ließ die Anzeige fallen.
Der alte Häuptling von Gudji-Getare war wieder eingesperrt worden, schlief auf der Erde ohne Matte, nur mit einer dünnen Decke zugedeckt, und wurde krank. Was war aus dem stolzen, stets zu einem Scherz aufgelegten Mann geworden? Sein Gang war schleppend, die Sprache stotternd, in seinen Augen stand die Angst. Der Ladenbesitzer des Marktes von Gudji-Getare bezahlte die Medizinkosten und bat mich, den Häuptling nach Aira zu bringen. Er hatte Erbarmen mit dem alten Mann – oder wollte er sich vom Unrecht freikaufen? Ich war einverstanden; in Aira konnte er wenigstens zwei Wochen ohne Angst leben. »Lohnt es sich denn«, sagte der alte Mann so leise, daß ich ihn kaum verstehen konnte, »dorthin zu gehen? Sonst möchte ich lieber sterben.«
»Ich hole Sie ab.« Zwei Wochen ohne Angst, zwei Wochen Sicherheit und Ruhe im Aira-Hospital lohnen sich immer.

Bevor wir den Birbirfluß erreichten, stoppte ein übereifriger Milizsoldat unseren Toyota und fragte drohend nach Waffen. Der alte Häuptling zitterte, und seine Augen flackerten vor Angst. »Seien Sie ruhig, es kann Ihnen nichts passieren«, beruhigten wir ihn.

Der Milizsoldat stand derweilen ungeduldig neben dem Auto. Wir mußten ihn loswerden. »Sehen Sie dort im Karton nach. Wir besitzen keine Waffen und würden nie einen bewaffneten Patienten mitnehmen«, rief ich ihm zu. Der Soldat sprang auf die Ladefläche, griff in den Karton und zog sehr schnell seine Hand zurück. Schmutzige Klinikwäsche und blutige Tücher – auf nichts anderes war er gestoßen. Der Mann ließ uns schnell weiterfahren.

In Tschallia war es friedlich. Die neun Maberas des Bezirkes hatten sich zusammengetan und beschlossen, daß sie die im ganzen Land durchgeführten Räubereien und Folterungen nicht mitmachen wollten.

»Denn schließlich sind wir Christen.« So begründeten sie ihren Beschluß und hielten sich daran. In der Klinik hatte sich die Lage entspannt. Die täglichen Schauermeldungen und fürchterlichen Gerüchte über Greueltaten und Enteignungen, Diebstähle und Morde hatten die Mitarbeiter kleinlaut gemacht. Wir wurden wieder eine Mannschaft.

Verstaatlichung

Die kirchliche Handwerkerschule in Bedelle ist verstaatlicht worden. Unsere Missionare mußten den Ort verlassen. Das Hauptmedikamentenlager für die Klinik Kone befand sich in Bedelle, also in der Provinz Illubabor. Kone aber gehörte zur Provinz Wollega. Ich befürchtete, daß mit der Maßnahme auch der dort eingelagerte Medikamentenvorrat, ein kostbarer, nicht zu ersetzender Besitz, in die Hände der Verwaltung fallen würde. Deshalb ließ ich mir ein offizielles Schreiben vom Gesundheitsmini-

sterium in Nekamte ausstellen, in dem bescheinigt wurde, daß die Medikamente Eigentum der Klinik Kone sind und unverzüglich dorthin gebracht werden müssen.
Im April 1977 fuhren wir mit zwei Kirchenautos über Gimbi, Ardjo und Kone nach Bedelle. Dieter Lorenz, der letzte Missionar von Bedelle, wollte seine Möbel holen. Hartmut Schönherr begleitete ihn. Ich sollte in Kone aussteigen, die Klinik besuchen und solange dort bleiben, bis einer der Wagen die Medikamente abgeliefert hatte.
In Kone bereiteten uns vor der Klinik sechs Soldaten einen stürmischen Empfang, stürzten sich auf uns und versperrten das Tor. Eine Menschenansammlung besah sich interessiert das Schauspiel. Im Hintergrund erblickte ich unseren Freund, den alten orthodoxen Priester, der uns, traurig den Kopf schüttelnd, begrüßte. Die Soldaten rissen Taschen und Koffer aus dem Auto, schütteten den Inhalt auf die Erde, durchsuchten alles, tasteten uns ab und waren enttäuscht, daß sie nichts Gefährliches fanden. Ein ehemaliger Semetscha-Bursche im himmelblauen Pullover führte die Soldaten mit einer hellen, etwas schrillen Stimme an. Er war der Boß und regierte das Dorf. Selbst der Bezirksverwalter mußte ihm gehorchen. Dem Heilgehilfen F. war das Benehmen der Soldaten peinlich. Er sah regungslos zu und bewirtete uns dann zur Ablenkung mit Kaffee. Nach der Kaffeepause fuhren Dieter Lorenz und Hartmut Schönherr in Richtung Bedelle weiter. »Wir kommen bald wieder. Djabada!« (Bleiben Sie stark), riefen sie mir zu und ließen mich mit gemischten Gefühlen zurück. Ich war dem Heulen nahe.
Aber das Vergnügen wollte ich dem Volk von Kone nicht machen. Nach dem Mittagessen besuchte ich das Dorf und traf dort meinen »Freund« Hailu, so hieß der Boß im blauen Pullover, wieder.
»Wir machen jetzt unseren Gesundheitsdienst selbst«, brüllte er mich an.
»Das ist lobenswert, aber wo sind die Toiletten? Warum stinkt es in den Verwaltungsgebäuden so abscheulich nach Urin?« fragte

ich ihn freundlich. Er sollte nicht merken, daß ich Angst hatte. Hailu schwieg und verschwand in einer Bar.
Am kommenden Morgen betrat er mit geschultertem Gewehr die Klinik. Immerhin, er war ein Frühaufsteher.
»Ich brauche Ihren Heilgehilfen«, forderte er.
»So nicht, Ato Hailu.« Ich versuchte, so freundlich, wie ich nur konnte, zu antworten. »Den Heilgehilfen brauche ich selbst. Wir haben in der Klinik zu tun, außerdem bezahlt die Synode sein Gehalt.«
»Dann nicht«, knurrte er, rief einen jungen Lehrer, um mit ihm in die Nachbardörfer zu gehen. Abends kehrte er zurück und zeigte stolz seine erbeuteten Trophäen. Es waren muslimische Rosenkränze, die er den Frauen und Mädchen abgenommen hatte. »Warum denn das?« Ich war entsetzt. »Die Leute glauben doch daran, die Perlen sind ihnen heilig.« Hailu entgegnete abfällig: »Alles Plunder. Die Leute sind antirevolutionär und betrügen mit den Perlen das Volk. Es gibt ohnehin keinen Gott.« Dazu lachte er höhnisch.
In der Nacht wurde ein betrunkener, zusammengeschlagener Mann in die Klinik gebracht, der genäht werden mußte. Der Bezirksverwalter selbst kam mit. Es war dunkel, der hilfsbereite Bezirksverwalter hielt die Kerze so ungeschickt, daß er meine Haare anbrannte. Beim Löschen warf er das Nahtbesteck auf den Boden. Die Nadeln waren stumpf und das Catgut (Nahtmaterial) so dünn, daß mit doppeltem Faden genäht werden mußte. Die zahlreichen Begleiter sahen interessiert zu, lobten die Naht und den Arzt, der selbst nicht sehr zufrieden mit sich war.
Die nächtliche Unterbrechung hat mich nicht geärgert, da ich ohnehin nicht schlafen konnte.
Am anderen Morgen begannen wir wie üblich die Arbeit mit einer Andacht. An die vergangene Nacht denkend, hatte ich mir als Text Verse aus dem Matthäus-Evangelium (18, 21 bis 22) ausgesucht. Jesus sagt dort zu Petrus: »Du sollst nicht siebenmal, sondern siebzig mal siebenmal vergeben.« Auch die Leute von Kone müßten es lernen, zu vergeben, denn schließlich leben wir

alle von der Vergebung, führte ich aus. Am Tor stand wieder unser Freund, der orthodoxe Priester und nickte bejahend.
Kaum hatte ich meine Bibel auf den Schreibtisch zurückgelegt, als Hailu mit großen Schritten durch das Tor ging. »Sie sind ein gefährlicher Antirevolutionär. Sie haben gepredigt!« schrie er. Sollte diese kurze Andacht eine Predigt gewesen sein? Meines Wissens gab es in Äthiopien Religionsfreiheit. An diesem Morgen verließ Hailu die Klinik nicht und folgte mir mit seiner Knarre in jeden Winkel. Als ich einer Patientin mit einer Amöbenruhr Mezil-Tabletten (Mittel gegen Amöben) gab, protestierte er: »Die Patientin will eine Spritze. Tabletten sind nicht ausreichend.«
Jetzt riß mir mein Geduldsfaden. »Einer ist hier zuviel. Entweder Sie oder ich. Wenn Sie behandeln können, ziehe ich mich gerne zurück!« schrie ich ihn an. »Warum ärgern Sie mich?« – »Ich fürchte mich vor den Leuten«, lenkte er ein und verschwand für eine Stunde.
Gegen Mittag brachten unsere beiden Fahrer die Medikamente aus Bedelle. Wieder stürzten sich die Soldaten auf die Medizin, zählten die Dosen und schrieben alles auf kleine Zettel und stellten die Heilmittel in die Sonne. Nach einer Weile wurde mir gestattet, die Medizin einzusammeln und in die Schränke zu stellen.
Bevor wir aufbrachen, versuchte Hailu, Eindruck zu schinden.
»Geh und hole mir Dadi«, fuhr er mich an und gebrauchte die unhöfliche Du-Form.
»Oho, so nicht. Erstens bin ich mit Ihnen nicht per Du, zweitens ist die Zeit der Sklaverei vorbei, und drittens holen Sie Ihren Dadi allein«, antwortete ich nicht gerade freundlich.
»Warum ärgern Sie die Hakim so?« lenkte einer der Fahrer ein.
»Das muß ich. Sie ist eine Kapitalistin«, war die Antwort. Da die Patienten, die den Wortwechsel mit angehört hatten, offensichtlich ihren Spaß an der Niederlage des gefürchteten Mannes hatten, entschuldigte sich dieser bei mir.
Man ließ uns schließlich fahren, und erleichtert kletterten wir die 52 Serpentinen ins Didessatal hinab.

Am kommenden Tag erreichten wir Tschallia, Kone gehörte uns nicht mehr. Die Regierung übernahm die Klinik.
Diese ganze Episode hatte noch ein kleines Nachspiel. Die Menschen in Kone waren mit der Lösung nicht einverstanden und zeigten die Westsynode an. Sie hatten etwa 9 Punkte aufgeführt, die alle in sich zusammenfielen, weil sie der Grundlage entbehrten. Der Gesundheitsbeamte, der die Klinik übernehmen sollte, mußte die Lügen eingestehen.
Er trat kleinlaut mit der Frage an das Medizinische Komitee heran, ob wir Kone nicht doch wieder übernehmen könnten. Das Gesundheitsamt wisse um den Einsatz der Kirche und die Qualität der Arbeit. Dieses Mal blieben wir fest. Kone, das ungewollte Kind, hatte sich selbst losgesagt und wechselte die Familie.

Das Versöhnungsschaf von Dapo-Gatscho

Die Lehrer der Schule von Dapo-Gatscho haben die unwissenden Bauern gegen die Kirche aufgehetzt. Die Klinik gehöre den Bauern. Hilfeleistungen sollten nicht mehr bezahlt werden, denn die Synode, getragen und unterstützt von westlichen Imperialisten, habe das Volk ausgebeutet und ihm das genommen, was ihm zustehe. So das Gerede.
Der Sekretär der Westsynode rief in Dapo-Gatscho ein Komitee zusammen und lud dazu Missionar Willi Kalmbach, mich, den Bezirksverwalter aus Bube, einen politischen Berater und den Erziehungsbevollmächtigten aus Gimbi ein. Die langen, beschwerlichen Anmarschwege mit Schlammlöchern und ausgewaschenen Straßen hatten die Regierungsgäste müde und milde gemacht. Der verantwortliche Heilgehilfe von Dapo-Gatscho war ein tüchtiger, ruhiger, verantwortungsbewußter junger Mann, der unter der Unordnung und dem grundlosen Haß der jugendlichen, hitzigen Lehrer und der Hörigkeit der Bauern litt. »Sie glauben alles«, klagte er.

Wir trafen alle fast zur gleichen Zeit in Dapo-Gatscho ein. Willi Kalmbach kaufte dem Heilgehilfen ein Schaf ab, das eine Klinikmitarbeiterin als Mahlzeit zubereiten sollte. Im Wohnzimmer wurde getagt. Der Sekretär der Westsynode erklärte die Probleme. Neben mir saß der Bezirksverwalter aus Bube, ein gutmütig aussehender Mann in den Dreißigern. Er hatte eine Wurzelnase, breite Backenknochen und einen enormen Haarputz. Zwischen die Oberschenkel hatte er seine Maschinenpistole geklemmt.

Der politische »Berater« fächelte sich unter seinem großen Strohhut Luft zu. »Wir denken gar nicht daran, jetzt die kirchlichen Kliniken zu übernehmen, weil wir zur Zeit noch wichtigere Dinge zu tun haben. Vielleicht später.« Sie wüßten alle, daß die Kirche viel für das Volk getan habe. Im allgemeinen verlief das Gespräch einsilbig und abwartend.

Als das rohe Fleisch serviert wurde, entspannte sich die Atmosphäre. Der Bezirksverwalter stellte seine Knarre neben sich und setzte ihr seinen blauen kleinen Hut auf. Als sie dann mit lautem Krach umfiel, holte er die Munition heraus und legte sie in die Ecke.

Die Besprechung mit den Bauern verlief reibungslos. Sie waren wütend auf die Lehrer und hätten sie am liebsten verprügelt. Man habe sie für dumm verkauft. Niemand habe ihnen gesagt, daß mit der Übernahme der Klinik Gehälter des Personals, Medikamente, Instandhalten der Wege und Klinikreparaturen verbunden seien.

Inzwischen ist die Klinik Dabasso fertiggestellt worden. Aus der ehemaligen Häuptlingsresidenz war eine lustige Klinik geworden, krumm und schief, rot, grün, gelb und blau angestrichen, durch transparente Wellbleche ausreichend erhellt und mit soliden Möbeln aus der Handwerkerschule Tschallia ausstaffiert. Die Leute waren unruhig geworden und hatten immer wieder die Klinik gefordert. Ich war mir nicht sicher, ob wir in dieser Zeit eine neue Arbeit anfangen durften. Würde Dabasso ein zweites Kone werden?

Entbindung unterwegs

17.4.1977 – Auf dem Weg nach Dabasso kamen wir in ein Gewitter hinein, das schnell vorüberzog. Die Blitze spiegelten sich in den Pfützen, die der herunterschießende Regen gebildet hatte. Ein abgeknickter Baum versperrte den Weg und mußte durchgesägt werden.

Eine Stunde vor Dabasso begegneten wir dem Synodenfahrer. Er kam aus Dabasso, hatte eine Reifenpanne und kein Werkzeug bei sich. Im Auto saß eine schwangere Frau. »Der Heilgehilfe hat gesagt, es handle sich um eine drohende Uterusruptur« (Gebärmutterriß). Gott sei Dank hatte er sich geirrt. Wären wir nicht zufällig gekommen und die Entbindende hätte warten müssen, wäre eine Uterusruptur auf diesen Wegen vielleicht tatsächlich eingetreten. Während sich Hermann Benhöfer, ein Ingenieur der Handwerkerschule Tschallia, um den Reifen kümmerte, nahmen Frau Benhöfer und ich uns der Frau an. Wir bauten aus einem Gummituch und Bettlaken ein Entbindungsbett. Der Ehemann raste zum Fluß, brachte in einer erstaunlich kurzen Zeit in einem schwarzen Kaffeekessel Wasser und war leicht verstört, als 20 Minuten später ein kräftiger Junge schrie. Der Synodenfahrer umarmte alle glücklich. Das konnte er auch sein. Was hatten sich der Heilgehilfe und der Fahrer gedacht: Einer hochschwangeren Frau eine (unter günstigsten Voraussetzungen) Vier-Stunden-Fahrt zuzumuten? Waren unsere Heilgehilfen mit der großen Verantwortung überfordert?

Der Anfang vom Ende?

30.4.1977 – Das äthiopische Volk ist zur Verteidigung des Vaterlandes gegen innere und äußere Feinde aufgerufen worden. Widerstandsgruppen haben sich überall im Lande festgesetzt, und die Grenzen sind unsicher geworden.

Kubas Machthaber Fidel Castro hat Äthiopiens neuen Herrscher Mengistu besucht und ihm Ratschläge erteilt. Die amerikanischen Organisationen sind geschlossen und die Mitarbeiter des Landes verwiesen worden. Der Kurs ist schärfer geworden.
Die Missionsfluggesellschaft befürchtete die Enteignung ihrer Flugzeuge. Sie hat die Konsequenzen gezogen und den Flugbetrieb eingestellt. »Dienste in Übersee« und die finnische Mission haben teilweise, vor allem im Süden, ihre Leute zurückgerufen.
Mai 1977 – Das Radio meldete, daß Mengistu die UdSSR besucht hat. War dieser Besuch nun der Anfang des Endes für uns? Wir packten einige uns liebgewordene Dinge zusammen und wollten sie mit einem aus Addis Abeba gekommenen Lastwagen, der Medikamente und Lebensmittel gebracht hat, nach Addis Abeba schaffen.
Während wir in Tschallia ruhig unsere Arbeit tun konnten, entwickelte sich Aira zu einem explosiven Pulverfaß. Mitarbeiter, Schüler, Lehrer und Heilgehilfen fühlten sich für die imperialistischen Europäer verantwortlich und registrierten sorgfältig alles, was sie taten. Als der Lastwagen beladen werden sollte, zündete das Pulverfaß. Schüler, Arbeiter und Heilgehilfen stürzten sich auf die gepackten Kisten, rissen ein Fernglas heraus, wühlten in Fotos, beanstandeten ein Lehrbuch für Tischler, das einem Techniker gehörte. Eine unserer Schwestern wurde drohend gefragt, ob der Teppich, der mit verladen werden sollte, auch ihr Eigentum sei, und verboten schließlich dem Fahrer, seinen Wagen zu beladen. So fuhr er leer zurück nach Addis Abeba.
An den Straßenkreuzungen wurden Schlagbäume aufgestellt. Kleine Rotznasen stürzten sich auf die Autos, durchwühlten die Taschen und schwenkten dabei ihre Gewehre. Die Lehrer von Aira verwarnten die Leute aus Tschallia: »Paßt auf eure Europäer auf!« Daraufhin wurden in Tschallia tatsächlich an der Abzweigung nach Korme, Gulisso und Aira Schlagbäume aufgestellt. Wir protestierten dagegen, und die Hindernisse wurden wieder aus dem Weg geräumt.

Der Treibstoff ist so knapp geworden, daß die Handwerkerschule nur noch abends arbeiten kann. Alles läuft auf Sparflamme. Ein Mitarbeiter hat in Addis Abeba mit Erfolg und Beziehungen einen Lastwagen mit Dieselöl organisiert und ins Inland geschickt. Das Fahrzeug wurde jedoch in Nedjo abgefangen, und der Inhalt wanderte in dort ebenfalls vorhandene leere Tonnen. Das Raubrittertum ist angesichts der Versorgungsengpässe wieder aufgeblüht. Die Fracht ging nämlich zu Lasten der Klinik in Tschallia. Ein zweiter Lastwagen wurde in Nekamte festgehalten. Erst der dritte Lkw erreichte Bodji, Tschallia und Aira. Wir lebten von einem Tag zum anderen und hörten auf zu planen.
In Addis Abeba wurden täglich junge demonstrierende Schüler und Studenten erschossen. Man sprach von Tausenden. Während in Addis Abeba der rote Terror wütete, traf sich die Gemeinde in Tschallia zu einem Bittgottesdienst auf den Knien. Der Vorsitzende der Mabera sprach das Eingangsgebet, bat um Frieden, Regen und einen gnädigen Gott. Die Überwachung der Außenkliniken wurde immer schwieriger. Die Autos mit ihren Ladungen wurden weiter scharf kontrolliert und auf Waffen untersucht. Wir verloren viel kostbare Zeit. Im allgemeinen nahm ich Strickzeug mit, reagierte mich damit ab und bildete mir ein, die Zeit sinnvoll genutzt zu haben.

Medizin und Mehlsäcke

Juni 1977 – Es blieb uns nichts anderes übrig, als dem Drängen der Westsynode nachzugeben, im neuen Siedlungsprojekt Dila einen Polikliniktag einzurichten. Dila liegt etwa 40 Kilometer von Tschallia entfernt, ist Neuland und sollte urbar gemacht werden. Die Entwicklungsabteilung der Synode war leider in der Auswahl der Siedler nicht sehr geschickt. Sie hatte kinderreiche Familien aus den dichtbesiedelten Dörfern um Tschallia nach hier umgesiedelt, ihnen ein Stück Land gegeben, sich aber nicht mit der Vorgeschichte der Menschen beschäftigt. So kam

es, daß nicht alle Siedler den neuen Bedingungen gewachsen waren.
Zunächst boten uns die Bauern in Dila einen Baum mit einer spärlichen Krone als Klinikplatz an, spendierten als Tisch eine Kiste, als Stuhl einen Hocker und als Patientenbank einfache Holzstämme. Sie waren sehr überrascht, daß ich mit dieser Lösung nicht einverstanden war, meine Tasche packte, die Schwerkranken mitnahm und heimfuhr. »Ein Arzt mit einem Sonnenstich ist keine Hilfe«, sagte ich ihnen.
Nach dem Einspruch stellte man uns als Klinik eine Mühle zur Verfügung, in der wir zwischen Balken und Eisenteilen, Getreidesäcken und Mehlsäcken, Ratten und Mäusen arbeiten sollten.
Zunächst beschränkten wir uns auf Gesundheitserziehung, Impfungen und Erste Hilfe. Es gab immer großen Zulauf, an jedem Kliniktag drängelten sich 100 bis 200 Leute vorm Eingang zur Mühle.
Das Elend unter den Siedlern war groß, die Malaria wurde zur Seuche, die hygienischen Verhältnisse katastrophal, und der Alkoholkonsum stieg. Einige Monate später stellte die Entwicklungsabteilung der Synode uns zwei Räume in einem Getreidehaus als Klinik zur Verfügung. Die Räume wurden geweißt, notdürftiges Mobiliar aufgestellt und vor der Eingangstür ein offener Warteraum abgeteilt.

Koffer packen

August 1977 – Anfang August teilte Dieter Lorenz uns den Beschluß der Heimatleitung mit, daß alle Mitarbeiter der Hermannsburger Mission in Äthiopien abgezogen werden sollen. Die Heimatleitung ließ uns mitteilen, daß wir bis zum 31. August Wollega verlassen sollten. Wir wußten, eine Schließung des Hospitals könnte als Sabotage angesehen werden. Aber dieser Gedanke war nicht ausschlaggebend. Wir hatten die missionsärztliche Arbeit

aufgebaut und sollten sie so beenden? Ohne Krankenhaus würden Tausende ohne Hilfe sein. Wir kamen uns wie Verräter vor und wurden von unseren Gefühlen hin- und hergerissen. Gab es einen anderen Ausweg? Die Kliniken könnten sich personell selbst tragen, da die verantwortlichen Heilgehilfen zur Zeit ausnahmslos verläßliche Mitarbeiter waren. Es war aber völlig unmöglich, in so kurzer Zeit die Arbeit in Aira abzuwickeln. So beschlossen wir, Aira zum Gesundheitsamt umzufunktionieren. Die Synode versprach uns, bei der Neuordnung zu helfen, setzte Termine fest, die aber nicht eingehalten wurden. Wir fühlten uns alleingelassen. Was nützte es uns, wenn die Heimatleitung sagte: »Wir tragen die Verantwortung.«? Als Ärzte konnten wir uns nicht aus der Verantwortung ausklammern, denn schließlich ging es um Menschen. Die Bauern wußten, daß wir nach Deutschland zurückgerufen wurden, und waren genauso ratlos wie wir. Die Mitarbeiter waren hilfsbereit, oft wurden wir eingeladen. Aber immer spürten wir die unausgesprochene Frage: »Vielleicht bleiben sie doch?«
Die Straßen sind noch unsicherer geworden. Die Kontrollstellen sind mit Milizsoldaten aus anderen Provinzen besetzt. Als einer von ihnen uns auf einer Fahrt nach Gudji-Getare anhielt, sprang ein Bauer hinzu, schob den Soldaten unsanft beiseite und forderte streng: »Laßt sie sofort passieren. Sie hilft uns, sie ist eine Ärztin.« Imiru, unser Fahrer, wurde in Bodji-Tschoqorssa angehalten und einen Tag eingesperrt, weil ein Fahrgast zwischen seinem Gepäck einen ungültigen kaiserlichen Dollarschein hatte.
Die Generalmobilmachung ist in Äthiopien ausgerufen worden.
September 1977 – Wir arbeiteten weiter; abends packten wir. Die Funk- und Radionachrichten waren nicht ermutigend. Die Norwegische lutherische Mission hatte ihre Mitarbeiter aus dem Süden abgezogen. In der Synodenverwaltung in Bodji zeigte es sich, wer wo stand: Aufrechter Christ, Denunziant oder Mitläufer. Man scheute weder Lüge noch Gewalt. Anzeigen mit dem Ziel, eigenen Vorteil zu erlangen und Machtpositionen zu gewinnen, waren an der Tagesordnung.

Über Funk bekamen wir die Anweisung, am 10. Oktober in Richtung Addis Abeba abzufahren. Die Zukunft Airas lag im dunkeln, die Synode hatte keine Stellung zu unserem Umfunktionierungsplan bezogen. Daß wir noch in Ruhe arbeiten konnten, war ein Wunder. Pastor Dr. Hartwig Harms und seine Frau Susanne, eine Ärztin, hatten während ihres USA-Aufenthaltes Kontakt mit Dr. Doorenbos, dem früheren leitenden Arzt des Missionshospitals in Dembi-Dollo, aufgenommen. Das Hospital war verstaatlicht und mit Kubanern besetzt worden. Dr. Doorenbos mußte gehen. Er war Fachchirurg und hatte missionsärztliche Erfahrung in Äthiopien und einem arabischen Land gesammelt. Er erklärte sich bereit, das Aira-Hospital zu übernehmen und trat im November 1977 seinen Dienst an.
Wir brauchten vier Tage von Tschallia nach Addis Abeba, passierten etwa 32 Kontrollpunkte und mußten neun Ämter aufsuchen, um die Ausreisegenehmigung zu erhalten. Nach zwei hektischen Wochen in Addis Abeba flogen wir über Kenia zurück nach Deutschland und versuchten dort, Ordnung in unsere Gedanken zu bringen.

Kapitel 8: Solange es Tag ist

Gestern ist gewesen, morgen ist noch nicht da, heute hilft der Herr.

Hermann Bezzel

April 1978 – Die politische Situation in Äthiopien hat sich nicht gebessert. Obgleich die Lage nach wie vor unsicher war, konnten unsere Mitarbeiter weiterhin im Lande arbeiten.

Am 14. April 1978 flog ich zurück nach Äthiopien. Wir waren eine Gruppe von sieben: Erika und Adolf Drögemüller (Missionar) mit ihren beiden Kindern, dem dreijährigen Julchen und dem sechs Monate alten Fränzchen in der Tragetasche, Dr. Harms und Frau Susanne und ich. Diesmal flogen wir mit der British Airways über London. In Hannover wurden wir von vielen Freunden verabschiedet. Unsere Koffer waren rappelvoll, die Luftfracht sollte erst in acht Wochen abgehen. Schiffsfracht gab es nicht mehr. Das Flugzeug nach Addis Abeba war fast leer. Jeder konnte sich über drei Sitze ausbreiten. Vor der Landung in Addis Abeba warnte der Pilot seine Passagiere: »Please keep away your camera, in some minutes we land in Addis Abeba. It is forbidden to speak about the situation in Ethiopia.« (Bitte holen Sie Ihre Kameras nicht hervor, in einigen Minuten landen wir in Addis Abeba. Es ist verboten, über die Lage in Äthiopien zu sprechen.)

Außer uns stiegen nur noch drei Fluggäste, zwei Äthiopier und ein Europäer, aus. Der Zoll war recht gnädig: Die Beamten interessierten sich für das Innenleben eines Tonbandgerätes, wunderten sich, daß neben der Bibel ein Kartenspiel lag, und diskutierten, ob das Schwein in Julchens Bilderbuch wohl ein Warzenschwein, ein Wildschwein oder ein Hausschwein war. Sie entschieden sich dann für das »ordinary pig«.

Addis Abeba wirkte bedrückend und traurig. Vor den Bäckereien standen geduldige, hundertköpfige »Brötchenschlangen«, vor den wenigen offenen Tankstellen warteten Dutzende Autos auf die Wochenration von 15 Litern Benzin. An den Hauptstraßen waren »fund raising tents« (Versteigerungszelte) aufgestellt worden, in denen z. B. eine Schachtel Streichhölzer für 80 Birr ersteigert werden konnte. Der Erlös kam dem Land zugute. Das Vaterland brauchte Geld.

Ich vermißte die Bettler. »Sie werden von Zeit zu Zeit gesammelt, auf Lastwagen geladen und ins Inland zum Arbeiten geschafft. Nach einigen Wochen tauchen sie wieder auf«, belehrte mich jemand.

In einer Hauptstraße exerzierte eine Schulklasse mit schlenkernden Armen und Holzgewehren. Ein Lehrer lief mit einer Trillerpfeife mißmutig nebenher und ärgerte sich offensichtlich über die grinsenden Mädchen. In den Geschäften wurden Plaketten, Stück 1 Birr, für das »Motherland Ethiopia« verkauft.

Seife und Seifenpulver waren sehr teuer geworden. Apotheker Hildebrandt schrieb uns für alle Fälle ein Rezept für Kernseife auf und gab uns Seifenstein mit: Man nehme: 3,5 kg Fettreste, 700 g Seifenstein und 3,3 l Wasser. Man erhitze das ganze eine Stunde bis zum Siedepunkt, setze eventuell 100 ccm Brennspiritus zu, rühre um und lasse das ganze unter ständigem Umrühren ca. zwei Stunden schmelzen, schöpfe vier Stunden später die Seife von der flüssigen Unterlage ab und zerschneide nach 24 Stunden die inzwischen hart gewordene Seife in Stücke.

Schon nach einigen Tagen fuhr ich mit dem Fahrer von Aira, Fufa, in Richtung Wollega ab und erreichte in einem Tag Tschallia.

Das war eine Leistung! Die kontrollierenden Polizisten und Polizistinnen hatten es unterwegs besonders auf mein Gepäck abgesehen. Gleich hinter Addis Abeba verlangte ein Polizist, daß Fufa einen Karton mit Watte, für das Hospital Aira bestimmt, der wegen seiner Größe und Sperrigkeit auf dem Gepäckträger lag, aufmachte und vorführte.

Vor einer Woche waren bei einem Angehörigen der deutschen Botschaft und einem Engländer, die eine Safari in den Westen gemacht hatten, unerlaubte Waffen gefunden worden. Deswegen die verschärften Kontrollen.

Auf dem Marktplatz in Nekamte ließ ein Amharisch sprechender Polizist unseren mühsam gepackten Landrover auspacken und untersuchte jedes Gepäckstück einzeln. Unglücklicherweise klemmte mein Kofferschloß. Während sich eine Schar Neugieriger, Schaulustiger, um uns scharrte, wartete der Polizist geduldig, langsam mißtrauisch werdend, auf meine vergeblichen Bemühungen, ihm den Inhalt meines Koffers vorzuführen. Der Polizist machte mich nervös. Plötzlich schälte sich aus der Menschenmasse ein netter junge Mann heraus, bot mir seine Hilfe an, öffnete mit einer Art Schraubenzieher geschickt das Schloß und machte es noch nicht einmal kaputt. »Ärgern Sie sich nicht, das passiert hier täglich. Ich kenne Sie übrigens«, flüsterte er mir zu. Er stellte sich als ein ehemaliger Schüler der Handwerkerschule in Bedelle vor, der im Hause von Pastor Meyer, den er sehr schätzte, aus- und eingegangen war. »Dort habe ich Sie gesehen. Ich freue mich, daß ich Ihnen helfen konnte.« Er grüßte und verschwand in der Menge. Inzwischen war es Mittag geworden. Die Sonne brannte auf den schattenlosen Marktplatz herunter. Als der Polizist merkte, daß Fufa Anstalten machte, weiterzufahren, hielt er ihn streng zurück.

»Sie können erst weiterfahren, wenn das Volk Sie entläßt. Der Vertreter des ›Volkes‹ (ein Sicherheitsbeamter) ißt gerade zu Mittag. Kommen Sie um drei Uhr zurück.« Der Polizist war sichtlich enttäuscht, daß er in meinem Gepäck nur Kleidung und persönliche Gebrauchsgegenstände gefunden hatte. Drei Stunden später entließ der Sicherheitsbeamte die »Volksgefangenen« mit vielen Entschuldigungen und erlaubte uns, die Reise fortzusetzen.

Abends spät erreichten wir Tschallia. Die Dorfbewohner schliefen schon. Nur einige Gassenbuben stromerten herum. Ein 12jähriger Bengel drängte sich zum Auto und legte seine schmutzigen Hände in meine auch nicht gerade sauberen hinein. »Wir freuen uns, daß Sie wieder da sind. Willkommen in Tschallia«, begrüßte er mich freundlich, und ich fühlte mich wieder zu Hause.

Dort hatte der 14jährige Schüler Adam das Laub zusammengeharkt und die Blumenbeete geharkt. Die Orchideen vor meinem Schlafzimmer standen in Knospe und versprachen eine violette Blütenpracht. Der Tischler Daniel hatte um den Garten einen schönen geraden Zaun gezimmert, damit ich Bohnen nicht nur pflanzen, sondern auch essen konnte. Weder Kälber noch Schafe würden sie fressen. Der Mangobaum hing voller Früchte. Schwester Annemarie hatte sich in den Monaten meiner Abwesenheit tapfer geschlagen und freute sich, daß sich die Arbeit jetzt auf zwei verteilte. Die schnelle Truppe hatte keinen Ärger gemacht.

Die Familie des Missionars Kalmbach wohnte jetzt in Addis Abeba. Ins Missionarshaus war Peter Hörnlein mit Familie gezogen.

Die Marktpreise waren drastisch gestiegen. Eine Stange Salz kostete jetzt 5 Birr (früher –,25), zwei Gläser Butter 8, ein mittelgroßes Huhn 8, sieben kleine Eier 1 Birr (früher bekam man für 1 Birr 20 Eier) und zwei Kubaja Teff (äthiopisches Maß, das ca. zwei großen Wassergläsern entspricht) 1 Birr. Ich dachte an die Menschen mit den kleinen Gehältern und ihrem geringen Einkommen.

Am Sonntag ging ich zum Gottesdienst. Die Kirche war nur zur Hälfte und in der Hauptsache nur mit Frauen gefüllt. Dort überbrachte ich der Gemeinde die Grüße von den deutschen Freunden.

Die Leute von Dila haben eine Hunger leidende Familie (Vater, Mutter und drei Kinder) nach Tschallia gebracht und sie vor der Kliniktür stehen lassen. Der gesunde Vater wurde bei nächster Gelegenheit zum Arbeiten nach Dila zurückgeschickt. Die Mutter und zwei kleine Kinder versorgten und fütterten wir so lange, bis sie kräftig genug waren, zum Vater zurückzugehen. Ein 17jähriges, zum Skelett abgemagertes Mädchen mit schütterem, glanzlosem Haar, das unter kolbenförmig aufgetriebenen Zehen (Sandflohnester) litt, blieb acht Wochen als stationäre Patientin bei uns und wurde auf 35 kg Körpergewicht aufgepäppelt und dann entlassen.

Dorf-, Gesundheits- und Gemeindehelferinnen

Mai 1978 – Irgend etwas mußte getan werden. Das Beispiel Dila zeigte deutlich, daß gutes Land und Saatgut Luxus waren, wenn die Menschen das Land nicht sorgfältig bearbeiteten und lernten, Krankheiten zu verhüten. Dazu gehörte nicht nur landwirtschaftliches Fachwissen, sondern auch Hygiene.

Die Entwicklungsabteilung der Westsynode stellte eine äthiopische Sozialarbeiterin ein, die in Dila Gemüse pflanzte und vergeblich versuchte, die Siedler zur Mitarbeit heranzuziehen. Sie wurde bald krank und mußte abgezogen werden.

Wir suchten nach neuen Wegen. Vielleicht können Pastorenfrauen, oft aus guten, geordneten Familienverhältnissen stammend und meistens über etwas Schulbildung verfügend, zu Dorfhelferinnen ausgebildet werden? Sie können beispielhaft in der Gemeinde leben, helfen und unterrichten, unterstützt von der Autorität ihrer Männer. Unser Wunsch wurde zwar nicht erfüllt, aber auf dieser Vorstellung bauten wir die spätere Frauenarbeit auf.

Wir luden acht Pastorenfrauen zu einem Wochenendseminar nach Tschallia ein und nannten sie die »hygienischen Damen«. Die Veranstaltung stand unter dem Thema »Aufgabe der Pfarrfrau in der Gemeinde«. Die Bibelarbeit, die Peter Hörnlein hielt, ging im Zusammenhang mit der Gesundheitserziehung darauf ein. Ich unterrichtete Ernährungspflege, Kinderpflege und Hygiene, praktisch und theoretisch, und veranschaulichte den Unterricht mit Bildern und einer Flanellserie über die Gefahren des schmutzigen Wassers: In einem sehr blauen Fluß wusch sich ein Junge die Füße – der Knabe hatte am Bein ein häßliches, schmieriges Tropengeschwür und ließ Eiter in den Fluß tropfen. Ein Mann hockte unter einer Schirmakazie am Ufer und verrichtete sein Geschäft, das ein Regenguß in den Fluß spülte. Zwei durstige Kühe schlürften Flußwasser und ließen dabei Kuhfladen in das Wasser plumpsen. »Dieses Wasser ist ungenießbar«, schloß ich die Bildbetrachtung.

Wir luden halbjährlich diese Damen nach Tschallia ein und erweiterten den Kreis. Hinzugebeten wurden auch die Frauen der Evangelisten, die Ehefrauen der Angestellten, aktive und interessierte Frauen aus den umliegenden Dörfern und die Leiterinnen der Frauengenossenschaften. Die Frauen kamen gerne, die Gemeinschaft unter ihnen war gut. Die Zahl der Interessierten wurde schließlich so groß, daß ich die Damen später in sechs Gruppen aufteilen mußte.

Meine Damen hatten den festen Willen, innerhalb ihrer Möglichkeiten in den Gemeinden zu helfen. Wir machten ihnen immer wieder klar, daß 90 Prozent aller Krankheiten in Äthiopien durch verbesserte Hygiene, gesunde Ernährung und Gesundheitserziehung verhindert werden können, wenn das Volk über Hygiene-Maßnahmen aufgeklärt wird. Die Damen wollten ihren Teil dazu beitragen. Es blieb nicht nur beim guten Willen: 40 Frauen besuchten 82 Familien, ließen sich die Kinder vorführen, berieten die Mütter und schickten die Kinder zur Untersuchung zu uns.

Sie halfen mir auch in den Dörfern, in denen ich Mütterkurse nach einem festen Stundenplan durchführte. Jeder Kursus bestand aus 16 Unterrichtsstunden. Er fing mit einer allgemeinen Durchuntersuchung des Gesundheitszustandes der Kleinkinder und einem Impfprogramm an. Danach wurde unterrichtet. Wir wuschen mit den Frauen mit Früchten des Seifenbaumes Wäsche, bastelten Kinderställchen aus einer Palmblattmatte mit vier Eckpfeilern und Bast, kochten Wasser und Baby- und Kinderbrei

und paßten sehr auf, daß die Zutaten auf den Märkten erhältlich und nicht zu teuer waren. Wir führten einen selbstgebrauten Hustensaft aus Zwiebeln, Wasser und Honig vor. Nach Beendigung eines Kurses prüften wir unsere Schülerinnen in der Kirche vor der Gemeinde und überreichten den Kursbesten eine kleine Aufmerksamkeit, wie z. B. ein Stück Seife oder eine Tasse Salz. Solche Mütterkurse führten wir in zwölf Dörfern durch. Nicht alle Dörfer waren gleichermaßen aktiv. In Dongoro-Sobir und in Darge wurde der Kursus nach drei Unterrichtsstunden abgebrochen. Die Teilnehmer waren unzufrieden mit uns. Sie hatten eine »Klinik auf Rädern« erwartet.
Am meisten Spaß machte die Arbeit in den Nachbargemeinden Wato und Dano. In beiden Dörfern wurden wir unterstützt vom Gemeindepastor, seiner Ehefrau und einem Evangelisten, der in Dano Konfirmanden unterrichtete. Haus- und Autogeburten brachten Abwechslung durch Praxis in den Mütterkursen. Die Frauen lernten dabei, ihre eigenen Möglichkeiten ein- und abzuschätzen. Unvergeßlich blieb mir eine Autogeburt während eines Frauenkurses in Dano. Das Kind wurde im Landrover auf dem Weg zwischen Wato und Dano geboren. Mutter und Kind waren wohlauf, beide sollten nach dem Unterricht in Dano nach Tschallia gebracht werden. Meine Damen umringten nicht nur neugierig das Auto, sondern griffen auch zu.
Das erste Frauenseminar nahm ein trauriges Ende. Gegen Schluß des Seminars bat Oli mich um eine kurze Unterredung. Er wollte sich verabschieden, weil er in Addis Abeba arbeiten und nicht ohne meinen Friedenswunsch Tschallia verlassen wolle. Peter Hörnlein hatte ihm bereits ein Empfehlungsschreiben für die Addis-Abeba-Synode geschrieben. Merkwürdig: Außer flüchtigen Begrüßungen war der Kontakt zu Oli längst abgerissen.
Als das Seminar dem Ende zuging, brachte Schwester Annemarie eine schlimme Nachricht. »Oli hat den Gamada (so hieß sein ehemaliger Freund und Kollege, der zu seinem Feind geworden war) umgebracht.« Während die kleine, nette Frau des Superintendenten das Schlußgebet dieses Seminars, in das sie auch den Mörder

einschloß, sprach, lief ich zur Klinik. Man hörte lautes Geschrei, verzweifelte »nanbade«-Rufe (ich bin verloren, Ausdruck der Totenklage), zerbrechende Stöcke. Oli hatte seinen Nachbarn und ehemaligen Freund nach einer Hochzeitsfeier im Dorf erstochen. Es war ein vorsätzlicher Mord gewesen. Der Täter floh, wurde aber gefaßt und ins Polizeigefängnis nach Nekamte überführt, wo er zu 20 Jahren Freiheitsstrafe verurteilt wurde.

Zähne ziehen

Juli 1978 – Frau Stemper war eine 67jährige, pensionierte englische Zahnärztin, die im Hospital Aira zahnmedizinische Kurse für Schwestern und Heilgehilfen durchführte. Sie zeigte ihnen die Geheimnisse des schmerzlosen Zahnziehens, wie widerspenstige Wurzeln ausgegraben wurden und führte Mezil gegen Zahnentzündungen ein. Dadurch wurde die Behandlung mit Penicillin reduziert. Frau Stemper war Missionsärztin im Süden Äthiopiens gewesen, hatte im Zuge der Unruhen das Hospital dort verlassen und führte jetzt ein strenges Regiment unter ihren Schülern, dem sich auch das Hospital Aira fügen mußte. Sie war eine beachtliche, etwas ungeduldige alte Dame, die von ihren Schülern respektiert wurde.
Der gute, langsame Dilba mit seinem freundlichen Lächeln und der allergischen Nase raubte Frau Stemper den letzten Nerv. Auf ihre Veranlassung mußte er sich nach jedem Schneuzen die Hände waschen. Schließlich lief er mit zugebundener Nase herum und sah aus wie der Hexer von Edgar Wallace. Er schaffte in der Zeit vor dem zweiten Frühstück von 8 bis 10.30 Uhr gerade einen Zahn und in der Zeit von 11 bis 12.30 Uhr den zweiten. Seine Arbeit war tadellos, aber Frau Stemper fand sie zu zeitraubend und rief klagend aus: »Oh dear, what did I do to the German Mission that I have to train Dilba.« (Du liebe Zeit, was habe ich der Hermannsburger Mission getan, daß ich Dilba unterrichten muß!)

Nach Abschluß eines Kurses erhielten die Studenten, die in einer Außenklinik arbeiteten, ein vollständiges Zahnbesteck, in das ihre Namen eingraviert wurden. Englische Freunde hatten dafür gesammelt.
Wir richteten in der Tschallia-Klinik auf der Veranda vor den Krankenzimmern eine provisorische Zahnklinik ein. Eineinhalb Jahre später wurde ein Raum an die Krankenabteilung angebaut. Es wurden ein Zahnarztstuhl und eine Bohrmaschine mit Fußbetrieb aufgestellt.

Verschiedenes

20.8.1978 – Wir mußten einen Feldzug mit vergiftetem Fleisch gegen die Hundeplage durchführen. Überall streunten abgemagerte Köter herum, die Tollwut verbreiteten. Täglich kamen Patienten zu uns, die von tollwutverdächtigen Tieren angefallen worden waren. Es wurde für uns immer schwieriger, Tollwutvakzine zu beschaffen. Früher oblag es dem Richter, streunende Hunde zu erschießen. Aber die Munition war teuer geworden. Eine einzige Kugel kostete 1 Birr. So traten die Dorfbewohner an uns heran und baten um Hilfe. Uns blieb nichts anderes übrig, als mit Unterstützung der Bauern die Hunde zu vergiften. Auf der Strecke blieben 20 Tiere, darunter eine Hyäne, ein Schakal und eine Katze.
29. 8. 1978 – Im kommenden Schuljahr will die Aira-Schule eine Abendschule beginnen, in der die Schüler ihr Abitur machen können. Lerneifer und Drang zur Fortbildung der jungen Leute sind verständlich. Kein Schüler ging vor der 10. Klasse ab. Wenn es wenigstens Arbeitsplätze gäbe. Hatte ein junger Mann einen Arbeitsplatz gefunden, ruhte er nicht eher, bis er alle Möglichkeiten, einen höheren Bildungsgrad zu erlangen, ausgeschöpft hatte. Auch die Heilgehilfen wollten in den Abendschulen ihr Abitur machen. Es wurde immer schwieriger, Heilgehilfen für Außenposten zu gewinnen, wenn damit die Möglichkeit zur Fortbildung ausgeschlossen war.

September 1978 – Der neue Bezirksverwalter von Bodji-Tschoqorssa besuchte Tschallia häufiger, als uns lieb war. Meistens saß er im Schwesternhaus und ließ sich von dem Küchenmädchen Dadi bringen. Der Name Horst-Spingies-Schule gefiel ihm nicht. Sie sollte jetzt »Sieg-zu-Sieg-Schule« heißen, bestimmte er. Die Leute sagten »ja« und gingen weiter in die Horst-Spingies-Schule.

Bei seinen Besuchen versäumte er es nie, den Wöchnerinnen seine Aufwartung zu machen: Der Funktionär küßte den erstaunten Müttern die Hände und bedankte sich im Namen der Revolution für den Nachwuchs. »Äthiopien zuerst«, verabschiedete er sich im Sinne der neuen Ideologie.

Christliche Jugend in Bewegung

In diesen Monaten kam es unter der christlichen Jugend zu einem geistlichen Aufbruch. Mit der Revolution hatte die Unsicherheit zugenommen. Einige Religionsgemeinschaften, darunter die Pfingstbewegung, der besonders Jugendliche angehörten, wurden verboten. Die Pfingstler wurden als Staatsfeinde und antirevolutionäre Kräfte angesehen. So mußte die Klinik Gudji-Getare einige Tage geschlossen werden, weil angeblich ein Theologiestudent Jugendliche wiedergetauft und Klinikmitarbeiter pfingstlerisch beeinflußt hatte. Der ehemalige Gemeindeevangelist, der inzwischen zum Pastor ordiniert worden war, hatte die jungen Leute angezeigt. Die sogenannten Pfingstler waren harmlose Jugendliche, die in ihrer Gemeinschaft Antwort auf die Frage nach dem Sinn des Lebens suchten. In allen Gemeinden bildeten sich Jugendgruppen.

Früher hatten sie sich sozial eingesetzt. Vor der Klinik in Tschallia hatte die Jugend ein Teehaus gebaut, in dem Tee gekocht wurde und in dem Patienten übernachten konnten. Diese Arbeiten waren von der politischen Jugend übernommen worden. Das Teehaus wurde Gästehaus der Klinik.

Jetzt füllten die christlichen Jugendlichen ihre Zusammenkünfte mit Singen und Gebetsgemeinschaften oft bis in den Abend hinein. Einige Gemeindeglieder beanstandeten das, aber nur wenige dachten daran, die Jugendlichen zu begleiten. Die politische Jugend ärgerte sich, daß die christliche Jugend nicht mit tanzte und trank. Die Kirche schwieg. Die christliche Jugend wiederum beanstandete die Bürokratie und das fehlende geistliche Leben in der Gemeinde. So begann die Jugend, ihr eigenes geistliches Leben neben der Kirchengemeinde zu führen. Missionar Peter Hörnlein erkannte die damit verbundene Gefahr. Er sprach mit dem Kirchenvorstand und begleitete daraufhin die jungen Leute. Er versuchte, die Jugend zu überzeugen, daß sie ein Teil der Gemeinde ist. Es gelang Hörnlein, sie in die Gemeinde zurückzuführen. Dort belebte und strapazierte sie die Gottesdienste mit ihren langen Liedern. Die Jugendlichen hatten sich aus Coca-Cola-Deckeln Rasseln gebastelt. Ein Junge schlug laut und begeistert die Gitarre in einer anderen Tonart als das gesungene Lied und rasselte dazu. Die Kirchenvorsteher waren nachsichtig, setzten aber den jugendlichen Enthusiasten Grenzen. »Drei Lieder sind genug, schließlich hat die Predigt auch ihren Platz im Gottesdienst«, wurde bestimmt. Es gab häufig lange und klärende Gespräche mit den Ältesten und den Jugendlichen, die tatsächlich ein gutes Miteinander zur Folge hatten.
Alle 14 Tage fanden für die Mitarbeiter der verschiedenen Arbeitszweige Bibelarbeiten in unseren Häusern statt, wo die Teilnehmer ihre Fragen loswerden konnten. Einmal wöchentlich fanden Jugendgottesdienste statt, zu denen auch die Gemeinde eingeladen war. Leider begleiteten nur sehr wenige Eltern ihre Kinder. Entweder waren sie zu müde oder zu bequem.
In den verschiedenen Bezirken Tschallias trafen sich in den Häusern Gemeindeglieder zu Gebetsgemeinschaften, zu denen viele junge Leute kamen. Sie hatten ein Ziel, die Gemeinde zu festigen. Aus der Jugendarbeit ging der Kindergottesdiensthelferkreis hervor. Einmal wöchentlich trafen sich 18 bis 20 Jugendliche in meinem Haus, um den Sonntagstext vorzubereiten und zu be-

sprechen. Die Kinder strömten zu ihrem Gottesdienst, lernten die Zehn Gebote, wir erzählten biblische Geschichten und veranschaulichten sie mit Flanellbildern, die wir selbst gemalt hatten. Es wurde viel gesungen und geklatscht, oft so laut, daß die Kirchenvorsteher die Kinderschar bat, die Lautstärke etwas zu mindern. Einer der Ältesten half im Kindergottesdienst, um zu zeigen, daß der Kindergottesdienst ein Teil der Gemeinde war. Die Bemühungen um die Gemeinde in Tschallia blieben nicht fruchtlos.

Während im Land überall Jugendliche als pfingstverdächtig eingesperrt wurden, fand in Tschallia ein großes Jugendtreffen in der Kirche statt. Das war fast ein Wunder. Die Gemeinde hatte sich hinter die Jugendlichen gestellt, um zu demonstrieren, daß sie ihre Arbeit wollte. Das Kirchenbüro wurde ausgeräumt und zum Schlafraum umfunktioniert. Die Mädchen schliefen im Gästehaus der Mission. Ein Heilgehilfe leitete das Treffen. Der Superintendent predigte, wir beteiligten uns mit Vorträgen über Diakonie, Hygiene, Gesundheitspflege und Krankenfürsorge an dem Programm.

Im Oktober 1978 wurde Pastor Gudina Tumsa, der Präsident der Mekane-Yesus-Kirche, zum erstenmal inhaftiert und in ein Gefängnis nach Assela gebracht. Ob diese Haft der Anfang einer Christenverfolgung war? Die Zukunft lag im dunkeln.

1979

Peter Hörnlein ist in Makanissa, in der Nähe von Addis Abeba, zusammengeschlagen worden. Es handelte sich um einen brutalen Raubüberfall. Der Missionar wurde völlig unterkühlt an einem Flüßchen gefunden und, wahrscheinlich in der Annahme, er sei ein Kubaner, ins Militärhospital gebracht. Dort versorgte ihn ein russischer Kollege und verlegte ihn nach 24 Stunden ins St.-Paul's-Hospital. Da die Verletzungen sehr schwer waren und die ärztliche Versorgung in Addis Abeba völlig unzureichend war, mußte Peter Hörnlein nach Deutschland überführt werden. Ich versprach ihm, einen Teil seiner Arbeit in Tschallia, wie Vorbereitung für den Kindergottesdienst, Jugendbibelstunden, Gesprächskreise für die Mitarbeiter, weiterzuführen.

Klinikfest mit Jubiläum

Februar 1979 – Bei einem Klinikfest wurde mein Jubiläum nach 25jährigem Dienst begangen. Das Datum stimmte nicht exakt, aber wer wollte so kleinlich sein. Wir hatten den Leiter der Bauerngenossenschaft, unsere Klinikmitarbeiter, die Gemeindepastoren und unsere Nachbarn dazu geladen. Auch die Heilgehilfen der Außenkliniken kamen zu dem Klinikfest.
Die Mitarbeiter der Tschalliaklinik hatten sich viel Mühe gegeben und fühlten sich für das Gelingen dieses Festes verantwortlich. In aneinandergereihten Bildern führten einige unserer Mitarbeiter auf, was in 25 Jahren meiner Äthiopienzeit passiert war.
Der Abschied in Deutschland wurde kurz und sehr tränenreich dargestellt. Ilamä spielte meinen Vater. Er hatte sich aus auseinandergezupften Baumrinden einen rötlichen Bart an das rechte Kinn gebunden. Meine Mutter war sehr jung geraten, meine ältere Schwester Maria noch ein halbes Kind. Ein Heilgehilfe imitierte mich. So lief ich schon vor 25 Jahren in Deutschland im Schwesternkleid und bunten Kopftuch mit einer Brille auf der Nase herum.
Dann kam die Seereise von Marseille nach Djibouti. Eine Schiebkarre war der Dampfer, der Schiffsmast ein Baum, von dem ein riesiges weißes Bettlaken flatterte. Die Schiebkarre wurde schaukelnd durch die Wohnung geschoben. Ich hatte mich in sie hineingelegt und schlief zusammengekauert – wegen Platzmangels – friedlich. Das Passagierschiff »Felix Roussel« war etwas geräumiger gewesen. Weil eine Flugreise nicht dargestellt werden konnte, hatten sich die Schauspieler in dichterischer Freiheit auf eine Zugfahrt von Djibouti nach Addis Abeba geeinigt und rutschten

auf einer schmalen, langen Bank durch die Wohnung, vom langen Temesgen als Lokomotivführer gesteuert. In Addis Abeba angekommen, wurde ich dem damaligen Gesundheitsminister, einem schwedischen, sehr korrekten Kollegen, vorgestellt.

Die Ankunft in Aira wurde mit einem Brillenetui geknipst. In der Zeit in Aira durfte Obbo Tura mit den verspeisten Großvätern nicht fehlen.

In der Sprechstunde wurden die Krankengeschichten in einem Kauderwelsch aus Englisch, Deutsch, Oromo, Amharisch aufgenommen und danach die Verordnungen getroffen. Ich war erleichtert, als von den Schauspielern nur anständige deutsche Brocken wie »Du meine Güte«, »Menschenskind«, »Wo ist meine Brille?« zu hören waren.

1. 3. 1979 bis 5. 3. 1979 – In Leqa-Bata, zum Qelembezirk gehörend, etwa 80 Kilometer von Tschallia entfernt, war ein neues Erweckungsgebiet mit 8 evangelischen Gemeinden entstanden. Die Synode hatte beschlossen, daß Leqa-Bata medizinisch versorgt werden muß. Daraufhin bestimmte das Medizinische Komitee, Tschallia soll einen Dienstplan ausarbeiten und das Hospital Aira mit Personal aushelfen. Nach unserer Vorstellung sollten alle vier Wochen abwechselnd zwei medizinische Mitarbeiter aus Tschallia und aus Aira eine Woche lang in Leqa-Bata Kranke behandeln. Den Anfang hatte Schwester Annemarie gemacht. Der erste Besuch war gut vorbereitet worden: Die mobile Klinik wurde von den Menschen regelrecht gestürmt. Das sollte zeigen, wie notwendig hier eine Klinik war.

Die Dorfbewohner boten ihre Hilfe an. Voller Hoffnung ging eine Abordnung der Genossenschaft von Leqa-Bata zur Gesundheitsbehörde nach Nekamte, um eine Klinik zu beantragen. Der Amtsarzt schlug den Antrag ab. Die Synode eröffne Kliniken und könne sie dann nicht weiterführen, weil sie kein Personal habe, stellte er fest, womit er sogar recht hatte.

Schwester Annemarie hatte über 100 »dicke Tropfen« für Laboruntersuchungen mitgebracht, um sich über vorkommende Krankheiten ein Bild machen zu können. Wir untersuchten sie in

Tschallia und stellten als Problem Nr. 1 Malaria fest. Das zweite Problem war der Alkoholismus. Fast alle Leute ab 40 Jahre hatten eine vergrößerte Leber. Das dritte Problem war die Blutarmut, an der die meisten Bewohner von Leqa-Bata erkrankt waren, wahrscheinlich eine Folge der Malaria und der Durchseuchung mit Darmparasiten. Das vierte Problem waren die katastrophalen sanitären Zustände. Alle Leute, schon Säuglinge, waren verwurmt. In Leqa-Bata gab es zwei Toiletten. Eine gehörte dem Pastor, die andere dem Dorfschneider.
Das zweite Mal fuhr die norwegische Kollegin nach Leqa-Bata. Die Begeisterung unter den Bewohnern hatte schon abgenommen. Vier Wochen später kamen so wenig Patienten, daß Schwester Annemarie reichlich Zeit hatte zu stricken. Sie unterrichtete Gesundheitslehre, fand jedoch wenig Resonanz. Als vier Wochen später ein Heilgehilfe aus Aira nach Leqa-Bata fuhr, sah er den ganzen Tag nur zehn Patienten. Er fuhr enttäuscht nach Aira zurück und erklärte, nicht wieder dorthin fahren zu wollen. Die Kranken hatten sich selbst behandelt oder waren zur »Injektur« gegangen. Unser medizinischer Versorgungsdienst war so teuer geworden, daß noch nicht einmal die Transportkosten durch die Medizineinnahmen gedeckt wurden.
Mir fiel die Aufgabe zu, den Leuten von Leqa-Bata mitzuteilen, daß wir den monatlichen Besuch nicht aufrechterhalten könnten, zumal sich in der Nähe von Leqa-Bata zwei Regierungskliniken befanden. Ich schlug den Leuten vor, eine oder zwei Frauen aus der Gemeinde zu Dorfhebammen und einen jungen Mann zu einem Gesundheitspfleger in Tschallia ausbilden zu lassen. Während des fünf Tage dauernden Besuches habe ich viel gesehen und gelernt und möchte etwas darüber erzählen.
Zum Leqa-Bata-Pfarrbezirk gehörten acht Gemeinden. Der Pastor des Pfarrbezirkes war von Dabasso hierher strafversetzt worden. Er hatte ein Küchenmädchen aus dem Hospital Aira geheiratet und war vor einigen Monaten Vater geworden. Seine Frau war in Aira geblieben, angeblich wegen einer Brustentzündung. Der Pastor ließ sich reihum von seinen Gemeindegliedern

zum Essen einladen. Es hätte umgekehrt sein müssen. Sein Haus war groß und geräumig mit vielen Zimmern und Türen, die Wände waren noch nicht verputzt.
Der Genossenschaftsvorsitzende war Kirchenvorsteher und jeden Nachmittag betrunken. Ich bestätigte Schwester Annemaries Untersuchungen. Fast alle Leute ab 40 hatten eine vergrößerte Leber. Dem Vorsitzenden unterstanden vier Genossenschaften. Sein Gebiet ging bis an die Hänge des Tulu Guma Guda. Dieses neubesiedelte und gerodete Land hatte alles: Teff (5 Kubaja kosteten hier 1 Birr, in Tschallia kosteten 2 Kubaja 1 Birr), Hirse, Mais, Erbsen, Bohnen, Milch, Butter, Honig. Aber die Leute verstanden nicht, den Getreidesegen zu nutzen. Die Frauen stillten ihre Babies bis ins zweite Lebensjahr voll und fütterten nur Kuhmilch zu. Warum konnte die Pastorenfrau nicht in Leqa-Bata wohnen?
Das Trinkwasser in Leqa-Bata war klar, sauber und gut. Es kam aus einer Felsspalte und sammelte sich in einem kleinen Steinbecken, das durch große Steine von dem etwas unterhalb fließenden Fluß abgeschlossen war, so daß weder Mensch noch Tier das Bergkristallwasser beschmutzen konnten. Im allgemeinen tranken die Leute außer Wasser Fusel. Das private Wasser schien knapp zu sein. Jedenfalls hortete der Pastor sein Trinkwasser in einem Tonkrug in seinem Schlafzimmer.
Nachmittags kamen noch etwa 40 bis 50 Patienten, die wir in der Kirche untersuchten und behandelten. Aber von der vielgepriesenen, freiwilligen Hilfe der Leute, die Schwester Annemarie bei ihrem ersten Besuch gelobt hatte, war nicht viel übrig geblieben. Das Wasser mußten wir uns selbst holen, die Kirche nach getaner Arbeit im letzten Tageslicht besprengen und fegen, Papiertupfer, Watte und Abfall vergraben.
Irgendwo hatte es eine Schlägerei gegeben. Einem Mann war der Unterarm zerfetzt, einem zweiten der Kopf zerpflügt worden. Ich nähte, bis ich kein Catgut mehr hatte. Nachher sahen Arm und Kopf recht manierlich aus. Der Pastor blickte interessiert, etwas angewidert auf den blutenden Arm. »Nein, Arzt hätte ich nicht

werden können«, stellte er fest. Der Patient hatte Glück gehabt: Die Sehnen waren unverletzt geblieben.
Gegen Abend wurde ich zu einer Gebärenden gerufen. Sie lag schon drei Tage unter der Geburt und war nicht viel älter als 15 Jahre. Der Kopf des Kindes schaukelte, trotz angefangener Geburt, hoch über dem Beckeneingang. Schlimm! Und das in Leqa-Bata. Ich gab ihr Valium und beschloß, sie am nächsten Morgen nach Aira bringen zu lassen. Den vorm Hause wartenden und rauchenden Männern sagte ich, sie sollten mich rufen, wenn die junge Frau stärkere Wehen bekomme.
Eine halbe Stunde nach Mitternacht klopfte es ans Fenster. Hantute, die junge werdende Mutter, hatte drei Männer geschickt, die mich rufen sollten. Im Gänsemarsch zog ich mit den Männern, deren Speere im Mondlicht blitzten und blinkten, zur Hütte der Patientin. Zwei ältere Frauen kauerten neben der jungen Frau mit besorgten Gesichtern. Das Entbindungszimmer lag etwas erhöht. Im Eingang, durch eine Wand aus längsgespaltenen Sojamahölzern vom Innenleben der Hütte abgesperrt, schliefen die Männer. Hinter der Wand spielte sich das nächtliche Leben ab. Ein kleines Mädchen schürte das Feuer. Die Flammen leuchteten so hell, daß ich meine Taschenlampe nicht benötigte. An den Wänden hingen mit Muscheln und Perlen verzierte oder nur mit roter Farbe angestrichene Kalabassen. Eine alte, grauhaarige Frau hockte am Feuer und wärmte sich schweigend. Um zwei Uhr kochte das Feuermädchen Kaffee und röstete Mais.
Die alte Frau ließ den Kaffee in drei Schinis kreisen. Wir schlürften ihn geräuschvoll und mit Genuß, knackten geröstete Maiskörner, und ich fürchtete um meine Zahnplomben. Vom Eingang her hörten wir Männergemurmel, das bald danach trotz Kaffee und Mais in Schnarchen überging. Ihr Schnarchen mußte ansteckend wirken, denn bald danach streckten sich meine Geburtshelferinnen ebenfalls auf den Boden aus und schnorchelten leise vor sich hin. Ich suchte mir als Liegestatt einen Kindersarg aus, legte meine Natala als Kopfkissen unter den Kopf und die Füße auf einer Trommel ab. An Schlaf war nicht zu denken. Die Ge-

bärende rührte sich. »Ich muß auf den Brunnen«, sagte sie kichernd. Mit anderen Worten: Ich muß Wasser lassen. Hantute verrichtete ihr Geschäft gleich in der Hütte und scharrte, wie meine Katze Minka, das Bächlein zu. Jetzt roch es nicht nur nach frisch geröstetem Mais und Kaffee. Die Frauen waren wach geworden. »Ist etwas, hat das Kind keinen Kaffee mehr?« fragten sie. Wir unterhielten uns, und die Frauen erzählten aus ihrem Leben. Um fünf Uhr fingen die Hähne an zu krähen, eine Stunde später schielte das erste Schummerlicht durch die Wandritzen. Ich untersuchte Hantute noch einmal, es hatte sich nicht viel verändert. Sie mußte nach Aira gebracht werden. Sie war nicht sehr glücklich darüber und klammerte sich ängstlich an ihre Hebamme. »Reib mich mit Butter ein«, flehte sie. Das sollte den Geburtskanal geschmeidig machen. Diese Behandlung hatte oft üble Folgen: scheußliche Ödeme und aufsteigende Infektionen. Die »Butterbehandlung« konnte ich gerade noch verhindern. »Meine Medizin hilft aber, sie ist gut«, betonte die Hebamme, wehrte sich dann aber doch nicht, als ich ihre Medizin als Andenken an diese Nacht in meine Tasche steckte und mit nach Tschallia nahm. Als Entschädigung erteilte ich ihr eine Privatstunde. Ich ließ sie das Geburtshindernis, den überstehenden Kopf, tasten. »Pressen Sie nie mit Gewalt den Kopf ins Becken, Sie bringen sonst die Mutter um«, warnte ich sie und dachte an die vielen Frauen, die mit einer zerrissenen Gebärmutter ins Hospital gebracht worden waren. Nicht allen konnte geholfen werden.

Hantutes Mutter war nicht zu Hause, sie mußte gerufen werden. Die Männer bat ich, das Mädchen ans Pastorenhaus zum Auto zu bringen. »Wir haben keine Träger«, sagten sie sehr gleichgültig. So blieb mir nichts anderes übrig, als an Ort und Stelle den Männern den Zweihändegriff zu zeigen, damit Hantute zum Landrover getragen werden konnte. Hoffentlich ging alles gut! Hoffentlich fuhr der Fahrer vorsichtig!

Hantute kam wohlbehalten in Aira an, berichtete ein Bote. Seinen Mitteilungen zufolge ist sie noch am gleichen Tag durch Kaiserschnitt von einem Jungen entbunden worden.

Es hatte sich inzwischen herumgesprochen, daß eine Ärztin aus Tschallia in Leqa-Bata Kranke behandelte. Viele Patienten strömten in die Kirche, unter ihnen ein junger, blasser Mann mit dem schönen Namen Birhanu, »das Licht«, der zur Gemeinde gehörte. Er sprach wirre, unzusammenhängende Sätze. Zwischendurch sang er laut und falsch Choräle. »Ich kenne alle, nur mich selbst kenne ich nicht«, schluchzte er und stöhnte über sein Versagen und über seine Geldschulden. Auch seine junge Frau jammerte. Die alte Mutter warf sich, die Haare raufend, auf die Erde. »Er hat den Teufel. Die Medizin hat ihn umgebracht!« Ich hatte ihm vor zwei Tagen Malariamedizin und Eisentabletten gegeben. Seitdem hatte er keinen Alkohol angerührt. Mit beiden Händen nach eingebildeten Dingen greifend, warf er sich auf die Erde. »Sie sind gekommen!« rief er und kroch auf allen vieren zum Altar, der gar nicht da war. Da, wo sonst der Pastor die Sonntagspredigt hielt, standen nur unsere leeren Kartons und Kisten. Die Frau und Mutter warfen sich zu ihm und krochen wie Mäuse durch die Kirche, ein grotesker Zug.
Wenn nur Pastor Tafasse käme! Er könnte die verstörten Leute besser beruhigen als ich. Tafasse war in die Nachbargemeinde zur Kirchenvorstandssitzung gegangen. Jetzt zahlte es sich aus, daß Taje, der zur Hilfe mitgereist war, vor vielen Jahren eine evangelistische Ausbildung erhalten hatte. Er holte sich eine Bibel und hielt einen Gottesdienst, als ob das die selbstverständlichste Sache der Welt wäre. Die seltsame Gemeinde beruhigte sich, und eine halbe Stunde später ging Birhanu zu Fuß nach Hause und legte sich ins Bett. Er muß wohl unter einem Schuldkomplex gelitten haben.

14 Nothelfer

13. 3. 1979 – Tschallia wurde vom Gesundheitsministerium zum Ausbildungszentrum für Gesundheitshelfer bestimmt. 14 ausgewählte Männer sollten in drei Monaten diese Qualifikation erhalten. Das Schwergewicht lag auf der vorbeugenden Medizin. Ein

Lehrer der Horst-Spingies-Schule war in dem Ausbildungsplan mit 30 Stunden Politik vertreten. Als Schwester Annemarie den Bauern den Stundenplan präsentierte, meinte einer, was denn »Politik« bedeute, ob das eine Krankheit sei, er habe das Wort noch nie gehört.

Die Arbeit mit den Bauern machte Freude. Sie nahmen den praktischen und theoretischen Unterricht sehr ernst. In der Theorie lernten Sie Diagnose und Behandlung der häufigsten Krankheiten. Großen Wert legten wir auf die vorbeugende Medizin. Sie säuberten Quellen und gruben Latrinen, wuschen Wäsche und putzten Häuser.

Im Unterricht hatten sie viel über die gefährlichen Läuse und ihre Vernichtung gehört. »Wir haben alle Läuse«, stöhnten sie, »aber wir werden sie töten!« Sie baten um zwei große Tontöpfe zum Wäschekochen. Die sparsame Taitu, eine unserer Mitarbeiterinnen, beanstandete die Ausgaben. »Ein Topf ist genug«, bestimmte sie. »Und die Buntwäsche?« warf Mengescha ein.

»Sie können die Wäsche nacheinander waschen. Ich habe ihnen gesagt, daß die Farben nicht echt sind«, sagte Taitu. Die Bauern hatten aber nur einen Gedanken: Tod den Läusen! So stopften sie ihre Wäsche, Hemden und Hosen, Jacken und Wolldecken, Pullover und Handtücher in einen Topf und kochten alles auf einem Holzfeuer. Der Erfolg war verheerend. Die Hemden waren gebatikt, die Bettlaken hatten Landkartenfarben angenommen, die Hosen ähnelten zerbeulten Ziehharmonikas. »Heute haben wir viel gelernt. Die Läuse sind tot!« frohlockten sie, sahen aber etwas betreten auf das Opfer, das sie dafür hatten bringen müssen.

Große Sorgen machten sich die Bauern um die Unterhaltskosten. Die Heimatgenossenschaften waren für den Unterhalt der Familien der Bauern verantwortlich. Sie selbst bekamen ein sehr kleines Taschengeld. Die jeweiligen Bezirksverwalter sollten die Gelder auszahlen, was sie aber nur vier Wochen lang taten. Danach hörte die Bezahlung auf. Deshalb luden wir die Verantwortlichen der Gebiete, die die Bauern nach Tschallia zum Kursus geschickt hatten, zu einem klärenden Gespräch ein. Schließlich war die

Finanzierung des Kurses Sache der Regierung. Alle drei kamen. Sie saßen im Schwesternhaus in den Sofaecken und versprachen feierlich, die Ausbildung der Gesundheitspfleger zu ihrer Sache zu machen. Sie würden das von der Regierung festgesetzte Taschengeld bezahlen. Wir möchten bitte den Unterricht fortsetzen. Ethiopia tikdem! Es wurde nach diesem Gespräch tatsächlich besser, wenn auch die ausstehenden Nachzahlungen ausblieben. Wir ärgerten uns, die Bauern dagegen nahmen das Resultat gelassen hin. »Wir haben nichts anderes erwartet, sind Ihnen aber sehr dankbar«, sagten sie. Nicht nur die Bauern lernten, auch wir wurden Lernende. Sie durchforsteten die Wälder, gruben Wurzeln aus, brachten Baumrinden, Blätter, Gräser und Kräuter mit und beschrieben deren Heilkraft, Anwendungen und Gefahren.
Wir sammelten die kostbaren Funde und schickten sie mit genauer Gebrauchsanweisung an das Gesundheitsministerium nach Nekamte. Auf eine Antwort warteten wir vergeblich. Nach drei Monaten fand das Examen statt, praktisch, theoretisch und mündlich. Alle 14 Gesundheitshelfer bestanden erfolgreich die Prüfung und wurden vom Vorsitzenden der Bauerngenossenschaft Tschallia mit dem üblichen Ruf »Ethiopia tikdem!« vereidigt.

Haftgrund: Singen und Beten

In den Apriltagen 1979 fingen in der Aira-Schule erste Unruhen an. 38 Schülerinnen des Mädcheninternats und zwei Schüler wurden inhaftiert, weil sie abends gesungen und gebetet hatten. Die eigenen Klassenkameradinnen hatten sie als »Pfingstler« angezeigt. Unter den Gefangenen waren sieben Mädchen aus Tschallia. Die Anklägerin war eine Schülerin, der die deutsche Kindernothilfe die Schule und den Internatsaufenthalt bezahlte. Die Mädchen zogen singend zum Gefängnis und schliefen dort auf einem Lager aus Eukalyptusblättern. Eine Schlafmatte war verboten. Unter den Gefangenen befand sich auch Dessitu, die

mir im Hause geholfen hatte. Sie war nach Aira gegangen, um dort Abitur zu machen. Die Aufregung in Tschallia war groß. Ich machte mir Sorgen um sie.
Der Schulleiter der Aira-Schule und ein Pastor versuchten, die Angelegenheit in Aira zu regeln. Man hatte die Gefangenen in drei Gruppen eingeteilt, Anführer, Aktivisten und Mitläufer. Dessitu gehörte zur zweiten Gruppe. Die Mitläufer wurden gleich entlassen, die zweite Gruppe zwei Tage später. Einer der gefangenen Schüler verlor die Selbstkontrolle, sprang über den Zaun und verschwand in der Dunkelheit. Die Eltern stimmten ein lautes Klagegeschrei an. »Wo ist unser Sohn? Ihr habt ihn umgebracht!« schrien sie. Die Bauern suchten nach ihm, fanden ihn in einer Ackerfurche und trugen ihn ins Hospital. »Er ist krank«, sagten sie. Er wurde stationär aufgenommen und einige Tage später als nicht zurechnungsfähig nach Hause entlassen.
Die Eltern des Knaben hatten nicht grundlos geschrien. Ein Kader aus Nekamte hatte in Dembi-Dollo eine ähnliche Aktion durchgeführt, sechs desertierte Milizsoldaten gegriffen und mit ihnen einen verwirrten Studenten ohne Verhör und Rücksprache erschossen. Er hatte auf die Revolution geschimpft. Wir waren in großer Sorge. Was sollten wir unternehmen, um den Kindern zu helfen? Ob ich in Aira etwas erreichen konnte? Sollte ich mit den Bauern sprechen? So fuhr ich nach Aira und wollte dort an Ort und Stelle prüfen, ob und was für Hilfe möglich war. Der Schulleiter lag mit Kopfschmerzen im Bett, schluckte Dolviran und flehte mich an, nicht mit den Bauern zu sprechen. Wir seien doch Imperialisten. Wir dürften uns nicht einmischen und gefährdeten die Kinder und auch ihn als Lehrer. Eine unserer Mitarbeiterinnen meinte dasselbe. »Das geht uns alles nichts an.«
Man konnte die Kinder doch nicht einfach einsperren, nur weil sie die Zeit für die Abendandacht überzogen hatten. Ich fuhr bedrückt über unsere Ohnmacht nach Tschallia zurück. Nur den Vorschlag eines Mitarbeiters nahm ich mit und gab ihn weiter: »Die Eltern der gefangenen Kinder müssen in die Kreisstadt gehen und Richter und Polizisten bearbeiten.« Onkel und

Tanten, Mütter und Väter waren sofort bereit, in Gulisso die Autoritäten klagend und weinend zu bearbeiten. Sie haben mitleiderregend lamentiert und einen Teilerfolg erzielt: Den Mädchen gestand man milde Haftbedingungen zu und entließ sie vier Wochen später. Die Jungen wurden allerdings nach Gimbi weitergeschickt.
Unter unseren medizinischen Mitarbeitern befand sich der Leiter der christlichen Jugendgruppe. Er war ein fleißiger, kluger junger Mann, der auf eine verantwortliche Arbeit in Dapo-Gatscho vorbereitet werden sollte. Er beteiligte sich aktiv am Gemeindeleben, wurde Kindergottesdiensthelfer und war ein einsatzbereiter, ausgezeichneter Heilgehilfe. Wir schickten ihn mit gutem Gewissen nach Dapo-Gatscho, wo er sich bald das Vertrauen der Menschen erwarb. Während in Aira die christlichen Jugendlichen verfolgt wurden, liefen die Bibelkreise für die Mitarbeiter in Tschallia weiter.

Die gefangenen Mütter

10.4.1979 – Ich war müde aus Wara-Dale zurückgekommen. Wöchentlich fuhren wir in die Dörfer, um die Mütter zu unterrichten. Schwester Annemarie wartete schon aufgeregt auf mich. Sie hatte den Kopf in den Nacken geworfen, und ihr Mund war zu einem schmalen Strich geworden. Das war Alarmstufe eins. Ich hörte den Grund der Aufregung: »Die Frauengenossenschaften haben die Frau von Ilamä, vom Laboranten und vom Chauffeur eingesperrt.«
Das Frauengefängnis war ein dunkles, feuchtes Loch ohne Fenster und Toilette. Wir mußten etwas tun. So eilten Schwester Annemarie und ich zum Markt und stießen dort auf die Komiteemitglieder der Bauerngenossenschaft mit ihrem Vorsitzenden. Sie hatten gerade eine Sitzung beendet, sich »einen genehmigt« und waren sehr heiter. In unserer Aufregung stellten wir die Ursache der Ausgelassenheit nicht fest, überfielen die fröhliche Gesell-

schaft mit einem Wortschwall von Vorwürfen, der keine Unterbrechung duldete.
Der Vorsitzende lächelte nachsichtig. Gräßlich, es war doch nichts zum Lachen! Dann begann er in wohlgeformten Worten seine Rede: »Wir danken Ihnen, daß sie sich für die Frauen einsetzen. Die Frauengenossenschaft versteht noch nicht, eine Genossenschaft zu sein, deshalb haben wir Ihre Frauen schon längst freigelassen. Und jetzt trinken wir einen Kaffee zusammen.«
29. 4. 1979 – In Tschallia wimmelte es von Soldaten. Der Grund: Zwei Frauenzimmer aus dem Dorf haben in Bodji Synodenangestellte, zwei Händler und uns angezeigt, wir hielten Waffen versteckt. Ilamäs Wohnung wurde durchwühlt. Man fand keine Waffen. Unsere Häuser und die der Angestellten wurden erfolglos durchsucht. Nur bei den beiden Denunziantinnen fanden sich zwei Pistolen. Beide waren Dadi-Verkäuferinnen. Das Dorf war empört und »schnitt« beide: Ihre sonst so fröhlichen Restaurants blieben tagelang leer und verlassen. Recht so!
25. 5. 1979 – Der Provinzgouverneur der Provinz Wollega trieb sein Unwesen und versetzte die Leute in Angst und Schrecken. Er ließ auf mündlichen Befehl Menschen umbringen und verschwinden. Der Amtsarzt verkroch sich wochenlang in seinem Haus und wagte nicht, in seinem Stammlokal Bier zu trinken. Wer war vor dem Allgewaltigen sicher? Sie versöhnten sich aber bald und schmiedeten dann zusammen ihre Pläne. Wir arbeiteten weiter. Die Jugendmabera von Aira forderte die Bauerngenossenschaft von Dapo-Gatscho auf, den Heilgehilfen auszuliefern. »Er ist Pfingstler und ein gefährlicher Reaktionär«, war ihr Vorwurf. Das interessierte die Bauern wenig. »Wir finden nichts Verdächtiges an ihm. Er hilft uns gut, ist freundlich, und wir haben Vertrauen zu ihm«, schrieben sie zurück. So blieb der Heilgehilfe im Schutze der Bauern in Dapo-Gatscho zurück. Aus Bodji kam die Mitteilung, daß alle Nachrichten der Genossenschaften und anderer Institutionen, die im Funkraum gesendet wurden und eingingen, notiert werden mußten. Das Mißtrauen untereinander wuchs. Niemand traute dem andern.

5. 7. 1979 – Einer der Siedler in Dila hieß Jakob. Er war ein großer Langstreckenläufer und wurde Kurier zwischen Tschallia und Dila. Jakob war immer vergnügt und munter. Die Jagd liebte er über alles. Es war jedoch streng verboten, Großwild zu jagen. Wurde ein Wilddieb gefaßt, mußte er mit einer Strafe in Höhe von 700 Birr rechnen. Das erlegte Tier wurde eingezogen. Nun war Jakob ein großer Büffel vor die Flinte gelaufen. Er zögerte nicht, ihn zur Strecke zu bringen. Der Schütze schmierte sich seinen Kopf als Zeichen des Büffeltöters mit Butter ein, aß und trank und betanzte das große Ereignis mit seinen Freunden und Nachbarn. Wenn sie den Braten nur heimlich und vergnügt gleich am Orte des Geschehens verdrückt hätten und eine milde Fleischspende unter die armen Leute von Dila verteilt hätten! So zeigten Neider und Mißgünstige Jakob an und brachten den Fall in Gimbi vors Gericht. Barfüßig und zerknirscht, mit kahlgeschorenem Kopfe stand er dort vor dem Richter und erzählte diesem eine dramatische Geschichte von einem wildgewordenen Büffel. Er sei um sein Leben gerannt und habe ihn mit dem Speer erstochen. Daß er ein Gewehr hatte, verschwieg er. Er wurde freigesprochen: Notwehr war die Begründung.

Denunzianten unter uns

25. 7. 1979 – Der wöchentliche Bibelkreis in der Kirche ist verboten worden. Die Staatswächter duldeten nur noch den Mitarbeiterbibelkreis in unseren Häusern. Das Motiv, um die Arbeit der Kirche zu beeinträchtigen, war uns inzwischen geläufig: Die Jugendlichen, die zum Kindergottesdiensthelferkreis gehörten, wurden beschuldigt, »pfingstbewegt« zu sein. Kinder, die im Gottesdienst der Gemeinden ihre Lieder vorsangen, wurden ebenfalls als »Pente« abgestempelt (Pente ist die Abkürzung für Pentecostals = Pfingstler). Dabei wußte im Grunde niemand, einschließlich der Geistlichkeit, was Pfingstbewegung (enthusiastisches Christentum; die größten Pfingstkirchen bestehen in den

USA und Südamerika) überhaupt ist. In Tschallia blühte der »Pfingst-Klatsch«. Morgens wurden mir zum Frühstück die neuesten Gerüchte serviert: Missionar Peter Hörnlein und ich hätten unsere Häuser der pfingstbewegten Jugend zur Verfügung gestellt; wir seien natürlich auch Pfingstler; ich hätte den Heilgehilfen, der Leiter der Jugendgruppen war, nach Dapo-Gatscho geschickt, um ihn vor drohenden Maßnahmen zu schützen usw. Das politische Komitee der Jugendmabera von Tschallia trat aufgrund dieser »Tatsachen« zusammen und sperrte 17 Jugendliche ein, fünf Jungen und zwölf Mädchen. Ein junger Pastor, der gerade bei seinen Eltern Urlaub machte, wurde gleich mit inhaftiert: Er hatte dem Komitee Illegalität vorgeworfen. Der Pastor war der Meinung, die Jugendmabera habe kein Recht, Leute festzusetzen. Am nächsten Tag mußte der Mann wieder entlassen werden, weil er recht hatte.

Der Superintendent fuhr dann mit einigen Lehrern und Mitarbeitern des Siedlungsprojektes nach Bodji-Tschoqorssa, um mit dem Bezirksverwalter die Sache zu regeln. Der Bezirksverwalter wollte die Angelegenheit fallen lassen, sie schien ihm zu unwichtig. Aber zwei Synodenangestellte bestanden darauf, den Bezirksverwalter nach Tschallia zu rufen, damit er sich vor Ort ein Bild machte, ehe er endgültig entschied. »Tschallia ist ein gefährliches Pfingstlernest«, sagten ihm die Synoden-Leute. Er folgte dem Vorschlag. Die jungen Leute blieben derweil im Gefängnis. Sie wurden krank und bekamen Durchfall. Wir schickten ihnen Medikamente, Gesangbücher und Bibeln durch ein Mädchen, weil wir selbst nicht wagten, sie zu besuchen. Die verhetzte politische Jugend hätte sich möglicherweise von uns provoziert gefühlt und ihre Wut an den gefangenen Jugendlichen ausgelassen.

Der Bezirksverwalter blieb eine Woche in Tschallia. »Hat er keine Arbeit?« fragte einer unserer Mitarbeiter naiv. Unsere Häuser wurden gemieden, als ob die Pest in ihnen herrsche. Auch Freunde, die sonst gerne zu einem Plausch und einer Tasse Tee hereinschauten, mieden uns.

An einem Nachmittag hatte ich das Glück, den Bezirksverwalter im Garten zu treffen, und sprach ihn an: »Warum stören Sie uns? Wir haben viel Arbeit.«
»Warum sind Sie so ärgerlich, Doktor Elsabeth?« flötete er zukkersüß zurück.
»Es ist Unrecht, die Kinder haben nichts getan. Sie wollen nur gute Christen sein«, antwortete ich und bemühte mich, freundlich zu sein.
»Aber ich bin gerufen worden, die Sache zu untersuchen«, verteidigte sich der Bezirksverwalter.
Diese miesen Denunzianten, Karrierehascher und Wichtigtuer! Sie aßen das Brot der Synode und genierten sich nicht, die christliche Jugend ins Gefängnis zu bringen.
»Was haben die jungen Leute denn getan? Wir tun doch das gleiche. Ist es falsch, daß wir uns einmal die Woche zur Bibelarbeit zusammensetzen? Wir arbeiten schwer und brauchen diesen Abend, die Bibel und die Aussprache.«
»Nein, durchaus nicht, es ist alles gut und richtig«, sagte der Bezirksverwalter ausweichend.
»Ist es falsch, daß wir die kleinen Diebe und Gauner von Tschallia lehren, daß Stehlen Sünde ist? Das ist übrigens das siebente Gebot.«
»Nein, das ist richtig.« Dem Bezirksverwalter wurde es offensichtlich ungemütlich. Inzwischen hatten wir uns der Klinik genähert.
»Stören Sie uns bitte nicht mehr. Ich möchte Ihnen eigentlich die Kwashiorkor-Kinder zeigen, diese haben unsere Kraft und Zeit nötig.« Der Bezirksverwalter hörte kaum zu.
»Kennen Sie den Heilgehilfen J.?« fragte mich der Mann, und dabei wurde sein Gesicht dunkel und böse.
»Aber natürlich kenne ich ihn. Er war mein Schüler, ist ein ausgezeichneter Mitarbeiter und tut jetzt in Dapo-Gatscho eine gute Arbeit. Die Bauern sind voll und ganz mit ihm zufrieden.«
Also darüber hatte sich der Bezirksverwalter geärgert: Der Heilgehilfe J. befand sich nicht mehr in seinem Einflußbereich.

»Er ist der Anführer der Pfingstbewegung. Auch als guter Mitarbeiter ist er ein gefährlicher Staatsfeind. Er ist Pfingstler«, sagte der Verwalter.
»Er ist kein Pfingstler!« Jetzt war ich nicht mehr freundlich.
»Wie können Sie wissen, ob er nicht doch ein Pfingstler ist? Pastor S. hat als Schulleiter selbst gesagt, daß er nicht wisse, ob sich unter seinen Schülern Pfingstler befinden«, trumpfte der Bezirksverwalter auf. »Ein Pfingstler muß wiedergetauft sein. Unsere Jugendlichen gehen zur Kirche, zum Heiligen Abendmahl und sind ordentliche Mitglieder der Äthiopischen Evangelischen Kirche wie Pastor S. und ich«, entgegnete ich. Der Bezirksverwalter schwieg und verließ nachdenklich den Platz.
Vier Wochen später wurde er wegen Trunksucht im Amt aus dem Regierungsdienst entlassen und mit einem Monatsgehalt von 270 Birr in einer Schule in Nekamte als Lehrer angestellt.
Zwei Tage nach diesem Gespräch wurden die inhaftierten Jugendlichen nach Bodji-Tschoqorssa ins Kreisgefängnis überführt. Wir mußten Auto, Benzin und Fahrer stellen. Peter Hörnlein erhielt eine Vorladung dorthin. In einer ausführlichen Anklageschrift waren dem Landrat seine »schwerwiegenden Vergehen« vorgetragen worden. Zwei Stunden lang versuchte Peter Hörnlein, dem Revolutionskomitee deutlich zu machen, daß er und die Jugendlichen nichts Regierungsfeindliches im Sinn haben. »Es bestehe doch Religionsfreiheit. Es geht uns lediglich darum, Christentum zu bezeugen und zu leben«, beteuerte er.
Peter Hörnlein fuhr zur nächsthöheren Dienststelle nach Gimbi. Dem Bezirksleiter war es sehr peinlich, ihn vor Gericht zu sehen. Nach einem kurzen Verhör wurde er mit vielen Entschuldigungen entlassen und erhielt die Zusage, weitermachen zu dürfen wie bisher.
Am Abend klopfte es. Peter Hörnlein war noch nicht zurück. Wer wagte es, uns in dieser angespannten Situation zu besuchen? Es war der Pastor der Nachbargemeinde, der sich nach Frau Hörnlein erkundigen wollte. Etwas später besuchten uns noch zwei Evangelisten mit einem jungen Mädchen. Sie nahmen die

ganze Sache nicht so tragisch, obgleich ihre eigenen Kinder zu den Gefangenen gehörten. »Wir haben das gleiche doch auch unter Haile Selassie mitgemacht, haben Wochen und Monate in schmutzigen Gefängnissen zugebracht und leben immer noch. Waqajo djira« (Gott ist da), meinten sie unverdrossen. Damals hatte Pastor Daffa mit Klugheit, Ausdauer und Beziehungen viele gefangene evangelische Christen befreit. Wer tat es jetzt? Es gab wenige, die sich hinter die Jugendlichen stellten. Die meisten hatten Angst. Gott sei Dank gab es auch unerschrockene Christen, die Recht Recht und Unrecht Unrecht nannten.
Drei Wochen später wurden die Jugendlichen bis auf ein Mädchen und vier Jungen entlassen. Die Eltern der gefangenen Jugendlichen wechselten sich im Besuchsdienst ab. Das war eine wichtige Aufgabe, denn nichts ist schlimmer, als Gefangene zu vergessen. Wir schickten Tassen und Tee, Zucker, eine große leere Milchdose zum Wasser abkochen, Malariaprophylaxe, Kohletabletten gegen Durchfälle und viele gute Wünsche nach Bodji-Tschoqorssa.

Bildungs-Kampagne

August 1979 – In der Regenzeit startete die Regierung ein umfangreiches Erwachsenenbildungsprogramm. Alle Analphabeten mußten täglich fünf Stunden lesen, schreiben und rechnen lernen und wurden politisch geschult. Studenten und Schüler der oberen Klassen wurden Lehrer. Die erwachsenen Schüler hatten kaum Zeit, die Felder zu bestellen. Nicht nur Väter und Mütter saßen auf der Schulbank, sondern auch alte Leute quälten sich ab, Buchstaben zu malen und zu lernen. Warum hatte man dieses Programm nicht in der Trockenzeit angefangen? Ob damit die zunehmenden Kwashiorkor-Fälle zusammenhingen? 1977 hatten wir 163 Kinder mit schweren Ernährungsschäden registriert. 1978 waren es 198 Kinder. 1979 stieg die Zahl sogar auf 245 an.

Unser Nachtwächter konnte jetzt zwar seinen Namen schreiben, was eine löbliche Errungenschaft war, dafür dauerte die Gehaltsauszahlung aber fünf Minuten länger, bis er mit ungeübter Hand seine Unterschrift geleistet hatte. Innerhalb der Familien kam es oft zu Zerwürfnissen. Die Kinder lachten die ungebildeten Eltern aus. An einem Nachmittag kam eine Patientin zu mir, um sich auszusprechen. Sie selbst war eine aufrechte Christin. In der Familie konnten sie aus Furcht vor den verhetzten Kindern nicht mehr offen sprechen. »Ich lese oft abends mit meinem Mann zusammen in der Bibel.« Dabei liefen ihr die dicken Tränen über ihr pockennarbiges Gesicht. Ihr Sohn war einer der fanatischsten Ankläger unserer inhaftierten jungen Leute gewesen.

»Gott will, daß allen Menschen geholfen wird«

Das ist die Jahreslosung für 1980, die uns in der Situation Äthiopiens zu denken gibt.

Unsere Jugendlichen sitzen noch immer im Gefängnis in Gimbi: ohne Gerichtsverfahren. Es sind Tage, Wochen und Monate vergangen; nichts hat sich gerührt. Viele litten mit den Inhaftierten. Wenn wir abends auf unserer kleinen Krankenstation die Abendandacht hielten, zusammen sangen, einen Text vorlasen, schlossen wir immer die Gefangenen in die Fürbitte mit ein.

Ich dachte dabei immer wieder an Pastor Gudina, den Generalsekretär unserer Kirche. Nach seiner ersten Gefangennahme waren die Wellen der Entrüstung in der Welt hochgeschlagen. Zeitungen brachten Schlagzeilen, Bücher wurden geschrieben und veröffentlicht, vom Hamburger Kirchentag wurden 30 000 Karten mit der Forderung um Freilassung an Oberst Mengistu geschickt. Die Welt sollte das Unrecht, das in Äthiopien geschah, wissen. Es änderte sich leider gar nichts. Im Gegenteil, die Regierung war verärgert. »Unsere innerpolitischen Angelegenheiten gehen Außenstehende nichts an«, hieß es. Einige Monate nach der Freilassung aus der ersten Haft wurde Pastor Gudina erneut verhaftet

und dann im Juli 1979 entführt und verschleppt. Bis heute weiß niemand, wohin er gebracht wurde. Lebt er noch?
Wieviele Gefangene, deren Namen wir nicht wissen, gibt es im Land? Durften wir schweigen, auch wenn die Regierung jede Stellungnahme verbot? Ein Kirchenführer sprach dazu ein hartes Wort. »Wenn Pastor Gudina nicht mehr lebt, mache ich diejenigen, die sein Schicksal in die Welt hinausposaunt haben, für seinen Tod verantwortlich.« War dieses Urteil zu hart? Nicht nur die Gefangenen waren betroffen, auch deren Familien mußten mitleiden. Es war verboten, ihnen zu helfen. Unterstützung gab es nicht. Das Gehalt, das der Gefangene bezogen hatte, wurde gestrichen. »Staatsfeinden hilft man nicht«, lautete die offizielle Parole.
Schon über den kleinsten Dienst, Gefangene zu besuchen, gingen die Meinungen auseinander. Die einen fürchteten, ein Besuch durch einen Europäer könnte das Los der Gefangenen verschlimmern. Uns belastete das alles sehr. Wir waren alle Christen. Warum wurden die einen verfolgt, und die anderen ließ man laufen? Andere wiederum wußten, daß die Gefangenen sich über sichtbare Zeichen der Anteilnahme freuten und diese als große Hilfe empfanden.
Einer unserer gefangenen Freunde erzählte nach seiner Freilassung: »An einem Nachmittag sah ich vom Gefängnishof aus unser Synodenauto langsam am Zaun entlangfahren. Ein Bekannter stieg aus, zögerte, wartete, ging zur Wache, kehrte um, schüttelte mit dem Kopf, stieg ins Auto und fuhr wieder fort. Ich wußte, er hatte mich besuchen wollen. Ich war nicht vergessen worden.«
Pastor O., der Vizepäsident der Westsynode, versäumte es nie, die Gefangenen zu besuchen und mit den Autoritäten zu sprechen. Oft kam er deprimiert und verzagt zurück. Später war er selbst Gefangener, hatte sich aber nichts zuschulden kommen lassen.
Unter den Gefangenen war ein Mädchen, das epileptische Anfälle bekam. Wurde sie mit Phenotoin versorgt? Sollte ich versuchen, Fürsprache für die jungen Leute einzulegen? Als Ärztin bin ich seit vielen Jahren im Land, habe hier gearbeitet und bin inzwischen alt geworden. Kann ich deshalb bei den Behörden mit einem

Vertrauensvorschuß rechnen, oder würde ich unseren Gefangenen als Europäerin schaden? Ich sprach mit Pastor O. darüber. »Versuchen Sie es. Sie können den Gefangenen nicht schaden. Als Frau schon gar nicht«, ermutigte er mich. So versuchte ich, auf der Fahrt von Tschallia nach Addis Abeba unsere Freunde in Gimbi im Gefängnis zu besuchen. Das Glück war mit mir. Ich machte dem verantwortlichen Distriktsgouverneur, einem jüngeren, sympathischen Mann, meine Aufwartung zusammen mit einer alten schwedischen Missionsschwester und bat um eine Unterredung. Wenn jemand Einfluß hatte, dann er. Es imponierte ihm, daß wir beide mehr als 25 Jahre in Wollega gearbeitet hatten. Ich erzählte ihm eine lange Geschichte, die auf Tatsachen beruhte: Einer der Gefangenen sei in Aira geboren, ein wunderschönes Baby gewesen. Ein anderer Gefangener habe die Heilgehilfenschule in Aira mit Erfolg abgeschlossen, er sei mein Schüler gewesen, ein ausgezeichneter Mitarbeiter geworden und jetzt verantwortlich für eine einsame Klinik im Gebiete Qelem. Er habe dort eine gute Arbeit getan und sich das Vertrauen der Bauern erworben. Jetzt habe die Polizei ihn nach Gimbi überführt. Die Bauern seien 300 Kilometer zu Fuß nach Nekamte gepilgert, um dort beim Provinzgouverneur die Freilassung ihres Heilgehilfen zu erbitten. Die Klinik sei jetzt unversorgt, wir hätten keinen Ersatz. Man habe den jungen Leuten vorgeworfen, sie seien Pfingstler, das sei gelogen. Es gebe in Tschallia und Aira keine Pfingstler. Alle jungen Leute gehörten der evangelischen Kirche an. Sie seien evangelische Christen genauso wie wir. Unter den Gefangenen befände sich ein Mädchen, das unter epileptischen Anfällen leidet. »Ich kenne ihr Elternhaus, sie ist ein hilfsbereites Mädchen und in der Nachbarschaft gut gelitten«, beteuerte ich zum Schluß meiner Rede.

Der Beamte hörte schweigend zu, ohne mich zu unterbrechen.

»Ich rufe im Gefängnis an. Sie können Ihre Jugendlichen besuchen«, entschied er und entließ mich.

Der Wachtmeister öffnete die Wachstube, rief die jungen Gefangenen, bot uns einen Stuhl an und gab uns 20 Minuten Zeit zum Gespräch. Es war eine außergewöhnliche Gefälligkeit, wie wir später erfuhren. Auf dem Rückweg von Addis Abeba nach Tschallia stattete ich unseren Freunden wieder einen Besuch ab. Ich hatte in Addis Abeba für jeden von ihnen ein Handtuch und ein Stück Lux-Seife gekauft. Diesmal war ich mit unserem neuen gelben Synodenlastwagen ins Inland gefahren und genoß von dem hohen Beifahrersitz aus das wunderschöne Land. Wenn nur das glänzende Vehikel nicht wegen verstopfter Naphtaleitung gestreikt hätte! Wir fuhren im Schweinsgalopp die Berge hinunter und keuchten wie schwer Herzkranke die Berge hinauf.

»Bis Gimbi schaffen wir es noch«, tröstete der Fahrer. »Vielleicht treffen wir dort einen anderen Synodenwagenfahrer, mit dem Sie weiterfahren können.« Er behielt recht. Wir trafen sogar zwei Landrover in Gimbi an.

Das Gefängnis war noch geschlossen. Um 3 Uhr nachmittags fing die Besuchszeit an. Es wurde dann eine in das Wellblech geschnittene Luke geöffnet, durch die man die Leute sprechen konnte. So setzte ich mich in meiner zerbeulten Manchesterhose und dem mit grauer Eisenrostschutzfarbe gesprenkelten Anorak zu einem Polizisten auf die Bank vor den Bretterzaun des Gefängnisses, unterhielt mich mit ihm über dessen Familie, seine Arbeit und fragte so nebenbei: »Können Sie mir nicht die Wachstube öffnen, da kann man sich besser unterhalten.« Der Polizist wehrte erschrocken ab.

»Oh nein, unmöglich. Der Boß ist nicht da. Ohne Erlaubnis geht das nicht.« Er öffnete aber schon 10 Minuten vor drei die Luke und rief: »Lydia, du hast Besuch!« Sie strahlte wie ein Posaunenengel. Ein junger Aufseher schlug ärgerlich die Luke zu. »Keine Extrasachen, es ist noch nicht drei.« So warteten wir noch ein wenig. Von unseren Leuten waren nur zwei anwesend. Die anderen waren zur Arbeit gegangen, pflückten den Regierungskaffee und ernteten die Bisingafelder (Hirse) ab.

Ich kramte meine Seife und die Handtücher aus meiner schwarzen Hebammentasche und reichte sie Lydia. Der Polizist schnupperte entzückt an der Seife und konnte seine Rührung nicht verbergen: »Mutschasani« (Es sind ihre Kinder).

Ich lernte, daß man als ältere Frau mehr Chancen hatte als die Männer, Gefangene zu besuchen. Es kam aber auch auf die verantwortlichen Beamten und Wachsoldaten an.

Einmal wollte ich drei gefangene befreundete Pastoren besuchen und bat den Distriktsgouverneur um Erlaubnis. Dabei traf es sich, daß ich mit ihm allein war. Während des Gespräches verlor er seine anfängliche gleichgültige Zurückhaltung. Ich hatte ihn gefragt: »Warum haben Sie die Pastoren nur eingesperrt? Sie haben doch nichts Staatsfeindliches getan. Ich bin mit ihnen alt geworden und weiß, daß sie ihr Land genauso lieben wie Sie und ich.« Der Beamte sah auf. »Glauben Sie, es macht mir Spaß, sie zu verhaften?« herrschte er mich an.

»Dann entlassen Sie sie doch«, meinte ich. Er schwieg. Bevor ich ging, fragte ich ihn höflich, ob ich ihm einen Rat geben dürfte. Er nickte. »Ich bin hier alt geworden, und Äthiopien wurde mir Heimat. Es schmerzt mich, wenn ich das jetzige Äthiopien sehe. Wir leiden mit den Äthiopiern. Hindern Sie niemanden daran, für Ihr Land zu beten. Das Gebet hat eine Kraft, auch wenn Sie nicht daran glauben.«

»Dieses Gespräch werde ich nicht vergessen«, sagte der Beamte, bedankte sich und entließ mich.

Waren diese Funktionäre auch zu Gefangenen ihrer Ideologie geworden? In diesem Augenblick tat mir mein Gesprächspartner leid.

Den letzten Gefängnisbesuch machte ich im Hauptgefängnis von Nekamte. Man durfte nur an Sonntagen die Gefangenen sehen, ihnen etwas zu essen bringen oder auch etwas Geld abgeben. Sprechen durfte man sie nicht. Wenn man Glück hatte, konnte man aus 30 Meter Entfernung den Gefangenen zuwinken. Das hieß Besuch! Alles Eßbare mußte, bevor es weitergegeben wurde, vom Überbringer selbst getestet werden. Der Wachposten verschwand dann mit dem Essenstopf und brachte ihn hoffentlich dem Empfänger.

Als ich von meinem ersten Besuch in Gimbi nach Tschallia zurückkam, löste ich das Versprechen, das ich den Gefangenen gegeben hatte, ein, ihre Eltern zu besuchen und zu grüßen. Schwester Annemaries Küchenhilfe hörte davon und fuhr mich an: »Das dürfen Sie nicht tun, die Gefangenen sind Staatsfeinde. Die Leute meinen dann, Sie ständen auf deren Seite«, sagte sie barsch.
»Na und, das tue ich doch auch. Im übrigen geht dich das gar nichts an. Die Jugendlichen sind Christen so wie du und ich«, sagte ich und ließ das Mädchen stehen. Das Mädchen hatte einen Posten in der Jugendmabera.
Einer der jungen festgesetzten Leute war ein junger Theologiestudent und der einzige Sohn seiner Eltern. Seine Mutter war gestorben. Die Ziehmutter liebte ihn wie ihren eigenen Sohn. Als sie mich kommen sah, rannte sie wie ein aufgescheuchtes Huhn hin und her und schneuzte sich vor Rührung in eine um den Busen geschlungene Natala. Mein Besuch beruhigte die Eltern und tröstete sie.
In den anderen Häusern erging es mir ähnlich. Wir überlegten zusammen mit den Eltern, was man tun könnte, um das Los der jungen Leute zu erleichtern. Es wurde zwar gemunkelt, die Gefangenen würden bald entlassen werden. Es hieß sogar, die Pfingstler seien nur harmlose, etwas überspannte Leute, die ihre Arbeit still und ruhig täten. Oder brauchte man Platz für den nächsten Schub Gefangener? Die Jugendlichen wurden tatsächlich Anfang 1980 entlassen. Wir feierten zusammen mit dem Kirchenvorstand ein großes Fest mit einer guten Wott und dachten gar nicht daran, unsere Freude zu verbergen.

Mana lita

Ich habe endlich meine Patentochter Maria mit Ehemann Asfaw, einem Lehrer der Aira-Schule, eingeladen. Dessitu hatte mich nach einer der üblichen Morgenandachten schon vorwurfsvoll gemahnt: »Wollen Sie Maria und Asfaw nicht einladen? Maria ist doch Ihre Patentochter.«

Zur Vorgeschichte gehört, daß ich als Patentante an der Hochzeit meiner Patentochter teilgenommen habe. Nach Landessitte hat mir der Bräutigam eine Gabi (dickes Baumwolltuch) geschenkt, die ich übrigens fleißig gebrauchte. Sie war leicht und warm, ersetzte jede Wolldecke und begleitete mich oft nachts in die Entbindungsstation. Nach der Hochzeit soll nun die Patentante ihr Patenkind samt Ehemann in ihr Haus einladen. Diesen Besuch nennt man Mana lita (Treten Sie in das Haus ein). Die »Kinder« bringen dann ein Geschenk mit, die Patin muß sie bewirten, lädt Freunde ein und beschenkt die Patentochter mit einem Kleid. Das junge Paar schläft im Hause der Patin. Von dem Tage an sind sie »Kinder« des Hauses. Ich hatte zu diesem Festtag unsere benachbarten Freunde, die wir unsere »Großfamilie« nannten, gebeten, dazu Schwester Annemarie, das Pastorenehepaar und zwei Lehrer. Dessitu kaufte Fleisch, setzte Farsso an, kaufte guten Dadi, zwei Hühner und brutzelte eine Festtagswott.

Abends erschienen meine beiden »Kinder« aus Aira, verstaubt und müde. Sie waren zu Fuß gekommen, hatten auf dem Markt in Tschallia das Gastgeschenk, ein Schaf, kaufen wollen, aber die Marktleute waren schon nach Hause gegangen. In Gedanken atmete ich erleichtert auf und stellte mir einen blökenden Schafbock vor, der meine Bohnen und Rosen abknabberte und seine Ködel auf die Wege fallen ließ.

Dessitu strahlte. Sie hatte sich um das Gelingen des Festes mehr Sorgen gemacht als ich, zumal Marias Mann ihr Lehrer war. Die »Kinder« hatten statt des Schafes eine Flasche Cognac mitgebracht, die stillschweigend, in ein buntgehäkeltes Wottuch eingeschlagen, in die Küche gestellt wurde. Wir aßen und tranken Farsso und Dadi. Die »Kinder« wurden der Familie vorgestellt.

Am nächsten Morgen frühstückten wir nach einer kurzen Morgenandacht ausgiebig. Asfaw las den Text. Später erfuhr ich, daß er ein Atheist sein soll. Er sei aber tolerant, korrekt und anständig, lebe und lasse leben. Es machte mich stutzig, als er von sich aus über die Unruhen im Mädcheninternat in Aira sprach. Es habe ihn sehr beeindruckt, daß die Mädchen seelenruhig geantwortet hätten: »Ja, wir sind Christen, natürlich lesen wir die Bibel und beten!« Mein Schwiegersohn Asfaw ging mit mir zur Kirche. Er war ein engagierter Sozialist, nachdenklich und hinterfragte viel. Maria blieb zu Hause, sie war müde vom Fußmarsch und schwatzte mit Dessitu in der Küche. Nach dem Mittagessen packte Maria die Cognac-Flasche aus der bunten Häkelhülle heraus, füllte den Inhalt in Teegläser, und wir tranken auf das Wohl der neuen »Kinder« des Hauses. Es gab Kaffee und geröstete Gerste. Maria wurde ein Kleid, das ich beim Händler in Tschallia zu Überpreisen erstanden hatte, und ein Gesangbuch mit aufgeklebter Ikonenkarte, die sich der Ehemann aussuchen durfte, in den Arm gelegt. Als die Sonne schon tiefer stand, machten sich beide wieder zu Fuß auf den Weg, von einem großen winkenden Gefolge bis zur Gartenpforte begleitet. Der Kontakt zu Maria und Asfaw riß nicht ab. Maria ist eine gute Ehefrau und Mutter geworden und ihr Mann ein gerechter Lehrer, der in sechs Komitees seine Nerven strapazierte und zuviel rauchte.

»Großhut« – der neue Bezirksverwalter

Der neue Bezirksverwalter von Bodji-Tschoqorssa war ein asthenischer, humorloser, langer Mann mit einem kleinen Gesicht und einer breiten Nase. Seinen Kopf bedeckte er stets mit einem großen, breitrandigen Hut, weswegen wir ihn »Großhut« nannten. Er war Amhare, liebte weder Christen noch Oromos noch Kinder. Im Grunde war »Großhut« ein ängstlicher Mensch. Seine erste Tat war, die wöchentlichen Konfirmandenstunden in der Kirche von Wara-Ilu zu verbieten. Die Kirche durfte nur sonntags geöffnet werden.

Solange ich einmal wöchentlich zum Mütterkurs nach Wara-Ilu fuhr, konnte die Christenlehre mit in den Mütterkursus eingebaut werden. Aber was würde geschehen, wenn der Mütterkursus abgeschlossen war? Es passierte genau das, was wir befürchteten: Die Kirche blieb in der Woche geschlossen, und der Evangelist wanderte ins Gefängnis.
»Großhut« bat uns, ihn auf seinen Inspektionsreisen in die Dörfer zu begleiten. So fuhr Schwester Annemarie mit ihm in die Dörfer von Djarsso, und ich begleitete ihn nach Darge, einem 12 Kilometer von Tschallia entfernten Dorf. Er hatte zwei Bauerngenossenschaften eingeladen, die anscheinend seine Einladung nicht ernst genommen hatten, denn nur eine war mit 25 Personen angetreten. Außer zwei Kadern (Funktionären) hatte er zum persönlichen Schutz zwei Vaterlandsverteidiger mit Gewehren und finsteren Gesichtern mitgenommen. Die Versammlung fing mit den üblichen Parolen an. Jede Parole wurde mit in die Höhe gestreckter Faust bekräftigt. »Nieder mit dem Imperialismus, nieder mit der Bürokratie, nieder mit dem Feudalismus. Wir kämpfen gegen den Hunger, gegen die Unwissenheit und für die Arbeit. Ethiopia tikdem!« Einige Bauern gähnten, was sofort mit einem kräftigen zurechtweisenden Puff in die Seiten der müden Männer durch die Kader beantwortet wurde. Die Armen! Sie hatten sicher schon etliche Stunden mit leerem Magen in der Sonne gesessen.
»Großhut« wurde durstig. Ein dienstbeflissener Vaterlandsverteidiger brachte ihm in einem unbeschreiblich schmutzigen Glas Wasser. Er muß sehr durstig gewesen sein, denn er leerte das Glas, zwar leicht angewidert, in einem Zuge. Danach erteilte er mir das Wort. Ich sprach über gesunde Ernährung und brachte mein Unverständnis zum Ausdruck, daß die Zahl der unterernährten Kinder in Wollega, der Kornkammer Äthiopiens, jährlich anstieg. Die Bauern sollten sich von Landwirtschaftsexperten beraten lassen, und die Mütter sollten zur Schulung Mütterkurse besuchen, empfahl ich. Dann sprach ich über die Hakenwurmerkrankung.

Im Zuge des erwachten Nationalbewußtseins der Oromos lebten alte Oromobräuche wieder auf. So wurde es auch wieder Mode, den Qalu in Krankheitsfällen zu befragen. Die Hakenwurmerkrankung wird durch Darmparasiten verursacht und hat schwere Anämien zur Folge. Der Oromo nennt diese Krankheit Dukuba Sabata Waqajo (Regenbogenkrankheit). Genau übersetzt: Krankheit des Gürtels Gottes. Nach dem Verständnis der Oromos tritt die Krankheit auf, wenn der Mensch in Richtung eines Regenbogens uriniert. Es gab selbstgebraute Medizin gegen diese Krankheit, die nicht nur unwirksam, sondern auch schädlich sein konnte. Andere Patienten gingen zum Qalu oder auch zum »Sabata hiku« (den Gürtel lösen). Männer und auch Frauen führten gegen ein Entgelt zwischen zwei und zehn Birr diese Prozedur aus.
Beim Sabata hiku passiert folgendes: Der Patient hat sich einige Tage in der Hütte des Qalus oder Heilers verborgen zu halten und darf nur Mais essen. Danach wird er an einen Baum gebunden, den der Heiler, Beschwörungsformeln murmelnd, mehrere Male umkreist. Mit dem Ruf: »Du bist geheilt«, bindet er den Patienten los und entläßt ihn. Die Krankheit soll in den Baum gefahren sein. War der Patient etwa ein Eiweißmangelgeschädigter, hat ihm die einseitige Kost mit Mais sehr geschadet.
Oft brachten Eltern ihre Kinder nach einer solchen Beschwörerbehandlung in erbarmungswürdigem Zustand, in dem oft jegliche Hilfe zu spät kam, zu uns. Auch darüber sprach ich zu den Bauern. »Großhut« hörte interessiert zu, seine Augen wurden größer und die Ohren länger. Ich schloß die Informationen über die Hakenwurmerkrankung mit einer Art Konfirmandenstunde ab, um mich deutlich von den heidnischen Praktiken zu distanzieren. »Wenn Sie zum Sabata hiku gehen, bringen Sie Ihre Kranken in Gefahr und können sie sogar damit umbringen. Damit übertreten Sie das zweite und das fünfte Gebot der Bibel. Sie beleidigen Gott. Gott will den Qalu nicht. Das meinen Sie doch auch?« fragte ich »Großhut«, der leicht verwirrt nickte. Ich wußte, daß

die Regierung die Arbeit der Qalus verboten hatte. Ich forderte zum Schluß die Bauern auf, das zweite und fünfte Gebot mit Erklärung zu lernen. Wir sprachen sie mehrfach miteinander, und »Großhut« lernte mit.
»Großhut« schien von dem Unterricht angetan zu sein. »Ich werde Sie in meinem Revolutionsbericht lobend erwähnen. Sie haben der äthiopischen Revolution einen guten Dienst getan«, lobte er mich. Das hätte ich nicht für möglich gehalten.

Verhaftungswellen

Das Siedlungsprojekt in Dila bekam einen neuen Leiter. Dieser war zur Fortbildung in Westdeutschland gewesen und als Kommunist und Atheist zurückgekommen. Die Arbeit, die er tat, war gut.
Februar 1980 – Der Leiter des Siedlungsprojektes (T.) hatte aus politischen Gründen schon zwei Jahre im Gefängnis gesessen und war nun verschwunden.
Die schöne Ruhe von Tschallia war dahin. Hier, in Aira und in Bodji, gab es immer wieder Verhaftungswellen. Unsere jugendlichen Gefangenen waren inzwischen zwar entlassen worden, aber die Gefängnisse füllten sich bald wieder mit anderen. Denunziantentum war an der Tagesordnung. Es war alles ganz einfach: War der Nachbar unbequem, wurde er des Widerstandes verdächtigt und angezeigt und wanderte daraufhin mit großer Wahrscheinlichkeit ins Gefängnis.
März 1980 – Pastor O. ist auch verhaftet worden. Warum nur? Er war sehr verantwortungsbewußt. –
In einer Nacht in den ersten Märztagen wurde ich vom Vorsitzenden der Bauerngenossenschaft und einem Milizsoldaten besucht. Das Generatorlicht war bereits abgeschaltet, und ich wollte mich gerade mit einer Kerze und einem Buch hinlegen, als es klopfte. Auf meine Frage: »Enju?« (Wer ist da?) kam die Antwort: »Nui« (wir). Das war nicht besonders aufschlußreich. Wenn der Nachtwächter uns holte, sagte er immer seinen Namen. Ich erkannte

aber die Stimme unseres Vorsitzenden der Bauerngenossenschaft, öffnete die Tür und sah in das auf mich gerichtete Gewehr des Milizsoldaten. Ich war leicht verwirrt. Die beiden machten wohl einen schlechten Witz?
»Was soll denn das? So spät?« fragte ich und zeigte auf die Flinte. Abba Tasso, so hieß der Vorsitzende, befahl seinem Beschützer: »Du kannst reinkommen.« Mir blieb nichts anderes übrig, als sie eintreten zu lassen. Abba Tasso holte tief Luft und fragte, ob ich Probleme habe. Natürlich hatte ich allerlei Sorgen, zumal wir täglich 250 bis 300 ambulante Patienten – Begleitpersonen nicht mit einberechnet – versorgen mußten und seit einigen Tagen die ordnende Mithilfe der Miliz nicht mehr funktionierte. Außerdem lief ein Verfahren gegen unseren Klinikfahrer, den wir wegen wiederholter Volltrunkenheit am Steuer entlassen hatten. Der Alkoholiker war meiner Meinung nach als Chauffeur nicht mehr tragbar.
»Sie können sich auf uns verlassen. Wir werden den Fahrer aus der Dorfgemeinschaft ausstoßen. Wir wollen ihn auch nicht mehr in unserer Mitte haben«, pflichtete mir der Vorsitzende bei, rutschte unruhig auf seinem Stuhl hin und her und beteuerte mindestens dreimal, sie würden mich beschützen. Das undurchschaubare Geplänkel endete ziemlich abrupt, indem die Herren verschwanden. Und deswegen kamen sie in der Nacht? Das hätten sie mir auch am Tag sagen können. An Schlaf war nicht mehr zu denken. Natürlich wollten die nächtlichen Besucher sich nicht fürsorglich nach den Schwierigkeiten der Klinik erkundigen, sondern sie suchten jemanden. Das hätten sie doch wissen müssen, daß ich T. in meinem offenen Hause gar nicht verstecken konnte, ohne daß er bald entdeckt worden wäre.
Einige Monate später traf ich den Milizsoldaten im Hause unseres Evangelisten, der nach Bodji als Gefangener abgeführt werden sollte, wieder. »Ach, Sie sind das«, sagte ich zu ihm. »Sie haben mir damals in der Nacht einen großen Schrecken eingejagt. Ich konnte die ganze Nacht nicht schlafen.« Er war bestürzt und schämte sich noch nachträglich. »Aber Gifti, ich hätte Sie doch nicht erschossen. Soll ich Sie jetzt nach Hause bringen?« Einträchtig traten

wir den Heimweg an. In Bodji war Ausgangssperre verhängt worden, die acht Tage später wieder aufgehoben wurde.
Von T. immer noch keine Spur. Ich zog zum Schlafen ins Arbeitszimmer, weil mir die schwerbewaffneten Wächter vor T.'s Haus, die ich von meinem Schlafzimmer beobachten konnte, auf die Nerven fielen. Im Dorf erzählte man sich immer noch, T. halte sich in der Nähe auf, was ich nicht glauben konnte. Er mußte doch wissen, daß er Kopf und Kragen riskierte. Soviel Dummheit traute ich ihm nicht zu.

Die Zwillinge und das Findelkind

Juni 1980 – Wieder einmal erschienen vom Schicksal schwer geschlagene, hilflose Eltern in der Klinik. Der Vater war alt, die Mutter völlig ausgemergelt und geistig zurückgeblieben. Ihr zahnloser Mund machte sie älter, als sie in Wirklichkeit war. Sie hatten schon fünf Kinder durch Tod verloren. Jetzt brachten sie einen ihnen noch verbliebenen kranken Jungen zu uns, dessen Behandlung eigentlich nur aus regelmäßigen Mahlzeiten und drei Eiern täglich bestand. Die Mutter selbst war hochschwanger. Wir hatten sie zusammen mit dem Elendskind aufgenommen. Ihr war alles egal. Teilnahmslos sah sie zu, wie ihr Sohn sich unter der Pflege zusehends erholte. Zwei Wochen nach der Aufnahme beschloß der Vater, das Kind sei gesund und müsse nach Hause gebracht werden. Seine Frau habe ebenfalls zu folgen. Er wisse, sie könne nicht für den Sohn sorgen. Das wolle er tun, beteuerte er und stopfte sich Faffa in die Schamma und versprach, der beste und aufmerksamste Vater zu sein. Die Familienverhältnisse waren miserabel. »Der Junge wird nicht alt werden, auch wenn wir ihn mit Faffa und Milch versorgen und ich täglich nach ihm sehe«, sagte Bajissa, einer unserer Heilgehilfen, der in der Nachbarschaft der Familie wohnte. Den Jungen länger in der Klinik zu lassen, lehnte der Vater ab und beharrte störrisch auf seinem Beschluß.

Einige Tage danach kam Schwester Annemarie mit einer Schrekkensbotschaft. Tschaltu, so hieß die Mutter, hatte Zwillinge zu Hause geboren. Tschaltu brachte beide Kinder (1500 bzw. 1700 Gramm schwer) zu uns. Aus ihrer trockenen Brust kam nicht ein Tropfen Milch. So nahmen wir alle drei auf und versuchten mit Engelsgeduld, die Mutter in die Geheimnisse der Kinderpflege einzuführen, aber ohne Erfolg. Es blieb bei ihrem »Ishi« (etwa: Ich habe gehört), und sie vergaß weiter, die Kinder zu füttern, sie ließ sie so lange schreien, bis barmherzige Mitpatienten uns riefen. »Behalten Sie die Kinder. Ich will sie nicht mehr. Wir haben ja noch den Jungen«, sagten die Eltern. So blieben die Zwillinge bei uns. Der eine war immer freundlich, hatte abstehende Ohren und einen breiten, lustigen Mund und babbelte laufend vor sich hin. Wegen seiner Ohren, die immer wie auf Horchbereitschaft eingestellt schienen, und seiner Freude am Reden nannten wir ihn den Liqemenberi (Vorsitzender). Sein Bruder war ein guter Futterverwerter und hatte im Gegensatz zu seinem zweizähnigen Zwilling nach sieben Monaten bereits fünf Zähne. Er war nur gelegentlich freundlich. Wir nannten ihn Firdschango (Richter), denn Richter sind hierzulande wegen reichlich fließender Schmiergelder meistens mit erheblich Bauchspeck ausgestattet. Auch im sozialistischen Äthiopien sind die Richter keine Astheniker geworden.
In einer Nacht vermehrte sich unser Kindersegen um einen dritten Dauergast. Oliqa, der Nachtwächter, der zufällig einmal nicht schlief, fand in der Dunkelheit unter einem Regenschirm vor der Klinik ein schreiendes Bündel, einen etwa zwei bis drei Wochen alten, in ein buntes Wolltuch eingewickelten, in einem viel zu großen Strickanzug steckenden Säugling. Der diensthabende Heilgehilfe rannte sofort mit dem Kind zum Vorsitzenden der Mabera und zwang diesen, für das Findelkind verantwortlich zu zeichnen. Der Findling erhielt vorerst den Namen Dinqa, das Wunder.
Die Zwillinge gediehen, das Findelkind nicht. Es wollte nicht trinken und nahm nicht zu. Mammo, der Laborant, meckerte noch nicht einmal, wenn wir ihm außer der Arbeitszeit Dinqas

Stuhlwindeln zur Untersuchung neben das Mikroskop legten. Dinqa litt unter der Hakenwurmerkrankung. Und das bei einem drei Wochen alten Säugling! Die Eltern mußten das Kind zu Hause direkt in den Dreck hineingelegt haben. Außerdem wurde noch eine Drüsentuberkulose festgestellt. Sehr langsam erholte sich Dinqa. Er wurde ein niedlicher, kleiner, etwas hellhäutiger Junge, der glücklich war, wenn er tagsüber zwischen den immer munteren Zwillingen liegen durfte. Unsere Nachforschungen nach den Eltern des Kindes blieben ergebnislos.
Nicht nur unser Personal nahm regen Anteil am Schicksal dieser drei Kinder, auch die Kranken mit ihren Anverwandten interessierten sich sehr für sie. Traurige Mütter, die ihre Babies verloren hatten, und schwangere, ängstliche Frauen, die auf die Geburt warteten, legten wir nach Möglichkeit ins Kinderzimmer. Dort vergaßen sie bald ihren Kummer und verloren die Angst, fütterten die Babies und spielten mit ihnen.
Als ich einmal nach einer Besprechung mit Dr. Doorenbos verspätet aus Aira zurückkam, fand ich abends um 9 Uhr im Kinderzimmer eine vergnügte Schar vor. Auf der Wickelkommode saß mit baumelnden Beinen Bajissa und wiegte den dicken Firdschango, der sich zu einem Lächeln herabließ. Die Kindergottesdiensthelferin Rahel fütterte mit Geduld, zärtliche Worte flüsternd, Dinqa. Eine Patientin kümmerte sich um Liqemenberi. In der Tür stand unser jüngster Kindergottesdiensthelfer, Abraham, und sang aus Leibeskräften. »Müßt ihr nicht nach Hause gehen?« Ich war etwas erschrocken über die spätabendliche Versammlung. »Ach«, meinte Abraham mit einem breiten Grinsen, »Rahel hat gesagt, daß Sie nach Aira gefahren sind. Wir wissen doch, daß Sie sich so viel Sorgen um die Kinder machen. Und weil Rahel sich fürchtete, nachher bei Dunkelheit allein über den Markt zu gehen, bin ich zu ihrem Schutz mitgegangen.«
Es hatte sich eingebürgert, daß wir, nachdem die Kinder versorgt waren, in der kleinen Krankenstation eine kurze Andacht hielten, an der sich auch Patienten beteiligten. Damit es keinen Streit gab, saßen wir während der Andacht abwechselnd einmal im Männer-

zimmer, einmal im Zimmer der Frauen. Die Kinder nahmen wir mit. Einmal wöchentlich erschienen die Jugendlichen und sangen. Zum Abschluß der Andacht klatschten alle zu dem Kinderlied »Die Liebe Gottes ist so groß« fröhlich in die Hände. Der lustige Liqemenberi wackelte dazu im Takt mit seinem ganzen Körper. Nach der Andacht brachten wir unsere Kranken zu Bett. Als die Zwillinge acht Monate alt waren, hörten wir, daß ihre Mutter und der ältere Bruder gestorben waren.
»Sie hätten ihnen nicht helfen können«, tröstete Bajissa uns, »ihre Zeit war schon lange abgelaufen.« Ein Jahr später starb auch der Vater.
Die Zwillinge und der Findling wurden getauft. Die Zwillinge wurden Guta und Gutata genannt, Dinqa hieß Dinqa Tschallia. Drei unserer Mitarbeiter wurden Paten, und wir sahen uns nach Adoptiveltern um. Alle drei Kinder bekamen ein gutes Zuhause. Das große Los zog Dinqa. Pastor Tasissa aus Aira adoptierte ihn. Nur mit dem Namen war er nicht einverstanden und tadelte uns.
»Was für ein törichter Name! Dinka Tschallia, das Wunder von Tschallia! Konnte Ihnen nichts Besseres einfallen? Der Name macht den kleinen Jungen lächerlich. Nein, wir nennen ihn Waqgari, Gott ist gut.« Und dabei blieb es. Waqgari liebte seine Eltern sehr, nannte den Vater Qesi, Pastor, und seine Mutter Nuritu nur beim Vornamen. Beide Eltern liebten Waqgari zärtlich. Als ich ihn zwei Jahre später besuchte, fand ich einen fröhlichen, aufgeweckten Jungen, der mich nicht mehr kannte, aber das Lied von der Liebe Gottes noch immer beklatschte.
Eine unserer Patientinnen kümmerte sich ganz besonders um Firdschango. Sie ließ es sich nicht nehmen, das Kind zu füttern und trockenzulegen. Sie hieß Galitu und kam aus dem Nachbardorf Wato.
Das ist ihre Geschichte: In die Schwangerenberatung kam eine Frau, die nur ein lebendes Kind hatte. Zwei Kinder waren auf unerklärliche Weise an einem Tag gestorben. Ein Kind war auf dem Weg zur Klinik gestorben. Jetzt war sie wieder schwanger, hatte nur 40 Prozent Blutfarbstoff, war am Ende der Schwanger-

schaft und hatte Angst. Wir nahmen sie stationär auf und legten sie ins Kinderzimmer. Bei der Abendandacht verhielt sie sich zurückhaltend, beteiligte sich aber eifrig bei der Versorgung der Kinder und bestand darauf, den trinkfaulen Firdschango zu füttern. Als die Wehen einsetzten und sie zum Kreißsaal ging, sah ich auf ihrem Rücken zwei Amulette baumeln. »Was ist denn das?« fragte ich. Meine Frage war überflüssig. Sie nahm unaufgefordert die beiden kleinen Lederbeutel ab: »Jetzt brauche ich sie nicht mehr« und gab sie dem Ehemann. Um ihr die Angst zu nehmen, setzte sich Wajasche zu ihr, las ihr vor und wartete mit ihr auf das Kind, das nicht lange auf sich warten ließ. Es war ein 4100 Gramm schweres Mädchen. Inzwischen war es 8 Uhr abends geworden. Eine Mitpatientin brachte der Mutter Quark. »Der stärkt dich und macht Milch«, sagte sie.

Mit der Andacht hatten die Patienten gewartet. Die sonst oft so lästigen Anverwandten entwickelten plötzlich einen enormen Arbeitseifer, sie schleppten Bänke an, stellten sie vor die Tür der Wochenstation, Aufstehpatienten in Pyjamas und Nachthemden folgten, die Kinder warm im Arm haltend. Was hatten sie vor? Sie fanden es selbstverständlich, dem lieben Gott zu danken. Galitu lag vergnügt im Bett, das Neugeborene an die Brust gelegt, im anderen Arm den satten, runden Firdschango.

Tumult in der Klinik

Juli 1980 – Der Übergang vom Tag zur Nacht ist kurz in Afrika. Eine Dämmerstunde gibt es nicht. Um 7 Uhr abends wurde gewöhnlich der Generator angeworfen. Um 6.30 Uhr war es aber schon so dunkel, daß wir ohne künstliches Licht nicht mehr arbeiten konnten. Wir saßen dann gerne vorm Haus auf der Bank und schauten in den dunkelnden Himmel hinein. An einem solchen Abend kamen vier Buben vorbei, um ihre Kälber nach Hause zu treiben. Ich kannte sie vom Kindergottesdienst als aufgeweckte, pfiffige Knaben. Sie wollten wissen, wie man zum ewigen Leben gelangt. Wir saßen dann zu fünft auf der Bank, und es entwickelte sich ein langes Gespräch über die Zehn Gebote, daß sie keine Mangos mehr stehlen und ihre Kälber nicht in die nachbarlichen Bohnenfelder treiben dürften, daß sie zum Kindergottesdienst gehen sollten und sich nicht mit den Kindern von Abosse prügeln dürften, daß sie der Mutter helfen und den Hof fegen müßten und so weiter.

»Das ist alles sehr schwierig«, meinten sie bedenklich. Inzwischen war es dunkel geworden. »Geht schnell nach Hause, eure Mutter ängstigt sich«, sagte ich ihnen. Ihre Bedenken vergessend, fingen sie sofort an zu trällern: »Die Kinder Gottes fürchten sich nicht« und trollten sich nach Hause.

Einige Tage später wurden aus diesen Kindergottesdienstengeln Kindergottesdienstbengel. Meine »frommen Herzchen« hatten sich auf dem Heimweg vom Markt mit den Nachbarskindern, die auch keine Engel waren, geprügelt. Das wäre alles gar nicht so schlimm gewesen, wenn sich die törichten Eltern nicht in falscher Weise eingemischt hätten. Drei meiner Gartenbankfreunde hatten, angefeuert von der nicht mehr ganz nüchternen Mutter, auf die Nachbarskinder und deren Mutter eingedroschen. In der allgemeinen Rauferei gab es geplatzte Kopfhäute, große Beulen und viel Geschrei. Ein Heilgehilfe schloß das Kliniktor ab und ließ Kinder und Mütter draußen weiter toben. Dann erschien der Vorsitzende, der mit dem Vater meiner Gartenbankfreunde befreundet war, höchstpersönlich und sperrte die Rowdies ein, was ihnen sicher nicht geschadet hat. Unverständlicherweise setzte er auch unseren Nachtwächter, der bei der Schlägerei gar nicht anwesend war, gleichfalls fest. Die Zeugen dieses Spektakels waren empört über die Festnahme des Nachtwächters. »Er hat doch gar nichts getan.« Eine der beiden Mütter mußte stationär aufgenommen werden. Der Vorsitzende versprach uns, einen Ersatznachtwächter zu schicken, weil die Klinik besonders an einem Wochenende nicht ohne Nachtwächter sein konnte. Leider hielt er sein Versprechen nicht, und das hatte Folgen.

Nachts um 11 Uhr rief Schwester Annemarie: »In der Klinik schlagen sich die Leute. Die Patienten fühlen sich bedroht.« Ich stopfte mein Nachthemd in die Manchesterhose, zog einen Kittel über, wickelte mich in die Gabi ein und rannte los. Auf Schönheit kam es jetzt nicht an, außerdem war es dunkel. Das Tor war abgeschlossen. Was war passiert? Zwei betrunkene Männer waren über den Zaun gestiegen und hatten einen Vater, der sein krankes Kind bewachte und friedlich auf der Veranda schlief, beiseite geschubst, auf ihn eingedroschen und ihm eine Kopfplatzwunde beigebracht. »Hier wollen wir jetzt schlafen«, riefen sie, von dem Platz Besitz ergreifend. Die anderen Angehörigen wurden munter, bewaffneten sich mit Knüppeln und Stöcken und schlugen auf die Störenfriede ein. Es wäre sicher zu einer wüsten Prügelei gekommen, wenn der sanfte Lehrer G., der von dem Geschrei wachgeworden war, den Männern nicht die Knüppel aus der Hand genommen hätte. Ich forderte mit süßen Flötentönen die beiden betrunkenen Randalierer auf, ihre Stöcke auszuhändigen, was sie sogar taten. Dann schoben wir die Krakeeler sanft aus dem Tor und schlossen schnell hinter ihnen zu. Das war ein Fehler. Ich hätte die beiden zur Dorfwache bringen sollen. Sie waren jetzt zwar außerhalb des Zaunes, aber hörten nicht auf mit dem Skandal.

Die Patienten jammerten laut. »Wir sind hier in der Klinik nicht mehr sicher. Unternimmt denn niemand etwas? Eine Klinik ohne Nachtwächter ist unmöglich.« Das stimmte. Während Schwester Annemarie die Kopfwunde nähte, marschierte ich mit Ato G., der mich mit einem Knüppel bewaffnete, und einigen Angehörigen der Patienten bei schönem Mondschein zum menschenleeren Marktplatz. Zunächst versuchten wir, den Polizeichef zu wecken. Das dauerte eine halbe Stunde. Wir berichteten den Vorfall und forderten unseren Nachtwächter zurück. Der Polizeichef wollte jedoch ohne den Vorsitzenden der Bauerngenossenschaft nicht handeln. Aus der Hütte des alarmierten Vorsitzenden hörten wir nur ein Grunzen. Dann wurde es wieder still. Es rührte ihn anscheinend gar nicht, daß die Klinik um Hilfe bat, und er dachte nicht daran, aufzustehen. Zu seiner Ehrenrettung nahm ich an, daß er so berauscht war, daß er tatsächlich nicht aufstehen konnte. Ein Kind weinte leise auf. Man hörte die beruhigende Stimme einer Frau, dann kam der Polizeichef verärgert zurück, seinen Unmut nicht verbergend. Er rief einen bewaffneten Milizsoldaten, in dem ich meinen Freund vom damaligen überraschenden nächtlichen Besuch wiedererkannte. Dieser sah mich von der Seite an, nahm die Kugel aus dem Gewehrlauf und schob sie in die Hosentasche. »Ich will die Kugel lieber in die Hosentasche stecken; sie mag das nicht«, erklärte er seinem Chef. Das ganze »Spiel« hatte eineinhalb Stunden gedauert.

Am kommenden Morgen erfuhren wir, daß der Soldat nach dem Geleitschutz für uns mit seinem Chef zurückgegangen war und keineswegs für die Sicherheit der Klinik gesorgt hatte. Die Patienten, denen nichts verborgen blieb, regten sich sehr auf. »Unerhört, das dürfen Sie nicht durchgehen lassen. Es ist Blut geflossen. Die Klinik muß etwas tun.« Und das taten wir dann auch. Wir zeigten den Vorsitzenden beim Kreisgericht wegen Verantwortungslosigkeit an, schickten die Anzeige aber nicht ab, sondern stellten die Kopie dem Vorsitzenden zu. Auf den Gedanken, unsere Pastoren um Hilfe zu fragen, waren wir gar nicht gekommen. Der eine hatte den Lärm zwar gehört, es aber vorgezogen, seine Tür zu verriegeln, um ins Bett zu gehen. Der andere hatte vielleicht tatsächlich nichts gehört, weil er hinter Ziegelwänden schlief. Es wurde ein Komitee einberufen, zu dem die Vorsitzenden der umliegenden Dörfer eingeladen wurden. Mit beredten Worten unterstützten sie uns kräftig. Daß wir unseren Vorsitzenden nicht angezeigt hatten, erzählten wir ihm erst nach der Besprechung. Er entschuldigte sich. Unsere Köpfe brummten zwar, aber es war zu keinem hitzigen Wortgefecht gekommen. Nach diesem Zwischenfall wurde die Zusammenarbeit mit der Bauerngenossenschaft von Tschallia noch besser.

Sieben Kader machen Wirbel

September 1980 – In der letzten Woche machten sieben Kader aus Bodji-Tschoqorssa das Dorf unsicher. Ihre erste Tat war, Steuern einzuziehen. Ihre Hauptaufgabe aber war, die Jugend- und Frauenarbeit neu zu ordnen. Alle Jugendlichen unter 30 Jahren hatten zum Jugendtreffen zu erscheinen. Dabei rutschten einige unserer Mitarbeiterinnen sofort ins Klimakterium. Wer kannte schon sein genaues Alter? Geburtsurkunden gab es nicht. Immerhin mußten sieben unserer Angestellten der Aufforderung Folge leisten. Sie zögerten und hatten wenig Lust. Wie sollte die Klinik mit der Restbesetzung die Arbeit schaffen? So schrieb ich dem Oberkader sofort einen höflichen Brief mit der Bitte, die Klinikangestellten von der Versammlung zu dispensieren. Wir könnten die Patienten nicht versorgen. Der Kader ließ nicht locker und antwortete in schlechtem Englisch: Alle haben zu erscheinen. Ich sei verantwortlich. Am Schluß eine der üblichen Phrasen: »Denn der Eckstein des Friedens ist der Kommunismus. Ethiopia tikdem.« Ich las unseren Mitarbeitern ohne Kommentar die Antwort vor. Auf der Veranda drängelten sich die Patienten, langsam unruhig werdend.

»Wir können nur dringende Fälle wegen Personalmangels behandeln«, beruhigte ich sie. »Aber ich will versuchen, einige unserer Mitarbeiter freizubekommen.« »Wir helfen Ihnen mit Forca« (Gewalt), rief ein Tb-Patient; dabei blitzten seine Augen angriffslustig.

»Nicht mit Forca, aber mit Qalbi (Verstand). Kommt nur mit, das kann sicher nicht schaden«, stimmte ich zu. So zogen wir los. Ich ging im Kittel mit baumelndem Stethoskop am Hals voran. Es folgte mir eine Prozession der Patienten, alte Männer und Frauen, ein hinkender Knabe, Mütter mit kleinen Babies, trippelnde Kinder. Ein seltsamer Zug wahrhaftig. Auf dem Marktplatz riefen wir den vor Furcht zitternden Vorsitzenden und feilschten mit ihm und einem schwerbewaffneten Kader um unsere Angestellten. Als der Kader mein Gefolge sah, verstand er

unsere Gründe und entließ sechs der sieben Angestellten, so daß wir mit Verspätung unsere Kranken versorgen konnten.
Auch Dessitu gehörte zu den Zitierten. Sie kam völlig erschlagen nach einer neunstündigen Sitzung zurück. Es war ein neues Komitee gewählt worden, in das man drei unserer Mitarbeiter gewählt hatte. Das hieß also, sie mußten bei jeder Sitzung bis zum bitteren Ende anwesend sein. Wie sich diese neue Maßnahme auf die Gesamtarbeit auswirken würde, wußten wir noch nicht.
Den christlichen Jugendlichen wurden die Umhängekreuze abgenommen. Sie wurden beschimpft, daß die Umerziehung bisher so wenig Erfolg gezeigt hat. Einige von ihnen hatten schon im Gefängnis gesessen. Jetzt zwang man sie, die kommunistischen Parolen zu lernen. Den christlichen Jugendlichen schlug eine Welle des Hasses entgegen.
Einige Kader zogen danach ab; drei blieben, um im Ort auf ihre Weise Ordnung zu schaffen. Am Nachmittag wurde unser Evangelist, Ato D., der in der Kirche Konfirmandenunterricht gab, inhaftiert. »Die Kirche darf nur sonntags geöffnet sein«, hieß es. Er sollte am kommenden Morgen nach Bodji-Tschoqorssa überführt werden.
»Glauben Sie, daß ich mich morgen von Ato D. verabschieden kann, oder schade ich ihm?« fragte ich einen unserer Freunde. »Natürlich können Sie das. Es weiß doch jeder, daß Sie mit Ato D. befreundet sind. Ich gehe auch«, sagte er. Am nächsten Morgen vor Tau und Tag stiefelten Schwester Elisabeth, eine norwegische Schwester, die einige Wochen in Tschallia aushalf, und ich los. Das Dorf schlief noch. Der Dorfnachtwächter kam auf uns zu.
»Ich weiß, wohin Sie wollen. Warten Sie, ich begleite Sie. Der Weg ist matschig und schlecht. Und ich will mich auch verabschieden. Ato D. ist ein guter Mann.« Am Abend vorher hatten die Dorfleute von Tschallia sich mit den Kadern gestritten. Die Dorfleute hatten Ato D. zugestanden, daß er, bevor er nach Bodji-Tschoqorssa ins Gefängnis ging, sich zu Hause von Frau, Kindern und Freunden verabschieden durfte. Er war ein im Dorf

angesehener Mann. Zähneknirschend hatten sich die Kader der Dorfmehrheit fügen müssen. Wir waren nicht die einzigen, die sich von Ato D. verabschieden wollten. In der Hütte saßen Freunde und Nachbarn, die alle dem Gefangenen und seiner Familie über die kurze Zeit bis zum Abschied hinweghelfen wollten. Den Aufbruch hatten die Kader um zwei Stunden vorverlegt, wohl aus Angst vor der Reaktion der Leute. Das letzte Wort des Evangelisten war: »Setzt euch ins Licht und laßt es leuchten.« Dann verließ er das Dorf zusammen mit den Kadern und zwei Dorfpolizisten.

Ato D.'s Sohn traf die Gefangennahme des Vaters sehr, weil er ihm in seiner Treue, Standhaftigkeit und Unerschrockenheit Vorbild und Stütze war. Fünf Monate später kam er zurück. In seinem Hause ging es zu wie in einem Hochzeitshaus. Von nah und fern kamen die Freunde, um sich mit dem Entlassenen und der Familie zu freuen.

Ato D. erzählte lachend die Geschichte eines Vaters, den man mit seinen zwei Kindern eingesperrt hatte, weil sie öffentlich in der Kirche gesungen hatten. Der Vater und die Kinder waren gefragt worden, ob sie auch im Gefängnis singen würden. O ja, habe er geantwortet, sie seien darauf vorbereitet, und dann hätten sie sofort losgelegt: »Jesus ist für uns gestorben, er ist auch für dich gestorben.« Das wurde dem Polizisten zuviel, erzählte Ato D. Das Singen sei sofort unterbunden worden, und noch am gleichen Tag wurden Vater und Kinder entlassen.

Laßt die Christen zufrieden

Oktober 1980 – Am Sonntag war Fasten- und Gebetsgottesdienst. Der Küster und ein Kirchenvorsteher halfen mit im Kindergottesdienst. Adam und Schwester Elisabeth versuchten, 200 Kinder ruhig zu halten, was erstaunlicherweise möglich war. Die Flanellbilder hatten eine große Anziehungskraft. Die Kinder stellten Fragen, so daß man nie unvorbereitet sein durfte. Als

Text hatten wir die Kindersegnung. Der Erwachsenengottesdienst dauerte beinahe vier Stunden. Pastor O. predigte deutlich und gut. Er war in Bodji-Tschoqorssa gewesen und litt sehr unter der ganzen Situation. Dort hatte er dem Bezirksvorsteher gesagt, sie sollten doch endlich mit dem willkürlichen Gefangennehmen aufhören. Sie wüßten doch, daß die Regierung Religionsfreiheit proklamiert habe. Sie sollten die Christen zufrieden lassen. Er wisse genau, daß die Christen sich außerhalb der Arbeitszeit treffen dürften, auch der Kindergottesdienst sei offiziell erlaubt.
»Hören Sie nicht auf, Ihre Mitarbeiter zur Bibelarbeit einzuladen und die Kindergottesdiensthelfer vorzubereiten«, ermutigte er mich.
Als wir daraufhin am nächsten Mittwoch unsere Bibelstunde hielten, war der Kreis kleiner geworden, das Gespräch um so besser, das sich bei Süßkartoffeln und Salzkaffee fortsetzte.
November 1980 – Das Leben ging weiter. Tagsüber wühlten wir in unserer Klinik, abends fütterten wir in Eintracht unsere Kinder. Die Zwillinge hatten sich prächtig entwickelt, aus Dinqa war ein liebebedürftiges Kind geworden, das sich für jede Zuwendung mit einem Lächeln bedankte. Für den Kindergottesdienst habe ich jetzt die Verantwortung übernommen. Er ist zu einem festen Bestandteil in der Kirche geworden.
In der zweiten Novemberwoche wurde ein praktischer Heilgehilfenkursus mit drei Studenten abgeschlossen. Um dem chronischen Personalmangel abzuhelfen, bildeten wir in Tschallia bewährte Pfleger in drei Monaten zu praktischen Heilgehilfen aus. Den theoretischen Unterricht gab Bajissa, ein kluger, respektabler Heilgehilfe. Den praktischen Unterricht erteilten wir. Unsere Studenten lernten u. a., intramuskuläre Spritzen zu geben und Infusionen zu richten. Wir hofften damit, in der Trockenzeit nicht wieder in Engpässe zu kommen. Herr Koller, der Techniker aus Aira, legte in den Kreißsaal eine Batteriebeleuchtung, so daß wir nicht mehr bei Kerzenschein oder stinkender Gaslampe die Babies holen mußten. Das war eine schon lange herbeigesehnte Verbesserung.

Ende des Monats wurde der Superintendent verabschiedet. Er hatte sich nach Aira versetzen lassen, weil seine Frau zur Schule gehen sollte. Der Dorfpoet Farada rezitierte ein Gedicht über die christlichen Tugenden. In seiner Kleidung sah der Dichter wie ein Eskimo aus; er trug einen himmelblauen Anorak, eine gestreifte Hose, nur die Pudelmütze fehlte. Pastor T. mußte ihm wegen seiner geringen Körpergröße eine Kiste unter die Füße stellen, damit er überhaupt über die Kanzel sehen konnte.

1981 beginnt mit Besinnung

Januar 1981 – Die Jahresretreat für die deutschen Mitarbeiter am Langanosee war diesmal erholsam, die Bibelarbeit über die Apostelgeschichte gut, die Atmosphäre entspannt und das Wasser wunderschön. Es wurde eine muntere Zwischeneinlage eingeschoben über »Aira wie es lacht und lebt«. Es hörte sich alles heiter an, wenn man aber die Wirklichkeit kannte, sah man geschäftig rennende Leute, die sich in die Arbeit hineinbissen und wenig lachten. Arbeit kann nicht nur Medizin sein, sondern auch zum Gott werden.

Einmal wöchentlich trafen sich immer noch die Damen der deutschen Gemeinde von Addis Abeba, um für Hospitäler, Kliniken, Sozialstationen, Blindenheime und dergleichen zu nähen. In diesem Jahr nähten die »Gottseligen Weiber«, wie wir sie nach wie vor nannten, für das Hospital Aira. Heike Kalmbach schnitt schnell und geschickt 20 himmelblaue Hosenbeine zu, die die Damen unter ihrer Regie zu Operationshosen zusammennähten.

Bei unseren Aufenthalten in Addis Abeba besuchten wir die Damen manchmal, um sie über unsere Arbeit im Inland zu informieren. Zwischen dem Leben in der Hauptstadt und der Existenz im Inland schienen Welten zu liegen, dabei waren wir nur 500 Kilometer voneinander getrennt. Verglichen mit dem Inland schien das Leben in Addis Abeba wieder in normalen Bahnen zu laufen. Die Kirchen waren voll, hier sah man nichts von einer Christenverfolgung. Die Leute sprachen wenig, und wenn, dann über das Wetter. Von Qes Gudina fehlte immer noch jede Spur, auch seine Frau war verhaftet worden. Was spielte sich unter der heil erscheinenden Oberfläche ab?

Die ärztliche Versorgung war in Addis Abeba dürftig, teuer und unzureichend. Hatten unsere Freunde in Wollega überhaupt begriffen, was ein Hospital im Inland, mit einem Fachchirurgen besetzt, für sie bedeutete?

Die Arbeit in Tschallia ging weiter. Wir fuhren regelmäßig in die Dörfer und Gemeinden, unterrichteten dort die Frauen und Bauern, begleiteten die Pastoren sonntags zu Gemeindefesten, um im Anschluß an die Predigt Gesundheitserziehung zu unterrichten.

Anfang 1981 wurde ein allgemeines Treffverbot herausgegeben. Kleine Schurken sahen ihre große Stunde gekommen, wurden Funktionäre, verängstigten die Menschen und sperrten grundlos harmlose Bürger ein. Ein Lehrer folterte bei einem Verhör einen Bauern zu Tode. Er wurde zwar angezeigt, aber dadurch wurde der Tote auch nicht wieder lebendig. Zeitweise sah es so aus, als ob die Inhaftierungen, Schikanen, Denunzierungen örtlich begrenzt und auf einige Scharfmacher zurückzuführen waren, die die Leute verunsicherten, sie ängstlich und mißtrauisch machten. In diesem Jahre zeichnete es sich immer mehr und mehr ab, daß hinter dem häßlichen Durcheinander Methode steckte. Man deckte die Leute so mit Aufgaben in den Genossenschaften, im Dorf, im Komitee und auf dem Feld ein, daß nur wenig Zeit für andere Arbeit blieb. Fernbleiben wurde bestraft. So wurde einer unserer Mitarbeiter Mitglied in fünf Komitees. Einmal wöchentlich mußten alle Mitarbeiter an der Versammlung der Gewerkschaft teilnehmen. Unsere Heilgehilfen und Hebammen hatten in der Analphabetenschule zu unterrichten und dergleichen mehr.

Frauen und Männer waren jetzt gleichberechtigt. Familienbindungen zerbrachen. Eltern verloren ihre Kinder, die in die Städte gingen, die Schulen besuchten und nach Abschluß der Schule ohne Arbeit auf den Märkten herumgammelten. Den Jugendlichen wurde verboten, zur Kirche zu gehen. Damit nahm man ihnen den letzten Halt. Die Zahl der Selbstmordfälle nahm zu. Eine 16jährige Schülerin entband sich selbst unter der Bettdecke von einem Kind, warf das Baby in die Latrine und hängte sich danach auf. Bei einem anderen Mädchen konnten wir gerade noch das Schlimmste verhüten. Vor den Toren der Klinik gebar ein 16jähriges Mädchen einen Jungen, das Kind war tot. Die Mutter des Mädchens behauptete zwar, daß es eine Totgeburt gewesen war, was wir aber bezweifelten. Das Mädchen wurde in die Entbindungsstation gelegt, die Mitpatientinnen kümmerten sich um die sehr jugendliche Mutter und sprachen mit liebevollem Ernst auf sie ein.

Doppelte Christel

Februar 1981 – Aus Deutschland trafen zwei junge Mädchen als freiwillige Helferinnen in Tschallia ein und arbeiteten für acht Wochen mit. Beide hießen Christel und wurden Christel tokofa und Christel lamafa genannt (die erste und die zweite Christel). Sie halfen im Kinderzimmer, im Verbandszimmer, fügten sich gut in die »schnelle Truppe« ein und wurden akzeptiert.
Das war nicht selbstverständlich. Unsere Äthiopier verhielten sich allen Neuankommenden und Gästen gegenüber sehr abwartend, behandelten sie freundlich, aber distanziert. Sie räumten ihnen ein Jahr Narrenfreiheit ein, in dem man ihnen die Fehler, die jeder macht, verzieh. Als sich die Zeit des freiwilligen Einsatzes dieser beiden Mädchen dem Ende näherte, machte ein junger Lehrer bei Schwester Annemarie einen Vorstoß: Er möchte Christel lamafa heiraten, die selbst nichts von ihrem Glücke ahnte. Ob er die Ältesten schicken dürfte? Schweser Annemarie verwies ihn an mich, ich sei für die jungen Mädchen verantwortlich. Daraufhin winkte er sehr schnell ab. »Dr. Elsabeth? Wir mögen sie nicht fragen«, sagte er. Das war auch besser so.

April 1981 – Wie in allen Orten gab es auch in Dila ein Gefängnis. Es lag neben dem Klinikraum. Bei meinem monatlichen Überwachungsbesuch vermißte ich Waltadji, einen Helfer. »Wo ist Waltadji?« fragte ich einen Heilgehilfen, der ein betretenes Gesicht machte. »Im Gefängnis«, sagte er und zeigte auf den Nebenraum. »Warum denn das?«
Waltadji war ein freundlicher junger Mann, aktiver Christ und hatte schon einmal zu der Gruppe junger inhaftierter Christen gehört. Er war in der Klinik Dila als Helfer eingestellt worden, war fleißig, hilfsbereit und einsatzfreudig.
»Er hat nichts getan«, sagte der Heilgehilfe bekümmert. Dann erschien Waltadji selbst, mich freundlich begrüßend. Er hatte zusammen mit einem Evangelisten und einem 14jährigen Schüler abends eine Andacht gehalten und dabei gesungen. Ein junger Lehrer, der nebenan wohnte, fühlte sich gestört und herausgefordert und zeigte die drei jungen Leute wegen nächtlicher Ruhestörung und antirevolutionären Verhaltens an.
Zwei Abiturienten, die im Nachbardorf Badas die Bauern politisch schulten, nahmen diesen Fall in die Hand und wollten die drei Gefangenen nach Gulisso überführen. Dort hätten sie mit einer längeren Gefängnisstrafe rechnen müssen. Da Waltadji schon einmal – wie gesagt – inhaftiert worden war, wäre er wahrscheinlich nach Nekamte überführt worden, und dort hätte er Jahre sitzen können. Der Heilgehilfe T. war verzagt. »Ich habe alles versucht, aber die Abiturienten sind unerbittlich. Vielleicht erreichen Sie etwas.« Pastor S., der mich begleitete, zog sich sofort zurück.
Unter einem schattenlosen Baum traf ich die drei Burschen und habe sie dort förmlich weichgeredet. Einer von ihnen war zu meiner Zeit im Hospital geboren worden. Ich kannte die Eltern gut, die ihm den schönen Namen Eba, Segen, gegeben hatten. »So, so«, murmelte ich vor mich hin, »der Segen Gottes bringt die Kinder Gottes ins Gefängnis. Das ist fast paradox.« Der andere

kam aus Galao; sein Vater, ein ruhiger, besonnener Bauer, war sicher nicht mit seinem Filius einverstanden. Der dritte im Bunde war ein Bruder eines Mitarbeiters aus Dapo-Gatscho. Sie taten mir leid. Als 18jährige Burschen sollten sie über das Schicksal von drei Menschen, von denen einer fast noch ein Kind war, entscheiden. In ihren Gesichtern stand Härte, Haß mit Furcht gemischt. Das Freuen hatten sie verlernt. Und das sagte ich ihnen auch. Am Ende der Unterredung ließen sie den Klinikangestellten und den Evangelisten laufen. Der Schüler mußte nach Gulisso überführt werden, weil er keinen Ausweis hatte. Er wurde aber vier Wochen später entlassen.

Damit war diese Geschichte noch nicht zu Ende. Der Heilgehilfe T. berichtete, der Denunziant sei krank und schleiche schon zwei Tage um die Klinik, habe aber nicht gewagt, um Hilfe zu bitten. Erst heute sei er zur Behandlung gekommen und habe über Rheumatismus geklagt. »Ich habe ihm nicht gerne geholfen, er ist ein mieser Kerl«, bemerkte unser Mitarbeiter.

Der Lehrer lag im Fieberdilirium in einem fensterlosen Raum vor einer weißgekalkten Wand, vollgeschmiert mit vielen kommunistischen Parolen und dem Hammer-und-Sichel-Emblem. Ein junges Mädchen goß ihm aus einer Kalabasse Quark in den Mund. »Laß das sein. Er ist nicht bei Bewußtsein, er verschluckt sich«, verbot ich dem Mädchen jede Hilfe. Der Lehrer hatte eine Gehirnmalaria. Hier konnten wir ihn nicht liegen lassen. Wir versorgten ihn, nahmen ihn mit nach Tschallia und legten ihn ins Krankenzimmer. Dort erholte er sich schnell. Bereits am zweiten Tag ließ er sich ein Gesangbuch geben, um kräftig bei der Abendandacht mitzusingen. Wußte er, daß er dabei das gleiche tat, was er bei den drei jungen Leute in Dila als antirevolutionär angesehen hatte? Da er ohne Angehörige war, versorgte ich ihn. Adam marschierte dreimal täglich zur Klinik, um meinen »kleinen Kommunisten« mit Tee, Brot, Indjera und Wott zu füttern.

Als er eine Woche später gesund nach Dila zurückging, versprach er mir hoch und heilig, die Religionsfreiheit zu respektieren. Er bedankte sich, steckte sich eine Bibel in die Tasche, die er allerdings später verkaufte, und ging heim. Einige Wochen später schrieb er mir einen langen Brief, bat um Vergebung für sein schäbiges Verhalten, betonte, er sei ein guter Christ geworden, und möchte jetzt ein Stipendium haben. Da wir ihm diese Bitte nicht erfüllen konnten, blieb er in Dila Lehrer. Von weiteren Denunzierungen seinerseits habe ich nichts gehört.

Mein Abschied

Mai 1981 – Die letzten Monate in Tschallia verliefen friedlich. In der Klinik war Hochbetrieb, die Frauen wurden noch einmal zu einem Kursus eingeladen, für die Bauern und Heilgehilfen fanden Seminare statt, in den Kindergottesdienst strömten die Kinder, und mittwochs abends trafen wir uns mit den Mitarbeitern in meinem Hause zur Bibelarbeit, bei der üblicherweise wieder Süßkartoffeln und Salzkaffee als »Nachspeise« gereicht wurden.

Mit der »schnellen Truppe« und unseren Freunden feierten wir meinen Abschied. Im Garten blühte noch eine dunkelrote Rose, die Orchideen waren verblüht. Am Zaun stolzierte ein Kronenkranich, der Mais wuchs schön. Einem bekannten Evangelisten hatte man eine Regentonne gestohlen, eine nicht zu ersetzende Kostbarkeit. Ich hatte noch eine leere Honigtonne stehen, mit der ich vor Jahren eingereist war. Die sollte er haben. Um die Leute von Tschallia nicht eifersüchtig zu machen, brachten wir sie zwei Tage vor meiner Abfahrt bei Nacht und Nebel zu seiner Hütte. Am Sonntag verabschiedete ich mich von der Gemeinde. Ich hatte mir eine kleine Rede aufgeschrieben, den Zettel aber zu Hause vergessen. So mußte es ohne gehen. Nach der Predigt öffnete sich die Kirchentür, der Kindergottesdiensthelfer Elias führte die Kindergottesdienstkinder in geordneter Reihe in die Kirche. Sie bauten sich vor dem Altar auf und sangen ihr Abschiedslied von der Liebe Gottes. Dabei wurde ich meinem

Vorsatz, keine Träne zu vergießen, untreu. Ich verließ Tschallia am 29. Juni morgens um 5.30 Uhr. Die Nebel hingen noch zwischen den milchig grünen Dargebergen, hinter denen das Tageslicht langsam aufstieg. Abba Gura fuhr den Landrover durch das Tor von Tschallia, das Oliqa hinter uns schloß. Ob ich Tschallia wiedersehe?

Kapitel 9: Geteiltes Leben

»Laßt uns arbeiten mit dem Herze
und laßt uns wirklich lieben, was wir lieben.«

Vincent van Gogh

Februar 1983 – Das Medizinische Komitee der Westsynode der Äthiopischen Evangelischen Kirche Mekane Yesus bat mich, drei Monate in Westwollega Kurse für Frauen, Heilgehilfen, Gesundheitshelfer, Gemeindehelfer durchzuführen. Außerdem sollte ich eine junge deutsche Schwester in die verschiedenen Arbeiten in einer Missionsklinik einführen. Aus den geplanten drei Monaten wurden zehn. Nach anderthalb Jahren »Zwischenpause« kehrte ich nach Äthiopien zurück.
In Addis Abeba schien sich wenig verändert zu haben. Es kam mir allerdings so vor, als habe sich eine Glocke von Hoffnungslosigkeit und Resignation vermischt mit Angst und Verzweiflung über die Stadt mit ihren Menschen gelegt. Am Flugplatz wurde ich kaum kontrolliert. Die Ursache dafür war wahrscheinlich die sehr frühe Morgenstunde meiner Ankunft. Nicht nur die Fluggäste waren müde, sondern auch die Zöllner wirkten unausgeschlafen. Nina Dürr, die als Lehrerin für Missionarskinder mit mir angekommen war, mußte für ihr Tonbandgerät und Radio einen beachtlichen Zoll von 180 Birr bezahlen. »Was brauchen junge

Leute ein Tonbandgerät?« murmelte ein Zöllner mit Afrolook, der sich Inspektor nannte. Ein großäugiges Mädchen setzte frei kalkulierend die Zollgebühren fest.
Einige Schlaglöcher in den Straßen der Landeshauptstadt waren ausgebessert worden. »In zwei Jahren wird der eine Belohnung bekommen, der überhaupt noch ein Schlagloch entdeckt«, hieß es. An den Straßenampeln standen immer noch Bettler und nutzten die wenigen Sekunden Rotlicht, um den Fahrern ihre schmutzigen und Lepra-verstümmelten Hände durchs Seitenfenster unter die Nase zu halten. Es hingen nicht mehr so viele blutrünstige Revolutionsposter an den Häuserwänden, nur die drei »Revolutionsheiligen« Marx, Engels und Lenin blickten noch immer auf die Menschen nieder. Bei der Afrikahalle wurde später ein riesiges Lenindenkmal errichtet. Lenin marschierend. »Oh, er geht in Richtung Bole«, sagten die Leute. Bole ist der Name des Stadtteils, in dem der Flugplatz liegt. In den Geschäften erhielt man oft das, was man gar nicht wollte, und nicht das, was man wollte.
Gulale, der Stadtteil, in dem die Hermannsburger Mission ihren Sitz hat, schien der gleiche geblieben zu sein. Die Familie des Missionars Kalmbach rüstete sich, Äthiopien zu verlassen. Das Mädchen Rahel aus Tschallia sorgte als Wirtschafterin gut für die Gäste und hatte einen bunten Strauß aus Amaryllen, Iris, Fuchsien und Margeriten auf den Tisch gestellt. Wir bezogen den »D-Zug«, das älteste Gästehaus auf dem Missionsplatz. Das Wasser im Klo lief immer noch spärlich. Die Waschbecken waren immer noch oder schon wieder verstopft, die Steckdosen ausgeschlagen, erfüllten aber ihren Zweck.
Kuma, der Nachtwächter, rannte uns in der von mir gestrickten, dunkelblau-melierten Strickweste freudestrahlend entgegen und riß uns die Koffer aus der Hand. Seine kranke Niere war ausgeheilt, er war dicker und noch kahlköpfiger geworden.
Am ersten Tag in Addis Abeba ließen wir gleich unsere Ministeriumsbesuche »anrollen«. Wir hinterließen bei der Kripo 14 Fingerabdrücke, erst jeder Finger einzeln, dann alle Finger zusammen, darauf die ganze Hand mit Daumenballen, und

schließlich wurde noch die Handinnenfläche abgedrückt. Auf dem Arbeitsministerium war meine Akte verschwunden. Die Zeit verstrich, und meine sich in Arbeit befindende Strickjacke wuchs. Immerhin fand sich innerhalb von 24 Stunden die Akte unter dem Namen Annerose wieder. Jetzt sei alles nur noch eine Kleinigkeit, wurde mir gesagt. Die Beamten hatten recht, denn drei Tage später brachte Willi Kalmbach die Arbeitserlaubnis mit.

Gari kam täglich, er hieß früher Plumps, war jetzt dünner und ernsthafter geworden und arbeitete als technischer Lehrer in einem Rehabilitationszentrum für jugendliche Kriminelle. Sein Gehalt betrug 300 Birr netto im Monat. Davon zahlte er 30 Birr Miete und 2 Birr täglich für den Bus, der ihn zum Arbeitsplatz brachte. Er schenkte mir eine gepreßte Ledertasche, die seine jugendlichen Kriminellen fabriziert hatten. Der Nähverein der »Gottseligen Weiber« existierte immer noch und nähte und stickte rote, grüne, lila und weiße Stolen für Pastoren.

Die Kirchen waren überfüllt. Auch Jugendliche strömten in Scharen in die Gotteshäuser. Eine Reihe christlicher Religionsgemeinschaften war verboten worden. Viele ihrer Mitglieder schlossen sich den noch offenen Kirchen an. Das Kirchenverwaltungsgebäude der Mekane-Yesus-Kirche wirkte deprimierend. Nachdem das Hauptverwaltungsgebäude 1981 verstaatlicht worden war, war die Kirchenverwaltung in die Büroräume der Addis-Abeba-Synode eingezogen, die aber nicht ausreichten. In den Eingängen stapelten sich Stuhl- und Tischrahmen, Akten, Bücher, Schreibmaschinen, Rechenmaschinen. Zwischen dem Wirrwarr wurde gearbeitet. Ich traf viele Bekannte aus Wollega, die sich in der Hauptstadt wohler fühlten. Samuel, ein junger Mann aus Tschallia, früher Peter Hörnleins Übersetzer, war Fahrer und Einkäufer geworden und wußte überall gut Bescheid. Von Generalsekretär Qes Gudina fehlte immer noch jede Spur. Seine Frau saß noch im Gefängnis. Im Laufe von nur zehn Tagen erhielt ich meine Einreisepapiere für die Provinz Wollega und reiste in Richtung Westen ab.

Auf der Sicherheitsbehörde in Nekamte traf ich Freund Josef wieder. Ich hatte ihm 1981 wegen seiner rheumatischen Beschwerden eine Strickjacke verordnet. Er hatte mich damals gefragt, ob ich ihm eine stricken könnte. Ich hatte ihm aber geraten, das solle lieber ein junges Mädchen tun; ein so stattlicher junger Mann wie er habe doch sicher eine tüchtige, nette Freundin. Er trug jetzt eine bunte, warme Strickjacke und war erstaunt, daß ich mich an seinen Rheumatismus erinnerte. Nun ja, das gehörte ja schließlich zu meinem Beruf.

Der Amtsarzt des Gesundheitsamtes in Nekamte, dem ich im November 1982 zu alt vorgekommen war und der deswegen das Visum abgelehnt hatte, fand mich jetzt kräftig, jung und stark genug, um die Arbeit in Wollega zu tun.

Im Polizeigefängnis besuchte ich Pastor O. und seine Freunde aus Bodji und durfte sie sogar sprechen. Es tat mir leid, daß ich nur eine Bananenstaude bei mir hatte. Pastor O. wurde später ins Hauptgefängnis überführt. Dort war nur sonntags Besuchstag. Das hieß, man konnte die Gefangenen sehen, ihnen von Ferne zuwinken und Eßbares, das vorher vom Überbringer getestet werden mußte, oder auch Geld abgeben.

Ich kam einen Tag früher als erwartet in Tschallia an. Die Nachrichten aus Addis Abeba waren verstümmelt durchgekommen. Als ich am Morgen in Tschallia eintraf, hatte Schwester Annemarie schon ein volles Haus: Sie saß bei geschlossenem Fenster hinterm Schreibtisch in einer Wolke von Mief und Gestank, umringt von einer dicken Traube Menschen, die alle zur gleichen Zeit redeten. Ich verzog mich schnell, begrüßte die »schnelle Truppe« und ging in meine Wohnung.

Die Gärten waren verbrannt, nur hier und da blühten einige Amaryllen, an den Zäunen rankten lila Bougainvillea. Im Wohnhaus wurde gerade geputzt. Die Stühle waren hochgestellt, und die Tische standen draußen. Alte Freunde und bekannte Schlitzohren kamen einer nach dem anderen zur Begrüßung. Wir saßen zwischen

den Stuhlbeinen und tranken Unmengen von Salzkaffee. Irgendeine Seele hatte Dadi vom Markt geholt. Wir unterhielten uns über das Leben in Tschallia, über neu gegründete Familien, ihre Kinder, über die Freunde, die im letzten Jahr gestorben waren, und über Schwierigkeiten im Dorf. Ich fühlte mich wieder zu Hause; fast war es so, als wäre ich gar nicht weggewesen.
Ein Evangelist und ein Kirchenvorsteher waren angezeigt worden, sie hätten Gemeindeglieder in ihren Häusern versammelt, waren nach Gimbi geschickt worden, kamen aber nach einigen Tagen zurück.
Das Leben der Menschen war härter geworden. Manchmal schien es mir so, als ob für die Freude kein Raum geblieben war. Sonntags versammelte sich nur noch eine sehr kleine Gemeinde in der Kirche, die in der Hauptsache aus Frauen bestand. Jugendliche sah man überhaupt nicht mehr in der Kirche. Anstelle des Jugendchores sang jetzt ein junges Pastorenehepaar. Offiziell war Geldsammeln in Gottesdiensten verboten. »Das ist Ausbeutung«, hieß es. Am Altar lehnte aber ein Klingelbeutel, an dem niemand vorbeiging, ohne seinen Obulus hineinzuwerfen.
Auf dem Sonnabendmarkt vermißte ich das fröhliche Treiben. Einige alte Weiblein hockten vor ihren Zwiebel- und Knoblauchbündeln, unter dem schattigen Wadessabaum saßen immer noch die Butterleute und verkauften 1 Kubaja Butter für zehn Birr. Der Mais kostete jetzt fünf Kubaja zwei Birr. In Aira war alles noch teurer. Es gab weder Wolle noch bunte Stoffe. Hier und da waren einige Nesselhemden im Angebot. Einige Weber aus Gute-Likassa verkauften weiße, gewebte Baumwollnatalas mit roten und grünen und lila Streifen unter Preis – war mein Eindruck.

Hygiene – auch für die Seele

Zum Auftakt meiner Arbeit lud ich die »hygienischen Damen« ein. Wir hatten sechs Gruppen zusammengestellt, zu denen wir auch die Leiterinnen der Bauerngenossenschaften gebeten hatten.

Die Damen folgten der Einladung fast geschlossen. Der erste Kursus stand unter dem Thema »Verantwortung der gesunden Familie für das Dorf«, da ließ sich viel hineinpacken. So fingen wir mit der äußeren Sauberkeit an, gingen zur vernünftigen Ernährung über, sprachen über Krankheitsverhütung und schlossen die Hygienestunde mit Seelsorge ab. Denn schließlich besteht jeder Mensch aus Leib und Seele, und die Frauen wollten als Mütter doch sicher alle gerne, daß ihre Kinder auch seelisch gesund blieben. Unser Appell: Tut etwas dafür! Sie sollten – so empfahl ich – mit den Kindern die biblischen Geschichten nicht nur lesen, sondern auch lernen, und den Kindern die Zehn Gebote beibringen. Die Frau eines entlassenen Synodenfahrers, dessen Auto beschlagnahmt worden war, kam nach dem Kursus noch einmal zurück, um sich extra zu bedanken: »Ganz besonders dafür, daß Sie mich nicht ›weggeworfen‹ haben«, sagte die Frau in ihrer Ausdrucksweise. Damit die Kursusteilnehmerinnen nicht mit leeren Händen nach Hause gingen, gaben wir ihnen ins Oromo übersetzte Bibelteile mit.
Als ich dem Bezirksverwalter das Programm für die Gesundheitshelfer einreichte (Bauernkurse), schickte er es mit der Bemerkung zurück, er könne keine Verantwortung für dieses Seminar übernehmen, weil er nicht alle Punkte verstanden habe. Wir hatten Ato Marqo, einen Landwirtschaftsexperten, gebeten, über Fruchtwechsel und den Tischlermeister von Tschallia, Hermann Kruse, über Aufforstung zu sprechen.
Die Verantwortung wollte ich gerne tragen. So luden wir die Bauern ein, und das Seminar verlief ohne Zwischenfall. Die Bauern berichteten von ihrer Arbeit. Einer von ihnen hatte es tatsächlich fertiggebracht, in seinem Gebiet 250 Klos bauen zu lassen. In der Klinik sahen wir den Erfolg: Die Zahl der Wurm- und Hakenwurmerkrankungen in seinem Gebiet hatte abgenommen, ebenfalls die Zahl der Hungerkinder. Leider war das eine Ausnahme: in vielen Gebieten sah es noch schlimm aus.
Die Kinder litten am meisten. Sie kümmerten still vor sich hin und löschten aus wie eine Kerze. An einem Mittag fanden wir auf

der Veranda ein kleines, verlassenes, zweijähriges Mädchen. Die Eltern hatten es auf der Klinikveranda »vergessen«. Es saß ganz still mit traurigen Augen in einem greisenhaften Gesicht. Es wog nur fünf Kilo und ließ sich teilnahmslos in die Küche tragen, aß dort wortlos einen Brei und wurde in ein Kinderbett gelegt. Niemand konnte sich an die Eltern erinnern. Auf dem Klinikzettel des Kindes stand unter Name: Argame (die, die gefunden wurde) und als Diagnose: Marasmus und Rachitis. Das Kind starb zwei Tage später.

Als ich das Fortbildungsprogramm für Heilgehilfen dem Bezirksverwalter einreichte, beanstandete er das Abendprogramm. Ich hatte dorthin einen Diavortrag über Hautkrankheiten in tropischen Gebieten gesetzt. Diapositive seien sehr gefährlich, er müsse selbst kommen und fordere ein Auto. Er kam tatsächlich, störte ziemlich, machte die Heilgehilfen unsicher und mich nervös, weil einige unter den Seminarteilnehmern vor lauter »Genosse Mitiku, haben Sie es verstanden?« und »Genosse Mitiku, wollen Sie noch etwas dazu sagen?« gar nicht richtig zuhörten. Er beschloß übrigens das Seminar mit einer gewaltigen, auf amharisch gehaltenen Rede, von der ich kein Wort verstand. Er habe uns sehr gelobt, wurde mir später gesagt.

Früher war es für uns einfacher gewesen, Mütterkurse in den Dörfern durchzuführen. Damals konnten wir wochentags fahren und hatten die Sonntage für uns. Das war jetzt vorbei. Die Frauen waren in den Genossenschaften und auf den Feldern so mit Aufgaben eingedeckt, daß wir die Wiederholungskurse nur an Sonntagen während oder anstelle der politischen Hauptversammlungen durchführen konnten, für die Frauen eine freudig begrüßte Abwechslung, für uns ein wahres Opfer. Morgens um 7 Uhr fing der Gottesdienst in der Tschallia-Kirche an, den wir schon aus Solidarität nicht schwänzen durften. Um 9 Uhr wurde gefrühstückt und um 11.30 Uhr fuhren wir in die Dörfer, es waren insgesamt zwölf. Gab es noch eine Gemeinde, kündeten wir unseren Besuch nach vorheriger Absprache in der Gemeinde und den Bauerngenossenschaften an. Gab es keine

Gemeinde mehr, arbeiteten wir mit den Genossenschaften zusammen. Im allgemeinen fanden diese Kurse in den Kirchen oder ehemaligen Kirchen statt. Die Kirchenräume waren geräumig, hatten ausreichend Sitzbänke und waren relativ sauber. Diese Kurse wurden gut besucht, oft halfen uns auch unsere Gesundheitshelfer.

Tanz ums Goldene Kalb

Die Kirche von Wara-Ilu war für die Umstände im Inland eine der schönsten. Sie ist als eine der ersten für Gottesdienste geschlossen worden. Es handelte sich um einen Lehmbau mit Zementfußboden und ordentlichen Holzbänken. An der Altarwand befand sich ein großes Kreuz aus Fensterglas, das schon von weitem auffiel, wenn es die Sonne zum Glitzern brachte. 30 Meter weiter lag ein kleines Schulgebäude.

Als wir in Wara-Ilu eintrafen, bereitete uns die Jugendmabera einen besonderen »Empfang«. Unter dem Kirchenkreuz tanzten, trommelten, klatschten, pfiffen junge, vollbusige Mädchen und großlockige Burschen, angefeuert von einem hüpfenden Vortänzer, einen ekstatischen Reigen. Als wir näher kamen, wurde aus dem Singen ein Grölen, aus dem Tanzen ein »trunkener Rausch«. Ich mußte unwillkürlich an den Tanz um das Goldene Kalb denken.

Die Darbietung in dem sakralen Raum verursachte bei mir Übelkeit. Meine »hygienischen Damen« reagierten anders. Die Leiterin, eine resolute, couragierte Bauersfrau in den mittleren Jahren, beschimpfte nicht gerade leise den jugendlichen Anführer, sparte auch mit Kraftausdrücken nicht: er wisse doch genau, daß heute die Frauen ihr Treffen haben, und die Jugend habe die Kirche zu räumen. Der Anführer fragte mich aggressiv nach einem Erlaubnispapier. Ich war nicht sehr freundlich, als ich ihm antwortete, wenn er den von der Regierung gewünschten Gesundheitsunterricht verhindern wolle, läge am kommenden Morgen eine Anzeige

gegen ihn auf dem Schreibtisch des Provinzgouverneurs und des Bezirksverwalters wegen antirevolutionären Verhaltens.
»Unterrichten Sie, wo Sie wollen«, fauchte mich der Jugendleiter wütend an und verzog sich, um unter den Tänzern unterzutauchen. Meine Damen protestierten beharrlich: Die Jugend habe die Kirche zu räumen. Vielleicht war es falsch, daß ich einen Kompromiß schloß und mit den Frauen in die gegenüberliegende Schule zog, aber ich war diese Art der Auseinandersetzung leid. Das Gegröle und Getanze war mir arg auf die Nerven gegangen. Jedenfalls brachten wir ohne weiteren Ärger unser Programm zu Ende. Zum Unterricht schickte der Jugendboß sogar die großen Mädchen, die aber sofort zurückgepfiffen wurden, als meine Damen bei »Halbzeit« singen wollten und ein Passionslied mit fünf Versen anstimmten. »Wenn die Kinder nicht singen wollen, sollen sie es bleiben lassen. Wir haben sie ja nicht gerufen. Wir wollen aber singen«, bestimmten sie und sangen kräftig, ohne Gesangbuch, ihr Lied.
Nach diesem ungewöhnlichen Sonntagskursus wurde in der darauffolgenden Woche die Tschallia-Klinik förmlich von Besuchern aus Wara-Ilu überflutet. Sie kamen nicht nur als Kranke, sondern baten mich auch, das unmögliche Betragen ihrer Kinder zu entschuldigen.
Alle Kurse und Seminare wurden nach sechs Monaten wiederholt.

Gastarbeiter im Hospital Aira

18.4.1983 – Der leitende Arzt des Hospitals in Aira, Dr. Doorenbos, ist in Urlaub gegangen. Nach seiner Abfahrt übernahm Dr. Vogt das Hospital als stellvertretender leitender Arzt. Ich half ihm in der Hospitalarbeit. Wir teilten uns die Arbeit auf: Dr. Vogt übernahm die Frauen- und Kinderstation, ich die Männer- und die Tb-Station. In die poliklinische Arbeit, die Nachmittagsprogramme, den Unterricht in der Heilgehilfenschule und in den

Sonntags- und Bereitschaftsdienst haben wir uns geteilt. Der Wiedereinstieg in Aira war für mich nicht schwer. Ich kannte viele Patienten und die meisten Mitarbeiter. Trotzdem fühlte ich mich als Gastarbeiter auf Zeit.

Das Hospital hat sich seit meinem Weggang vor 13 Jahren verändert. Es war eine Institution geworden. Über Aira lag eine drükkende, schwüle Hitze, es schien fast so, als ob sich der Druck auf alles gelegt hatte: auf die Häuser, die Bäume und die Menschen, die unfroh wirkten. Die Europäer waren überlastet mit Arbeit, die äthiopischen Mitarbeiter schienen gleichgültig, die Schulkinder frech. Die schöne Eukalyptusallee vor dem Hospital war verschwunden und durch eine breite, rote Schotterstraße ersetzt worden, über die Toyotas, Landrover, Taxis, in eine dicke, rotgelbe Staubwolke eingehüllt, zum Freitagsmarkt hochdonnerten.

Das Hospital wirkte schmutzig und verkommen; die einst durchsichtigen Wellbleche, die den Tanzsaal, die Innenwartehalle, erhellten, waren inzwischen erblindet und ließen nur trübes Licht auf die sich drängelnden, wartenden Kranken fallen. »Sie waren zu lange weg«, sagte Dr. Harms, »deswegen sehen Sie den Staub und den Dreck und die vielen unfrohen Menschen so deutlich, von denen es mehr gibt, als der Platz vertragen kann.«

Man fing in Aira genauso wie in Tschallia morgens um 8 Uhr mit einem Lied und einer Andacht an, an der sich sogar ein Pastor beteiligte. Überall rannten Leute herum, Heilgehilfen, Schüler, Pfleger, Patienten. In der Poliklinik saßen in sechs »Luken« Heilgehilfen, versorgten die ambulanten Patienten und riefen die Ärzte, wenn sie nicht mehr weiterkonnten. Das war anstrengender, als wenn man an seinem Schreibtisch gesessen und von da aus die »unklaren Fälle« untersucht hätte. Aber es fehlte der Raum. Zwischen Hospital und Schwesternhaus parkten auf einem mit Maschendraht umzäunten Parkplatz staubige Autos.

Ich wohnte in Doorenbos' Haus, genoß jeden Morgen von 7 bis 8 Uhr den Blick ins schöne grüne Domital, beobachtete die bunten Vögel in den Eukalyptusbäumen und trank meinen Kaffee auf der Veranda. Dr. Doorenbos hatte einige Büsche aus dem Rasen

genommen, so daß der Blick noch freier und weiter geworden war. In der Poliklinik fielen mir die vielen jugendlichen Psychosen auf. Junge, ängstliche Burschen mit Kopfschmerzen, Verfolgungswahn, verdrängten Aggressionen, Schlaflosigkeit. Die Patienten kamen von weither, Dembi-Dollo (120 Kilometer), Nekamte (200 Kilometer), Mendi (150 Kilometer), Asossa (250 Kilometer). Die Heilgehilfen anderer Kliniken baten auch um Medikamente. Besonders in den Regierungskliniken waren die Medizinregale leer. Das Leben war teuer geworden. Dann kamen zwischendurch immer noch Leute, die ihre Scheine nur so hinblätterten und obendrein noch eine teure Taxe von Nedjo nach Aira (200 Birr) bezahlen konnten.
Die Zahl der Selbstmorde hatte zugenommen. Ich führte viele Einzelgespräche und fand den geeignetsten Raum dafür im gynäkologischen Untersuchungszimmer. Nebenan lag die Apotheke, und vor dem Raum befand sich die Dunkelkammer, so daß wir keine Zuhörer hatten.
Ein junger Mann suchte Rat in der Klinik. Er war Zehntklässler, Mitglied in vier Komitees, unterrichtete abends in der Analphabetenschule und war zum Überfluß auch noch in das Auswahlkomitee gewählt worden. Das Gremium entschied über die jungen Leute, ob sie zum Militär eingezogen werden sollten oder nicht. Er klagte über Schlaflosigkeit, Kopfschmerzen und Agressionen (auf die Karteikarte hatte die Heilgehilfin geschrieben: »Er sagt, ich möchte mich oder andere umbringen«).
Die Europäer lebten ihr Leben innerhalb des Hospital-Grundstücks und gingen kaum vor das Tor. Aber das lag nicht nur an ihnen. Im letzten Jahr war gezielt gegen die »Forendjis« gehetzt worden. Früher waren die äthiopischen Freunde gerne zu einem Plauderstündchen gekommen. Wir luden uns gegenseitig ein, freuten uns zusammen, z. B. über ein gesundes Kind, oder trauerten mit ihnen, wenn ein Angehöriger gestorben war. Wenn wir von einer Reise oder aus dem Urlaub zurückgekommen waren, war es selbstverständlich, daß die Freunde uns mit einem frohen »Baga nagadan galtani« (Wie gut, daß Sie in Frieden heimgekommen

sind) begrüßten. Das schien es in Aira jetzt nicht mehr zu geben. In Tschallia war das anders. Wir gehörten dort zu den Leuten, hier standen wir außerhalb. Das schmerzte.

Einmal in der Woche besuchte ich alte Freunde in ihren Häusern. Sie freuten sich alle. Hada Samuel harkte unter den Mangobäumen trockenes Laub zusammen und weinte um ihre Kinder, die in der Welt verstreut waren. Nur zwei lebten noch in Äthiopien, Girma als Apotheker in Addis Abeba und Daniel im Gefängnis. Sie sorgte für ihre alte Schwägerin, die vor der Kirchentür auf einem wackeligen Hocker saß, blicklos vor sich hinstierte und mich nicht mehr erkannte. Eine kleine Nichte brachte Freude in das leere Haus.

Auf dem Markt war es ruhig, die Menschen lebten in ihren Häusern hinter verschlossenen Türen. Einer traute dem anderen nicht. Der Alkoholkonsum hatte immens zugenommen. Wie überall, wo die Kirchen noch nicht geschlossen worden waren, fing der Gottesdienst in Aira um 7 Uhr an und dauerte zwei Stunden. Den Jugendlichen war es verboten worden, die Kirche zu besuchen. Karfreitag blieb gesetzlicher Feiertag. Da es an diesem Tag keine Versammlungen gab, fand in der Aira-Kirche ein Mammutgottesdienst statt. Das Gotteshaus war fast voll. Eine Überraschung wartete nach der Kirche in Gestalt von zwei jugendlichen bewaffneten Milizsoldaten auf uns. Sie standen an der Kirchentür und schrieben die jugendlichen Kirchgänger auf und sperrten die Kinder, die ihre Mütter begleitet hatten, ein. Das war ungeheuerlich, denn es handelte sich um 10- bis 12jährige Kinder. Ich bekam einen strengen Verweis von einem unserer Mitarbeiter, weil ich einem der jungen Milizsoldaten gesagt hatte: »Du kannst doch nicht die Kinder einsperren, sie haben doch nichts getan.« Er hatte sich daraufhin mit einem »Ich bin gezwungen worden« verzogen.

»Sie dürfen sich nicht einmischen, sonst werden diese Kinder als Europäerschützlinge abgestempelt«, sagte der Mitarbeiter. Vielleicht hatte er recht. Aber wie sollte man sich verhalten? Wir befanden uns stets in einer Zwickmühle: Durch Schweigen machten

wir uns schuldig, durch Reden auch. Die Kinder wurden abends entlassen.
Der Schrecken in Aira waren immer noch die politischen Jugendlichen. Die Jugendmabera stand zwar legal unter der Bauernmabera, diese hatte aber Angst vor der Jugendorganisation und überließ dieser das Feld der Agitation. Ein Lehrer, der Sohn von Ato Goldzahn aus Ale-Kobera, war der Nachfolger des amtierenden Jugendbosses geworden und stand seinem Vorgänger in Schärfe und Härte in nichts nach. Ich lernte ihn in der Poliklinik als Patienten kennen: ein pechschwarzer, stattlicher junger Mann mit einem gut geschnittenen, etwas ausdruckslosen Gesicht und harten Augen, der bei jeder Berührung zusammenzuckte.

Als »graue Eminenz« in Tschallia

Mai bis November 1983 – Als ich Ende Mai aus Aira zurück nach Tschallia kam, fand ich Schwester Annemarie in einem völligen Erschöpfungszustand vor. Inzwischen war Schwester Ernie aus Mendi zurückgekehrt. Wir schickten Schwester Annemarie für eine kurze Zeit nach Addis Abeba zum Abschalten und Ausschlafen. Dort brach bei ihr Flecktyphus aus, der schon in ihr gesteckt hatte. Zwei Tage waren wir sehr in Sorge um sie. Es war gut, daß Frau Dr. Harms gerade in Addis Abeba war und die Behandlung in die Hand nehmen konnte. Zur gründlichen Wiederherstellung reiste Schwester Annemarie dann nach Deutschland.
So blieb mir nichts anderes übrig, als wieder in die Klinikarbeit einzusteigen. Schwester Ernie wurde die verantwortliche Klinikschwester. Sie mußte es lernen, eine große Klinik zu führen. Ich spielte dabei die »graue Eminenz«, übernahm die stationären Patienten und sprang da ein, wo es nötig war: Erwachsenenklinik, Kinderklinik, Labor, Verwaltung. Jeden Nachmittag paukte ich mit Schwester Ernie Tropenmedizin.

Unsere kleine Tschallia-Familie war zusammengeschrumpft. Übriggeblieben waren: Frau Wajitu, unsere beste Heilgehilfin, Hermann Kruse arbeitete mit seinem Holz weiterhin bis abends um 10 Uhr in der Werkstatt, Schwester Ernie, als passionierte Bäckerin, wirkte in der Klinik, die vierte im Bunde war ich.
In der Westsynode sah es nicht gut aus. Die Finanzlage war miserabel, die meisten Kirchen waren geschlossen. Pastoren und Evangelisten hatten ihre Arbeitsstellen verloren. Kirchenkollekten durften nicht eingesammelt werden. Der Hauptrechnungsführer war mit Familie nach Addis Abeba gegangen. Während im Aira-Bezirk alle Pastoren entlassen wurden und nur wenige wieder eine Anstellung fanden, waren im Tschallia-Gebiet davon ausschließlich Evangelisten betroffen. Warum nur? Die Gehälter der Evangelisten waren doch viel kleiner als die der Pastoren. Dabei wußte jeder, daß die Gemeinde nicht von den Pastoren getragen wurde, sondern von einigen Evangelisten, Kirchenvorstehern und Gemeindegliedern. Es war beispielsweise fast unmöglich, einen Pastor zu bewegen, ein Kind notzutaufen.
»Die Kirche geht von innen aus kaputt«, sagte einmal traurig einer unserer jetzt im Gefängnis sitzenden Geistlichen. Es konnte nicht nur Angst sein, die die Pastoren in ihren Aktivitäten lähmte. Viele hatten schon lange das Fundament verloren. Es schlichen sich schlimme Gedanken ein wie: »Wäre es nicht besser, die Kirche ginge vollständig kaputt, um danach auf den Trümmern eine gesunde Gemeinde wiederaufzubauen?«
Nicht alle Pastoren waren müde geworden; es gab auch wenige unerschrockene Streiter Gottes, die ihren christlichen Glauben nicht der Angst und der Ideologie opferten. So war unser Gemeindepastor ein treuer, frommer Mann geblieben, dessen Angst nie so weit ging, daß er seinen Glauben verriet.
So wie in Aira häuften sich auch in Tschallia die Selbstmordfälle. Die Kriminalität nahm zu. Eine tote junge Frau wurde mit ihrem toten, neugeborenen Baby zu uns gebracht. Wir sollten die Todesursache feststellen. Der Mann war Soldat im Norden und seit vier Jahren vermißt. Wahrscheinlich hatte die Mutter zuerst das

Kind umgebracht, dann sich selbst. Wir konnten nichts anderes tun, als mit dem Vorsitzenden der Bauerngenossenschaft, der mitgekommen war, unter vier Augen zu sprechen.
Einem jungen Mann konnte noch geholfen werden. Seine Geschwister hatten ihn am Selbstmord gehindert und ihn zu uns gebracht. Acht Tage später wurde der 14jährige Neffe mit schweren Depressionen in die Klinik eingeliefert. Die Depressionen waren in dem Augenblick ausgelöst worden, als er seinen Onkel im Baum hängen sah. Er war ein guter Schüler gewesen; sein Vater hatte ihn von der Schule genommen, weil er das Schulgeld nicht mehr bezahlen konnte. Die Mutter schaffte es nicht, ihre neun Kinder zu ernähren. Jetzt stand sie vor der Entbindung des zehnten Kindes. Der Ehemann hatte Familienplanung abgelehnt, trank und trieb sich in den Bars herum. Oft ging der Junge zu seinem Stiefbruder und bat um Brot. Jetzt lag er bei uns, aß nur noch auf Aufforderung, die Decke über den Kopf gezogen. Sein Stiefbruder schämte sich seiner. Warum nur? Das Kind war doch krank. Dann fiel mir ein von Freunden selbstgemaltes Bilderbuch »Vom Vater und vom Himmelreich« in die Hände, mit bunten, großflächigen Bildern und wenig Text. Ich hatte mir für die Abendandacht die Geschichte vom guten Hirten ausgesucht, las sie vor, zeigte den Patienten die Bilder und erklärte die Geschichte. Das Kind verfolgte sie mit großen Augen schweigend und fing danach plötzlich an, eine Strophe des Abendliedes zu singen. Seit diesem Abend war das Kind verändert. Es sprach manchmal sogar einen Satz. Dabei kehrten immer drei Worte wieder: Budena (Brot), Skola (Schulgeld) und Wangela (Evangelium).
»Um das Brot kümmere ich mich«, sagte ein Mitpatient, der mit einer Nierenentzündung in der Klinik lag und von seiner Frau reichlich versorgt wurde. Das Schicksal dieses Kindes beschäftigte nicht nur uns, sondern die Mitpatienten gleichermaßen.
»Um die ›Wangela‹ müssen Sie sich aber kümmern«, bestimmte ein junger Abiturient. Er lag mit einer schweren Malaria in der Klinik und war auf dem Wege der Besserung. »Und was machen wir mit der Schule?« fragte er weiter. Der junge Mann hatte das

Problem des kleinen Burschen zu seinem gemacht. »Dafür sorge ich, aber erst im kommenden Jahr«, versprach ich, ließ Tesfai, so hieß das Kind, nach der Entlassung aus der Klinik drei Tage im Klinikgarten arbeiten und legte das Schulgeld beiseite. Nach Arbeitsschluß lernte Tesfai bei mir die Bibel kennen und versäumte diesen Unterricht nie. Die Mutter schickten wir zur Sterilisation nach Aira ins Hospital. Mit dem Vater sprach der Gemeindepastor.
Wie auch in Aira führte ich in Tschallia viele Einzelgespräche. Die Patienten waren alle aufgeschlossen und dankbar. Mir reichte es schon, wenn wir ihnen etwas Hoffnung geben konnten.

Minka – die Missionskatze

Oktober 1983 – Unsere Katze Minka ist inzwischen eine alte Dame geworden. Sie war von vornehmer Herkunft. Ihre Großmutter gehörte zur Familie der Siamkatzen. Minka selbst wurde im Kleiderschrank des Pastoren der deutschen Gemeinde von Addis Abeba geboren. Mit pastörlichem Segen verließ sie eines Tages das gutbürgerliche Zuhause, um in der Tragetasche mit Uschi Hörnlein nach Dapo-Gatscho zu fliegen. Lange ist es her. Dort verlebte sie ihre ersten Lebensjahre, freundete sich mit dem Hund Foffi an, den sie überlebt hat. Minka liebte es, in Kleiderschränken, Kommoden oder gar im ehelichen Bett des Missionars ihre zahlreichen Nachkommen zur Welt zu bringen.
Als die Familie des Missionars Hörnlein 1975 Dapo-Gatscho verließ, flog Minka in einem hellgelb-blau-gestreiften Bastkorb mit nach Tschallia. Der Pilot Max hatte sie in den Frachtraum gesperrt, worüber sie sehr beleidigt war, den Korbdeckel hochhob und uns nach der Landung vorwurfsvoll anmiaute.
Minka war eine schöne schwarz-weiß-getigerte Mamrekatze mit einem schwarzen Schwanz und weißen Querstreifen. Drei feine schwarze Linien liefen von ihrer Schnauze zu den Ohren und gaben ihr ein vornehmes, distinguiertes Aussehen. Sie gewöhnte

sich schnell in Tschallia ein, liebte die weichen Stühle und zerkratzte beim Schärfen der Krallen einen bunten Wottkorb, einen Sessel im Missionarshaus und einen Wäschekorb. Wenn es ihr zu langweilig wurde, ging sie zur Klinik, wo sie sich am wohlsten in der Wochenstation fühlte. Ratten und Mäuse gab es genug. Aber Hörnleins als große Tierfreunde hatten sie etwas verwöhnt, sie wurde bequem, schlief tagsüber im Sessel und fraß durchaus nicht alles. Essensreste waren selbstverständlich unter ihrer Würde.
Ihr erster Ehemann in Tschallia war Dilbas weißer Kater, der das verspeiste, was Minka verschmähte. Regelmäßig stellte er sich zur Abendbrotzeit ein. Er hatte eine schauerliche Stimme und produzierte mit ihr viermal jährlich vier bis sechs Nachkömmlinge.
Minka war ein geselliges Tier. Sie fehlte bei keiner Einladung, benahm sich gesittet und unauffällig und wartete geduldig auf ihre Zeit. Nur einmal wäre fast ein Unglück passiert. Wir hatten Gäste, darunter den Evangelisten Obbo Deressu mit Frau und Söhnen. Minka hatte es sich im Sessel hinter meinem Rücken bequem gemacht. Plötzlich wurde es feucht. »Passen Sie auf!« rief Obbo Deressu. Aber es war schon passiert. Ein klägliches »Miau« ertönte hinter meinem Rücken, und wir konnten es noch gerade verhindern, daß sie nicht auch noch mit den vier folgenden Katzenbabies im Sessel niederkam.
Vor drei Jahren traf Mister Lars, ein Schwede, als landwirtschaftlicher Experte in Tschallia ein. Er konnte exzellent kochen, wurde der Meisterkoch von Tschallia, kurierte kranke Kühe, Ochsen, Katzen, Kälber und Esel, war uns ein guter Nachbar und pflegte zu sagen: »The only way to survive is to eat. I have to supply 100 kg body weight daily.« (Nur durch Essen kann man überleben. Ich muß täglich 100 kg Körpergewicht versorgen.) Mr. Lars war ein großer, stattlicher Mann.
Er freundete sich mit Minka an und siezte sie. »Kommen Sie, Minkelina«, rief er. Nur mit ihren Ehemännern war er nicht einverstanden.

Der weiße Kater hatte nach Dilbas Versetzung nach Aira längst das Klinikgrundstück verlassen und stromerte wild in der Stadt herum. So suchte sich Minka unter ihren Söhnen und Enkeln die neuen Väter ihrer Kinder aus.

»Dieser Inzucht muß ein Ende gesetzt werden«, beschloß Mister Lars, brachte aus Bodji ein weiß-gelb-grün-geflecktes Ungetüm von Kater mit, den er Oscar nannte. Er wurde ein richtiger Missionarskater, nicht so anspruchsvoll wie Minka. Beim Frühstück saß Oscar zu Füßen seines Herrn und schloß pietätvoll die Augen, wenn dieser das Tischgebet sprach. Sein Miauen war wohltönender als das von Dilbas Kater. Er fraß Mais, fing Mäuse, war mit dem zufrieden, was Minka ihm von ihrer Mahlzeit übrigließ, und sorgte für weitere Nachkommenschaften.

Die Mäuse- und Rattenplage in Tschallia war groß, und die Nachfrage nach jungen Katzen nahm so zu, daß Mr. Lars beschloß, ein »Rat-Cat-Project« (Ratten-Katzen-Projekt) zu starten: Jährlich zwanzig neue Katzen fangen wieviel Ratten und Mäuse??? Er legte eine Liste an und notierte sorgfältig die Namen derjenigen, die ein Minka-Oscar-Katzenkind haben wollten. Nach Erfüllung des Antrages wurde der Antragsteller abgehakt. So konnten Eifersuchtsszenen unter den Katzenfreunden vermieden werden.

Minka erzog ihre Kinder vorbildlich, zeigte ihnen, wie sie sich sauberhalten, Mäuse fangen und das Katzenklo benutzen mußten. Vor einigen Monaten verlor sie einen Backenzahn, so daß sie nur noch kleine Ratten und Mäuse fangen konnte. Die großen Ratten fing der Schuljunge Adam mit der Falle und servierte sie Minka zum Frühstück. So verspeiste sie z. B. in einer Woche 18 dicke, große Ratten, die Adam über meinem Schlafzimmer gefangen hatte. »Sie ist eine Dame und verdient es, ausgezeichnet zu werden«, bestimmte Mr. Lars und sorgte für auserwählte Mahlzeiten. Soweit ich weiß, lebt Minka noch heute und wirkt weiterhin fleißig am »Rat-Cat-Projekt« mit.

10. November 1983 – Bevor ich nach Deutschland zurückkehrte, lud sich der Kirchenvorstand von Tschallia selbst ein, um in

unserem Hause mit mir Abschied zu feiern. Die Gäste brachten Indjera und Wott, Dadi und Zitronenwasser und ein kleines Mädchen zum Servieren mit. In ihren eigenen kirchlichen Räumen durften sie sich nicht mehr treffen. Es wurde ein vergnügter Abend mit Geschichten aus der alten und neuen Zeit. Es wurde viel gegessen und gelacht, so, wie sie es zu Hause sicher lange nicht mehr erlebt hatten.

Ich habe es nicht bereut, noch einmal nach Äthiopien zurückgegangen zu sein, und hoffe nur, daß die Zeit nicht umsonst war, daß sie den Freunden geholfen und hier und da Mut gemacht hat, und daß zerbrochene Hoffnungen gekittet werden konnten.

Am 14. November 1983 fuhr ich in Tschallia ab. Vier Tage später stieg das Flugzeug in Addis Abeba auf, und am 19. November kam ich in Hannover an.

»Dein eigener Einsatz bewirkte das nicht, nur Gott.
Doch freue dich, daß Gott deinen Einsatz brauchte in seinem Werk.
Freue dich, wenn du fühlst, daß, was du tatest, notwendig war.
Doch erkenne, daß du auch so nur ein Werkzeug warst für ihn.
Der durch dich ein Stückchen zu dem Ganzen fügte,
das er gestaltete zu seinem Ziel.«

Dag Hammerskjöld

Worterklärungen

Abba	Vater; als Anrede: Vater von …
Ato	amharische Anrede: Herr
Balambaras	ursprünglich vom Kaiser verliehener militärischer Titel; Verwaltungsbeamter
Dadi	Honigwein, Met
Djarti	ältere Frau, ältere Dame
EAL	Ethiopian Airlines (Äth. Fluglinie)
Farsso	Getreidebier
Gabi	Oromo: großes, warmes Umschlagtuch aus handgesponnener und -gewebter Baumwolle
Gifti	Oromo: Dame, Herrin
Gofta	Oromo: Herr, Gebieter
Hada	Mutter; als Anrede: Mutter von …
Hakim	Arzt, Ärztin
Indjera	großes, weiches Fladenbrot aus Teff- oder Maismehl
Kubaja	Hohlmaß, ca. 3/4 Liter
MAF	Missionary Aviation Fellowship, Missionsfluggesellschaft
Makina	Auto; Maschine
Mana Qoritscha	Medizinhaus, Krankenhaus; hier: die grasgedeckte Hütte, die in Aira als erster Behandlungsraum diente
Moti	Oromokönig, oberster Herrscher
Netela	feines Baumwolltuch, meist mit bunter Borte
Obbo	Oromo: Verwandtschaftsbezeichnung; als Anrede: Herr …
Qalu	Oromo: traditioneller religiöser Führer, Wahrsager
Qenjasmatsch	ursprünglich vom Kaiser verliehener hoher militärischer Titel, Verwaltungsbeamter
Qes	Priester, Pastor
Qiltubaum	großer Laubbaum mit weitausladender Krone
Qoritscha	Medizin
Ras	höchster vom Kaiser verliehener Titel, etwa: Fürst
Schamma	amharisch: großes Umschlagtuch aus handgesponnener und -gewebter Baumwolle
Teff	sehr feinkörniges äthiopisches Getreide
Wott	reich gewürztes, äthiopisches Gericht aus Fleisch oder Gemüse

Entwicklung der Ärztlichen Missionsarbeit in Äthiopien Hermannsburger Mission/ Ev.-luth. Missionswerk in Niedersachsen

Übersicht

1953

August	Schwester Irmgard Grüner beginnt eine tägliche poliklinische Arbeit in einer grasgedeckten Hütte in Aira.
November	Ankunft von Schwester Erika Rausch und Dr. Traute Freimann in Aira; Einarbeitung von Dr. Freimann bei Herrn Dr. Lundholm in Nekamte.

1954

Februar	Ankunft von Dr. Elisabeth Knoche in Aira; Rückkehr von Dr. Freimann aus Nekamte; poliklinische Arbeit in Aira, Besuchsdienst und Impfungen in Tschallia und anderen Gemeinden.
Juni	Schwester Irmgard Grüner wird in Tschallia stationiert; wöchentlicher Besuchsdienst durch einen Arzt aus Aira.

1955

Mai	Schwester Erika Rausch übernimmt die poliklinische Arbeit in Tschallia; Schwester Irmgard Grüner geht nach Aira zurück.

1956

November	Die neue Poliklinik in Aira wird bezogen: Untersuchungsraum, 2 Behandlungsräume, Operationsraum, Labor, Apotheke, 2 Wirtschaftsräume.

1957

Januar	Die MTA (med.-techn. Assistentin) Fräulein Huffmann, als Gast in Aira, richtet das Labor ein und prüft technische Möglichkeiten zur weiteren Diagnostik.
April	Ankunft von Schwester Tine Albers und Schwester Vera von Mengden in Aira; Patientenhaus mit 25 Betten in Betrieb genommen; Installation eines Wasserhahnes zur Wasserversorgung der gesamten Anlage.

1958	
Mai	Operationsraum und Labor erhalten Wasseranschluß; erster Sterilisator, mit Petroleum betrieben, wird in Betrieb genommen.
September	Elektrisches Licht in der Poliklinik. Ankunft von Schwester Annemarie Weseloh in Aira.
1959	Elektrizität für Krankenzimmer und Wirtschaftsgebäude; Poliklinіktage und -wochen mit Impfungen in entfernteren Gemeinden.
1960	
Februar	Schwester Irmgard Grüner kehrt nach Deutschland zurück.
Juni	Bettenzahl im Patientenhaus auf 50 erhöht; Röntgenkugel eingetroffen; Übernachtungshaus mit Maultierstall für Patienten von außerhalb in Betrieb genommen; die MAF fliegt Tschallia an.
August	Beginn des ersten Heilgehilfenkurses (Dresser Course) unter Dr. Freimann.
September	Ankunft von Schwester Anneliese Paesler in Aira.
1961	
Februar	Trockenvakzine ermöglichen Pockenimpfungen in größerem Umfang.
Juni	Erweiterungsbau für das Hospital begonnen.
August	Erstes Examen für Heilgehilfen (Elementary Dresser Examination) in Aira unter einem Beauftragten des Gesundheitsministeriums aus Addis Abeba; Einstellung eines Sekretärs für amharische Korrespondenz und Hilfe in der Verwaltung.
September	Bafikadu Gudetta als erster Heilgehilfe mit voller Ausbildung (Dresser Examination Hospital Nazareth) eingestellt. Erster Frauenkursus in Aira unter Dr. Knoche in Hygiene, Säuglingspflege und Ernährung; Hygieneunterricht in der Bibelschule für Evangelisten durch Dr. Knoche.
Dezember	Ankunft von Gundula Fröse, Krankenschwester und MTA, in Aira.
1962	
Februar	Anbau an das Wirtschaftsgebäude in Betrieb genommen.
April	Ein Zoologe und eine MTA durch Asta-Werke zur Hakenwurmerforschung nach Aira entsandt.
Juli	Erweiterungsbau des Hospitals in Betrieb genommen: 2 Untersuchungsräume, 2 Behandlungsräume, Klassenzimmer, Labor, Büro, 2 Nähzimmer, Wäschelager, Wasch- und Abstellräume.

September	Erstes Heilgehilfenexamen nach zweijähriger Ausbildung (Advanced Dresser Examination) in Aira. Schwester Anneliese Paesler kehrt nach Deutschland zurück.

1963

Februar	Maria Benne arbeitet bis Dezember als Diätassistentin im Hospital mit.
Oktober	Dr. Freimann kehrt nach Deutschland zurück.
November	Neue Wasserleitung für das Hospital (Flußwasser).

1964

Januar	Turunesch Bato als erste Heilgehilfin mit voller Ausbildung (Dresser Examination Hospital Nazareth) eingestellt.
Mai	Schwester Erika Rausch kehrt nach Deutschland zurück. Schwester Vera von Mengden übernimmt die Arbeit in Tschallia.
August	Das Hospital Aira bekommt einen Landrover.

1965

März	Erweiterungsbau mit neuen Krankenzimmern fertiggestellt: 70 Betten in Männerabteilung, Frauenabteilung, Kinderzimmer, Entbindungsstation und Tb-Zimmer.
April	Dr. Hans-Jürgen Zeyssig kommt als Urlaubsvertretung für Dr. Knoche nach Aira.
Juli	Die Klinik in Kone wird in einem gemieteten Haus eröffnet und mit einem Heilgehilfen (Advanced Dresser) besetzt.
November	Die Klinik in Inango-Kobera wird eröffnet und mit einem Heilgehilfen (Advanced Dresser) besetzt.

1966

August	Dapo-Gatscho wird regelmäßig alle 2 Monate für 1 Woche von einer Schwester besucht.
September	Erstmalig 2 Mädchen im Heilgehilfenkurs (4th Dresser Course).

1967

Januar	Schwester Ingrid Schuhmacher vom DED übernimmt als Urlaubsvertretung für Schwester Gundula Fröse die Arbeit als Schul- und Poliklinikschwester.
April	Die MTA Fräulein Zeller vom DED übernimmt das Labor.
November	Schwester Marianne Beermann vom DED kommt nach Aira.

Dezember	Schwester Gundula Fröse kehrt aus Deutschland zurück und übernimmt wiederLabor, Poliklinik und Heilgehilfenkurs. Die Klinik in Dapo-Gatscho wird zunächst in einem provisorischen Haus eröffnet und mit einem Heilgehilfen (Advanced Dresser) besetzt. Frauenkurse in Inango-Kobera.

1968

Januar	Ankunft von Schwester Renate Kurowski in Äthiopien.
März	Schwester Vera von Mengden kehrt nach Deutschland zurück.
April	Schwester Marianne Beermann übernimmt die Klinik in Tschallia. Erster augenärztlicher Sprechstundentag in Aira mit Herrn Dr. Jacobs aus Addis Abeba. Einweihung der Klinik in Dapo-Gatscho. Schwester Renate Kurowski trifft in Aira ein.
Mai	Ankunft von Schwester Waltraud Sieck in Aira.
Juli	Die Klinik in Gudji-Getare wird eröffnet und mit einem Heilgehilfen (Advanced Dresser) besetzt.
September	Herr Dr. Tiedemann kommt als Urlaubsvertretung für Dr. Knoche. Schwester Waltraud Sieck übernimmt den Heilgehilfenkurs. Schwester Gundula Fröse verunglückt tödlich.
Oktober	Schwester Gurli Hansen vom Schwedischen Entwicklungsdienst ist als MTA für das Labor verantwortlich.

1969

Januar	Schwester Annemarie Weseloh übernimmt die Klinik in Dapo-Gatscho.
Mai	Ankunft von Dr. Dirk van Riesen in Aira, Frau Irmgard van Riesen arbeitet als Hebamme und Krankenschwester mit.
Juni	Beginn einer wöchentlichen Mutter-Kind-Beratung (Under-Five-Clinic) in Aira.

1970

Juni	Ankunft von Dr. Harald Kretschmer in Aira.
Juli	Dr. Knoche übernimmt die Arbeit in Tschallia: Klinikarbeit, Überwachung der Kliniken in Kone, Inango-Kobera, Dapo-Gatscho, Gudji-Getare; Kursusarbeit. Beginn einer wöchentlichen Schwangerenberatung in Tschallia.

August	Schwester Gurli Hansen führt für 4 Wochen Kurse in Tschallia durch: Krankenpflegekurs für Klinikhelfer (Orderlies), Laborkurs für die Heilgehilfen in den Außenkliniken, Hygienekurs für christliche Jugendleiter. Haus für 10 stationäre Patienten gebaut.
Oktober	Schwester Jemarwuha Mitiku in Tschallia eingestellt.

1971

Januar	Eingliederung der medizinischen Arbeit in die Äthiopische Evangelische Kirche Mekane Yesus (EECMY). 88 000 Choleraimpfungen von Aira und Tschallia aus durchgeführt.
Mai	Dr. van Riesen kehrt nach Deutschland zurück. Erste-Hilfe-Kurs in der Handwerkerschule Tschallia; Beginn des wöchentlichen Hygieneunterrichts in der Schule in Tschallia. Fertigstellung der neuen Klinik in Kone.
Juni	Dr. Harald Dabbat tut für 6 Monate, die Medizinalassistentin Hilde Baumgarten für 3 Monate Dienst in Aira.
September	Schwester Annemarie Weseloh übernimmt für 1 Jahr die Urlaubsvertretung für Dr. Knoche in Tschallia. Die Außenkliniken werden von Aira aus überwacht.

1972

Juni	Ankunft von Dr. Wolfgang Meyer in Aira. Beginn eines wöchentlichen Tb-Sprechtages in Tschallia.
November	Schwester Jemarwuha Mitiku verläßt Tschallia.

1973

Februar	Ankunft von Dr. Susanne Harms in Aira. Die MTA Hanna von Busch arbeitet für 6 Monate in Aira. Schwester Agitu Wadadjo für 3 Monate in Tschallia; Beginn des Programms für Familienplanung in Tschallia. Waqete Dabsu, die Frau des Gemeindepastors, übernimmt die Klinik in Gudji-Getare.

1974

Januar	Ankunft der MTA Maria Schultze in Aira. Schwester Ilonka Müller vom Österreichischen Entwicklungsdienst kommt nach Tschallia.
April	Die Klinik in Kone wird geschlossen.
Juni	Beginn der Lepra-Arbeit in Dapo-Gatscho.

1975

Februar	Schwester Ilonka Müller kehrt nach Europa zurück. Die Klinik in Tschallia bekommt einen Anbau für die Kleinkindbehandlung (Under-Five-Clinic).
April	Dr. Meyer kehrt nach Deutschland zurück.

1976

Februar	Schwester Margret Gräbsch, DÜ, übernimmt in Tschallia die Entbindungsstation und die stationären Patienten, Schwester Barbara Reichelt, DÜ, die Poliklinik für Kleinkinder und ein Impfprogramm in den Dörfern. In Dapo-Gatscho und in Gudji-Getare wird je ein Wohnhaus für den Heilgehilfen fertiggestellt.
September	Beginn eines wöchentlichen Polikliniktages in Dila-Gogola.
Oktober	Die norwegische Ärztin Dr. Hanne Larssen trifft in Aira ein.
November	Herr Ludwig Breidt von DÜ trifft in Aira ein und übernimmt die Leitung der Heilgehilfenschule.

1977

März	Ankunft von Dr. Rudolf Tyrell und Dr. Hilde Tyrell, geb. Baumgarten, in Aira. Dr. Kretschmer kehrt nach Deutschland zurück. Dr. Tyrell übernimmt die Leitung des Hospitals in Aira.
April	Dr. Susanne Harms tritt ihren einjährigen Heimaturlaub an. Die Klinik in Dabasso wird eröffnet und mit einem Heilgehilfen (Health Assistent) besetzt.
Mai	Schwester Margret Gräbsch und Schwester Barbara Reichelt werden von DÜ nach Deutschland zurückgerufen.
Juni	Schwester Annemarie Weseloh kommt nach Tschallia. Die MAF stellt ihren Dienst in Äthiopien ein. Ehefrauen und Familien mit Kindern verlassen das Inland.
Juli	Dr. Tyrell verläßt Aira; Dr. Knoche hilft für 3 Monate in Aira aus.
September	Die MTA Maria Schultze verläßt Aira. 14tägiger Bauernkursus in Tschallia und in Inango-Kobera.
November	Schwester Waltraud Sieck und Herr Breidt (DÜ) werden nach Deutschland zurückgerufen. Dr. Knoche tritt ihren 6monatigen Heimaturlaub an. Der schwedische Arzt Dr. N.-O. Hylander hilft in Aira aus.
Dezember	Der amerikanische Arzt Dr. Harvey Doorenbos übernimmt die Leitung des Hospitals Aira.

1978	Das Hospital Aira wird auch mit Schwestern aus Norwegen, Schweden und Finnland international besetzt.
Januar	Die Klinik in Dila-Gogola wird eröffnet und mit einem Heilgehilfen (Health Assistant) besetzt.
April	Dr. Susanne Harms kehrt nach Aira zurück. Dr. Knoche kehrt nach Tschallia zurück.
September	Die Ernährungsberatungsstelle (Nutrition Centre) in Aira unter Dr. Susanne Harms wird eröffnet.
Oktober	Beginn des 3monatigen Kurses für Hilfshebammen (Auxiliary Midwife) in Tschallia.
1979	
Januar	Bau eines Zahnbehandlungsraumes in Tschallia.
Februar	Kursus für Klinikhelfer (Orderly) von Tschallia und Dila-Gogola.
April	Das Gesundheitsministerium bestimmt Tschallia zum Ausbildungszentrum für Dorfgesundheitshelfer (Community Health Worker). Ausbildung von 14 Dorfgesundheitshelfern in 3 Monaten. Später alle 6 Monate 1- bis 2tägige Wiederholungskurse.
Oktober	Schwester Waltraud Sieck kehrt nach Aira zurück und übernimmt wieder die Leitung der Heilgehilfenschule (Health Assistant).
1980	Ausbau der Kursusarbeit in Tschallia.
1981	
Februar	3-Monate-Kursus für Dorfgesundheitshelfer für 2 Männer aus Leka-Bata.
Juni	Dr. Knoche kehrt nach Deutschland zurück.
1983	Dr. Knoche wieder in Tschallia.
Februar – November	Intensive Kursusarbeit; Einführung von Schwester Ernie Hewig. 6 Wochen Vertretung von Dr. Doorenbos in Aira.

I. GEOGRAPHISCHE ÜBERSICHT

A: Äthiopien und seine Verwaltungsbezirke (Provinzen)

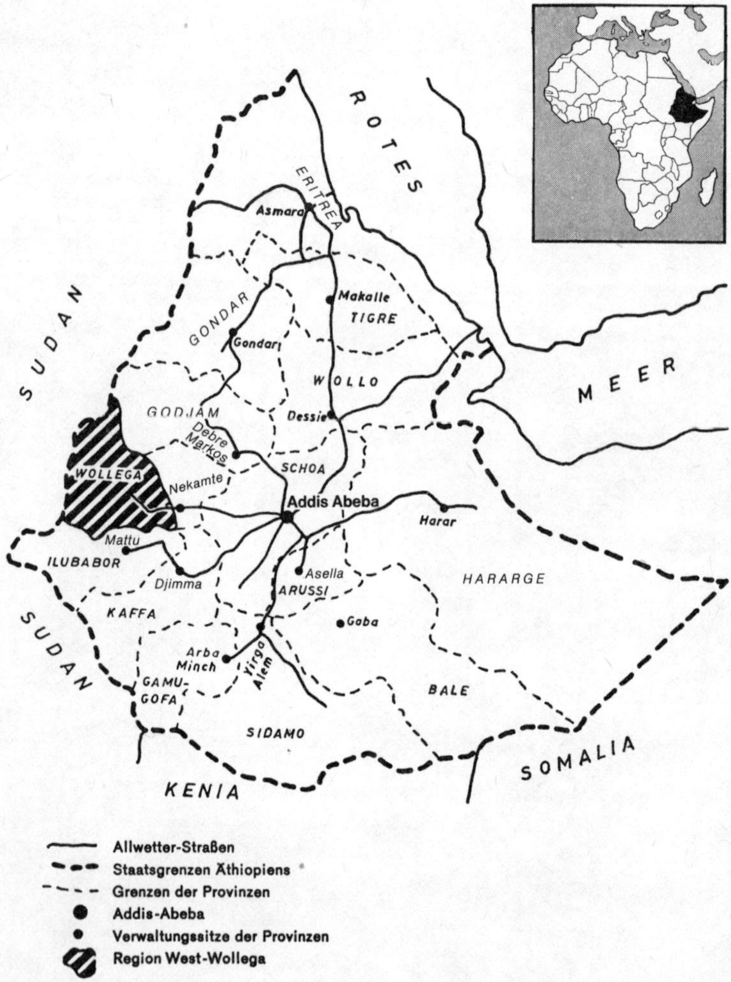

B: Die Region West-Wollega

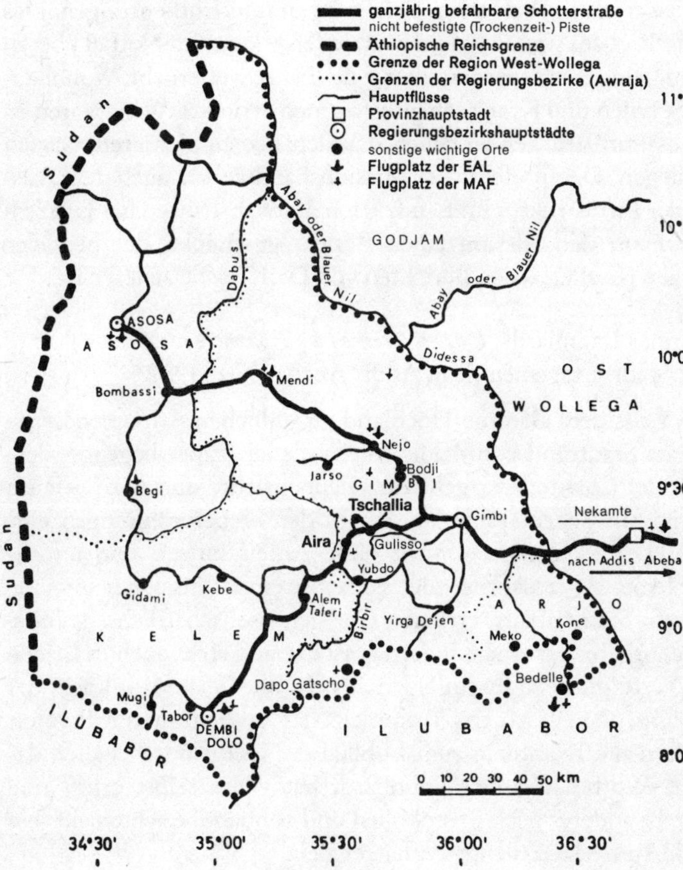

ÄTHIOPIEN

Dietrich Wassmann: *Als fünftes Rad am Wagen*
Ein Missionshandwerker in Aira

Der Autor, 1929 in Aira im Westen Äthiopiens geboren, reiste 1952 nach einer vielseitigen Ausbildung nach Äthiopien aus. Es mangelte nicht an Aufgaben: Das Leben eines Missionshandwerkers ist reich an Aufgaben, Erfahrungen und Entbehrungen. Das fünfte Rad am Wagen – der Ersatzreifen – kann im Notfall überall schnell eingesetzt werden, damit die Fahrt weitergeht. Wohnhäuser, Schulen und Krankenhäuser wurden errichtet. Wege waren zu verbessern, Brücken zu bauen, Landeplätze zu planieren, Gärten anzulegen. Damit diente der Missionshandwerker auch dem Ausbau der Infrastruktur im Land. Nach 25 Dienstjahren hat Dietrich Wassmann der Mission einen Bericht geschenkt, der in vielen Stücken parallel zu den Berichten von Dr. Knoche zu lesen ist.

Johannes Launhardt: *Uns erschrecken die Trommeln nicht mehr*
Eine Stadtrandgemeinde in Addis Abeba 1970–1982

Weber aus dem Gammu-Hochland im südlichen Äthiopien lassen sich am Stadtrand von Addis Abeba nieder. Einer begegnet dem Buch der Christen. Er geht zur Glaubenslehre und wird getauft. Schritt um Schritt sammelt sich in den Weberwohnungen eine christliche Gemeinde – nicht ohne Anfeindungen und interne Probleme. Aber dann sendet sie selbst einen Missionar in einen anderen Stadtteil aus, errichtet eine genossenschaftliche Beihilfekasse, organisiert eine Kindertagesstätte und steht auch in Leiden und Verfolgung zu ihrem Herrn. Nicht die Geistertrommeln der Vergangenheit noch das Trommeln der revolutionären Parolen, sondern die Trommeln zum Loblied der Gemeinde behalten das letzte »Wort«. Johannes Launhardt hat vieles selbst erlebt und schreibt anderes nach Protokollen und Tonbandberichten auf: ein Stück Apostelgeschichte in unserer Zeit.